肛肠外科
手术并发症防治

高 峰 童卫东 郑建勇 主编

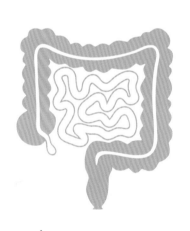

甘肃科学技术出版社

（甘肃·兰州）

图书在版编目（CIP）数据

肛肠外科手术并发症防治 / 童卫东，郑建勇，高峰
主编 . -- 兰州：甘肃科学技术出版社，2023.3
  ISBN 978-7-5424-3015-1

  Ⅰ . ①肛⋯ Ⅱ . ①童⋯ ②郑⋯ ③高⋯ Ⅲ . ①肛门疾
病 – 外科手术 – 并发症 – 防治②直肠疾病-外科手术-并
发症-防治 Ⅳ . ①R657.106

  中国国家版本馆CIP数据核字(2023)第127731号

肛肠外科手术并发症防治

童卫东　郑建勇　高峰　主编

责任编辑　马婧怡
装帧设计　雷们起

出　版　甘肃科学技术出版社
社　址　兰州市城关区曹家巷1号新闻出版大厦　730030
电　话　0931-2131575 （编辑部）　0931-8773237 （发行部）

发　行　甘肃科学技术出版社　　印　刷　兰州万易印务有限责任公司
开　本　880mm×1230mm　1/16　　印　张　24　字　数　570千
版　次　2023年12月第1版
印　次　2023年12月第1次印刷
印　数　1~1000
书　号　ISBN 978-7-5424-3015-1　　　定　价　198.00元

编 委 会

主　审：高春芳　刘宝华
主　编：高　峰　童卫东　郑建勇
副主编：张　林　孙　锋　徐　明　白忠学
作　者：（按姓氏笔划排序）

白忠学　延安大学医学院

马腾强　联勤保障部队第940医院

丰　帆　空军军医大学西京医院

王　李　陆军军医大学大坪医院

王祥峰　陆军军医大学大坪医院

王雅楠　联勤保障部队第940医院

田　跃　陆军军医大学大坪医院

归明彬　联勤保障部队第940医院

刘　希　西部战区总医院

刘洪一　中国人民解放军总医院

刘香元　联勤保障部队第940医院

刘蔚东　中南大学湘雅医院

安　辉　成都肛肠专科医院

孙　锋　广州中医药大学第一附属医院

李　然　重庆市巴南区人民医院

吴伟强　联勤保障部队第940医院

张　平　成都肛肠专科医院

张　林　西部战区总医院

张　波　空军军医大学西京医院

张　珂　中南大学湘雅医院

张小元　甘肃中医药大学附属医院

张妍生　甘肃省妇幼保健院

张家墇　陕西中医药大学附属医院

沈灏德　陆军军医大学大坪医院

杜昆利　空军军医大学西京医院

陈嘉屿　联勤保障部队第940医院

杨文生　西部战区总医院

杨永林　联勤保障部队第940医院

杨加周　延安大学医学院

杨增强　甘肃省中心医院

陈光宇　西部战区总医院

陈诣佳　西部战区总医院

邹　敏　联勤保障部队第940医院

练　磊　中山大学附属第六医院

郑建勇　空军军医大学西京医院

胡笑宇　西部战区总医院

赵颖英　联勤保障部队第940医院

高　峰　联勤保障部队第940医院

徐　明　联勤保障部队第940医院

袁学刚　成都市第六人民医院

袁　巧　成都肛肠专科医院

黄　彬　陆军军医大学大坪医院

康政宇　西部战区总医院

董苗苗　联勤保障部队第940医院

童卫东　陆军军医大学大坪医院

喻　石　联勤保障部队第940医院

颜景颖　北京中医药大学深圳医院

序一

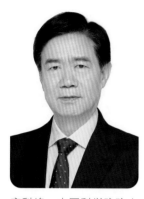

窦科峰　中国科学院院士

作为一名外科医生，必须恪守大医精诚、医者初心，从患者角度出发，救死扶伤、减轻痛苦。自20世纪90年代以来，结直肠肛门外科学得到了高速发展，腹腔镜技术等微创理念得到日益普及，时代要求每一位外科医生在技术上不仅要精益求精，而且要求新求变，不断挑战创新。外科手术作为一种侵袭性治疗手段，手术本身就有双重性，手术不仅可以治愈疾病，挽救患者的生命健康；手术还有创伤性，可能导致机体发生器质性的损害或不同程度的并发症。是否发生并发症受多种因素的影响，诸如患者自身条件、疾病的性质等客观因素；还包括手术方式和手术时机的选择、手术医生的临床经验、手术耗时的长短、手术范围的大小、护理技术水平等主观因素。提高救治水平、减少术后并发症、缩短住院时间、降低病死率等是所有医护人员追求的目标。但是，作为外科医师必须直面手术并发症，尽量做到早预防、早发现和及时有效的治疗，这都是外科医师必须学习和掌握的内容。降低并发症发生、有效治疗并发症，从某种意义上来说，比技术发展为患者带来的福音更大。

结直肠肛门疾病是临床中的常见病和多发病，由于生理解剖的特殊性，手术部位有大量的细菌，并发症相较于清洁区域的手术更易发生，这就要求肛肠外科医生扎实掌握相关手术并发症的知识。本书汇集了国内本领域部分专家多年的临床经验，并参考了大量国内外有关文献资料。内容重点为结直肠肛门常见疾病手术并发症防治，条理清晰，便于阅读，其实用性和指导性较强，对提高肛肠外科住院医师、研究生和进修医生的围术期处理及手术操作能力都有裨益。

我相信，读者一定会从本书中获取知识，应用于临床，为患者提供更好的治疗，让每一位患者接受有效、安全的手术治疗。医患的笑脸，也是本书编著者们最想得到的收获。

序二

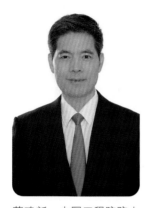

蒋建新 中国工程院院士

外科手术拯救了无数人的生命，外科手术的三大基石是麻醉、消毒与止血术。正如"手术两百年"纪录片所展示的，在麻醉、消毒与止血技术尚未建立的蛮荒外科时代，手术死亡率甚至高达300%。今天，基于解剖学、病理生理学的现代外科已步入微创、加速康复的时代，然而，外科手术并发症依然威胁着患者的生命健康，也是外科医师必须正视的现实问题。英国的研究认为手术后死亡的人数超过因为感染艾滋病、肺结核和疟疾而死亡人数的总和。

但凡做手术的外科医师，都会遭遇并发症，妄言从来不出并发症的外科医师肯定"很少做手术"，这是个概率问题。肛肠外科是基本外科最重要的亚学科之一，结直肠癌、慢性便秘、痔疮、肛瘘等都是多发病常见病。随着我国人民生活水平的提高，饮食结构发生改变，上述疾病的发生率随之上升。特别是在一些高寒、高海拔、卫生条件比较艰苦的地区，肛肠疾病发病率更是高于其他地区。手术是多数肛肠疾病的主要治疗手段，如何防治相关手术并发症一直是外科学界讨论的话题。成功的手术固然令医者欣慰，失败的手术却也带给我们更多的经验与教训，推动外科手术水平的不断进步。

我很高兴地看到"肛肠外科手术并发症防治"的出版。高峰、童卫东、郑建勇教授三位主编都是活跃在我国肛肠外科学界的中青年英才，长期从事肛肠外科疾病的诊疗工作。他们协同国内一众中青年专家编写了此书，他们无私奉献了自己卓越的临床经验与学识，提供了大量如何处置各种常见或复杂手术并发症的个人经验。本书基于肛肠外科的现代解剖生理理念，从临床基本实践经验出发，囊括了相关检查、常见手术的并发症防治，图文并茂，无疑是肛肠学界的一件幸事。

分享失败，是为了将来更大的成功。我希望本书能够给肛肠外科医师提供实用的临床知识，以更好地预防、诊断和治疗并发症。

蒋建新

▌主编简介

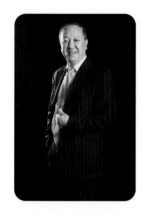

　　高　峰　联勤保障部队第940医院（原兰州军区兰州总医院）结直肠肛门外科主任、医学博士、主任医师、教授、博士生导师。第二届"白求恩式好医生"提名奖获得者。长期从事普通外科，特别是胃肠、结直肠肛门疾病的临床诊疗和实验研究工作，对胃肠道肿瘤以手术为基础的综合治疗、直肠癌超低位保肛、老年消化系肿瘤、功能性便秘、直肠脱垂、腹盆腔复杂疑难疾病等方面有较深入的研究。创建了原兰州军区兰州总医院结直肠肛门外科，在国内较早对慢传输性便秘发生的病理机制进行了系统研究，并提出以"泻剂结肠"作为慢传输性便秘动物模型的设想。

　　学术兼职：中华医学会外科分会结直肠外科学组委员；中华医学会肿瘤学分会结直肠肿瘤学组委员；中国医师协会肛肠医师分会副会长；中国医师协会肛肠医师分会多学科诊疗（MDT）专业委员会主任委员；中国医师协会结直肠肿瘤专业委员会委员；国家肿瘤质控中心结直肠癌质控专家委员会委员；中国民族医药学会肛肠分会副会长；甘肃省医学会外科学分会常委、结直肠肛门外科专业委员会主任委员；甘肃省医师协会肛肠医师专业委员会副主任委员；甘肃省中西医结合学会大肠肛门病专业委员会副主任委员；解放军结直肠病学专业委员会副主任委员；《中华胃肠外科杂志》《中华普通外科杂志》《结直肠肛门外科杂志》《兰州大学学报医学版》等杂志编委或通信编委。申请并完成各类课题12项，发表论文130余篇，其中SCI论文20余篇，执笔或参与制定诊疗指南和专家共识9个。主编专著1部，参编专著5部。获省部级二等以上奖4项。培养研究生30余名。

主编简介

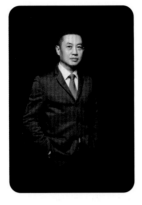

　　童卫东　陆军军医大学大坪医院（陆军特色医学中心）胃结直肠肛门外科主任，主任医师、教授、博士生导师。美国 Wisconsin 医学院外科学博士后，Mayo clinic 访问临床医师。入选中国名医百强榜（腹腔镜结直肠），重庆腾讯大渝网名医奖；军队育才银奖获得者。致力于结直肠肛门疾病临床诊治与研究 30 年，主编参编专著 16 部，发表论文 156 篇，其中 SCI 期刊论文 63 篇，部分发表在 JAMA Surgery、Annals of Surgery、Gut、British J Surg、DCR、EJSO 等国际权威专业期刊。获国家自然科学基金资助 5 项。获重庆市科技进步奖一等奖、军队与省部级医疗成果二等奖等 5 项。统筹组织制定了《中国成人便秘评估与外科处理临床实践指南（2022 版）；牵头完成国际上最大样本量的预置肛管防治直肠癌吻合口漏的多中心临床研究，结果发表在 JAMA surgery，并被评为 2022 年度中国消化道领域"十佳"临床研究；在国际上最早报道了机器人腹部免切口全结肠切除（NOSES）治疗顽固性慢传输性便秘；在国内最早实施了机器人经肛门微创手术、最早报道了 Cajal 间质细胞与便秘发生机制的相关研究结果。目前牵头的慢传输性便秘多中心临床研究（STOPS），是目前国际上唯一的针对便秘外科手术的多中心研究项目。主要学术兼职 包括国家卫健委能力建设与毕业后教育外科专委会委员；中华医学会外科学分会结直肠外科学组委员；中国医师协会肛肠医师分会常委；中国医师协会外科分会经肛全直肠切除专委会副主任委员；重庆抗癌协会造口专委会主任委员等。兼任 World J Gastroenterology，Techniques in Coloproctology，Am J Gastroenterology，中华消化外科杂志、中华胃肠外科杂志、第三军医大学学报等期刊编委。

主编简介

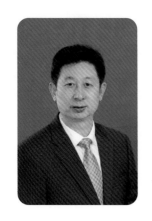

　　郑建勇　教授、主任医师。空军军医大学西京医院消化外科副主任，空勤科主任，外科学博士，博士研究生导师。美国明尼苏达大学医学院访问学者。开展亚洲首例手术一项，胃肠道肿瘤的微创治疗处于国内领先水平，曾获全国腔镜手术比赛第一名。负责和参与国家自然科学基金6项，省级科研基金资助4项，共发表论文70余篇（其中SCI 33篇，最高影响因子14.6分）。担任中国医师协会肛肠医师分会常委、中国医师协会结直肠肿瘤专委会中西医结合诊疗专委会副主任委员、中国医师协会肛肠医师分会多学科诊疗专委会副主任委员、陕西省医师协会结直肠肛门外科分会会长、陕西省医学会腔镜外科分会副主任委员。研究方向为消化道肿瘤的临床与基础研究。

前　言

　　肛肠外科是普通外科的重要分支。随着人民生活水平的不断提高和饮食结构的改变，肛肠疾病发病率呈显著上升趋势。手术是肛肠外科疾病最主要的治疗手段，手术适应证、手术时机、手术方式选择以及围手术期处理与治疗效果密切相关。随着对疾病病理生理机制认识的不断深入，新理论、新概念、新技术不断涌现，特别是腹盆腔局部解剖学理论的进展、手术器械的更新、微创技术的发展，肛肠外科的发展日新月异，使得肛肠外科疾病的总体治疗效果得以明显提高。但是，手术并发症一直是外科医师不容回避的现实问题，部分患者在治疗疾病的同时也经受了并发症所带来的痛苦，甚至付出了沉痛的代价！并发症的发生与患者疾病的特殊性、围手术期评估、准备、手术技术、术后处理等综合因素有关。围手术期的科学评估、预防、及时发现和有效处理手术并发症对疾病的治疗结局至关重要。目前，国内外有关肛肠外科手术并发症的预防、诊断和治疗等知识多数散布于手术学专著与文献报道之中，缺乏系统的归纳和专门的书籍。

　　本书邀请国内多位长期从事肛肠外科临床工作的专家学者结合自己的工作经验，查阅甄别文献报道，对肛肠外科手术并发症进行较深入系统的总结分析，共同编写成书。全书共分11章，按照结直肠肛门外科解剖生理基础、各大类疾病的代表手术方式及其操作要点、手术并发症发生的原因、临床表现及防治策略等的方面进行编写。其特点是侧重阐述手术并发症的预防、诊断和治疗。本书适用于肛肠外科临床工作者、高校临床专业的实习生、规培生、研究生等学习参考。

　　在本书的编撰过程中得到了联勤保障部队第940医院、陆军军医大学大坪医院、空军军医大学西京医院领导和同仁们大力支持，特致由衷的谢意。同时感谢读者出版集团的领导和马婧怡编辑对本书出版的鼎力相助。第1、2章插图主要由孙锋教授亲自绘制，其他插图由谈花娟老师绘制，对两位老师的辛勤劳动表示衷心的感谢。全体编著人员特别感谢中国科学院窦科峰院士和中国工程院蒋建新院士在百忙之中为本书作序！

　　期望本书能给肛肠外科的同道有所裨益。但是，限于作者的知识水平与临床经验，对部分内容的取舍、重点突出和细节方面的把握难免存在缺陷与不足，敬请学术界前辈和广大同行批评指正。

高峰　童卫东　郑建勇

目 录
CONTENTS

第一章

结肠的胚胎发育与解剖生理

JIECHANG DE PEI TAI FAYU YU JIEPOU SHENGLI

第一节　结肠的胚胎发育

　　人胚胎第 3 周时，形成 3 个胚层胚胎：内胚层、中胚层和外胚层。内胚层的中间称为原肠腔，原肠又分为前肠、中肠和后肠 3 部分（图 1-1）。在消化系统中，前肠主要分化为咽、食管、胃、十二指肠上 2/3 部分，以及肝、胆、胰等消化腺的上皮；中肠分化为十二指肠下 1/3 部分至横结肠右 2/3 部分的上皮；后肠分化为横结肠左 1/3 部分至肛管上段的上皮。

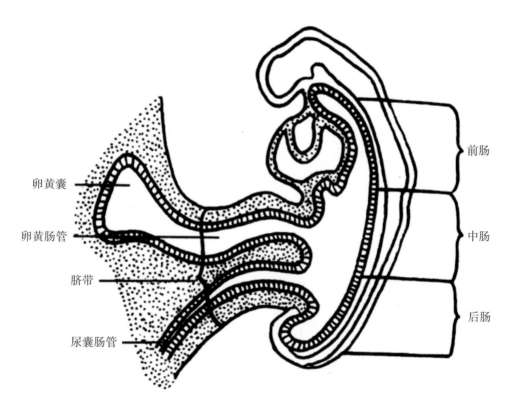

卵黄囊

卵黄肠管

脐带

尿囊肠管

前肠

中肠

后肠

图 1-1　胚胎期原肠

　　中胚层主要分化为消化管壁的肌肉、结缔组织及腹膜等。外胚层主要分化为神经系统。每一部分演化内容如下表 1-1 所示。

表1-1 腹部原肠的演化

原 肠	前 肠	中 肠	后 肠
器官	胃 肝脏 胆囊 胰腺 脾脏 十二指肠第1段	十二指肠第2段 空、回肠 盲肠 升结肠 横结肠右2/3	横结肠左1/3 降结肠 乙状结肠 直肠
动脉供应	腹腔干	肠系膜上动脉	肠系肠下动脉
肠系膜	小网膜 镰状韧带 冠状韧带和三角韧带	无	无
背系膜	胃脾韧带 脾肾韧带 胃结肠韧带 大网膜	小肠系膜 阑尾系膜 横结肠系膜	乙状结肠系膜
运动神经	迷走神经	迷走神经	盆内脏神经

在结肠胚胎演化的过程中，有两个重要的过程，即肠旋转和肠腔化。

一、结肠的旋转

在人胚胎第6周时，肠袢尾支上发生一个囊突，称盲肠突，是盲肠和阑尾的始基，大肠与小肠的分界点。肠袢在逐渐增长的同时还发生旋转，这种旋转过程大约可分为3个阶段。下面从主要时间节点进行简要叙述，以便理解。

胚胎第4周：此时，胃原基已成形，但原始肠管仅为一条与胚体长轴平行的直管，以背系膜连于腹后壁。这时，每个人（其实应该称作是每个胚胎）都有一副绝对的"直肠子"。

原肠的头侧系膜最先与腹后壁融合而被固定，后将发育为十二指肠，其余部分的背系膜则随着肠管生长而增长。由于肠管发育速度快，胚体和背系膜的发育速度慢，这样一来，原肠肠管就形成了一个"U"形的弯曲，我们称为中肠袢（图1-2）。

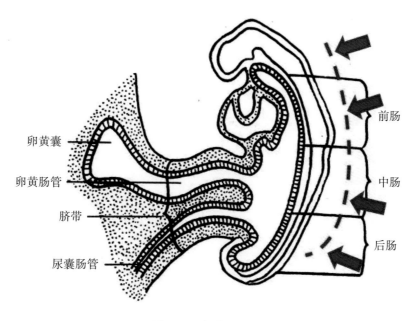

图1-2　"U"形弯曲

这时的前肠和后肠都是盲管，中肠的前面则有卵黄肠管与卵黄囊相通，肠系膜上动脉走行于肠祥系膜中轴部位。以卵黄蒂为界，肠祥头侧段称为头支，尾侧段为尾支。

胚胎第6周：这一阶段，因肠祥生长迅速，加之肝和中肾等发育的缘故，腹腔容积变得相对较小。肠祥进入脐带内的胚外体腔，也就是所谓的脐腔，形成了胚胎的生理性脐环（图1-3）。

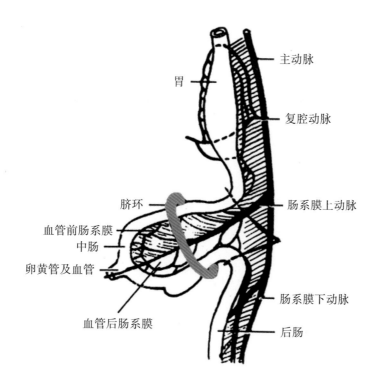

图1-3　生理性脐环形成（橘黄色所示）

　　胚胎第8周：随着肠袢在脐腔中的继续增长，从胚胎的第8周开始，肠袢以肠系膜上动脉为轴心以逆时针方向旋转了90°，这一旋转的最大结果是：使得肠袢由矢状位转向水平位。最终，头支从胚体头侧转至右侧，尾支从尾侧转至左侧（图1-4）。

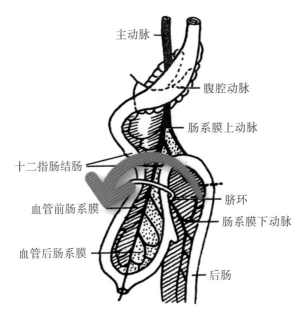

图1-4　原肠的第1次生理性旋转

　　在第1次的原肠旋转过程中，胚胎尾支近卵黄蒂处形成一突起，称为盲肠突，为小肠和结肠的分界线，也是盲肠和阑尾的原基。见图1-5。

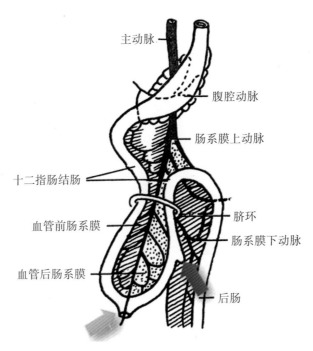

图1-5　盲肠突（红色所示）和卵黄蒂（绿色所示）

　　胚胎第10周：从胚胎第10周开始，中肾和肝生长减缓，腹腔容积不断增大，肠袢开始从脐腔退回腹腔，脐腔随之逐渐闭锁直至最终消失。在肠袢由脐腔退回腹腔时，发生了原肠的第2次生理性旋转：头支在先，尾支在后，逆时针方向旋转180°。见图1-6。

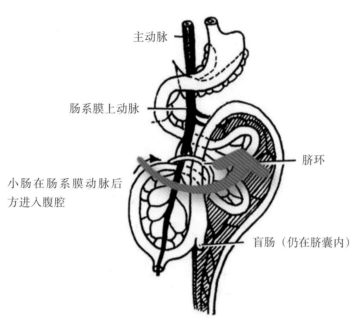

图1-6　原肠的第2次生理性旋转

　　在这一次旋转结束后，头支逐渐转至肠系膜上动脉的左侧，尾支逐渐转至肠系膜上动脉的右侧。见图1-7。

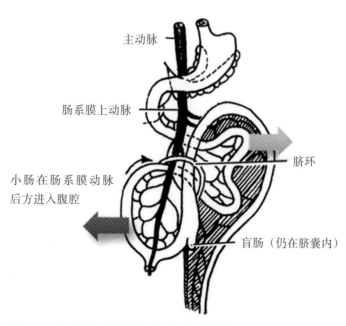

图1-7　头支转至左侧（绿色所示）尾支转至右侧（红色所示）

肠袢通过增长、生理性旋转的顺序退回腹腔，初步建立了正常的解剖方位和毗邻关系。在肠袢返回腹腔的起始阶段，空肠和回肠位居腹腔中部；盲肠位置较高，在肝的下方；结肠前段横过十二指肠腹侧，后段被推向左侧，成为降结肠。见图1-8。

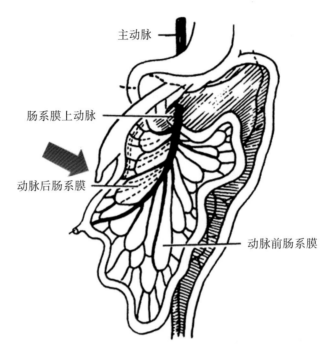

图1-8　位于肝下方的盲肠（红色所示）

两次生理性旋转之后，盲肠从肝的下方下降至右髂窝，升结肠随之形成，盲肠始基的远侧萎缩退化，形成阑尾。降结肠尾段移向中线，形成乙状结肠。见图1-9。

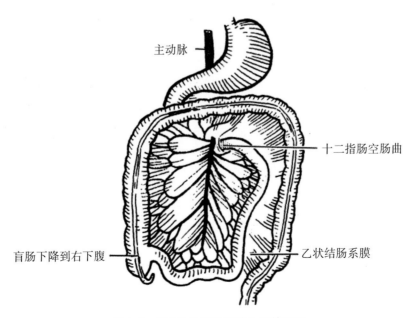

图1-9　第2次生理性旋转之后的原肠

在这个过程中，胃系膜、小肠系膜、结肠系膜和直肠系膜分别与其背侧的 Gerota 筋膜发生融合（或称"粘连"），从而形成了融合筋膜间隙（即 Toldt's 间隙）。见图 1-10。从这个角度看来，其实消化道手术的游离操作，本质上是与原肠旋转与融合过程恰好相反的逆向过程。

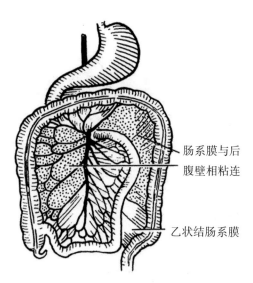

肠系膜与后
腹壁相粘连

乙状结肠系膜

图 1-10　融合筋膜间隙的形成

原肠的两次生理性旋转结束，阑尾、盲肠及近端结肠的血供，主要由中肠（肠系膜上）动脉供应，伴有相应的静脉和淋巴回流；远端结肠（横结肠远端 1/3、降结肠、乙状结肠、直肠）的血供，主要由后肠（肠系膜下）动脉供应，伴有相应的静脉和淋巴回流。

结肠在发育期由于旋转过程发生障碍，可出现肠道先天性解剖位置的异常，如反向旋转、不旋转、旋转不良，以及高位盲肠（肝下区）、活动性盲肠、腹膜后盲肠、低位盲肠（在盆腔）等。

二、结肠的腔化

结肠在胚胎发育过程中，在上述旋转过程的同时还有一个肠管腔化的过程。

人胚胎第 5~12 周期间，肠管进行腔化，腔化过程也可分为 3 个阶段：

第 1 阶段：第 5 周时肠管已形成，上皮细胞被覆于肠腔内面。

第 2 阶段：第 5 周后，肠腔内上皮细胞迅速增生，但肠腔长度生长较慢，致使细胞紧密堆聚，将肠腔闭塞，此时出现一个暂时性的充实期。

第 3 阶段：第 9~11 周时，在充实的上皮细胞组织内出现许多空泡，造成囊性的空隙，这些空泡沿肠的长轴排列成链状，空泡膨胀，相互融合，到第 12 周时，肠腔又再度贯通，出现所谓的"腔化期"，即形成正常的消化道。

如果胚胎肠管在第 5~12 周中腔化过程发生障碍，某段未出现空泡，停留于实质期，或出现空泡但未融合或融合不全，则可能形成结肠全部或部分缺如、结肠闭锁或狭窄（如细小结肠）以及结肠重复畸形（如双管状结肠）。

（孙锋，杨加周）

第二节 结肠的解剖

一、结肠的位置

结肠起于右侧髂窝，包括盲肠、升结肠、横结肠、降结肠和乙状结肠。成人结肠全长平均约150cm（120~200cm）。结肠呈M形，将空、回肠环绕在内。结肠各部位管径不一，盲肠最粗，管径约7.5cm，逐渐变细，乙状结肠末端约2.5cm，是结肠肠腔最狭窄的部位，也是降结肠、乙状结肠肿瘤导致结肠梗阻症状早于右半结肠肿瘤的原因之一。

在盲肠和结肠的肠壁有3个解剖标志：一为结肠带：为肠壁纵行平滑肌增厚、聚集形成的3条肉眼可辨并与肠壁纵轴平行的纵行带状结构。在盲肠、升结肠及横结肠较为清楚，降结肠至乙状结肠逐渐不明显，3条结肠带汇聚于盲肠的阑尾根部；二为结肠袋：因结肠带短于肠管，而牵拉肠壁形成节段性的囊状突起，称为结肠袋；三为肠脂垂：由结肠带两侧浆膜下的脂肪组织聚集而成的大小不等的小突起，悬挂在结肠袋侧缘；整个大肠约有100~500个肠脂垂，但主要位于乙状结肠和盲肠肠壁。以上3个特征性结构是区别大、小肠的重要标志，对于术中寻找结肠及寻找阑尾根部有重要的临床意义。见图1-11、图1-12。

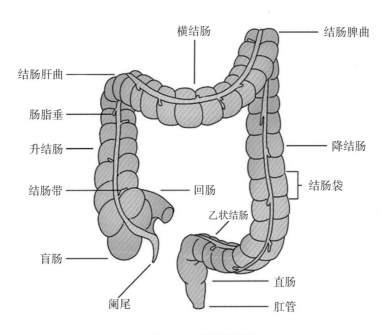

图1-11 结肠的解剖

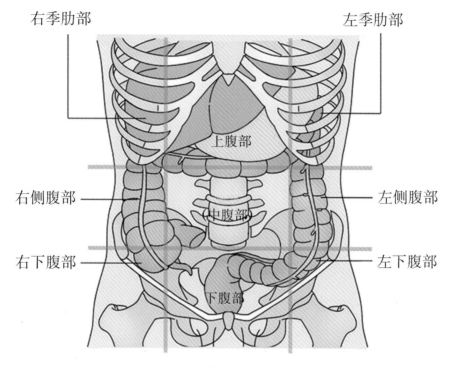

图1-12 结肠的区域分布图

1.盲肠

盲肠位于右侧髂窝，是大肠的起始部，也是最粗、最短、通路最多的一段，长6~8cm；其下端膨大为盲端，左侧（内侧）有回肠末端突入盲肠，开口处黏膜形成上、下两个半月形皱襞称为回盲瓣，具有单向括约功能，能控制小肠内容物流入大肠的速度，可防止小肠内容物过快流入大肠，以便食物在小肠内充分消化吸收，并可防止盲肠内容物返流到回肠；在回盲瓣下方约2~3cm处有阑尾的开口。盲肠为腹膜内位器官，故有一定的活动度。部分个体盲肠的部位和活动度可能有变异，高位时可达肝右叶下方，低位时可伸入小骨盆内；小儿盲肠位置较成人高；少数人在胚胎发育过程中，由于升结肠系膜不同程度的保留，使升结肠、盲肠具有较大的活动范围，称为移动性盲肠，这种情况可导致肠扭转的发生。另外，由于结肠系膜过长，在盲肠和升结肠的后方可形成较深的盲肠后隐窝，小肠易突入形成盲肠后疝。

2.阑尾

阑尾又称蚓突，为一细长管状器官，开口于回盲瓣下方2~3cm处的盲肠后内侧壁，开口周围有黏膜皱襞，可阻挡粪便的坠入（图1-13）。阑尾管腔狭小，仅约2~4mm，粪便残渣或蛔虫的进入是阑尾炎发生的原因之一。阑尾系膜呈三角形，将阑尾连于肠系膜下端，多呈扇形（70%），也可呈三角形（23%），无系膜者占1.9%（图1-13）。阑尾系膜过短时，阑尾易扭转而致梗阻。阑尾的远端为盲端，游离于腹膜腔内，其位置变化较大，可高至肝下或低达盆腔。回肠前位阑尾占28%，盆位26.1%，盲肠后位24.1%，回肠后位8.3%，盲肠下位6.1%，盲肠外侧位4%，其他位置占3.4%。做阑尾切除术时，可沿结肠带汇合处寻找阑尾根部。阑尾位于右髂窝，其根部体表投影多在McBurney点或Lanz点，前者位于脐与右髂前上棘连线的中、外部1/3交界处，后者位于左、右髂前上棘连线的中、右部1/3交界处。患阑尾炎时，在McBurney或Lanz点常有压痛。中国人阑尾根部的体表投影大多在McBurney点与Lanz点之间，距右侧髂前上棘约7cm的腹直肌外侧缘处。

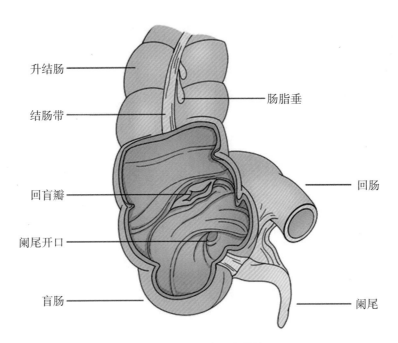

图1-13　阑尾、盲肠和升结肠

3.升结肠

在右髂窝处起于盲肠，长约12~20cm，沿腹腔右侧腹后壁腰方肌表面和右肾前面上行，至肝右叶下方转向左前下方形成结肠肝曲，又称结肠右曲，再急转向左移行于横结肠。升结肠上端和结肠肝曲内侧靠近十二指肠降部和水平部。升结肠内侧为右肠系膜窦及回肠肠袢；外侧与腹壁间形成右结肠旁沟，由外侧腹膜反折而成。此沟向上通肝下间隙（肝肾隐窝），向下经右髂窝通入盆腔。胃后壁穿孔时胃内容物可经网膜孔沿右结肠旁沟流至右髂窝，可能误诊为急性阑尾炎。结肠肝曲位于第9~10肋软骨深处，后方与右肾相邻，内侧与十二指肠降部相贴，前上方与肝右叶和胆囊底相邻。有胆囊结石或化脓性胆囊炎时可与结肠壁粘连并被其包裹，有时可出现肠瘘，胆结石可进入结肠。肝脓肿或肾周感染时，脓液可破溃入结肠。升结肠或结肠肝曲肿瘤可直接侵犯十二指肠降部和水平部，故升结肠和结肠肝曲肿瘤术前应行胃镜检查或上消化道造影以便发现十二指肠是否受累及。升结肠为腹膜间位器官，前面及两侧有腹膜遮盖，后面借疏松结缔组织与腹后壁相贴，活动性小，当升结肠病变时常累及腹膜后间隙。

十二指肠球部或胆总管穿孔时，胃液、胆汁可沿右结肠旁沟流向右髂窝或盆腔，是急性阑尾炎与十二指肠球部前壁穿孔、肝外胆道穿孔早期难以鉴别的解剖学基础。

4.横结肠

起自结肠肝曲（结肠右曲），先向左下横过腹中部再向左后上至脾下方，形成开口向上的弓形，在脾的内下方急转向下形成结肠脾曲，又称结肠左曲，与降结肠相续；长约40~50cm，为腹膜内位器官，横结肠系膜两端较短，中部较长，故横结肠呈弓形下垂，致使大网膜可达盆腔。其后方借横结肠系膜附着胰腺，前方被大网膜覆盖；是结肠最长最具有活动度的部分，其中部有不同程度下垂，老年或瘦长体型者可达脐下，甚至盆腔。横结肠系膜根部起自结肠肝曲，向左跨过右肾中部、十二指肠降部、胰和左肾中部的前面，直至结肠脾曲。由于横结肠系膜悬系于胰的前面，可切开此系膜作为胰腺手术的一种入路。横结肠上方与肝右叶、胆囊，胃大弯和脾相邻，后方与胰腺及十二指肠水平部相邻，下方与空回肠相邻。结肠脾曲位于脾的下方第10、11肋水平处，其外侧面借膈结肠韧带连于膈肌下面，后方毗邻胰尾和左肾，前方贴胃大弯，被肋弓掩盖，故结肠脾曲肿瘤常不容易被发现。

5.降结肠

自结肠脾曲沿左肾外侧缘腹后壁向下达左侧髂嵴水平移行为乙状结肠，长约25cm（图1-14）。降结肠为腹膜间位器官，内侧为左侧肠系膜窦和空肠肠袢，后方借疏松结缔组织与腹后壁相连，外侧为左侧结肠旁沟，此沟上被膈结肠韧带阻隔，下与盆腔相通，此沟积液只能向下流入盆腔。

6.乙状结肠

平左髂嵴处与降结肠相连，沿左髂窝下行穿过左侧髂腰肌、髂血管、精索内血管及输尿管前方降入盆腔，呈"乙"字形弯曲，平第3骶椎延续为直肠。上段较短，称髂结肠，下段较长，称盆结肠，其长度差异较大，长约20~70cm（图1-14）。乙状结肠属腹膜内器官，有较长的同名系膜连于盆骨侧壁，活动度大，容易发生肠扭转。

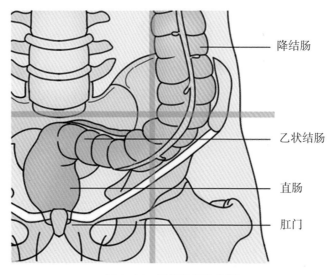

降结肠

乙状结肠

直肠

肛门

图1-14 乙状结肠和直肠

二、结肠的血管

（一）动脉

1.右半结肠动脉

由肠系膜上动脉发出回结肠动脉、右结肠动脉和中结肠动脉供应右半结肠（图1-15）。

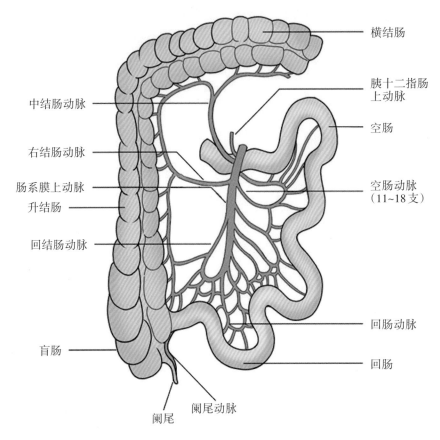

中结肠动脉 — 横结肠

右结肠动脉 — 胰十二指肠上动脉

肠系膜上动脉 — 空肠

升结肠 — 空肠动脉（11~18支）

回结肠动脉

回肠动脉

盲肠 — 回肠

阑尾 — 阑尾动脉

图1-15 右半结肠、横结肠动脉供应

（1）回结肠动脉

是肠系膜上动脉的终末支，沿肠系膜根部向右下分成结肠支和回肠支，结肠支与右结肠动脉降支吻合；回肠支近回盲部分为盲肠前、后动脉、阑尾动脉和回肠动脉（图1-15），分别供给回肠末端、盲肠、阑尾和升结肠下段1/3的血液，阑尾动脉是一支无侧支的终末动脉，当发生血运障碍时易导致阑尾坏死。回结肠动脉与小肠动脉末支间虽有吻合，但不甚丰富，当回结肠动脉切断时，常导致回肠末端血运不良或坏死，故行右半结肠切除时，需同时切除回肠末段10~15cm。

（2）右结肠动脉

位于回结肠动脉上方，由肠系膜上动脉右缘发出，沿后腹壁腹膜后方向右横行于升结肠内侧分出升降两支，升支与中结肠动脉右支分支吻合，降支与回结肠升支吻合；供给升结肠上2/3和结肠肝曲血液；有时右结肠动脉可与中结肠动脉合为一干（图1-15）。变异：右结肠动脉来自肠系膜上动脉的占40%，来自中结肠动脉的占30%，由回结肠动脉分出者占12%，另有18%的人无右结肠动脉，由回结肠动脉及中结肠动脉供血，在临床工作中应予以重视。

（3）中结肠动脉

由肠系膜上动脉右缘发出后经胰腺下方腹膜后上升行经横结肠系膜内近结肠肝曲处发出左、右两支，分别与左、右结肠动脉吻合，主要供应结肠肝曲及横结肠右半部分（图1-15）。变异：约有

3%的人无结肠中动脉，横结肠血运由左、右结肠动脉的分支供应；另有10%的人有副结肠中动脉，发自肠系膜上动脉的左侧壁和肠系膜下动脉，偏左侧进入横结肠系膜内，供应横结肠左半部及结肠脾曲，中结肠动脉和右结肠动脉共干。

2.左半结肠动脉

肠系膜下动脉起自腹主动脉分叉以上5cm处，从肠系膜下动脉分出左结肠动脉和乙状结肠动脉，其形态很多；肠系膜下动脉发出乙状结肠动脉最末分支后的远端称为直肠上动脉（图1-16）。

（1）左结肠动脉

自肠系膜上动脉根部下方约2~3cm的肠系膜下动脉发出，行经腹膜后向左上至降结肠分为升、降两支；升支在左肾前方进入横结肠系膜与中结肠动脉吻合，供应横结肠左半部分和结肠脾曲血液；降支与乙状结肠动脉分支吻合，供应降结肠和部分乙状结肠血液（图1-16）。

（2）乙状结肠动脉

有1~6条分支，由肠系膜下动脉左侧发出，紧贴后腹壁腹膜深面斜向左下进入乙状结肠系膜内呈扇形分布，分别与左结肠动脉和直肠上动脉相互吻合供应相应肠管血液（图1-16）。乙状结肠动脉的起点和支数常有变异，各分支间相互吻合形成动脉弓，但最末一支乙状结肠动脉与直肠上动脉多无吻合，以致乙状结肠与直肠交界处的肠壁血运较差，在手术操作时应予以注意。

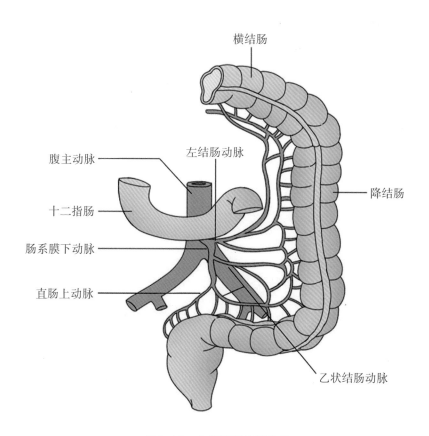

图1-16　左半结肠动脉供应

（二）静脉

结肠大部分静脉与同名动脉伴行。分布在右半结肠的静脉有回结肠静脉、右结肠静脉和中结肠静脉，均汇入肠系膜上静脉（SMV）；分布在左半结肠的静脉有左结肠静脉、乙状结肠静脉和直肠上静脉，共同汇入肠系膜下静脉，肠系膜下静脉向上汇入脾静脉，在胰腺头后方，肠系膜上静脉和脾静脉汇合构成门静脉（图1-17）。由右至左分别为：

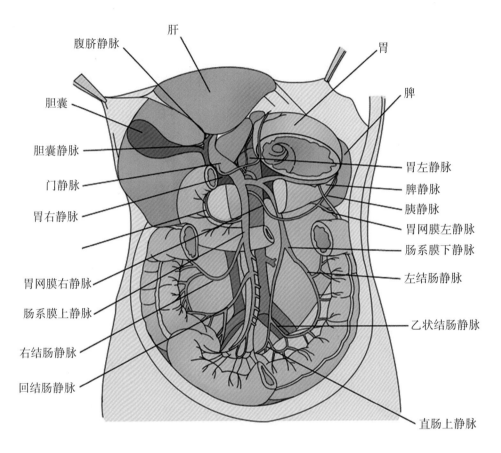

图1-17 肠系膜上、下静脉及属支

①回结肠静脉（ICV）：由盲肠静脉和阑尾静脉汇合而成的静脉。与同名动脉伴行，向上延续于SMV主干。

②右结肠静脉（RCV）：收集升结肠区域血流，单独汇入SMV。通过其他属支再汇入SMV者视为RCV缺如。

③上右结肠静脉（sRCV）：收集升结肠区域或肝区结肠区域血流，作为主要结肠属支汇入胃结肠干。该血管命名与右结肠静脉的存在与否无关。

④副右结肠静脉（asRCV）：当sRCV存在的情况下，收集肝区结肠区域血流，汇入胃结肠干。

⑤胃网膜右静脉（RGEV）：胃网膜右动脉的伴行静脉。沿胃大弯右行，接受胃前、后面和大网膜静脉支，走行于胰腺头部表面，经胃结肠干汇入SMV。在注入SMV之前，先与RCV或sRCV、胰

十二指肠上前静脉汇合形成Henle's静脉干。

⑥胰十二指肠上前静脉（saPDV）：胰头前上部及十二指肠许多小静脉，在胰头前面胰十二指肠间沟内靠近十二指肠降部的下部形成，在沟内向上中注入胃结肠干的静脉。

⑦中结肠静脉（MCV）：收纳横结肠的静脉血，向左与左结肠静脉吻合的静脉，向右与RCV相连，注入SMV或胃结肠干。

⑧副结肠中静脉（aMCV）：当中结肠静脉存在时，仍有较小属支收集横结肠区域血流，注入SMV或胃结肠干。

⑨Henle's干（胃结肠干）：为由上sRCV或RGEV形成的共干，亦称胃结肠干，汇入SMV；有时saPDV亦共同汇入，Henle's干位于横结肠后间隙中。分离出Henle's干是右半结肠癌全系膜切除手术的关键。因此精准游离出横结肠后间隙对发现Henle's干非常关键。根据sRCV、RCV、saPDV及中结肠静脉等的汇合情况不同，Henle's干分为多种类型（图1-18）长度约0.2~4.7cm；汇入点与十二指肠下曲的距离约1.2~4.0cm；前方无动脉跨越者约占70.0%，有动脉跨越者占30.0%；位于胰头前方者占95.0%；位于十二指肠水平部前方者占5.0%；平均外径约为2~10mm。

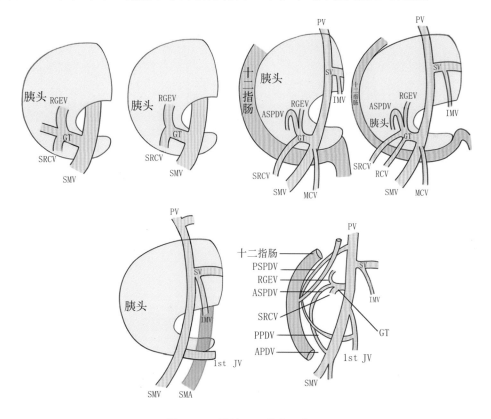

图1-18 胃结肠干的主要类型

注：GT：胃结肠干；SMA：肠系膜上动脉；SMV：肠系膜上静脉；IMV：肠系膜下静脉；RGEV：胃网膜右静脉；RCV：右结肠静脉；MCV：中结肠静脉；SRCV：上右结肠静脉；ASPDV：胰十二指肠上前静脉；PSPDV：胰十二指肠上后静脉；PIPDV：胰十二指肠下后静脉；SV：脾静脉；1stJV：第一空肠静脉。

三、结肠的淋巴及分组

淋巴在结肠各部位的分布数量不同，回盲部最多，乙状结肠次之，肝曲和脾曲较少，降结肠最少。结肠淋巴结与同名动脉伴行，按所在部位分为壁内淋巴结、结肠上淋巴结、结肠旁淋巴结、中间淋巴结和中央淋巴结。见图1-19。

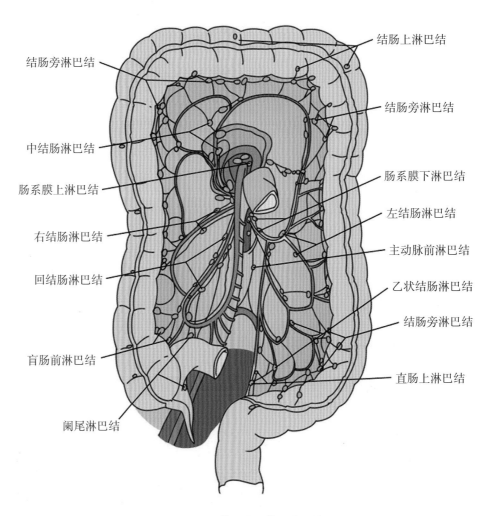

图1-19　结肠淋巴管和淋巴结

①结肠上淋巴结：离肠壁最近，位于结肠浆膜下，也有人认为在肠脂垂内，淋巴结体积很小。

②结肠旁淋巴结：收集结肠上淋巴结的淋巴液，位于边缘动脉和肠壁之间，是结肠癌转移的第1站。

③中间淋巴结：位于各结肠动脉周围，沿各结肠动脉分支排列，又称为各自结肠动脉淋巴结，该站淋巴结的淋巴液汇入各中央组淋巴结。

④中央淋巴结：位于各结肠动脉的根部和肠系膜上、下动脉旁。

肠壁淋巴液经上述淋巴结群引流，右半结肠的大部分淋巴液汇集在肠系膜上淋巴结，左半结肠的淋巴液汇集在肠系膜下淋巴结。肠系膜上、下淋巴结与腹腔淋巴结的输出管共同组成肠干汇入乳糜池。有一部分结肠淋巴管汇入腰淋巴结进入腰干；同级淋巴结之间和不同级淋巴结之间存在直接通路，所以结肠癌病人可发生跳跃式转移或逆向播散等。结肠淋巴液不仅流向结肠动脉根部的淋巴结，而且与邻近动脉弓附近的淋巴结相通，因此在行结肠癌根治手术时，应将该部位结肠动脉所供应的整段肠管及其系膜全部切除。

大肠淋巴结基本上是按照肠系膜上动脉、肠系膜下动脉、髂动脉系统来命名的，为了方便临床、科研工作，便于叙述和记忆，把大肠淋巴结编码用200以上的3位数来表示。上、下肠系膜淋巴结范围内，按淋巴流向由肠旁向中枢走行分布，用个、十、百位数表示站，肠旁淋巴结为1，中间淋巴结为2，中央淋巴结（主淋巴结）为3；十位数表示动脉主干淋巴结，回结肠动脉干为0，右结肠动脉干为1，中结肠动脉干为2，左结肠动脉干为3，乙状结肠动脉干为4，肠系膜下动脉干和直肠上动脉干为5；百位数字2表示结肠。所以，回结肠动脉淋巴结从肠旁，经回结肠动脉干到根部主淋巴结编码分别为201、202、203；右结肠动脉区域淋巴结为211、212、213；中结肠动脉为221、222、223；左结肠动脉为231、232；乙状结肠动脉第1支为241-1、242-1；第2支为241-2、242-2，主淋巴结为253。见图1-20。

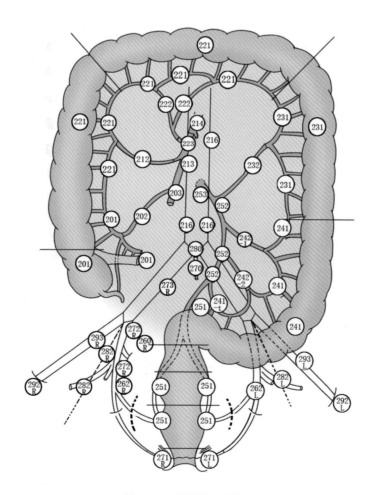

图1-20　结肠淋巴结分组

四、结肠的神经支配

结肠由肠系膜上、下神经丛支配。升结肠、横结肠的交感神经来自肠系膜上丛；结肠脾区、降结肠、乙状结肠交感神经来自肠系膜下丛；它们随结肠动脉分布于相应区域。结肠脾区以上肠管的副交感神经来自迷走神经，副交感神经传入脊髓（T_{10}-S_1）和脑；结肠脾区以下副交感神经来自盆内脏神经，经盆内神经传入脊髓S_2-S_4。

五、结肠的组织结构

结肠的主要功能是吸收水分和电解质，将食物残渣转化为粪便。在结肠袋之间横沟处的结肠壁内面有半月形皱襞。结肠肠壁由内向外依次为黏膜层、黏膜肌层、黏膜下层、肌层和浆膜层（图1-21）。

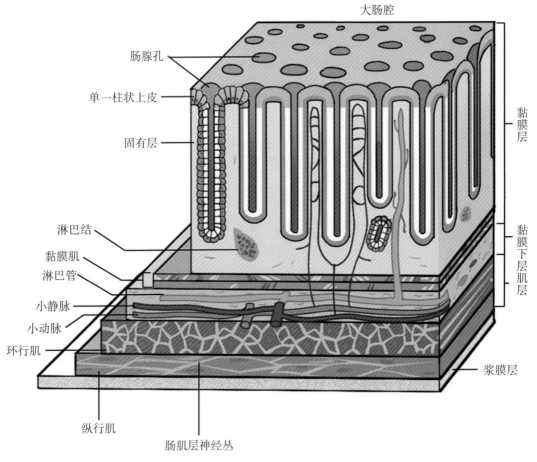

图1-21 结肠的组织学

1.黏膜层

结肠黏膜向肠腔内形成较高的半环形皱襞，因不形成绒毛，故黏膜层表面较光滑。黏膜层分为上皮和固有层。上皮为单层柱状上皮，内含大量的柱状细胞和杯状细胞，数量明显多于小肠；固有层含多而长的肠腺和较多淋巴组织，肠腺开口在黏膜表面，为直管状，内还含有少量未分化细胞和内分泌细胞，大肠内并无潘氏细胞；固有层内淋巴组织发达，常可伸入黏膜下层。

2. 黏膜肌层

为一层薄薄的平滑肌纤维，其中包含有淋巴管网。

3. 黏膜下层

为疏松结缔组织，内含大量的血管、神经、淋巴管及成群脂肪细胞，无肠腺。

4. 肌层

为内环外纵排列的两层平滑肌，其厚度不一致，内层肌较厚，外纵肌局部增厚集中形成3条结肠带，带之间的纵行肌较薄。结肠之间的环行肌可独立收缩。结肠袋形成的主要因素是由于纵行肌和结肠长度发育速度不相称和分布不均。

5. 浆膜层

为结肠外面，大部分以间皮覆盖，间皮下面含有大量脂肪细胞，形成肠脂垂。

（白忠学，杨加周，刘洪一）

第三节　结肠的生理功能

人类的大肠不承担重要的消化活动。结肠的主要功能是吸收水分、部分胆汁酸和无机盐，同时还为吸收后的食物残渣提供暂时储存场所，并将食物残渣转化为粪便，储存和转运粪便。吸收功能主要在右半结肠。结肠也能分泌碱性黏液润滑黏膜，并分泌数种胃肠激素。

一、大肠液的分泌

大肠液是由肠黏膜表面的柱状上皮细胞及杯状细胞分泌的。大肠的分泌物富含黏液和HCO_3^-，其pH为8.3~8.4。大肠液中可能含有少量二肽酶和淀粉酶，但它们对物质的分解作用不大。大肠液的主要作用在于其中的黏液蛋白，它能保护肠黏膜和润滑粪便。

大肠液的分泌主要由食物残渣对肠壁的机械性刺激而引起。刺激副交感神经可使分泌功能增强，而刺激交感神经则可使正在进行的分泌活动减弱，这种调节尚未发现重要的体液调节因素。

二、大肠的吸收功能

每日从小肠进入大肠的内容物有1000~1500ml，大肠黏膜对水和电解质有很强的吸收能力，因而大肠中的水和电解质大部分被吸收，仅约150ml的水和少量Na^+、Cl^-随粪便排出。若粪便在大肠内停留时间过长，大肠内的水分被进一步吸收，可使粪便变得干结而引起便秘。当进入大肠的液体过多或大肠的吸收能力下降时，则可因水不能被正常吸收而引起腹泻。

大肠能吸收肠内细菌合成的维生素B、复合物和维生素K，以补充食物中维生素摄入的不足；此外大肠也能吸收由细菌分解食物残渣而产生的短链脂肪酸，如乙酸、丙酸和丁酸等。由于大肠的吸收能力很强，临床也采用直肠灌药的方式作为给药途径。

三、大肠的运动

大肠的运动少而慢，对刺激的反应也较迟缓，这些特点与大肠作为粪便的暂时储存场所相适应。

（一）大肠运动的形式

1.袋状往返运动

是在空腹和安静时最常见的一种运动形式，由环行肌无规律地收缩而引起，它使结肠出现一串结肠袋，结肠内压力升高，结肠袋内容物向前、后两个方向做短距离的位移，但并不向前推进。这种运动有助于促进水的吸收。

2.分节推进和多袋推进运动

分节推进运动是指环行肌有规律地收缩，将一个结肠袋内容物推移到邻近肠段，收缩结束后，肠内容物不返回原处；如果一段结肠上同时发生多个结肠袋的收缩，并且其内容物被推移到下一段，则称为多袋推进运动。进食后或副交感神经兴奋时可见这种运动。

3.蠕动

大肠是由一些稳定向前的收缩波所组成的运动。收缩波前方的肌肉舒张，往往充有气体，收缩波的后面则保持在收缩状态，使这段肠管闭合并排空。

在大肠内还有一种进行很快且前进很远的蠕动，称为集团蠕动（mass peristalsis）。它通常始于横结肠，可将一部分肠内容物推送至降结肠或乙状结肠。集团蠕动常见于进食后，最常发生在早餐后60min内，可能是胃内食糜进入十二指肠，由十二指肠—结肠反射引起。这一反射主要是通过内在神经丛的传递实现的。

四、大肠内细菌的活动

大肠内有大量细菌，大多是大肠杆菌、葡萄球菌等，主要来自食物和空气。据估计，粪便中死的和活的细菌约占粪便固体重量的20%~30%。大肠内的酸碱度和温度较适合于一般细菌的繁殖和活动，这些细菌通常不致病。细菌体内含有能分解食物残渣的酶，它们对糖及脂肪的分解称为发酵，其产物有乳酸、乙酸、二氧化碳、甲烷、脂肪酸、甘油、胆碱等。它们对蛋白质的分解称为腐败，其产物有胨、氨基酸、氨、硫化氢、组胺、吲哚等，其中有的成分由肠壁吸收后转运到肝脏进行解毒。此外，大肠内的细菌还能利用肠内较为简单的物质来合成维生素 B 复合物和维生素 K，这些维生素可被人体吸收利用（见图1-22）。

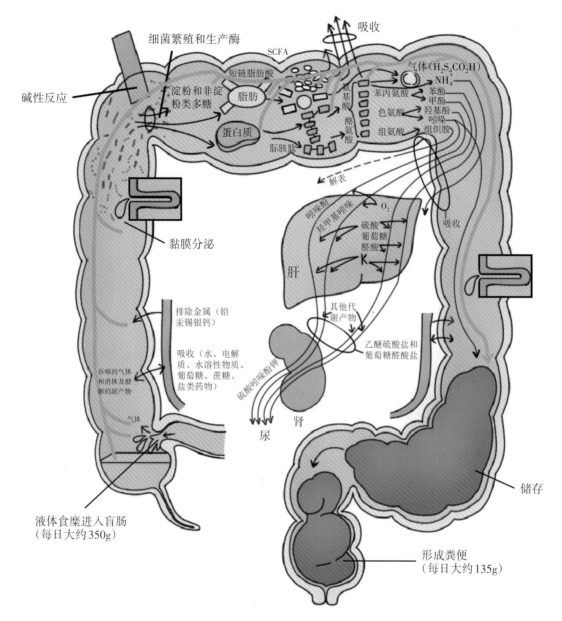

图1-22 结肠的分泌、消化和吸收功能示意图

五、食物中纤维素对肠功能的影响

食物中的纤维素对肠功能和胃肠疾病具有重要影响，近年来已受到医学界的重视。一般认为，适当增加食物中纤维素的含量有益于健康，可预防便秘、痔疮、结肠癌等疾病的发生。食物中的纤维素对肠功能的影响主要有：①多糖纤维能与水结合而形成凝胶，可限制水的吸收，增加粪便的体积，有利于粪便的排出；②纤维素能刺激肠运动，缩短粪便在大肠内停留的时间，以减少有害物质对胃肠和整个机体的毒害作用；③纤维素可降低食物中热量的比例，减少含有高能量物质的摄取，有助于纠正不正常的肥胖。

（白忠学，杨加周，刘洪一）

第二章
直肠肛管的解剖生理
ZHICHANG GANGGUAN DE JIEPOU SHENGLI

第一节　直肠的解剖与生理功能

　　直肠位于盆腔的后部，于第三骶椎处上接乙状结肠，沿骶、尾骨前面下行，穿过盆膈转向后下，至尾骨尖前下方2~3cm处移行为肛管；直肠长度约为12~15cm。外科学家与解剖学家对直肠的起始和分界结论并不统一，原因之一是外科医生主要从应用解剖角度定义，而解剖学家多从胚胎学起源考虑。譬如，解剖学家认为直肠乙状结肠交界在第三骶椎水平，而外科医生认为是在骶骨岬处。同样，外科医生认为直肠远端位于肌性肛门直肠环，将直肠分为上段直肠和下段直肠；而解剖学家认为是在齿状线，以盆膈为界，将盆膈以上直肠称为直肠盆部或直肠壶腹，盆膈以下部分称为直肠会阴部亦称肛管。为此，在直肠和肛管的定义上，有外科学直肠、解剖学直肠、外科学肛管及解剖学肛管之说。详见图2-1、图2-2。

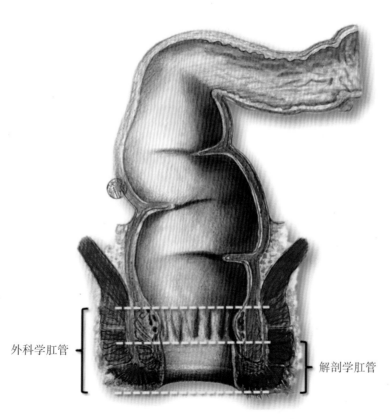

外科学肛管

解剖学肛管

图2-1　解剖学肛管和外科学肛管（示意图）

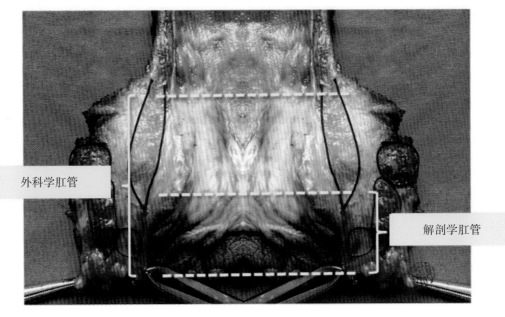

图2-2　解剖学肛管和外科学肛管（标本展示图）

一、直肠的形态特征

（一）直肠乙状结肠部

乙状结肠下端2~3cm一段的解剖特点与直肠上端类似，二者无明确的分界线，临床称此过渡区为直肠乙状结肠部。其位置通常是由骶骨岬至第三骶椎平面，距齿状线上方13~18cm。此处下方常有一明显的弯曲，乙状结肠下端先向后再向上，系膜根部沿骶弯急转向下移行于直肠。如果乙状结肠较短，此弯曲就不存在。

直肠乙状结肠部的形态特征有：①前面和两侧均有腹膜覆盖，但后面无肠系膜，直接附着于骶骨；②无结肠带、结肠袋和肠脂垂，失去了结肠的特征；③肠腔直径狭小；④血供由直肠上动脉供应，在此部发出左、右两主支；⑤黏膜皱襞变短、变平。

直肠乙状结肠部是肿瘤、溃疡、慢性炎症和息肉的好发部位，有重要临床意义。由于肿瘤侵犯，有时术中难以确定肿瘤是来源于乙状结肠还是直肠乙状结肠部，可以骶骨岬为标志，肿瘤位于骶骨岬以上为乙状结肠肿瘤，以下则为直肠肿瘤。

（二）直肠曲、直肠瓣与直肠角

冠状位直肠有3个侧弯：上、下侧弯凸向右侧，中间侧弯凸向左侧，在矢状位有两个侧弯：直肠沿骶尾骨前面下降，形成的一个弓向后方的弯曲，称直肠骶曲，和直肠绕过尾骨尖转向后下方形成一弓向前的弯曲，称直肠会阴曲，这些是肛门直肠指检和肠镜检查时必须注意的解剖点（图2-3）。

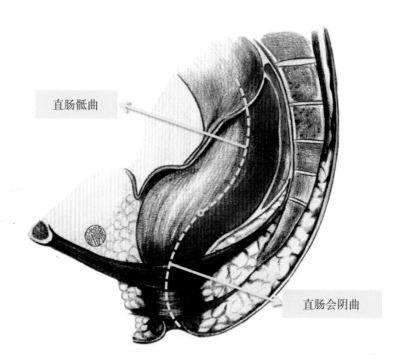

图2-3　直肠的骶曲和会阴曲

　　冠状位直肠有3个侧曲，侧曲内存在于突向管腔内并形成上、中、下3个半月形的黏膜横皱襞，称为直肠瓣（或者Houston瓣）。两个左侧的皱襞分别在距肛门7~8cm和12~13cm处，一个右侧皱襞通常位于距肛门9~11cm处（图2-4）。中间瓣的出现和位置是最固定的皱襞，对应于前面的腹膜反折水平，通过乙状结肠镜检查时确定肿瘤与腹膜腔的位置，常以此为标志。直肠瓣不含有肌壁全层，功能尚未肯定，可能有利于管腔内物质的承托和积存。从临床角度观察，它们是施行直肠活检极好的位置，因为它们容易获得，而且穿孔的危险性较低。

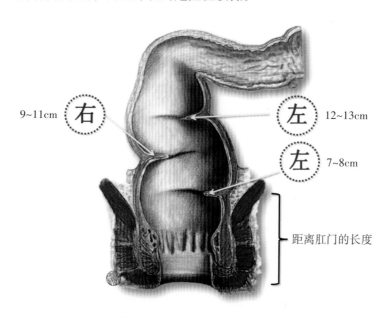

图2-4　直肠的侧曲（冠状位）

直肠会阴曲又称为直肠角或肛直肠角。直肠角正常值：排便前为91.96°±1.52SEM，排便时为136.76°±1.51SEM，比排便开始时增大44.8°。直肠角是排便控制机制的结构因素之一，是由U形的耻骨直肠肌的悬吊作用而形成的。排便时、耻骨直肠肌放松，直肠角增大，肛管开放有利于粪便排出；耻骨直肠肌收缩时，直肠角减小，呈锐角，局部形成机械性高压，能有效阻止粪便下行，起到控便作用。直肠角的变化反映了耻骨直肠肌的功能。

二、直肠毗邻关系

直肠前方为生殖器，男性为膀胱底、精囊腺、输精管壶腹和前列腺；女性为子宫和阴道。其上部为间接关系，其间隔有盆腹膜腔；下部为直接关系，其间隔有直肠膀胱隔或直肠阴道隔（图2-5）。

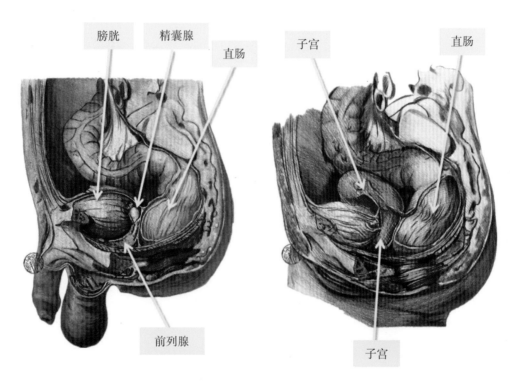

膀胱　精囊腺　直肠　　子宫　直肠　　前列腺　　子宫

图2-5　直肠的毗邻

直肠的后方为直肠后间隙，为疏松结缔组织，贴骶骨前，由正中向外有骶正中血管、骶交感干、骶外侧血管、骶神经丛和骶静脉丛。与直肠紧密相贴下行的为直肠上血管，也是直肠的最主要血管，其分为两支斜行并向前环绕直肠至其两侧。外侧有两种毗邻关系，上部为直肠左、右外侧沟，其底深面为后索，内有直肠上血管及腹下丛；下部为直肠侧韧带，内有直肠下血管。

三、直肠支持组织

直肠肛管承受腹腔压力而能保持正常位置全靠支持组织。直肠支持组织主要包括：①盆底横纹肌及其复合体；②骶骨弯曲与周围组织；③肛直肠角及其固定肌；④腹膜凹陷及其韧带；⑤盆筋膜及肛周结缔组织；⑥坐骨直肠窝脂肪组织及其周围结缔组织。

(一) 直肠系膜与直肠腹膜凹陷

正常情况下，直肠没有被悬吊，它的后方完全位于腹膜外的骶窝内，从解剖学定义而言，"直肠系膜"一词是不适当的。作为例外，腹膜化的直肠系膜可见于直肠脱垂的病人。然而，外科医生在描述直肠周围组织时广泛使用"直肠系膜"一词，直肠系膜具体指后方较厚的、含有肠系膜下动脉分支的、被固有筋膜包裹的组织。直肠系膜可以成为直肠癌的转移部位，故直肠癌手术应该将它完整切除。直肠上部1/3的前面和侧面有腹膜被覆，中部1/3仅在前面有腹膜被覆，下部1/3完全位于腹膜外。男性的前方腹膜反折距离肛缘7~9cm，女性的前腹膜反折距离肛缘5~7.5cm。临床上，常根据腹膜与直肠的关系将直肠分为腹膜内直肠、腹膜外直肠，或高位直肠和低位直肠两部分。

直肠腹膜凹陷指直肠膀胱凹陷或直肠子宫凹陷。在男性中，直肠前面的腹膜在盆腔最低处反折至膀胱的上面和侧面形成直肠膀胱凹陷，女性则反折至阴道后壁，转而覆盖于子宫表面，形成直肠子宫凹陷。直肠子宫凹陷一般较直肠膀胱凹陷低，直肠脱垂的女性患者尤其明显，甚至可从肛门脱出，直肠指诊时上述两个凹陷均可触及（图2-6）。

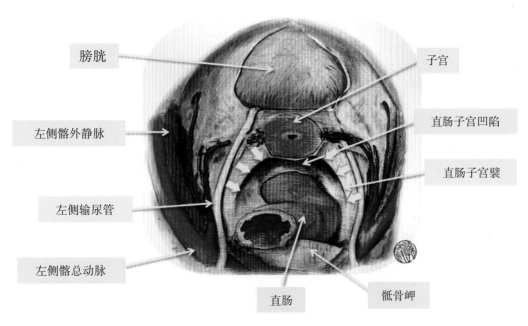

图2-6　直肠子宫凹陷

(二) 直肠筋膜

1.直肠膀胱隔

亦叫Denonviliers筋膜（邓氏筋膜）。是盆腔筋膜脏层最坚硬的部分。在男性中，此隔位于直肠与前列腺、精囊腺之间；在女性中，此隔位于直肠与阴道之间，称为直肠阴道隔。从胚胎学看，此隔来源于胚胎期，将泄殖腔分成两部分的尿直肠隔。在男性中，通过前方强韧的邓氏脏层盆腔筋膜的包裹，将腹膜外直肠与前列腺、精囊分开。因此，在直肠前壁、精囊和前列腺之间有3个结构：前方的直肠系膜、直肠固有筋膜和邓氏筋膜；女性中，直肠阴道隔较薄，不分层，甚至有人认为，女性邓氏筋膜并不存在，但也有研究认为，若直肠阴道隔发育缺陷、分娩损伤或退化，可能引起直肠前凸。

2.直肠固有筋膜

直肠固有筋膜是盆腔筋膜的延伸，包绕直肠、脂肪、神经以及血管和淋巴管。它主要存在于直肠腹膜外部分的侧壁和后壁，此筋膜远端集聚形成侧韧带或直肠侧蒂。直肠固有筋膜外观形态大致呈三角形结构，底部位于盆腔侧壁，顶点附着在直肠侧面（如图2-7）。

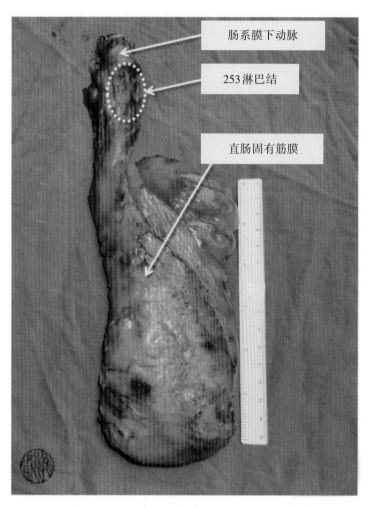

图2-7 直肠固有筋膜（红色区域显示的部分）

大约25%的病例表现直肠侧蒂中有细小的动脉分支通过，这其中主要是直肠中动脉的分支，因此，直肠松解术撕裂侧蒂可有25%的出血危险性。直肠中动脉和盆丛都与侧蒂关系密切，不同的患者在侧蒂下可能有不同的走行结构。

（孙锋，白忠学，刘洪一）

第二节 肛管的解剖与生理功能

肛门或肛管开口是一个前上向后下走行的皮肤裂隙，静止时肛管实际上处于闭合状态，这是括约肌和肛垫明显环形收缩的结果。肛管后面是尾骨；前面，在男性中是尿道和会阴体，而在女性中是阴道后壁的最下部分；两侧是坐骨直肠窝，窝内含有脂肪、直肠下血管和神经，后者经过坐骨直肠窝进入肛管壁。

一、肛管的结构

肛管的内衬由口侧的黏膜和肛侧的皮肤部分组成。齿状线（又称梳状线）是外胚层和内胚层之间的不规整的分界线，因此，它是两种不同的静脉和淋巴回流、神经支配和上皮衬覆之间的重要标志。齿状线以上，肠管的神经支配来自交感和副交感神经系统，动、静脉和淋巴回流系统都经过下腹部血管即髂内血管。齿状线远端，肛管受体神经系统支配，血液供应和回流都通过痔下血管系统。当考虑对痔进行分类和治疗时，这种区分尤为重要。

肛门内面的结构可依据齿状线的位置，分为齿状线上区和齿状线下区两个区域，齿状线上区和齿状线下区的结构是不同的。详见图2-8。

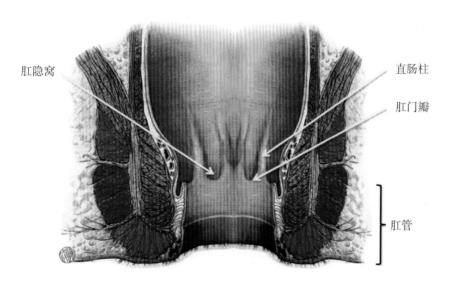

肛隐窝

直肠柱

肛门瓣

肛管

图2-8 肛管内面的结构

（一）齿状线上区

1.直肠柱

直肠柱又称为肛柱（Morgagni柱），是直肠末端纵行的黏膜皱襞，正常人有8~14个直肠柱，长1~2cm，宽0.3~0.6cm，儿童较为显著。直肠柱是肛门括约肌收缩的结果，当肛门括约肌松弛，直肠扩张时此柱可消失。直肠柱上皮对触觉和温觉刺激的感受比齿线下部的肛管更敏感。

2.肛门瓣

各直肠柱下端之间通过半月形的黏膜皱襞相连，这些半月形黏膜皱襞称为肛门瓣，正常人有6~12个，肛瓣是比较厚的角化上皮，它没有"瓣"的功能。由于肛门瓣的开口方向与大便的排出方向是相反的，当大便干燥时，肛瓣可受干结硬便损伤而被撕裂。

3.肛隐窝

肛隐窝又称肛窦，是位于直肠柱与肛瓣之间向上开口的袋状间隙，正常人有3~12个（平均有6个），深0.3~0.5cm、呈漏斗形，上口朝向肠腔的内上方，窝底伸向外下方，在窝底有肛腺的开口。

4.肛腺

开口于肛隐窝内，成人有4~10个。不是每个肛隐窝都与肛腺相连，有半数以上的肛隐窝内没有肛腺开口，多数肛腺集中于肛管后部，两侧较少，前部缺如。肛腺开口于肛窦底，分泌的液体存在于肛窦内，排便时可起到润滑大便的作用。肛腺导管向外、向下走行进入黏膜下层；2/3进入肛门内括约肌间，其中一半终止于括约肌间沟。由于该处常存积粪屑杂质，容易发生感染，引发肛隐窝炎。有95%的肛瘘起源于肛腺感染，因此认为肛腺是感染侵入肛周组织的门户。

5.肛垫

肛垫位于齿线上方宽约1.5cm的直肠柱区，借"Y"形沟分割成右前、右后及左侧3块。1975年Thomson首先提出"肛垫"概念，并认为它是人体的正常结构。肛垫由窦状静脉、结缔组织和Treitz肌三部分组成。它的主要功能是协助括约肌关闭肛门。Treitz肌是由联合纵肌穿过内括约肌进入黏膜下层的纤维，在内括约肌的内侧面，形成一层由胶原纤维、弹性纤维与平滑肌纤维相混合的纤维肌性组织（图2-9）。肛垫内动静脉吻合调节障碍与Treitz肌退行性变性可导致肛垫肥大或脱垂等，即谓内痔。

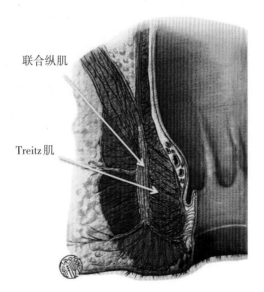

联合纵肌

Treitz肌

图2-9　联合纵肌

（二）齿状线下区

1.肛乳头

直肠柱下端的三角形小隆起，沿齿状线排列，有2~6个，表面灰白色，长不超过0.2cm。肛乳头由纤维结缔组织组成，含有血管和毛细淋巴管，表面覆以皮肤。肛乳头的出现率为13%~47%，多数人缺如。局部的炎症刺激可使其增生，称为肛乳头肥大或肛乳头瘤（图2-10）。

2.括约肌间沟

又称肛门白线，距肛缘上方约1cm，宽0.6~1.2cm，指诊可触到明显的环形沟。由于此沟为内括约肌下缘与外括约肌皮下部的交界处，因此临床上常用其来作为分辨内外括约肌的标志（图2-10）。

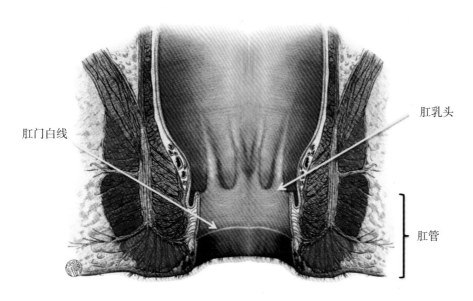

图2-10　肛门白线和肛乳头

（孙锋）

第三节　直肠肛管的血管

一、动脉系统

齿状线以上的供应动脉主要来自于肠系膜下动脉的终末支——直肠上动脉，其次来自髂内动脉的直肠下动脉和骶正中动脉，齿状线以下的血供为肛管动脉，它们之间有着丰富的交通支。

1.直肠上动脉

肠系膜下动脉起源于腹主动脉，发起于主动脉分叉近心端约3~4cm处，直径通常小于肠系膜上动脉（图2-11）。

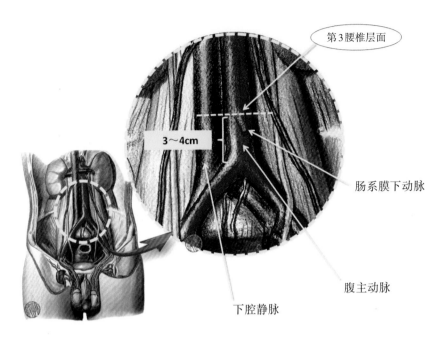

图2-11 肠系膜下动脉的发出点

肠系膜下动脉平第3腰椎高度发自腹主动脉的前壁，沿腹后壁向左下进入乙状结肠系膜根内，下降至小骨盆（第3骶椎层面）移行为直肠上动脉，直肠上动脉是直肠供血中最主要的一支，分为左、右两支，由直肠后面绕至两侧下行至直肠壶腹部分成数支，于黏膜下层形成毛细血管丛，供应齿状线以上的肠壁，并有许多小支与直肠下动脉和肛门动脉相吻合（图2-12）。

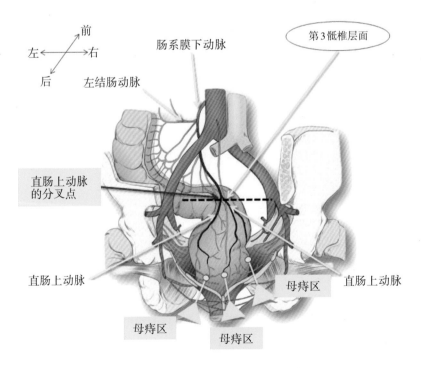

图2-12 肠系膜下动脉和直肠上动脉

2.直肠下动脉

直肠下动脉来自两侧髂内动脉，沿直肠侧韧带，向前内至直肠下段前壁，在黏膜下层与直肠上动脉、骶正中动脉和肛管动脉相吻合。

3.骶正中动脉

骶正中动脉是腹主动脉的直接小分支，沿骶骨而下，供应直肠后壁。详见图2-13。

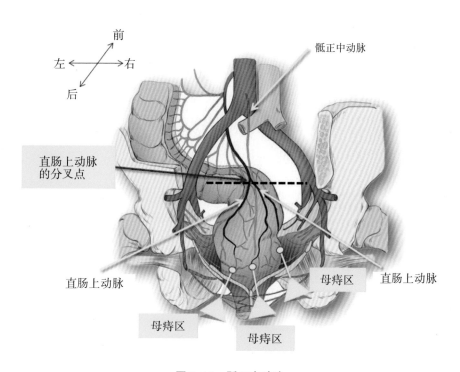

图2-13　骶正中动脉

4.肛管动脉

肛管动脉来自阴部内动脉，途经坐骨直肠窝分为数支，供应肛提肌、肛管和括约肌，并与直肠上、下动脉相吻合。

二、静脉系统

直肠肛管有两个静脉丛，直肠上静脉丛位于齿状线上方的黏膜下层，汇集成数支小静脉，穿过直肠肌层汇成直肠上静脉，经肠系膜下静脉流入门静脉。直肠下静脉丛位于齿状线下方，在直肠、肛管的外侧汇集成直肠下静脉和肛管静脉，分别通过髂内静脉和阴部内静脉回流至下腔静脉。详见图2-14。

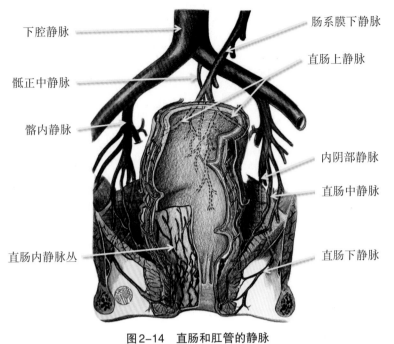

下腔静脉 — 肠系膜下静脉

骶正中静脉 — 直肠上静脉

髂内静脉 — 内阴部静脉

直肠中静脉

直肠内静脉丛 — 直肠下静脉

图2-14　直肠和肛管的静脉

（孙锋）

第四节　直肠肛管的神经支配

盆底植物性神经主要分布在直肠肛门及泌尿、生殖器官。盆部植物性神经包括来自下部胸髓和上部腰髓的交感神经系、骶部副交感神经、阴部神经丛三部分。其中，前两者共同参与构成上腹下丛及下腹下丛。详见图2-15、图2-16。

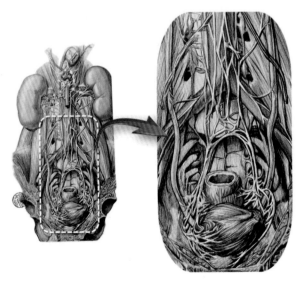

图2-15　盆腔自主神经的分布

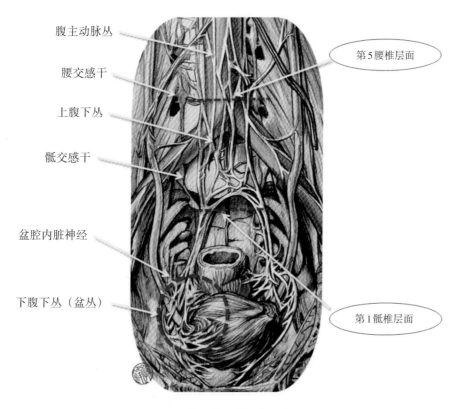

腹主动脉丛
腰交感干
上腹下丛
骶交感干
盆腔内脏神经
下腹下丛（盆丛）

第5腰椎层面
第1骶椎层面

图2-16 盆腔自主神经的组成

一、上腹下丛

上腹下丛的位置：位于第5腰椎水平至第1骶椎水平之间，腹主动脉末端至其分叉的位置，由于上腹下丛所分布的位置在骶前区，因此，上腹下丛也被称为"骶前神经"（图2-17）。

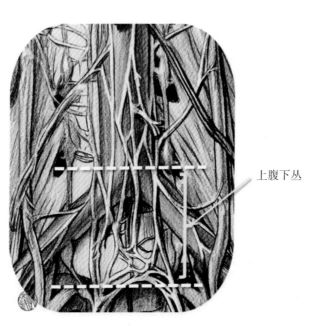

上腹下丛

图2-17 上腹下丛的位置

上腹下丛主要由交感神经和副交感神经两部分组成的。交感神经来自腹主动脉丛、肠系膜下丛、交感干第3、4腰节发出的腰内脏神经。副交感神经来自盆内脏神经的副交感纤维，经过下腹下丛上升后加入上腹下丛。

（一）腹主动脉神经丛

盆腔的交感神经起自胸12至腰2的内脏支，神经纤维经过椎旁交感神经干的神经节，走行于腹主动脉表面，从而形成腹主动脉丛（图2-18）。

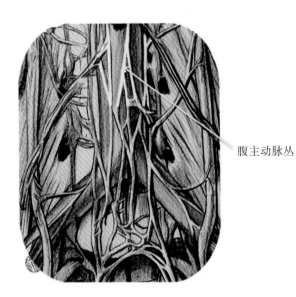

腹主动脉丛

图2-18　腹主动脉丛

（二）肠系膜下丛

腹主动脉丛左右干绕过肠系膜下动脉根部，形成肠系膜下丛（图2-19）。肠系膜下丛的上行纤维随肠系膜下动脉的分支，分布于结肠和直肠。

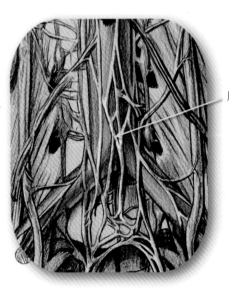

肠系膜下丛

图2-19　肠系膜下丛

（三）腰内脏神经

肠系膜下丛的下行纤维则沿腹主动脉下行，在腹主动脉分叉附近，与腰交感干第3、4腰节发出的腰内脏神经汇合（图2-20），从而形成上腹下神经丛（图2-21）。支配射精活动的纤维可能主要集中于第1~3腰交感干神经节内；在切除双侧腰交感干神经节的病例中，发现有54%的人永久性失去射精能力。

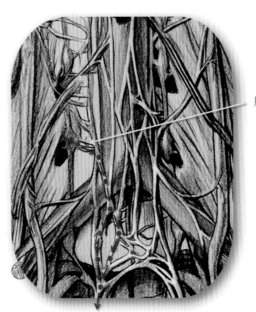

腰内脏神经

图2-20 腰内脏神经（腰内脏神经与肠系膜下丛的汇合）

我们再来观察一下上腹下丛的手术图片（图2-22）。

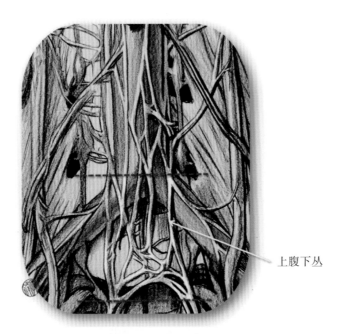

上腹下丛

图2-21 上腹下丛

髂总动脉　　　　　　　　　　　　　　　骶骨岬

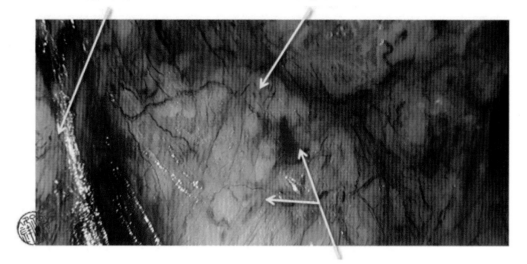

上腹下丛

图2-22　上腹下丛（来自孙锋医生腹腔镜直肠癌根治术）

二、下腹下丛

下腹下丛也被称为"盆丛"，位于直肠两侧，位于腹膜返折部以下与肛提肌之间的腹膜外组织中（图2-23）。

下腹下丛

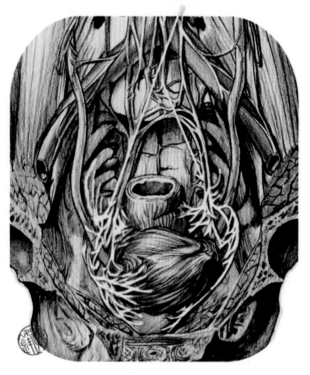

图2-23　下腹下丛

下腹下丛由两种类型的神经组成：一种是交感神经，一种是副交感神经。交感神经主要包括腹下神经和骶内脏神经；副交感神经主要指的是盆腔内脏神经。详见图2-24。

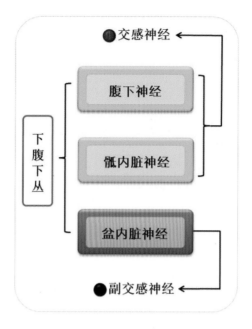

图2-24　下腹下丛的组成

1.腹下神经

腹下神经分为左右两支，由上腹下丛分出，沿着髂内动脉内侧入骶丛后上角（图2-25、图2-26）。

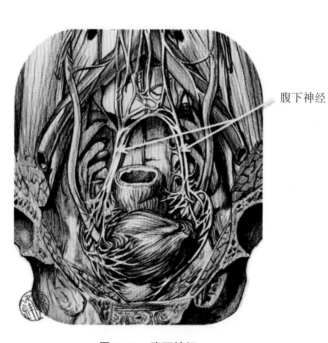

腹下神经

图2-25　腹下神经

腹下神经

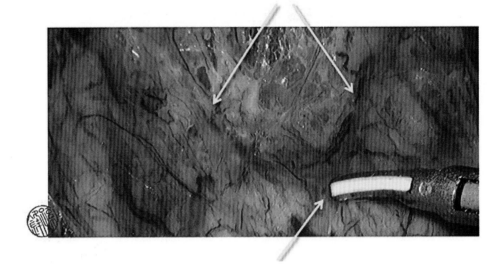

上腹下丛

图2-26 腹下神经（来自孙锋医生腹腔镜直肠癌根治术）

2.骶内脏神经

起自骶交感干神经节，一般由第4骶节发出，最后在盆内脏神经的内侧缘，汇入盆丛（图2-27）。

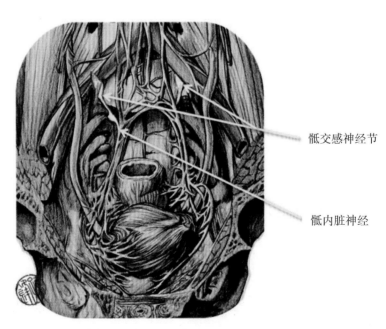

骶交感神经节

骶内脏神经

图2-27 骶内脏神经

3.盆内脏神经

盆腔内脏神经发自第2~4骶神经前支，也称为"勃起神经"（注：盆腔内脏神经纤维穿过骶孔后，即称为勃起神经），盆腔内脏神经参与盆丛的组成，大部分纤维随盆丛支配内脏器官（直肠、膀胱、前列腺、子宫阴道）（图2-28）。盆腔内脏神经的部分纤维，经过腹下神经再穿过上腹下丛上行，随肠系膜下动脉分布于结肠左曲、降结肠和乙状结肠（图2-29）。

阴茎勃起与神经支配：性功能由脑脊髓、交感和副交感成分支配，阴茎勃起由副交感（小动脉扩展）和交感穿入（抑制血管收缩）来介导。

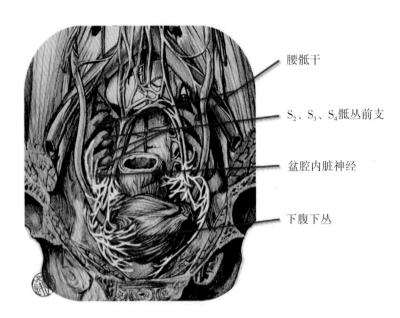

腰骶干

S₂、S₃、S₄骶丛前支

盆腔内脏神经

下腹下丛

图2-28　盆内脏神经

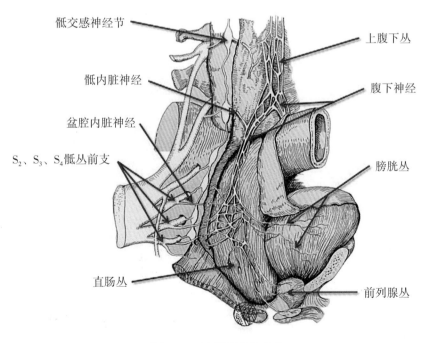

骶交感神经节

骶内脏神经

盆腔内脏神经

S₂、S₃、S₄骶丛前支

直肠丛

上腹下丛

腹下神经

膀胱丛

前列腺丛

图2-29　下腹下丛的分支

（孙锋）

第五节　肛管的肌肉

一、肛门内括约肌

肛门内括约肌是直肠环状平滑肌向下延伸并增厚环绕于直肠末端，这一肌肉结构称为肛门内括约肌。肛门内括约肌的下缘略高于肛管外括约肌的下缘，位于齿状线下方1.0~1.5cm。

二、联合纵肌

联合纵肌是直肠穿过盆膈时，其纵肌层与肛提肌（耻骨直肠肌）及其筋膜汇合，走行于内外括约肌之间，包绕肛管，止于皮肤，形成一个平滑肌、横纹肌与筋膜纤维混合的筒状纤维肌性复合体。联合纵肌的主要功能包括以下几点：a.有助于维持肛门的形态；b.形成内、外括约肌复合体；c.辅助排便时肛门外翻；d.支撑肛垫。同时，联合纵肌也是肛周感染扩散的因素之一（图2-30）。

三、Treitz肌

Treitz肌是由联合纵肌穿过内括约肌进入到黏膜下纤维，在内括约肌内侧面，形成一层由胶原纤维、弹性纤维与平滑肌纤维相混合的纤维肌性组织（图2-30）。

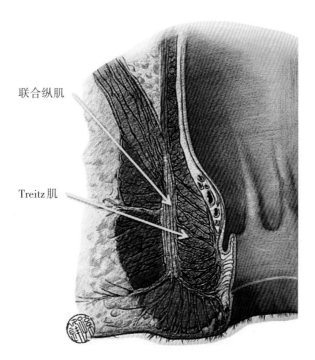

联合纵肌

Treitz肌

图2-30　联合纵肌与Treitz肌

四、肛门外括约肌

肛门外括约肌是围绕肛管的椭圆柱形骨骼肌肌群，由3个不同的部分组成，即皮下部、浅部和深部，肛门外括约肌属于随意肌（图2-31）。肛门内、外括约肌下缘之间可触及凹陷即为括约肌间沟。

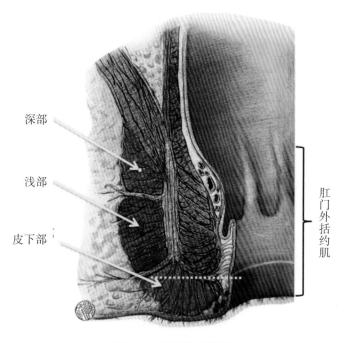

图2-31 肛门外括约肌

肛门外括约肌最下段的皮下部有部分联合纵肌纤维穿过，部分肌纤维附着在肛缘皮肤上。肛门外括约肌浅部通过向后方延续的肌纤维以及结缔组织附着于尾骨，形成肛尾韧带。外括约肌深部缺乏后侧的附着，向上与耻骨直肠肌相延续。外括约肌纤维向前穿入会阴体中，部分肌纤维与会阴横肌相融合延续（图2-32）。

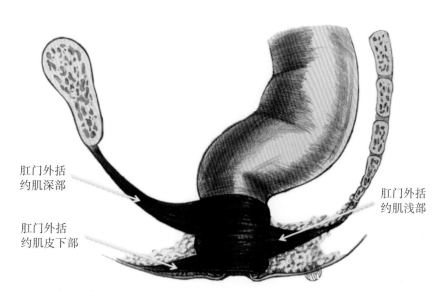

图2-32 肛门外括约肌的分部

　　Shafik认为肛管外括约肌由3块独立的U形括约肌襻构成，3襻之间相互协同发挥功能。不过，这一理论尚未得到广泛认可。事实上，近来我们发现外括约肌是一整块肌肉，并没有分层，外括约肌的所有肌纤维都是通过肛尾韧带附着于尾骨来保持其形态与功能。实际上，经后路行括约肌修补术治疗肛门失禁时，可见外括约肌、耻骨直肠肌和肛提肌为连续的漏斗样骨骼肌。当前的观点普遍认同外括约肌为整块环状肌肉的理论（图2-33）。

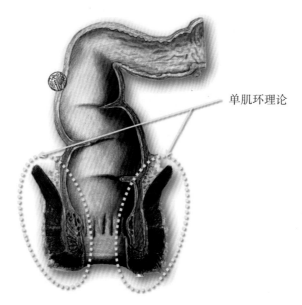

单肌环理论

图2-33　肛门外括约肌的"单肌环理论"

五、肛提肌

　　肛提肌宽大而菲薄、占据了盆底的大部分，由S_4神经支配。一般认为肛提肌由3部分肌肉组成，分别是髂骨尾骨肌、耻骨尾骨肌和耻骨直肠肌（图2-34、图2-35、图2-36）。

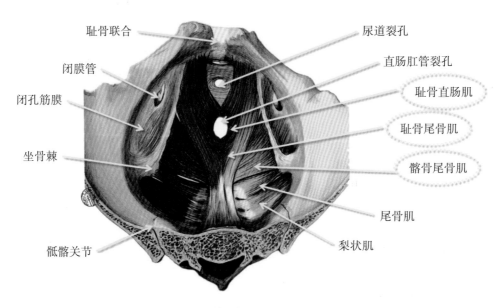

耻骨联合　　　　　　　　　尿道裂孔
闭膜管　　　　　　　　　　直肠肛管裂孔
闭孔筋膜　　　　　　　　　耻骨直肠肌
坐骨棘　　　　　　　　　　耻骨尾骨肌
　　　　　　　　　　　　　髂骨尾骨肌
　　　　　　　　　　　　　尾骨肌
骶髂关节　　　　　　　　　梨状肌

图2-34　男性肛提肌的组成（上面观）

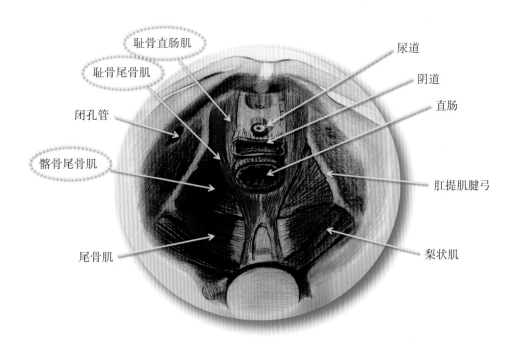

图2-35 女性肛提肌的组成（上面观）

1.耻骨直肠肌

耻骨直肠肌起源于耻骨联合的背面和尿生殖膈筋膜的浅层，沿直肠肛管交界向背侧延伸，紧邻直肠后方与对侧的耻骨直肠肌相连，形成一个U形肌襻，将直肠悬吊至耻骨。

2.髂骨尾骨肌

髂骨尾骨肌主要起自肛提肌腱弓后部和坐骨棘。有时起始的腱弓与闭孔内肌之间形成很大的裂隙（盆外侧裂隙）；在该肌前缘与耻骨尾骨肌后缘之间，也可能有一仅为结缔组织填充的裂隙。该肌纤维向后下内的方向走行，止于尾骨侧缘和肛尾缘。

3.耻骨尾骨肌

耻骨尾骨肌起源于闭孔内肌筋膜前半部和耻骨后部，两侧肌纤维向下、向后、向中间相互交联，两侧肌纤维的连接线称为肛尾缝。部分后侧的肌纤维直接附着于尾骨尖或者第5骶椎。同时耻骨尾骨肌也有部分肌纤维参与联合纵肌的组成。

两侧耻尾肌纤维向后、向下和向内延伸形成一个椭圆形的空隙，称为"肛提肌裂孔"，裂孔中通过下端直肠，男性的尿道前列腺部、阴茎背静脉，女性的阴道、尿道。裂孔内通过的脏器外附着盆筋膜，维持解剖位置，尤其直肠肛管交界处筋膜较为致密，称为"Hiatal韧带"（裂孔韧带），该韧带被认为可使裂孔中通过的脏器运动与肛提肌收缩相协调。耻骨直肠肌与肛提肌之间存在相互作用，其中一块肌肉收缩时，另一块肌肉就会舒张。排便时，肛提肌收缩同时也伴随着耻骨直肠肌的舒张，能够扩张肛提肌裂孔并且抬高远端直肠和肛管。当人处于直立姿势时，肛提肌可以支撑盆腔内脏。

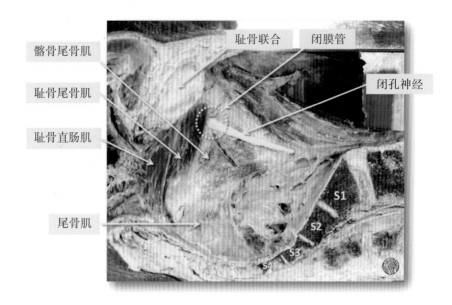

髂骨尾骨肌
耻骨尾骨肌
耻骨直肠肌
尾骨肌
耻骨联合　闭膜管
闭孔神经
S1
S2
S3
S4

图2-36　肛提肌的组成

六、肛管直肠环

"肛管直肠环"是Miligan和Morgan所创的一个术语，具体指围绕直肠和肛管交界部周围的肌肉环，其具有重要功能，由肛门内括约肌、肛门外括约肌浅部、肛门外括约肌深部、直肠纵肌，以及耻骨直肠肌构成。这一结构在肛周脓肿和肛瘘的治疗中至关重要，损伤该环会导致肛门失禁。详见图2-37。

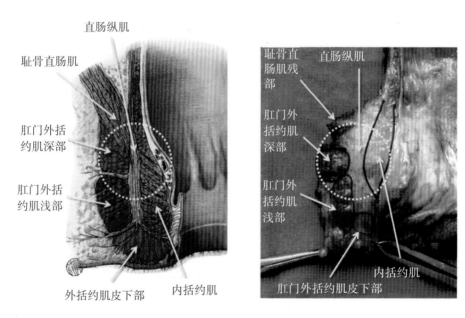

直肠纵肌
耻骨直肠肌
肛门外括约肌深部
肛门外括约肌浅部
外括约肌皮下部
内括约肌
耻骨直肠肌残部
直肠纵肌
肛门外括约肌深部
肛门外括约肌浅部
内括约肌
肛门外括约肌皮下部

图2-37　肛管直肠环的组成

（孙锋）

第六节 直肠肛管周围间隙

　　肛门直肠周围有许多潜在性间隙，间隙中富有脂肪组织，容易发生感染，从而形成肛周脓肿及肛门直肠瘘。以肛提肌为界，我们可以把肛门直肠周围的潜在筋膜间隙（或脂肪间隙）分为上、下两种类型，即：肛提肌以上是高位间隙，肛提肌以下是低位间隙（图2-38、图2-39）。

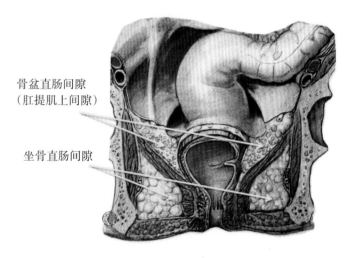

骨盆直肠间隙
（肛提肌上间隙）

坐骨直肠间隙

图2-38　肛直肠的周围间隙

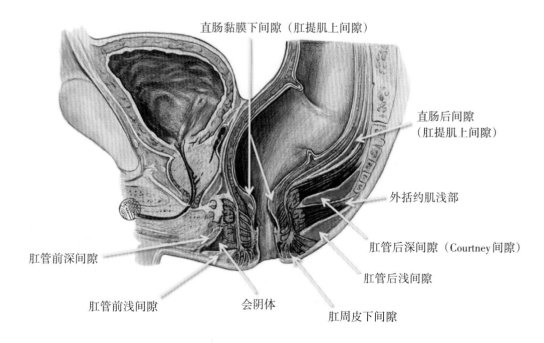

直肠黏膜下间隙（肛提肌上间隙）

直肠后间隙
（肛提肌上间隙）

外括约肌浅部

肛管后深间隙（Courtney间隙）

肛管前深间隙

肛管后浅间隙

肛管前浅间隙　　会阴体

肛周皮下间隙

图2-39　肛直肠的周围间隙

一、肛提肌上间隙

1.骨盆直肠间隙

在直肠两侧，左右各一。此间隙容积很大，因其位置较深，顶部及内侧均为软组织，即使是大量积脓，亦仅呈全身感染症状，而局部症状常不明显，所以易于误诊。直肠指检可触及侧壁病变区域隆起（图2-38）。

2.直肠后间隙

直肠后间隙是骶骨筋膜与直肠固有筋膜之间的疏松结缔组织，其下界为盆膈，上方在骶骨前与腹膜后隙相延续。此间隙的脓肿易向腹膜后隙扩散。腹膜后隙充气造影术即经尾骨旁进针，将空气注入直肠后隙，然后上升到腹膜后隙。手术分离直肠后方时，在此间隙之间作锐性分离，可避免损伤骶前静脉丛。TME手术中理想的外科平面即是直肠后间隙，既可满足肿瘤学要求，又能最大限度地避免副损伤（图2-40）。

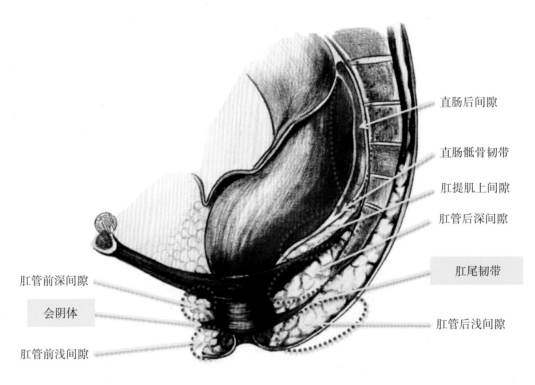

图2-40　直肠后间隙

二、肛提肌下间隙

1.坐骨直肠间隙

在肛管两侧，左右各一，上面为肛提肌，内侧肛管壁，外侧为闭孔内肌及其筋膜。该间隙容量大约有50ml，如积脓过多而致窝内张力过高时，脓液可穿破肛提肌，进入骨盆直肠间隙内；坐骨直肠间隙与皮下间隙直接相通，还可沿中央腱的纤维隔与中央间隙相通，通过纵肌外侧隔或括约肌间外侧隔、外括约肌浅部肌束间纤维与括约肌间隙交通。此间隙向后内侧经Courtney间隙与对侧的坐骨直肠间隙交通。

2.肛管前间隙

肛管前间隙通过会阴体将其分为肛管前浅间隙和肛管前深间隙（图2-40、图2-41）。肛管前浅间隙位于会阴体的浅面与皮下之间。一般感染仅限于局部。肛管前深间隙位于会阴体的深面，上部为肛提肌，两侧可与坐骨直肠窝相通。虽然该间隙感染向两侧坐骨直肠窝扩展形成前蹄铁形肛瘘的概率较小，但可向Colles筋膜蔓延，形成类似高位脓肿或肛瘘，常影响排尿功能，注意治疗时不同于高位肛瘘。

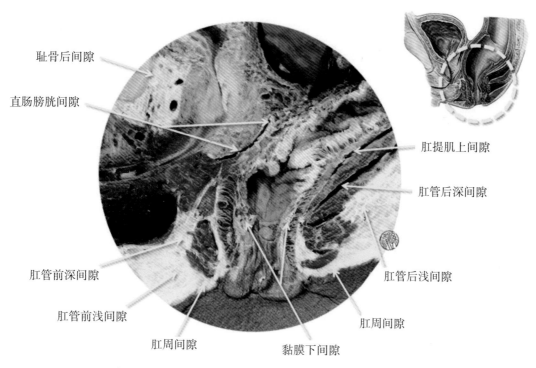

耻骨后间隙
直肠膀胱间隙
肛管前深间隙
肛管前浅间隙
肛周间隙
黏膜下间隙
肛周间隙
肛管后浅间隙
肛管后深间隙
肛提肌上间隙

图2-41 肛门直肠周围的间隙（尸体解剖图）

3.肛管后间隙

位于肛门及肛管后方，外括约肌浅部将此间隙分为深浅两部（图2-41）。肛管后浅间隙位于肛尾韧带浅层与皮肤之间，常因肛裂引起皮下脓肿，感染时，只限于皮下组织，不影响坐骨直肠间隙及肛管后深间隙；肛管后深间隙位于肛尾韧带深层，上为肛提肌并与两侧坐骨直肠间隙相通，所以，坐骨直肠间隙脓肿可通过肛管后深间隙蔓延到对侧，形成低位马蹄铁形脓肿或肛瘘。

（孙锋）

第三章

肛肠外科检查相关并发症

GANGCHANG WAIKE JIANCHA XIANGGUAN BINGFAZHENG

第一节　肠道准备及相关并发症

一、概述

肠道准备是指通过口服肠道清洁剂或灌肠将肠道清洁干净的方法，主要用于结直肠肛门外科手术前的准备，结肠镜、小肠镜、胶囊内镜等内镜诊治以及肠道CT、钡灌肠等影像学检查前准备。肠道准备的质量直接影响着外科手术以及内镜检查诊断的准确性与治疗的安全性。临床上用于肠道清洁的药物很多，各具特点，所检查的人群身体状况不同、排便习惯差异、对药物反应不一，最终肠道准备的效果差异也较大。因此，肠道准备应该在病人宣教、药物选择、服药时机及方法等方面遵循个体化原则，尽量做到优质的肠道准备。

二、肠道准备的常用方法及其并发症

肠道准备方法主要有口服药物顺行肠道准备和经肛门灌肠两种，根据临床需求选择不同的方法。口服肠道清洁剂肠道准备是将某种药物加入大量水后短时间内经口服，将肠道内容物排空的方法。经肛门灌肠，是用导管自肛门经直肠插入，灌注液体，刺激肠蠕动排出肠内容物的方法。后者一般用于肛周或远端结肠与直肠疾病治疗前的肠道准备。相比灌肠，口服肠道清洁剂能更好地将肠道内容物排空，常作为肠道准备的主要方式。

（一）口服肠道清洁剂肠道准备

1.宣教

高质量的宣教是达到良好肠道准备的重要环节。口头和书面详细反复告知患者完整的肠道准备内容，包括：肠道准备的重要性、饮食限制的时间和要求、肠道清洁剂的使用时间、剂量及服用方案等。

2.饮食准备

饮食限制是提高肠道准备质量的第1个要素，可明显减少肠道中残留的食物残渣，从而提高肠道准备的清洁度。建议1d前开始低纤维、低渣饮食，禁止食用绿色蔬菜、干硬豆制品、红色食物、带籽水果等，以提高肠道准备的清洁度。

3.药物选择及不良反应

理想的肠道准备药物应具有如下特点：可靠地排空大肠内的有形成分和绝大部分粪水；对大肠的黏膜外观无影响；可靠安全；方便给药并可在短时间内起效；副作用小，不引起患者不适；价格适中。目前国内用于肠道准备的药物较多，包括聚乙二醇电解质散、硫酸镁、磷酸钠盐、甘露醇、番泻叶、蓖麻油等。各类肠道清洁剂的作用特点、适应证和不良反应各有差异，所以在药物选择上，一定要在遵循指南或共识的前提下个体化选择，避免不良作用发生。详见表3-1。

表3-1　临床常用内镜检查肠道清洁剂的特点

种类	特点	清洁效果	耐受性	安全性	费用
聚乙二醇	等渗	+++	++	+++	+
硫酸镁	高渗	++	++	++	+
磷酸钠	高渗	+++	++	+	++
甘露醇	高渗	++	+	+	+
中药	抑制吸收	+~++	++	+++	+

注：+~+++，依次为清洁效果（差~好）、耐受性（差~好）、安全性（差~好）、费用（便宜~较贵）。

（1）聚乙二醇电解质散（polyethylene glycol，PEG）

聚乙二醇电解质散是将一定剂量的氯化钾、氯化钠、碳酸氢钠和硫酸钠等加入聚乙二醇-4000混合而成，加水后即配成聚乙二醇的容积性等渗性溶液。它通过大量排空消化液来清洁肠道，不影响肠道的吸收和分泌，不会导致水和电解质紊乱，适合于肝病晚期、充血性心力衰竭、肾衰竭、电解质紊乱患者以及孕妇和婴幼儿等特殊患者。聚乙二醇电解质散服用方便、效果确切、安全性好，是目前国内外肠道清洁的推荐药物。PEG制剂的最常见的不良反应是腹胀、恶心和呕吐，一般延长服药时间均可缓解。

服用方法：①2L方案：将2L配制好的聚乙二醇等渗溶液在内镜检查前4~6h服用，每10min服用250ml，2h内服完。②3L方案：检查前1d服用1L聚乙二醇等渗溶液，检查当日检查前4~6h再服用2L聚乙二醇等渗溶液。

（2）磷酸钠盐

主要成分为磷酸氢二钠和磷酸二氢钠，属高渗性泻剂。服用后能将水分从肠道组织吸收到肠腔中，从而起到清洁肠道的作用。除常见的腹胀、腹痛、恶心、呕吐等消化系统不良反应外，还因磷酸钠盐制剂是高渗性溶液，在肠道准备过程中伴随大量的体液和电解质转移，容易导致水电解质紊乱（低钾血症、高磷酸盐血症、低钙血症、高或低钠血症和脱水）。因此，青少年或老年、炎症性肠病、慢性肾功能不全、肝硬化、电解质紊乱、充血性心力衰竭、服用血管紧张素受体抑制剂（ARB）或血管紧张素转换酶抑制剂（ACEI）的患者应慎用。磷酸钠盐还可能会引起用药期间和用药后短暂的乏力、眩晕、过敏反应、肝功能检查ALT、AST升高、肛门刺激等少见症状。

服用方法：推荐分2次服用，间隔12h。在内镜检查前1d和内镜检查前4~6h各服1次。每次将

1瓶（45ml）磷酸钠盐，加入750ml水稀释后口服，30min内服完。

（3）镁盐

它和磷酸钠盐类似，属于高渗性泻剂，将水分从肠壁组织吸收到肠腔中清洁肠道。和磷酸钠盐类似，镁盐因浓度过高，同样可引起电解质紊乱、脱水等。因镁盐可能会引起肠黏膜炎症、溃疡，导致黏膜形态改变，故不推荐用于炎症性肠病或可疑炎症性肠病的患者。对于慢性肾脏疾病的患者，镁离子在体内聚集，可能发生高镁血症的风险，应谨慎使用。

服用方法：推荐1次服用。在内镜检查前4~6h，将镁盐50g加入200~400ml后10min内服完，再服2000~3000ml水，2h内服。

（4）甘露醇

它属于高渗性强脱水剂，服用后不仅可以吸引液体进入肠腔，还可刺激肠壁，促进肠蠕动，达到快速清洁肠道的作用。甘露醇对胃肠道刺激性较大，恶心、呕吐、腹胀、腹痛等不适症状较服用PEG、磷酸钠盐、镁盐者明显。高渗性甘露醇可导致大量液体丢失，有造成脱水及电解质紊乱的风险。甘露醇有利尿和升高血糖的作用，因此糖尿病患者禁用。另外，甘露醇在肠道内被细菌酵解后产生可燃性气体甲烷和氢气，故禁止用高频电凝电切治疗肠道病变，以避免发生爆炸。

服用方法：推荐1次服用。检查前4~6h口服20%甘露醇250ml，10min后至1h饮水1500~2000ml，或于30min内口服10%甘露醇溶液1000ml。

（5）番泻叶

它含有的蒽醌衍生物被细菌激活后刺激肠黏膜，促进肠道的蠕动，同时可抑制水和电解质的吸收，达到快速清洁肠道的作用。番泻叶引起腹痛、腹胀、恶心、呕吐等不良反应较常见，有时会导致肠黏膜的炎症改变。

服用方法：将20g番泻叶加入400ml开水浸泡，30~60min服完。一般3~4h后开始排便，必要时可再次同法冲服200~400ml。

（6）蓖麻油

蓖麻油在小肠上部被脂肪水解酶水解，释放一种蓖麻醇酸。它的作用机理和番泻叶类似，能刺激肠道平滑肌，抑制水和电解质的吸收，发挥导泻作用。

服用方法：检查前6~8h服用，一般在服药后30~60min开始腹泻，持续2~3h后可自行停止。

为了达到良好的肠道准备效果，可将番泻叶或蓖麻油和其他某种泻剂联合服用。对于便秘患者，有时也可加用促进肠动力药物，如莫沙必利、依托必利等可增加肠道排空效果。对于服用泻剂后不能获得充分肠道清洁的患者，可辅以清洁灌肠、内镜下泵灌洗等肠道准备。

研究表明，肠道准备的最后给药和开始结肠镜检查的时间间隔与肠道清洁质量密切相关。建议间隔时间在4h左右完成检查，如需无痛肠镜，间隔时间可延长至6h，避免麻醉时的误吸。一般认为时间间隔7h后每增加1h，右半结肠清洁度将下降10%。

有研究报道，32%~57%的患者在结肠镜检查中会遇到泡沫。肠道中的泡沫会严重影响肠壁观察，影响肠息肉、早期肠癌、溃疡、局部炎症等小病变的检出率。二甲硅油是一种无色透明黏稠液体，无味、无臭、无毒，是一种可以降低气泡表面张力的物质。它和肠道清洁剂同时服用，可使肠镜视野更清晰，有利于观察病灶，并可以明显减少患者结肠镜检查后的腹胀程度。

4.口服肠道清洁剂禁忌证

（1）绝对禁忌证

肠梗阻、巨结肠、胃潴留、消化道穿孔、急性肠道感染、意识障碍、回肠造口状态、休克等。

（2）相对禁忌证

①服用血管紧张素转化酶抑制剂患者在口服肠道清洁剂后72h内不得再服用。②利尿剂在口服肠道清洁剂后暂停1d。③口服肠道清洁剂后72h内建议停止服用非甾体消炎药（NSAIDs）。④用胰岛素或口服糖尿病药物控制血糖的糖尿病患者，避免检查前1d服用肠道清洁剂。⑤严重溃疡性结肠炎患者。⑥肠道狭窄患者。⑦有充血性心力衰竭、慢性肾脏疾病第4、5期、陈旧性心肌梗塞、冠心病等疾病患者。

对于有慢性肾功能不全、肾脏移植、充血性心力衰竭、血液透析、腹膜透析、肝硬化等患者，避免使用磷酸钠盐，推荐使用聚乙二醇制剂。

5.肠道准备的效果评价

目前国际上常用的肠道准备效果评价方法为波士顿（Boston）或渥太华（Ottawa）肠道准备评分量表，两者均将结肠分成3段（左、中、右）进行评分。

波士顿评分，将结肠分为3段（盲肠和升结肠，肝曲、横结肠和脾曲，降结肠、乙状结肠和直肠），按照最差至清洁分为4级（0~3分），总分0~9分。0分：大量固体粪便残存，需重新准备肠道；1分：部分肠段存在液体及半固态粪便，影响观察；2分：少量粪便残存，不影响观察；3分：微量或无固态粪便残存，观察效果优。

渥太华评分，将结肠分为3段（升结肠和盲肠；横结肠和降结肠；乙状结肠和直肠）进行评分。这一评分准则包括了两个部分：一为肠道清洁度（0~12分），按照清洁至最差分为5级（0~4分）。0分（优）：肠腔残存微量液体，肠黏膜充分暴露；1分（良）：少量液体残余，良好的肠黏膜暴露；2分（一般）：少量液体伴有微量固体剩余，基本不影响观察；3分（差）：存在大量固体粪便需要冲洗，对肠黏膜的观察受到影响；4分（极差）：需要重新准备。二为液体残存量（0~2分）：0分（少量）；1分（中量）；2分（大量）。总分0~14分。

有便秘、肠道排空障碍患者，可嘱咐加大肠道清洁剂用量，或联合服用增强肠道蠕动的药物，如酚酞类药物、莫沙必利、伊托必利等药物。对于肠道准备差的患者，可予以肥皂水或甘油灌肠剂灌肠，也可重新服用肠道清洁剂，直到排出清水便为止。

6.口服药物肠道准备的并发症

（1）恶心、呕吐、腹痛

为常见并发症，嘱患者调整肠道清洁剂的温度，放慢服药速度，按摩腹部及运动，待不适症状缓解或消失后再慢慢服药。

（2）脱水、休克

多次排便后，如饮水不足，可致脱水甚至休克。对于有慢性腹泻者，可适当减少肠道清洁剂用量。老年患者尽量避免使用高渗性泻剂。

（3）急性肠梗阻

当患者有不全性肠梗阻（如结肠肿瘤）或具有潜在性梗阻因素（如肠粘连），服用泻剂后肠腔内增加大量液体，使已有不全性梗阻或狭窄的近端肠管高度扩张，在重力作用下与狭窄处发生扭曲成角，使梗阻加重，出现急性完全性肠梗阻，需急诊处理。

（4）急性心力衰竭、肺水肿

如饮水过快，大量液体吸收入血，短时间内血容量增加，可使有心脏基础疾病患者出现呼吸困难、端坐呼吸、咳嗽、咯血等急性左心衰竭、急性肺水肿表现，病情凶险，处理不及时可能危及患者生命。

（二）灌肠肠道准备

灌肠是将一定量的液体由肛门经直肠灌入结肠，刺激肠蠕动，以帮助患者排出肠腔内容物，清洁肠道，以达到诊断和治疗的方法。常用生理盐水或0.1%~0.2%的肥皂液，溶液温度为39℃~41℃。每次用量为500~1000ml，缓慢灌入，一般需要10~15min。用于肠道准备的灌肠一般需要清洁灌肠，即大量不保留灌肠多次使用。有研究报道插入深度大于15cm，肠道清洁度更高，但出现腹痛、便血比例明显增加，故推荐经肛门插入深度为7~10cm。灌完后尽量保持5~10min后排便，每1~2h重复1次。一般灌肠3次以后能达到满意的肠道准备效果，如仍有较多粪便，可继续重复灌肠。

1.灌肠并发症

（1）出血

最常见并发症。多为痔出血或是直肠黏膜损伤出血，一般量少，表现为滴血、便时带血丝或血凝块，一般无需处理，可自行愈合。少部分患者出血较大，解鲜红色血，出现心慌气促、面色苍白、心率加快等循环不稳定症状，需急诊肠镜或手术处理。

（2）肠穿孔

腹膜反折线以下穿孔时一般不易发现，可能出现肛门坠胀、肛周疼痛、肛门直肠周围感染等症状，一般抗感染治疗有效。腹膜反折线以上穿孔时常在灌肠时突发腹痛，逐渐加重，并蔓延至全腹部。查体时腹部有压痛、反跳痛及肌紧张，腹部立位摄片有膈下游离气体。一旦发生此类穿孔，需急诊手术处理。手术方法依据损伤、感染状况，可采用修补、近侧转流性肠造口或肠切除吻合等。

（3）灌肠液使用错误

①甲醛。它通过使蛋白质凝固，使直肠壁变性、坏死，导致直肠穿孔、肛门狭窄、肛门失禁等症状。②高浓度肥皂水。研究表明，当结肠腔内pH>6时，氨可大量弥散入血。肝性脑病患者使用肥皂水灌肠可加重肝性脑病，危及患者生命。

（黄彬，童卫东）

第二节　肛肠测压技术及相关并发症

一、肛肠测压技术

肛肠测压技术，即肛管直肠测压技术（anorectal manometry，ARM），是通过测压系统测定肛管、直肠内压力的方法，能客观地评价直肠肛门功能。对于诊断、鉴别诊断直肠、肛管及盆底相关功能性疾病，评估术后肛门直肠功能恢复状况有一定价值。

【测压仪的仪器装置与工作原理】

直肠肛管测压装置包括压力感受器系统和记录系统两部分。压力感受器系统就是用探头感受直肠肛管内的压力，通过导管将所感受到的压力及变化信号经压力换能器转变为电信号，然后再传输给计算机和记录装置，显示或打印出直肠肛管压力图形。

（一）测压系统的分类

根据测压导管与压力换能器之间的不同位置，基本分为3类：

1.气囊法（封闭式）

又分为双囊法或三囊法。顶端气囊为直肠充气气囊，用于引起直肠肛管的抑制反射，下端的气囊为肛管气囊，用来测定肛管（内、外括约肌）的压力。通过肛管、直肠收缩压迫气囊产生压力变化，并可以记录压力曲线，了解直肠肛管的压力变化模式。该方法测量的肛管压力实际上是一段而非一点的压力，而且由于空气的可压缩性，传出的压力波有减弱，反应频率也较差，故精确度、敏感性较差，易受人为影响，差异较大。

2.灌注法（开放灌流式法）

灌注法是将测压探头做成多个感受孔和多腔道式，可同时测量直肠肛管不同平面或同一平面不同象限的压力值。探头与换能器的配合较灵活，其将探头做成多腔导管集束型，分接多个换能器，可同时记录直肠肛管多个点的压力值。这种测压系统采用液体作为压力传导介质，以恒定流速将液体注入，并通过三通开关分别与测压导管和压力传感器相通。它的结构和技术复杂，精确性和灵敏度好，是目前最常用的测压方法。

3.直接传感器法

直接传感器法直接将微型传感器固定在电容棒上进行测压，又被称为固态测压，而上面的灌注采用气囊法，又被称为液态测压。不经任何转换系统，直接感受肛管的压力，使测压的结果更准确。但微型传感器用于测压的缺点与气囊法类似，由于不能在一个探头的同一平面上集束安装多个传感器，所以它无法测量肛管或直肠横径上不同点的压力。

（二）测压工作原理

以目前最常用的灌注法测压系统装置介绍其结构和工作原理。

1.探头

标准的灌注法测压探头为三腔一囊软管，其中一个为充气导管，顶端为气囊，用以充气扩张直肠引发肛门内括约肌松弛反射；另外两根导管分别接灌流系统和传感器，用于不同部位的测压。随着制作工艺的进步和发展，目前多使用四腔或八腔导管探头，导管上的侧孔位于同一横断面上呈放射状分布，相邻侧孔间隔为90°或45°，可用于测量直肠肛管静息压力及收缩压力。

2.压力换能器

能够感受到水流的压力变化及气囊内压力变化，并将其转换成数字信号输入记录系统，经计算机的专业软件系统分析和储存。

3.灌流系统

灌注系统的灌注由微泵执行，压力范围在40kPa左右，液体经侧孔流出时肛管壁对水流的阻力被确定为肛管压力。测压时应将整个系统中的气泡排出，灌注液一般用蒸馏水做压力传导介质。

4.测压技术

①定点固定的方法：安静状态下，在相对于肛缘一定间隔（通常0.5cm），测定直肠肛管的压力值，由于探头运动也可刺激括约肌收缩，故测压时应用20~30s的稳定时间，该法可以比较精确地测量某一点的压力值，亦可连续描记肛管压力波形的变化。②将导管以恒速向外拖曳通过肛管，以获取一连续的直肠肛管纵轴的静息压力波形。

【直肠肛管测压检查的指标】

1.直肠静息压

指安静状态下直肠的压力，是腹内压、直肠壁的收缩及肠壁的弹性等综合结果。正常情况下该指标压力值较低。在某些病理情况下，如直肠远端梗阻、先天性巨结肠时，直肠压可能升高，而在直肠肛门畸形术后伴严重大便失禁时则明显降低。

2.肛管静息压

为安静状态下所测得的肛管内压力，是肛门内括约肌和肛门外括约肌共同作用的结果，主要是由肛门内括约肌产生的。

3.肛管收缩压和收缩时间

受检者尽力收缩肛门时所产生的最大肛管压力为肛管收缩压，其压力升高持续的时间为收缩时间，是外括约肌收缩所产生的压力，用于判断外括约肌的功能，与肛管静息压相结合可用于判断肛门括约肌的整体功能。如有肛门外括约肌以及支配该肌的神经发生病变时，肛管收缩明显降低。

4.主动收缩压

肛管最大收缩压减去肛管静息压的差值，代表肛门外括约肌、盆底肌收缩净增压。

5.肛管高压区的长度

测压时探头插入直肠内，记录直肠压，然后用拖曳系统匀速拖出探头，到压力骤然升高时测压孔的位置即为肛门括约肌近端平面，也就是高压区近端起点；高压区远端平面即为锐降到大气压水平的测压点。高压区的范围代表了内、外括约肌功能的分布范围，它可以直接反映内外括约肌功能的综合指标。

6.直肠感觉阈值

将气囊插入直肠距肛缘8~10cm处，经导管每隔30s随机地向气囊内注入不同量的气体，并不断询问患者的感觉情况，首次出现直肠扩张的感觉时，记录注入气体量，当两次分别注入同等量的气体而产生同一感觉时，为直肠感觉阈值。直肠内容物对直肠壁感受器的刺激是引起排便反射的启动因素。此项检查可以判断排便反射弧的感受器及感觉传导是否正常，适用于慢性便秘及结直肠炎患者的检查。临床上排便功能障碍越严重，直肠感觉阈值增高越明显。先天性巨结肠症的该数值明显升高。

7.直肠顺应性

是检测随直肠内压力变化而产生的直肠容积变化程度，反映直肠壁弹性情况。顺应性越大，直肠壁弹性越好，直肠充盈时的便意越轻，反之便意强烈。直肠壁有炎症、疤痕或纤维化时，直肠顺应性明显降低。

8.直肠肛门抑制反射

人工气囊扩张直肠所引起的肛管压力下降是内括约肌松弛所造成的，这种反射现象被称为直肠肛门抑制反射，又称为内括约肌松弛反射。在正常情况下，直肠壁受压，扩张压力感受器，刺激信号通过肠壁肌间神经丛中的神经节细胞及其节后纤维引起内括约肌松弛。在直肠扩张引起内括约肌松弛的同时，还可见到外括约肌产生反射性收缩，这种反射被称为直肠肛管的收缩反射。而直肠扩张容量继续进行性增加，最终可引起便意和外括约肌的松弛，直肠肛门抑制反射和直肠肛管的收缩反射在控制排便的过程中都是十分重要的，内括约肌抑制性松弛时，可允许直肠内容物充分下降，并与敏感的肛管感觉黏膜接触，同时外括约肌收缩闭合远端肛管以防止大便溢出。直肠肛门抑制反射消失或异常主要见于：①先天性巨结肠症。②肛门直肠切除术后严重的大便失禁。③部分神经源性大便失禁，如果肛管静息压很低，直肠肛门抑制反射亦可消失。

9.肛管的波相运动

部分人肛管括约肌的静息压力呈有节律的波相运动，大致分为慢波和超慢波两种。波形的变化在不同年龄组的人群中差异较大，且波相的变化与呼吸无关，超慢波的频率一般为1~2次/min，波形较小，波幅约为2~6mmHg；慢波的频率一般为10~14次/min，波幅约为10~30mmHg；当内括约肌发生病变时，除肛管静息压力发生改变外，正常的波相运动也出现紊乱和消失，有人发现先天性巨结肠慢波频率减慢，约为8±1.5次/min。

二、肛肠测压适应证

【直肠肛管疾病的诊断和鉴别诊断】

1.巨结肠症

直肠肛管测压在诊断该病时有特异性。其诊断指标有：①直肠肛门抑制反射（RAIR）消失。②直肠顺应性明显下降。③肛管节律性收缩明显减少（正常值12~16次/min）。④直肠静息压和肛管静息压高于正常。

2.内括约肌失弛缓症

内括约肌失弛缓症表现为直肠肛门抑制反射（RAIR）消失。

3.耻骨直肠肌痉挛综合征

测压可见肛管静息压和收缩压升高，肛管高压区延长，直肠肛门抑制反射的松弛波幅度降低。

4.盆底痉挛综合征

由于在排便时，盆底肌肉和肛门外括约肌不能正常松弛，反而出现异常收缩，导致直肠肛管角变锐，造成排便的困难。测压显示直肠感觉阈值异常升高，且排便动作时肛管压力不降反升。

【大便失禁程度的评估及原因】

1.外伤或先天性肛门直肠畸形术后损伤

外伤或先天性肛门直肠畸形术后等原因引起的肛门括约肌损伤，使肛管不能保持有效的压力阻止粪便的排出，主要表现为肛管静息压和收缩压的明显下降，有的病人收缩肛门时的压力几乎就是静息压。经努力收缩肛门仍不能增加肛管压时，应考虑可能有外括约肌的损伤，肛管高压区的长度缩短，直肠肛门抑制反射减弱，严重的无法引出直肠肛门反射，而外括约肌损伤虽然上述指标均有改变，但是以肛管的收缩压降低为主。

2.神经源性大便失禁

支配肛门括约肌的神经发生了病变或损伤，引起的大便失禁，行直肠肛管测压时可见肛管静息压和收缩压均明显下降，肛管高压区的长度缩短，直肠肛门抑制反射减弱，直肠感觉阈值、直肠最大耐受量及直肠顺应性也相应降低。

【治疗方法和疗效评价】

1.肛裂

对合并有内括约肌痉挛的肛裂患者，行直肠肛管测压可表现为肛管静息压增高。采用内括约肌切开术以降低肛管静息压，达到治疗的目的。但若静息压正常或有括约肌收缩缺陷的病人，切开内括约肌则会导致大便失禁。

2.顽固性便秘

在经肛门测压证实肛管静息压增高，合并有内括约肌痉挛时，行侧方内括约肌切开术疗效良好，否则会造成复发或大便失禁。

3.大便失禁

对大便失禁的病人通过测压评估括约肌损伤的程度和部位，可用于指导肌瓣或肌束移植手术矫正。

4.在曾行结肠次全切除、回肠造口术的患者能否行回肠直肠吻合术，以及结、直肠切除术后能否行回肠肛管吻合术，肛肠测压均有意义。

三、肛肠测压并发症

肛肠测压检查一般比较安全，罕有并发症报道。但也有直肠癌术后行直肠肛门测压致肠穿孔的报道。主要是因为直肠吻合口瘢痕，直肠顺应性下降，常规充盈气囊时将肠管撑破所致。

（童卫东，黄彬）

第三节　球囊逼出试验检查及相关并发症

一、概述

球囊逼出试验（balloon expulsion testing）可用来判断直肠的感觉功能是否正常以及肛门括约肌的功能状态，是一种操作简单易行的判别直肠及盆底功能的检查方法。对出口梗阻性便秘，或者说功能性排便障碍的临床诊断具有一定的参考价值。由于球囊与真实的粪便毕竟有较大差异，存在一定的假阳性与假阴性率，其检测的准确性还需要与其他影像学检查结合评估。

尽管球囊逼出试验简单易行，但目前对于该检查的具体测试方法和测试参数仍无统一标准，本测试方法及标准参照国际最新的系统回顾及META分析结果予以推荐（表3-2）。

表3-2　球囊逼出试验的最佳测试参数

测试参数	推荐方式或数值
测试体位	坐位或左侧卧位
球囊容积	50~60ml
球囊内容物	37℃温水
排出时间	<1min

二、基本操作方式及要点

1.受试者准备

准备测试前应仔细询问患者病史，排除肛周急性感染性疾病、急性血栓性外痔、嵌顿性痔、直肠肛门肿瘤及近期直肠肛门手术等病史。操作前2~6h对受试者进行清洁灌肠，目的是提升受试者检查过程中的舒适程度及降低受试者的焦虑情绪。

2.工具准备

球囊导管、注射器、石蜡油、温水。

3.操作步骤（图3-1）

（1）检查球囊是否漏气、充气及回抽是否通畅。

（2）使用石蜡油充分润滑导管前端及球囊。

（3）嘱受试者取左侧卧位，将排空的导管及球囊轻轻插入直肠壶腹内。

（4）向球囊内注入37℃温水50ml后夹闭导管。

（5）嘱受试者取习惯排便姿势（通常为坐位），尽快将球囊排出，注意保护受试者隐私。

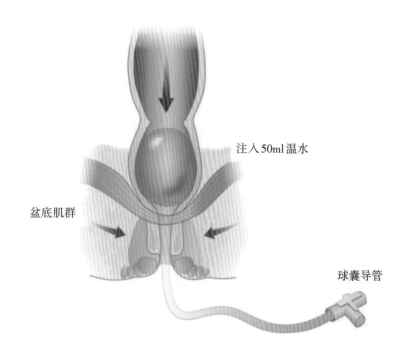

注入50ml温水

盆底肌群

球囊导管

图3-1　球囊逼出试验示意图

（引用自：Lee B E， Kim G H . How to Perform and Interpret Balloon Expulsion Test）

4.检查结果及意义

阴性结果：球囊于1min以内排出。提示肛门排便功能可能正常。

阳性结果：球囊排出时间大于1min仍未能排出。提示可能存在功能性排便障碍。

其他结果：如球囊充水后，受试者未排便时球囊自行脱出，提示可能存在肛门括约肌功能受损。

三、操作并发症

球囊逼出试验操作简单，一般不易发生并发症，但少数情况下如设备故障、操作不当或受试者合并有其他肛门直肠疾病时，可发生便血、感染、急性肛裂、直肠损伤等并发症。

1.便血

表现为测试过程中或结束后便血。应注意鉴别诊断，考虑出血原因，排除其他疾病如痔、肛裂、肛瘘、直肠息肉、结直肠肿瘤性疾病等。

2.感染

表现为发热、肛周红肿、疼痛。可逐渐发展形成肛周脓肿。

3.急性肛裂

临床主要表现为操作过程中及操作结束后立即出现急性疼痛，排出球囊时或排便时疼痛加重，可伴有或不伴有便血。主要通过临床症状诊断，肛门镜检查可见肛管皮肤新鲜裂口。

4.直肠损伤

多为腹膜外直肠撕裂伤，最常见的临床表现为便血及肛周疼痛，一般无腹膜炎症状和体征。若为腹膜内损伤，可表现为下腹痛，并可伴腹膜炎症状和体征；拍片或见腹腔游离气体；可继发感染，形成脓肿和蜂窝组织炎。诊断主要通过临床表现、肛门指检结合内窥镜来确定。若损伤位置较高，可辅助肠镜或钡灌肠检查。

四、发生原因分析

1.便血

操作不当致直肠黏膜损伤可致便血，操作前未明确受试者肛门及结直肠病史，合并有其他可能导致便血的疾病如混合痔、直肠息肉时，操作会诱发便血症状发生。

2.感染

操作不当损伤直肠黏膜、使用污染的球囊可能形成肛周感染或脓肿。

3.急性肛裂

主要为操作不规范所致，操作前未充分放松肛门括约肌，致肛门过于紧张；或合并肛管狭窄或肛门手术史时，球囊未规范置入直肠壶腹处，仅到达肛管处；球囊内注水过多，速度过快，可能导致急性肛管损伤、肛裂。

4.直肠损伤

一般受试者不易发生直肠损伤。发生直肠损伤的受试者多伴有直肠疾病史或手术史，如反复感染致肠管瘢痕狭窄、有结直肠手术吻合口等。

五、预防措施

（1）操作前询问有无直肠、肛门及肛周相关疾病史，操作时应小心轻柔，充分润滑，避免损伤直肠黏膜。

（2）若受试者合并肛周感染性疾病，应避免进行此项检查。使用干净清洁的器具，避免同一器具未经消毒反复使用或一次性器具反复使用。

（3）操作前询问有无直肠、肛门及肛周相关疾病史及手术史，必要时可肛门指检了解直肠内有无瘢痕、狭窄。操作前应充分放松肛门，充分润滑球囊，置入球囊导管时尽量轻柔，避免暴力，并置入足够的深度。当难以确定球囊是否置入预定位置时，可辅助肛门指检，确保球囊已通过肛管，到达直肠壶腹部。球囊注水量应适中，不宜过多，注水速度适中，且应使用温水有助于肛门括约肌的放松。若操作过程球囊持续未排出，也不宜直接暴力取出，避免肛门狭窄或肛门括约肌未松弛致肛门损伤。

六、治疗

1.便血

单纯少量便血通常无需处理，但应密切监测受试者情况，同时排除是否合并有其他肛门及结直肠疾病的情况，以免遗漏严重的并发症或其他合并疾病。如明确有合并其他肛门及结直肠疾病时可做相应治疗。

2.感染

若感染较轻，可仅保守治疗，包括使用抗生素抗感染、温水坐浴、保持肛门清洁卫生。若脓肿已经形成，应尽早手术切开引流。

3.急性肛裂

一般仅需非手术治疗。①局部坐浴。保持局部清洁，排便前及睡前高锰酸钾温水坐浴，可促进肛周血液循环和肛门括约肌的松弛。②局部药物治疗。可局部应用止痛类药物减轻疼痛症状，也可使用痔疮膏促进裂口愈合。③保持大便通畅，避免急性肛裂迁延不愈，甚至逐渐转变为慢性肛裂。

4.直肠损伤

①保守治疗：直肠损伤后可持续出血，高位直肠损伤可导致严重腹膜炎，出现感染性休克，应及时抗感染、抗休克治疗。②手术治疗：直肠损伤较重时，可考虑手术治疗。腹膜外直肠损伤时，创伤局部需行充分清创及引流。可将直肠壁破裂缝合，创口以凡士林纱布填充引流。如果伤后发现时间较晚，直肠周围已有感染或形成脓肿时，应彻底切开引流。若为腹膜内直肠损伤，合并有明显腹膜刺激征或休克表现，应尽早剖腹探查或腹腔镜探查，视探查情况修补肠壁并放置引流。若腹腔内感染较重，或损伤较大难以一期修补，可行近侧结肠转流性造口。

（沈灏德，童卫东）

第四节　排粪造影、盆腔造影检查及相关并发症

排粪造影是一种用以诊断肛门直肠功能性疾病的方法，将特殊糊状造影剂注入患者直肠内，嘱患者取坐位在生理状态下排便，并在X线透视下观察直肠静态充盈情况和动态排便情况。早在1984年Mahieu等学者就对排粪造影进行了较为详细的描述，目前，该方法已被广泛应用到临床工作实践中。

一、排粪造影检查方法

排粪造影检查是通过多功能数字胃肠机进行检查，其优势是可以动态观察并手动点片。检查前最好嘱患者排空大便，要求造影剂要有一定的黏稠度，最好与正常大便相似。钡剂准备时需取100%W/V硫酸钡混悬液和水以体积比1：2混匀，加热后逐渐加入豌豆粉，同时不断搅拌混匀避免成块，最后形成与粪便性状相似的白色糊状物，冷却备用。患者取左侧位卧于检查床上，嘱患者深呼吸，工作人员用100ml高压注射器针管手动向患者肛管内缓慢注入稠钡300ml，然后在肛管及已婚女性阴道内放置浸钡标志物。嘱患者忍住便意，端坐于排便桶并调整便桶高度，使双侧股骨重合，露出耻骨联合。在X线透视下先拍摄静息片，后嘱患者排便时拍摄提肛、强忍和力排时的直肠

侧位片及黏膜相片，图片应包含骶尾骨、耻骨联合以及肛门，必要时可加照侧位和斜位。

二、排粪造影测量项目及意义

1.肛管直肠角

肛管直肠角为直肠下段轴线和肛管轴线相交的背侧夹角，排便前的肛管轴线由之前放置的浸钡标志物长轴来确定，排便时的肛管轴线则由钡剂充盈的肛管轮廓确定（图3-2a、b）。多项研究证明，在肛门自制机理中，不仅仅是肛门内、外括约肌起作用，ARA也能在很大程度上协助控制排便。常规正常肛管直肠角在静坐时为62°~155°，用力排便时为70°~173°，两种状态下角度差值为-16°~66°。有学者证实，直肠内黏膜脱垂、直肠套叠者ARA往往增大，而盆底痉挛综合征和单纯直肠前突者ARA往往变小。因此，ARA的异常增大或变小都可影响排便。

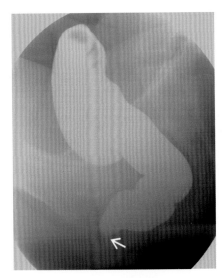 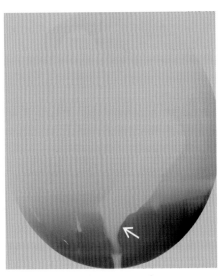

图3-2a 静急相 图3-2b 力排相

图3-2a 注：箭头所示为肛管与直肠下段之间形成的角度；

图3-2b 注：箭头所示肛管的轮廓与直肠下段之间的夹角为肛管直肠角，较静息相明显增大。

2.肛上距

肛上距是肛管上部与直肠结合处至耻尾线的垂直距离，主要观察会阴上升下降的幅度，肛管上部（肛管直肠结合部）正常平静时位于耻尾线下缘，该点耻尾线以上为负值，以下为正值，正常人肛上距力排相比静息相增大，女性明显大于男性，而且随着年龄增大而增大。中国人肛上距正常参考值为≤30mm，经产妇为≤35mm，超过该值则提示会阴下降（图3-3a、b）。

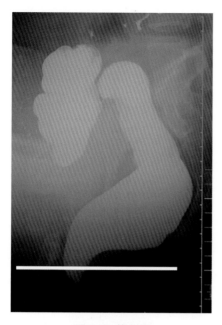

图3-3a静急相

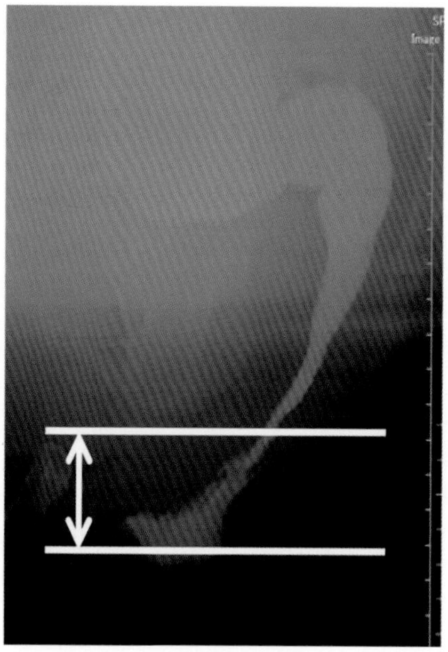

图3-3b力排相

图3-3a　注：肛管直肠结合部平耻尾线；

图3-3b　注：肛上距为耻尾线与肛管直肠结合部的距离，较静息相明显增大。

3. 直肠前突深度

为直肠前方最远点距离至直肠正常轮廓的距离。力排时正常值小于5mm（图3-4）。

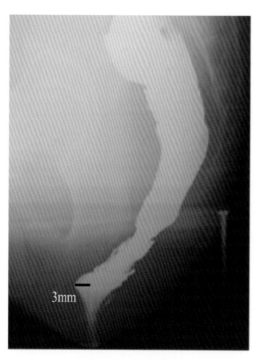

3mm

图3-4　力排相

注：直肠前突深度测量，其前方最远点和直肠轮廓距离为3mm。

三、正常排粪造影影像学判断

患者静息时，直肠全部被钡剂填充均匀，全程显示明显的高密度影。患者提肛时：肛管直肠角和肛上距明显缩小，耻骨直肠肌压迹加深，力排时患者肛管直肠角增大，大于90°，肛上距增大，但小于30mm（产妇小于35mm），肛管扩张增大。正常时，大部分稠钡可在10s内顺畅排出，钡剂排空后为直肠黏膜相，X线上表现为多发条线样黏膜皱襞，宽径1~2mm（图3-5）。

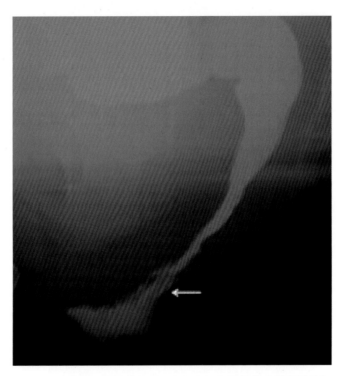

图3-5 直肠下段黏膜相（X线上可见条线样直肠黏膜皱襞）

四、排粪造影的临床应用和异常影像学表现

目前排粪造影主要用于与便秘相关的肛直肠疾病和女性相关盆底肌肉功能障碍疾病的诊断，如直肠前突、直肠黏膜脱垂、直肠套叠及耻骨直肠肌痉挛综合征等。

1.直肠前突

正常人排便时直肠前方可有轻度局限性膨出，但距离直肠轮廓一般小于5mm。直肠前突则是在排粪造影时可见直肠前壁向前方即阴道处呈囊袋样膨出，深度超过5mm，这证明排便时粪便被直肠挤压突向阴道处而非肛门，从而造成排便不尽、排便疼痛、腹部坠胀感等。直肠前突按照其凸向前方的深度分为3度：轻度6~15mm，中度15~30mm，重度大于30mm。典型的直肠前突在影像学上表现为"鹅征"，乙状结肠和直肠近段为"鹅身"和"鹅尾"，较细的直肠远段为"鹅颈"，呈尖角样改变的肛管为"鹅嘴"，向阴道处突出的囊袋样结构为"鹅头"，整个征象很形象地被称为"鹅征"（图3-6）。约5%的正常妇女有轻度直肠前突，但一般无明显的临床症状。排粪造影可以很直观地显示直肠前突的深度和范围，比传统的钡灌肠、内镜检查、肛门指诊更准确。

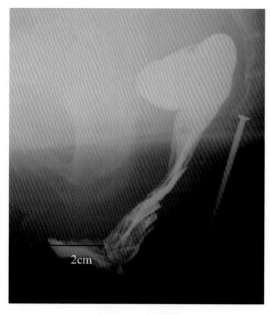

图3-6 力排相

注：较细的直肠远段为"鹅颈"，呈尖角样改变的肛管为"鹅嘴"，向阴道处突出的囊袋样结构为"鹅头"，"鹅嘴"距离直肠轮廓约2cm。

2.直肠黏膜脱垂和套叠

直肠黏膜脱垂是指直肠局部黏膜松弛增粗，悬吊脱垂于肛管上方，局部可表现为近直肠下段处壁凹陷，在直肠前后壁均可发生，若直肠黏膜脱垂在直肠内形成超过3mm深的环状套叠时则为直肠套叠，直肠套叠在X线上表现为"杯口征"（图3-7）。有时直肠黏膜脱垂和直肠套叠在X线上难以鉴别，因此国内很多学者都认为直肠套叠是直肠黏膜脱垂严重的表现。

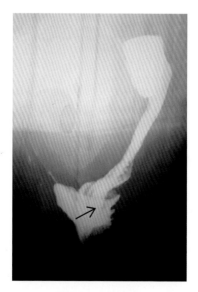

图3-7 力排相

注：直肠黏膜脱垂于直肠远端，形成"杯口"样的结构（黑色箭头），为直肠套叠。

3.耻骨直肠肌痉挛综合征

耻骨直肠肌痉挛综合征又称为盆底肌痉挛综合征，是指由于盆底肌肉如耻骨直肠肌和肛门外括约肌等出现肌纤维肥大后可造成耻骨直肠肌痉挛，从而导致盆底出口处梗阻的排便障碍性疾病。排粪造影上可表现为力排时肛直角无明显增大，甚至有的仍保持在90°以下。盆底不会出现明显下降，甚至可出现上移，耻骨直肠肌压迹出现明显加深，形成所谓的"搁架征"，即肛直角在静息和力排时不会出现明显改变，状如搁板（图3-8）。

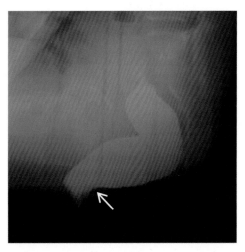

图3-8a 耻骨直肠肌痉挛综合征（静息相）　　图3-8b 耻骨直肠肌痉挛综合征（力排相）

注：耻骨直肠肌痉挛综合征图a和图b分别为静息相和力排相，力排相时肛直角较静息相改变不大。

五、盆腔四重造影的检查方法

患者平卧于检查床上，在腹部右侧麦氏点进行穿刺，穿刺成功后缓慢注射20ml碘佛醇造影剂，注射时可见造影剂沿着小肠间隙逐渐弥散入盆底，并可见腹膜位置显影。嘱患者排空膀胱，经尿管向膀胱内注射造影剂稀释液250~300ml（碘佛醇∶水=1∶1）后夹闭尿管。患者取直立坐位和标准侧位端坐于便桶上，双足踏于小凳上。使用数字胃肠机进行观察并点片，在患者静息相及力排相上分别摄片1张，观察膀胱及腹膜在力排相上的变化情况和下降程度。拍摄完毕后嘱患者取左侧卧位卧于检查床上，再按照排粪造影的方法向直肠内注入稠钡，在肛管和女性患者阴道内放置入用造影剂浸湿的无菌纱布条。后调整胃肠肌球管，患者取标准侧位坐于便桶上，嘱患者在透视下排便排尿，除了观察静息、力排、提肛期的排便情况外，还可以观察尿道在排尿时的动态形态学变化。

六、盆腔四重造影测量项目及意义

1.盆底腹膜位置

Douglas陷凹最低点为盆底腹膜最低的位置，在盆腔造影上为腹膜反折处造影剂聚积的最低点。其评价参考线为尾骨下缘和耻骨联合最低点的连线即耻尾线，腹压增大时造影剂最低点位于该线以上为正常（图3-9），低于该线则提示盆底下降。

2.膀胱位置

正常膀胱的位置应位于耻尾线以上，如在力排相上发现膀胱最低点位于耻尾线以下1cm则提示膀胱膨出。

3.子宫阴道位置

子宫阴道的位置在盆腔四重造影上显示并不直观，分别测量静息相和力排相上阴道内含碘纱布条的长度，如其在力排时形状缩短1/2以上，则提示脱垂可能，但如需进一步明确诊断可行动态MRI检查。

七、盆腔四重造影的临床应用和异常影像学表现

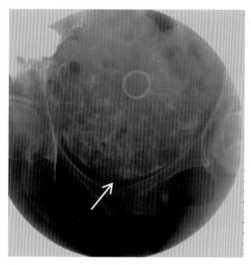 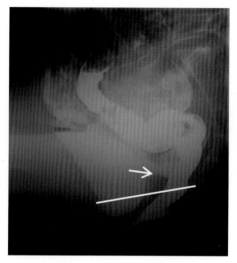

图3-9a　正常盆腔四重造影　　　　　图3-9b　正常盆腔四重造影

注：图a和图b分别为盆腔造影的正位和侧位，正位上提示盆腔最低点（箭头）高于耻骨联合层面，侧位提示盆腔最低点（箭头）高于耻尾线。

单纯的排粪造影仅能显示肛直肠功能性疾病，但无法评价盆底功能性疾病，更无法观察到盆底脏器如膀胱、腹膜、子宫等情况，因此存在很大的局限性。而盆腔四重造影通过造影的方法可显示腹膜位置、子宫颈位置、膀胱和直肠，并通过透视动态地观察各脏器动态变化的情况，因此可以更加全面地反映患者在排便过程中各器官脏器的位置情况和相互作用的情况。

1.盆底疝

盆底疝又称盆底腹膜疝。盆底疝多指患者腹腔压力增大时腹膜囊向下延展到阴道和直肠之间或进入Douglas凹陷并伸展入平阴道上1/3处。根据疝内容物的不同，盆底疝可分为阴道腹膜疝、间隔腹膜疝、网膜腹膜疝和直肠腹膜疝。在盆腔四重造影上表现为盆腔内聚集的造影剂在力排相上最低点低于耻尾线（图3-10）。直肠腹膜疝表现为疝囊进入黏膜脱垂的直肠或套叠的直肠前壁内，间隔腹膜疝表现为下降的疝囊底部进入直肠阴道隔内，而网膜腹膜疝则可表现为疝囊在阳性的造影剂衬托下出现类圆形透光影。

2.膀胱膨出

膀胱膨出是女性生殖系统损伤的一种，表现为膀胱向下向阴道前壁膨出。通常合并直肠套叠，直肠黏膜脱垂、盆底疝等。在四重造影上表现为力排相上膀胱最低点位于耻尾线以下1cm。

3.子宫颈及阴道脱垂

力排相上阴道标志物的移位可间接地反映子宫颈及阴道的位置，子宫颈和阴道脱垂很少单独发生，通常合并直肠及盆底功能性疾病。若是在力排相上含碘剂的纱布条缩短1/2以上，则高度提示阴道脱垂可能。

盆腔四重造影可以全面地反映盆底功能性疾病患者在静息和力排过程中盆腔多个脏器和组织相互作用的过程。但四重造影属于有创的检查方法，腹腔穿刺时可因患者个体差异而出现心慌、腹痛等症状，其次还可因医生操作不当或器械消毒欠佳导致腹腔感染和腹腔粘连。另外，所用的非离子型造影剂可能出现碘过敏的血管迷走神经症状如恶心、腹痛、出汗等。

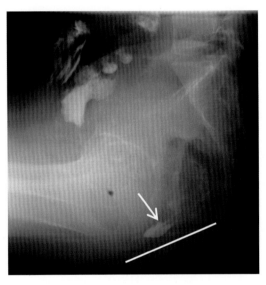 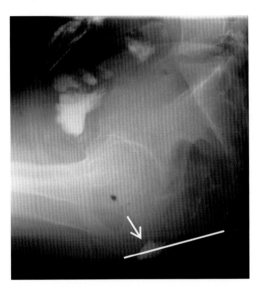

图3-10a 盆底疝（静息相）　　　　图3-10b盆底疝（力排相）

注：图a为静息相，盆腔最低点位于耻尾线以上；图b为盆腔最低点位于耻尾线以下，提示盆底下降。

（童卫东，李然）

第五节　钡灌肠及相关并发症

钡灌肠是一种成熟且应用广泛的检查方法，在临床上主要用于结肠疾病如结肠癌巨结肠症、结肠狭窄乙状结肠冗长、炎性肠病的诊断。方法是先将稀钡剂注入结肠、直肠内，再注入适量的气体，通过观察肠道的形态和黏膜情况来诊断肠道疾病。

一、钡灌肠肠道准备

钡灌肠肠道准备的目的是清洁结肠，通过彻底地清除肠道内的粪便残渣，最大可能地避免肠内容物对病变显示的干扰，从而显示结肠内较小的病变区域。目前钡灌肠较为常用、易于开展的肠道准备方法主要有口服泻药法和清洁灌肠法。

1. 口服泻药法

与结肠镜检查前肠道准备法基本类似。检查前一天晚上开始禁食并口服泻药。常用泻药为2袋复方聚乙二醇电解质散（和爽，68.56g/袋）加3000ml水，分2次服用，间隔为4h，便秘患者可加30ml蓖麻油同时服用，直至无明显粪渣后行钡灌肠检查。

2. 清洁灌肠法

检查前一天晚上可食少量流食，检查当天早上禁食。在检查前2~3h用1/1000的肥皂水灌肠3~4次，直至肠道内粪便完全排出为止。

二、钡灌肠检查方法

嘱患者取左侧卧位暴露肛门，将涂有液体石蜡油的双腔导管插入肛门约5~10cm。将硫酸钡与水以1：3的比例混匀，嘱患者取仰卧位平静呼吸，使用自动灌肠机经导管注入稀钡液约800~1000ml。X线透视下可见造影剂逆行充盈直肠、乙状结肠、降结肠，部分患者需取右侧卧位才能使造影剂充盈横结肠，最后再注入适量气体使造影剂充盈升结肠和回盲部，如仍无法充盈，可让患者取站立位，造影剂可在重力的作用下充盈回盲部。在造影剂逆行充盈结肠的过程中摄片观察各段结肠。单纯的钡剂造影仅能观察到结肠的轮廓，部分黏膜的病变或微小的病变很可能在钡剂的掩盖下而漏诊，而若向肠道内注入适量的气体，则可使结肠内钡剂与气体相混合，形成气钡双重造影，更容易发现细小的病变。

三、与便秘相关疾病的钡灌肠表现

1. 结肠癌

结肠癌临床表现为腹部肿块、便血，可有顽固性便秘。结肠癌在钡灌肠上根据病理类型的不同有不同的影像学表现：①溃疡型：在肠管单侧形成不规则的龛影，多位于肠道轮廓内，表面常有不规则样的尖角突起，相应肠黏膜中断破坏，蠕动消失。②浸润型：通常范围较小，可环绕整个肠壁，在X线上表现为向心性狭窄，肿瘤部分与正常肠壁通常分界清晰，常引起梗阻。③增生型：X线上表现为肠腔内偏侧的充盈缺损，相应肠黏膜中断、破坏、消失，局部肠壁僵硬，肿瘤生长较大时可导致钡剂通过受阻（图3-12）。

2. 先天性巨结肠

先天性巨结肠病理改变的部位好发于直肠和乙状结肠，是由于肠壁神经节细胞缺乏而长期痉挛，从而丧失正常的蠕动功能，病变肠管处于持续性痉挛状态，近段肠管可出现继发性肠道扩张等。钡灌肠对先天性巨结肠的诊断有很大的临床价值，典型的X线征象有：①痉挛段：为病变肠管段，表现为肠管腔狭窄，肠壁边缘凹凸不平，甚至可见"锯齿样"改变（白色箭头）（图3-13）。②

扩张段：由于病变肠道狭窄，其近段结肠明显扩张呈囊袋样，但肠壁仍非常光滑，有时近段肠管内可有积粪，钡灌肠可见光滑的充盈缺损影。③移行带：该带位于扩张段和痉挛段之间，与痉挛段相比肠腔略微扩张，并连接于扩张段，呈漏斗状（黑色箭头）（图3-11）。有时痉挛带和移行带观察欠佳，需要多角度调整方向方可显示。

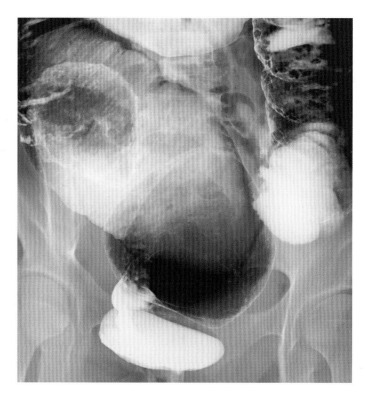

图3-11　先天性巨结肠

3.溃疡性结肠炎

溃疡性结肠炎是一种病因尚不明确的慢性非特异性肠炎，其不同的病程时期在X线钡剂造影上有不同的表现。①急性期：在X线钡剂造影上可见多发深浅不一的小溃疡，在钡充盈像上在肠管边缘处可见多发不规则样的小龛影，突出于肠管外，在钡剂排空像上则表现为片状钡剂残留区。②慢性期：在肠道溃疡之间的肠道黏膜面处可见多发结节样的充盈缺损，提示为假性息肉形成；如肠壁出现广泛的纤维化，可表现为肠腔狭窄、结肠袋消失及肠管僵直。

四、钡灌肠禁忌证

钡灌肠是一项比较安全的检查方法，钡灌肠使用的造影剂为医用硫酸钡，为白色粉末状，无毒，不溶于水，不能被胃肠道吸收，不存在过敏的风险。但钡灌肠也存在一些禁忌证，如急性结肠炎、憩室炎、肠道穿孔、近期肠道手术者等，由于钡剂可在CT图像上产生很大的伪影，因此近期要行腹部CT检查者也尽量避免行钡灌肠检查。

五、钡灌肠的并发症

1.肠穿孔

肠穿孔是钡灌肠非常严重的并发症，据相关文献报道，每3000~12 000次钡灌肠中可出现1例肠穿孔。钡灌肠所致肠穿孔的原因可有以下几点：①灌肠导管尖端过尖、过硬和插入方向有误。导管插入肛门后应按肛管和直肠的解剖特点逐渐进入，先斜向前上方进导管约3~4cm，之后需向后倾斜约50°~80°插入直肠，若在操作中手法粗暴或导管无明显倾斜，导管尖端则有可能刺穿薄弱的直肠前壁而出现穿孔。②患者内在因素。正常情况下，自动灌肠机在注入钡剂时所产生的压力约200~300mmHg，一般不足以导致肠穿孔的发生，但如果患者自身存在肠道疾病时可导致局部肠道薄弱，在加压的情况下有可能出现破裂穿孔。有学者报道，行肠道造瘘手术后的患者行钡灌肠检查的穿孔率可达10%。

肠穿孔后钡剂可流向腹腔或腹膜后，其症状主要取决于穿孔的位置及与腹膜的关系。位于腹膜内位的结肠穿孔后，流入腹腔内的钡剂可导致腹腔感染，加上穿孔所致的出血污染，可导致失血性休克和腹膜炎。另外，由于硫酸钡颗粒较小，很难通过手术完全清除，若长期滞留于腹腔内，硫酸钡可刺激腹膜、系膜组织纤维增生，导致腹腔脏器粘连等后果。穿孔若位于腹膜后，很少会引起明显的腹膜炎，但也可能导致相应部位出现感染纤维化等。

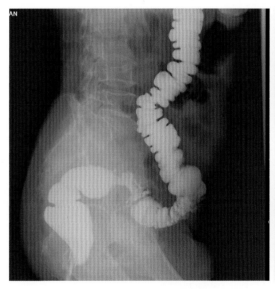 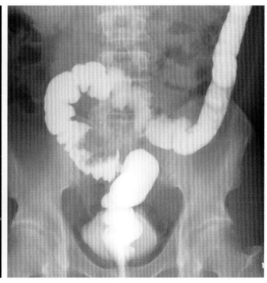

图3-12 乙状结肠癌浸润型 　　　　　　　　　图3-13 乙状结肠增生型

注：肿瘤环绕整个肠壁，在X线片上表现为向心性狭窄，肿瘤部分与正常肠壁通常分界清晰。

注：肿瘤呈团块状，表现为偏侧样的充盈缺损，相应肠壁黏膜消失。

2.肠梗阻

当结肠自身存在狭窄时，灌入大量钡剂后钡剂可停留在肠道梗阻近端而无法排除，长期残留的钡剂会逐渐脱水、干燥而形成硬结，从而导致肠梗阻的发生。因此，结肠狭窄时应尽量避免灌入太多的钡剂。

3.钡剂污染

好发于操作不恰当、消毒不严格的钡灌肠中，近年来随着医疗水平的提高，钡灌肠通常都是使用消毒严格或一次性的灌肠用具，目前已很少造成钡剂污染。

4.钡剂入静脉

钡灌肠时钡剂进入静脉内是比较罕见的并发症，常见于钡剂在压力的作用下通过组织破损区域进入相应静脉系统内所致。钡剂进入小静脉后可以很迅速地沿静脉系统回流入下腔静脉和右心房，最后钡剂进入肺动脉内可以引起肺动脉栓塞，从而出现严重的症状。

钡剂进入静脉系统的危险程度远高于肠穿孔和肠梗阻，严重者可在几分钟之内死亡，其死因多为钡剂肺栓塞和肺水肿。若出现该情况患者可取头高足低位和右侧卧位，以尽量减少钡剂回流入心脏和肺动脉的数量。

六、钡灌肠并发症的预防

（1）对于本身存在结肠疾病的患者，插管应尽量轻柔，灌肠时应调低压力，注入气体时也应适量，检查时应及时观察患者的自身情况。

（2）插管时应手法轻柔，先斜行向前上再斜行向后上插入，避免损伤直肠前壁。

（3）结肠病变活检术后者，1周内禁止行钡灌肠检查。

（李然，童卫东）

第六节　结肠镜诊疗操作及相关并发症

结肠镜检查是一种临床常用的内窥镜检查，经肛门插入逆行向上可检查直肠、乙状结肠、降结肠、横结肠、升结肠、盲肠及末端回肠。可以观察大肠及末端回肠的正常及异常黏膜形态，还可以对部分肠道病变进行治疗，如：内镜下大肠息肉摘除术、大肠黏膜切除术（EMR）、内镜黏膜剥离术（ESD）、内镜引导下结肠肿瘤性梗阻支架置入术等。结肠镜检查现已成为大肠病变检查和治疗的重要手段之一，具有创伤小、安全性高、疗效确切、并发症少等优点。但结肠镜检查属于一种侵入性检查，部分患者可在清洁肠道、操作过程中或术后出现相关的并发症，甚至是严重的并发症，现详述如下。

一、肠道清洁相关并发症

结肠镜检查前的肠道清洁一般口服容积性泻药，如聚乙二醇电解质散、磷酸钠盐、甘露醇、硫酸镁、中药制剂等。研究报道，口服复方聚乙二醇电解质散进行肠道准备时不会对肠道菌群产生影响，引起结肠黏膜形态的改变。

大多数患者于服药后4~6h肠道清洁完成，肠道清洁过程一般无明显不适反应，部分患者可出现轻微恶心、呕吐、腹痛等不适，极少数患者出现严重并发症，如严重腹痛、眩晕、严重呕吐、呕血（多因贲门撕裂所致），甚至意识丧失、休克、猝死等。下面将肠道清洁相关并发症详述如下：

（一）恶心、呕吐

硫酸镁是不被吸收的渗透性泻药，其水溶液在到达肠道后形成一定渗透压，引发肠道内水分积聚，造成机械刺激而促进大肠蠕动和促进排便，达到排空肠道的效果。硫酸镁口服时要注意大量饮水可以增加效果，较少数患者耐受性差时会感觉恶心、腹胀等。

（二）低血糖

低血糖是口服泻药清洁肠道的主要并发症，大多数低血糖表现为饥饿感、心慌及出汗，多数可自行口服含糖饮料或少量食物缓解，但少数患者可能出现突然昏迷导致摔伤甚至猝死。

（三）电解质紊乱

由于泻药导致大量腹泻，容易造成低钠或低钾，继而导致不同程度心律失常或低钠性昏迷等。古彩喆等报道了3例老年人结肠镜检查前清洁肠道致急性水肿的病例。分析认为：甘露醇是高渗性溶液，作为肠镜检查前肠道清洁剂，具有作用快、效果好的优点，口服后使肠腔渗透压增高，引起渗透性腹泻，但是患者服用后，短时间内大量饮水，如果不能及时排出，大量水分被肠道吸收，细胞外液量增加，血钠浓度下降，造成细胞外液渗透压下降，水向渗透压相对高的细胞内转移而引起细胞水肿，脑细胞水肿后颅内压升高而出现呕吐、四肢抽搐，甚至昏迷等神经精神症状。严重者可出现脑疝导致呼吸心跳骤停。磷酸钠盐清洁肠道时有引起肾功能衰竭及低钙血症的报道。

（四）呕血

个别患者口服泻药时出现反射性的恶心、呕吐症状，呕吐剧烈时可导致贲门撕裂并出血，如出血量大，出血速度快时，可能会出现失血性休克，甚至死亡。

（五）肠梗阻

腹部手术史、肠道占位等患者，清洁肠道时，有诱发急性肠梗阻的风险。口服甘露醇清洁肠道是利用其高渗作用提高肠腔内渗透压使肠腔内的液体骤然增加而引起渗透性腹泻，同时甘露醇为碳水化合物，可被肠道内的大肠杆菌分解而产生大量气体，大量的液体、气体使肠蠕动增加而排空肠道。口服甘露醇后产生的大量液体和气体使肠蠕动骤增频繁，而强烈的肠蠕动使病变部位本已狭窄的肠管发生痉挛水肿，肠内容物通过不畅，最终导致完全性肠梗阻。

二、结肠镜检查相关并发症

（一）肠穿孔

结肠镜检查是一种侵入性检查，诊治过程中难免对肠壁有轻重不同的医源性损伤，会有一定穿孔风险，对于结肠炎、结肠息肉、结肠癌患者，更容易发生肠穿孔。肠穿孔是结肠镜诊疗的第二常见并发症，发生率为0.02%~2.14%。其中，诊断性结肠镜检查肠穿孔的发生率是0.03%~0.65%，治疗性结肠镜检查肠穿孔的发生率是0.02%~2.14%。医源性结肠穿孔最常见于结肠镜操作所致。结肠不同于胃和小肠，其特点是细菌含量多、血管交通吻合不充分等，一旦发生穿孔，容易造成腹腔严重污染，出现并发症，致死率较高，后果严重。

1. 结肠镜诊疗导致肠穿孔的主要原因

（1）肠道准备不充分

结肠镜检查前肠道准备不充分，肠腔内粪水多，不但影响病变的检出率，而且有可能因视野不清，盲目进镜导致肠道穿孔。

（2）结肠自身的解剖特点

结肠镜检查时肠穿孔多发生在乙状结肠，这是因为乙状结肠肠道弯曲度大，肠系膜边缘相对较长而根部缩窄，从而导致肠管游离度大，其移行部位肠腔相对狭窄，进镜时镜身容易成袢或拉长游离的肠管，容易造成乙状结肠穿孔。部分患者乙状结肠动脉与直肠上动脉分支之间的吻合不可靠，若该处受压时间过长或肠腔压力过高，也易造成穿孔。

（3）结肠粘连

腹盆腔肿瘤、手术史、炎症等情况均可能造成结肠的粘连，结肠粘连可能导致结肠弯曲呈锐角，镜身通过困难，此时如强行通过，很容易发生穿孔。

（4）无痛肠镜

无痛肠镜检查时，患者处于麻醉状态，对腹胀、腹痛等刺激无应激性反应，尤其是初学者，往往在肠腔内过度注气，容易出现肠黏膜撕裂而穿孔。另外，麻醉后患者胃肠蠕动恢复延迟，注入的气体排出减慢，增加了穿孔的危险。高龄患者，往往合并高血压、糖尿病、心脑血管疾病等基础病，无痛肠镜的风险明显增加，而且穿孔后容易诱发心肺功能不全等严重后果。

（5）操作者的因素

操作医师进镜或退镜时用力过大过猛，给气、给水阀的压力过大，尤其在镜头抵近憩室内或通过狭窄处时易导致穿孔。术者如果在进镜过程中在未见肠腔走向或遇阻力时，盲目暴力进镜，容易导致镜端顶破肠壁。镜身在肠腔内结袢，如果反复注气，肠腔内压力过高，加上患者因疼痛刺激，呼喊或屏气，腹腔压力增加，容易导致穿孔。采用双人肠镜时与助手配合不够默契，也是导致肠穿孔的影响因素之一。

（6）内镜治疗

结肠镜下取活检时，咬取过深，或者在溃疡基底部活检，易发生穿孔。电切息肉时，电切部位距离肠壁太近，电凝操作不当，通电时间过长以及黏膜切除时灼伤面积过大、过深。黏膜大块切除的，圈套黏膜范围过大，或无蒂息肉圈套后未提起形成假蒂，通电切除容易发生穿孔。

（7）检查后的饮食及用药

肠镜检查后，尤其有电凝电切术或摘除病变操作的患者，如果进食过早，术后因患者腹胀，给予强促胃肠动力药物，极有可能增加肠腔内压力，在原有操作部位或原发疾病基础上促使穿孔发生或肠破裂。而且，还促使肠内容物更快更多地排入腹腔，导致腹腔污染的发生或加重。

2.肠穿孔的预防措施

（1）肠道清洁准备

术前清洁肠道、禁食，做好胃肠道清洁准备，防止在结肠镜诊疗过程中视野不清等导致穿孔；或减轻肠穿孔发生后溢出肠内容物的污染。

（2）使用二氧化碳

有条件的单位在操作过程中使用二氧化碳代替空气。因为二氧化碳较空气易于吸收，可减轻肠道扩张，降低腔内压力，从而降低穿孔概率。

（3）严格把握适应证

对接受肠镜检查的患者，应详细了解患者情况，尤其对存有腹腔内肿瘤、炎症粘连、腹部及盆腔手术病史等危险因素的患者，结肠镜检查一定要谨慎。年老体弱患者采用无痛肠镜检查时更要慎重。

（4）熟悉结肠解剖特点

操作者应熟悉大肠的解剖及生理弯曲，进镜至乙状结肠时更应注意，尤其对肠壁有病变或结肠冗长者，应避免过度注气，手法要轻柔，看到肠腔后再进镜，尽可能调节旋钮，旋转镜身，防止结袢并及时解袢，尽量减少不必要的滑镜操作。不要一味追求全结肠检查，经反复进镜2~3次仍不能插入时要停止进镜或交给上级医师完成。

（5）内镜下治疗的注意要点

病变取活检时避免钳取过深。溃疡部位活检，要在溃疡边缘取材；息肉切除时，尽可能远离基底部和肠壁，减少对肠壁的损害。掌握好电凝和电切的强度和深度。基底较宽的息肉应黏膜下注射，息肉充分抬起后，使其与固有肌层之间的距离增大，再行电凝电切，可有效避免穿孔。

（6）检查后个体化的治疗策略

肠镜检查结束时，尽可能吸净肠腔内的气体和液体，如果患者肠腔原有病变或行肠镜下治疗，检查后密切观察腹部体征及肛门排气情况，不宜使用强促胃肠动力药物。

3.肠穿孔的治疗策略

肠镜检查过程中，密切关注患者腹部体征，及时询问患者主观感觉。助手可以触摸患者腹部，注意腹胀程度及有无腹肌紧张。对于无痛肠镜的患者，这一点尤其重要。一旦患者出现腹部撕裂样疼痛，表现腹膜炎体征，或出现明显腹膜膨隆，或镜下见到腹腔结构，或镜身自动滑出，须第一时间怀疑穿孔，气腹明显时，要马上用测孔针头在腹部穿刺排气。生命体征稳定者，可考虑紧急腹部CT或腹部立位平片，了解有无腹腔内游离气体，以明确是否发生穿孔。

诊断性与治疗性肠镜穿孔具有不同的特点。诊断性肠镜穿孔是在插镜过程中，肠镜对肠壁直接损伤造成的，穿孔部位多在乙状结肠，有穿孔多不规则、穿孔较大等特征，加上肠道准备情况可能不佳，应尽早外科手术治疗。而治疗性肠镜穿孔，多由于电凝操作不当所致，一般孔径较小。而且治疗性肠镜，术前肠道准备多较充分，穿孔部位很快可以被结肠周围脂肪、网膜等包绕，可以先选择保守治疗，或内镜下闭合穿孔；但是术后需要密切观察腹部体征及发热情况，如果出现发热、腹痛、腹胀加重或生命体征不稳定等表现，应及时手术治疗。

肠镜穿孔后，应保持镇静，不应将肠镜一拔了之。对于具有良好的肠道准备及穿孔小的患者保守治疗成功率较高。对于肠道准备清洁，患者一般情况稳定，穿孔部位明确，判断穿孔处较规则，穿孔大小估计内镜下可以闭合，应争取行内镜下闭合术。如估计穿孔较大，特别是诊断性结肠镜穿孔，几次尝试内镜下缝合失败，患者症状体征较重者，要及时外科手术治疗。现将肠穿孔的处置详述如下。

（1）肠穿孔的内镜的处置

随着消化内镜技术的发展和内镜器械的不断创新，镜下缝合技术也不断地进步，目前较大的穿孔在内镜下缝合已比较容易。目前内镜下缝合有如下方法：

①内镜下穿孔钛夹闭合术。通常要求穿孔的直径小于1.0cm，肠道准备佳，视野清晰，使用内镜夹进行闭合，有利于组织的对合及生长（图3-14）。闭合后禁食7~10d，给予补液、抗感染等治疗，期间要密切观察患者的腹部体征及监测感染指标。

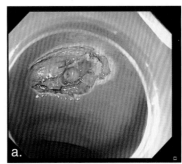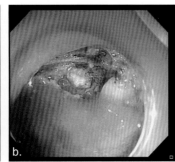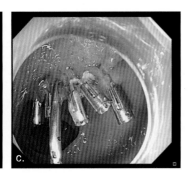

图3-14　a.直肠神经内分泌肿瘤，行ESD术；b.ESD术后创面穿孔；

c.内镜夹闭合穿孔及创面

②尼龙绳联合金属夹缝合技术。金属钛夹缝合是目前使用最为广泛的内镜创面缝合技术，但对于较大的创面单纯行内镜缝合较为困难，因为钛夹臂张开角度有限。2004年，日本学者Matsuda等首先介绍了一种使用金属夹联合尼龙绳荷包缝合的方法闭合内镜黏膜切除术后巨大创面。之后，这种缝合技术广泛应用于ESD术后的创面缝合、消化道全层切除术后及消化道穿孔等的缝合。目前报道的尼龙绳缝合技术可以分为：a.金属夹缝合后尼龙绳加固；b.金属夹联合尼龙绳荷包缝合；c.金属夹联合尼龙绳间断缝合。这些方法又根据使用的内镜不同，分为双钳道法和单钳道法，现分别介绍如下：

【金属夹缝合后行尼龙绳加固】

此方法一般用于全层切除术后和ESD穿孔的金属夹夹闭创面，对金属夹缝合不满意或担心金属夹脱落时使用。利用双钳道内镜，其中一孔道送入异物钳，另一孔道送入尼龙绳，张开尼龙绳，将异物钳从尼龙绳圈套中穿过，张大并夹持缝合后的创面，上提，使创面周围的黏膜隆起，给予尼龙绳圈套，收紧，尽量将全部缝合后的创面收到尼龙绳中。此方法虽然有加固缝合的作用，但是在操作过程中要精细认真、用力适度，尽量避免已经金属夹缝合好的创面裂开。也有人采用单钳道内镜做尼龙绳加固，通过吸引使创面周围的黏膜松弛隆起后套扎或者单纯以金属夹为支点进行圈套，缓慢收紧，使缝合在创面上的金属夹聚拢在一起，达到加固的作用（图3-15）。

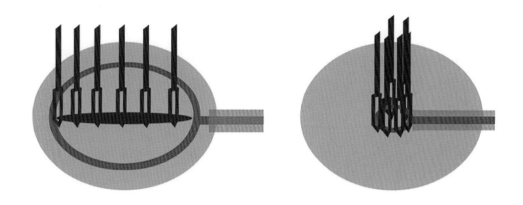

图3-15　金属夹缝合后行尼龙绳加固（示意图）

【金属夹联合尼龙绳荷包缝合】

此方法是目前内镜全层切除术后和ESD穿孔进行缝合消化道管壁缺损的经济且有效的方法。实施消化道壁缺损的双钳道内镜下荷包缝合的方法如下：将尼龙绳通过内镜的一个钳道送入，将尼龙绳套圈张开，调整其位置使之适合于创面；将钛夹送入内镜的另一钳道，将第一枚钛夹锚定尼龙绳于创面边缘，尽可能使钛夹固定牢固。之后继续送入钛夹，重复以上步骤，直至锚定于创面边缘的钛夹均匀分布于整个创面边缘，尽可能使钛夹间距均等，两侧对称，然后收紧尼龙套圈，使创面完全闭合，内镜下即可见数枚收紧的钛夹堆积。钛夹的数量不宜过多，否则尼龙绳收紧后过多的钛夹可使缝合的创面产生空隙，影响创面愈合。

内镜下金属夹联合尼龙绳荷包缝合是一种闭合消化道管壁缺损的有效方法，可以保证黏膜面的缝合，但与金属夹缝合一样，无法达到包括肌层、浆膜层在内的全层缝合。双钳道内镜下金属夹联合尼龙绳荷包缝合可以有效缝合较大的穿孔，但由于很多单位没有双钳道内镜，使内镜全层切除技术不能广泛开展。

单钳道内镜下荷包缝合技术步骤如下（图3-16）

①单孔内镜钳道内伸入活检钳或可反复张开的金属夹，将张开的尼龙套圈夹紧后，操作医生持内镜及尼龙绳推送器一起到达修补创面处。②操作医生握镜子及尼龙绳推送器一起进镜至病损处，助手保持尼龙绳手柄不动的前提下继续张开尼龙绳。③操作医生缓慢后退内镜，同时助手推送尼龙绳，直至尼龙套圈完全暴露于视野内。④调整金属夹角度，使其携尼龙套圈至创面远端边缘夹闭固定。⑤继续使用金属夹将尼龙绳夹持固定在创面其余边缘，一般4~6枚。⑥助手收手柄，使尼龙绳环缩小，调整倾倒金属夹扶正后，一边提拉尼龙绳一边缓慢收紧将创面闭合。⑦必要时，追加金属

夹将残余创面行进一步闭合处理。

另外，对于气腹较为严重的患者，术中可应用腹腔穿刺针于右下腹穿刺排气。

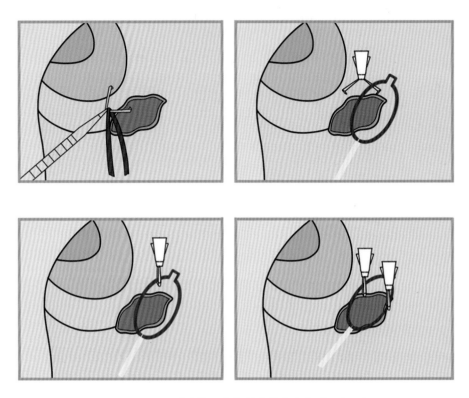

图3-16　单钳道内镜下荷包缝合技术步骤（示意图）

【金属夹联合尼龙绳间断式缝合操作步骤如下】

①通过治疗内镜的双钳道各插入尼龙绳和第1枚钛夹。②调整尼龙绳和钛夹至合适角度和方位，利用第1枚钛夹夹持尼龙绳远端，尽量以垂直角度牢固顶住缺损远侧边缘的消化道壁全层夹闭固定。③插入第2枚钛夹，将近端尼龙绳夹持并顶住，夹闭固定在缺损近侧边缘的消化道壁上。④收拢缩小尼龙绳，将创面远侧与近侧缺损边缘拉拢对贴在一起。⑤必要时重复以上步骤，将创面全部完全闭合，也可单纯顺序追加数个钛夹进一步夹闭残余创面。（图3-17）。

对于气腹较为严重的患者，术中、术毕应用腹腔穿刺针于右下腹穿刺排气，减轻术后腹胀。

由于该方法类似于外科手术中的间断缝合，故也称为：间断式缝合术、"∞"字型缝合。在传统的双钳道内镜荷包缝合过程中，从第3枚金属夹开始，由于两个钳道位于同一镜身中，会增加操作难度，而与荷包缝合相比，金属夹联合尼龙绳间断缝合中每个尼龙绳只夹两个金属夹固定，大大降低了缝合难度。目前，随着单钳道内镜下荷包缝合技术的发展，金属夹联合尼龙绳间断缝合也可以采用单钳道内镜进行。

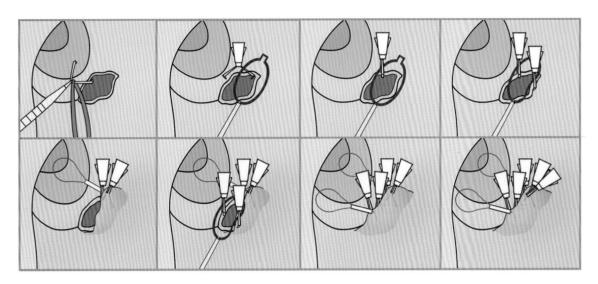

图3-17 金属夹联合尼龙绳间断式缝合操作步骤（示意图）

【异物钳联合尼龙绳缝合】

该方法使用双钳道内镜，一个钳道进入异物钳，另一个钳道进入尼龙绳，异物钳从尼龙绳中穿过，利用异物钳的两脚张开角度较大的优势，夹闭创面的两侧后轻提上拉，然后将尼龙绳套住创面的根部正常黏膜，收紧尼龙绳，将创面基底部"捆绑"，以实现缺损的修补（图3-18）。

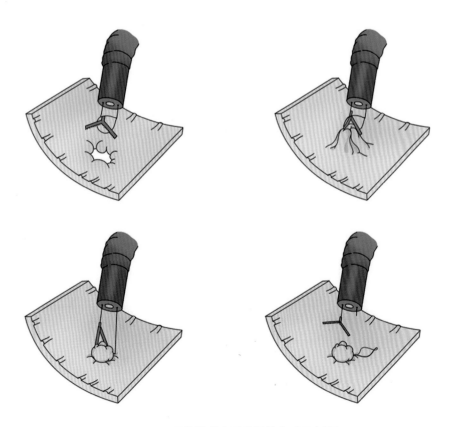

图3-18 异物钳联合尼龙绳缝合（示意图）

总之，随着消化内镜技术的提高和器械创新，镜下缝合技术也将不断地进步，越来越多的结直肠穿孔可以在内镜下缝合。

（2）肠穿孔的手术治疗

对于原发病有手术指征或者穿孔部位较大，尤其合并感染或肠道清洁不佳，有较多内容物流入腹腔的患者，应尽早外科手术治疗。腹腔污染较轻，手术时倾向于修补术或肠切除Ⅰ期吻合，而发现穿孔时间延迟，腹腔内污染严重，倾向于肠造口治疗。

总之，电子结肠镜检查致肠穿孔是结肠镜检查严重并发症之一，如果能够做到术前充分准备，熟悉大肠生理解剖，规范操作，操作中密切观察、动作轻柔，治疗中掌握操作要点，多能减少肠穿孔并发症的发生。发生穿孔后，要保持镇静，根据穿孔的具体情况，选择内镜下手术闭合，保守治疗还是腹腔镜或者开腹手术，及时治疗多能取得满意效果。应避免严重的后果，减少不必要的医疗纠纷。

（二）肠出血

结肠镜检查致肠道出血风险较少，但如果患者有结肠肿瘤、重度炎症或凝血功能障碍、口服抗凝药物等情况，在操作不当或取活检时，可能会导致出血，但出血发生率低，出血量一般较小。有学者对11项研究进行分析，结果显示结肠镜检查的出血发生率为0.001%~0.240%。对于结肠镜检查中出现的急性出血，大多可行电凝、局部注射1:10 000肾上腺素、应用止血夹等止血，延迟出血多发生在结肠镜检查后1~14d内，若通过保守治疗不能成功止血，则需复查结肠镜以明确出血部位，进行内镜下止血治疗，必要时可行血管造影，应用选择性动脉栓塞或外科手术进行止血治疗。但大肠息肉电切术后出血仍有较高的发生频率，既往报道13%~18%。随着内镜技术的提高、内镜器械的发展，大肠息肉术后出血率明显降低。

1.结肠镜诊疗导致肠出血的主要原因

（1）凝血功能障碍或使用抗凝药物的患者，在行结肠镜检查或治疗过程中风险增大。

（2）结肠肿瘤，重度炎症（如溃疡性结肠炎、缺血性肠炎等），风险较大。

（3）在行内镜下治疗，如息肉切除、黏膜切除术（EMR）、黏膜下剥离术（ESD）时，操作不当或止血不彻底，会增加出血的风险。

2.结肠镜诊疗导致肠出血的防治策略

（1）对于凝血功能异常的患者应于术前输注血小板或凝血因子。

（2）抗血小板凝集药物是出血的危险因素之一，口服阿司匹林等抗凝药物的患者如需取活检或内镜下治疗，应确保停药5d以上再行活检或内镜下治疗。

（3）高血压患者，如需内镜下治疗，应控制血压在正常范围内。

（4）保证患者术后的休息质量，避免熬夜过度劳累，避免造成迟发性出血。

（5）内镜下结肠息肉切除术后极易发生出血，尤其在术后24h为肠出血的高发时段。为了有效防止结肠息肉切除术后肠出血并发症的发生，治疗人员在操作中一定要保持动作的轻柔，术后对残端进行密切的观察，如发现残端出血，则要及时用钛夹钳将残端夹住，并给其注射1：10 000肾上腺素行止血治疗，这对避免"人工溃疡"导致肠出血事件的发生极其重要。

（6）黏膜下注射时要注入足够的注射液，以充分压迫血管起到止血作用。在切割或剥离时，充分电凝以止血。如有潜在出血风险时，止血夹夹闭创面以防止出血。详见图3-19。

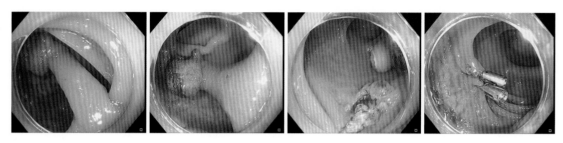

图3-19 结肠息肉切除技巧

注：a.长蒂息肉；b.黏膜下注射，病变抬举；c.电凝电切病变；d.止血夹夹闭创面。

（三）其他并发症

1.缺血性肠炎

缺血性肠炎是结肠镜检查罕见的并发症之一。伍佰贺等报道2例老年患者结肠镜检查后并发缺血性肠炎病例。分析认为：结肠镜检查后并发缺血性肠炎，考虑与以下因素相关：①基础疾病，如高血压、糖尿病、高脂血症等；②肠腔压力改变；③准备肠道致血容量下降；④机械因素；⑤检查时间过长，导致肠黏膜长时间缺血缺氧及恢复肠道血流后肠黏膜缺血再灌注损伤；⑥电离辐射；⑦药物因素，如激素、免疫抑制剂等。

2.其他少见并发症

气胸、败血症、系膜撕裂、结肠扭转、脾破裂、甲烷和氢气爆炸等被认为是结肠诊疗的罕见并发症，鲜有报道，但一旦发生，后果严重，需在临床工作中关注。

（陈嘉屿，杨永林）

第四章
结肠手术并发症
JIECHANG SHOUSHU BINGFAZHENG

第一节　主要术式及操作要点

美国每年进行的结直肠切除手术超过 250 000 例，其中 24%~35% 会出现并发症。这些并发症造成的临床和经济负担是巨大的，所以结直肠手术被特别强调为手术并发症发生的潜在预防点。根据病变性质和程度不同，用于治疗结肠疾病的主要手术方式包括根治性切除术、局部切除术、肠造口术等。下面主要介绍用于治疗结肠恶性疾病的根治性切除手术，肠造口术见第六章相关内容。

一、右半结肠切除术

1. 手术适应证

右半结肠切除术是结直肠外科最常用的手术之一，主要用于对以下疾病的手术治疗：①结肠肝曲、升结肠、盲肠恶性肿瘤。②右侧结肠多发性息肉病或右侧结肠憩室炎或出血，经保守治疗无效者。③升结肠或回盲部结核、克罗恩病、特发性溃疡并发梗阻、出血、穿孔或肠瘘形成，或者无法排除癌变者。④回结肠型肠套叠不能复位或并发肠坏死者。⑤盲肠、升结肠严重损伤，无法局部修复者。

2. 手术技巧及要点（以根治性切除为例）

无瘤原则：结直肠肿瘤手术切除的无瘤原则，是由 Barnes 于 1952 年首次提出；Turnbull 等进行了细化总结，提出"非接触隔离技术（no touch isolation）"的概念，并于 1967 年最早发表了非接触隔离技术的临床效果，采取该技术可以使 Dukes C 期结肠癌患者术后 5 年生存率达到 58%，而同一医院未采用此技术组 Dukes C 期结肠癌患者术后 5 年生存率仅为 28%。无瘤原则由以下无瘤技术组成：①探查腹腔时以肿瘤部位为中心由远及近进行探查，最后接触肿瘤或不触及肿瘤。②探查完毕后，用盐水纱布或癌创面胶封闭肿瘤部位的浆膜面。③在肿瘤两端拟切除的范围内结扎近远侧的肠管，并于被结扎的肠管内注入 5-Fu 1500~2000mg（30mg/kg）。④操作时注意避免和减轻对肿瘤的压迫。⑤手术时先于根部结扎肿瘤区域内回流静脉和供养动脉。⑥将肿瘤、受累组织及其周围部分正常组织整块切除（图 4-1）。

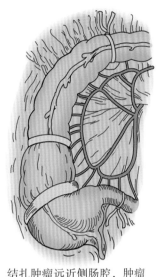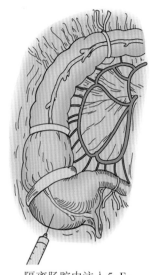

结扎肿瘤远近侧肠腔，肿瘤　　　　　　　隔离肠腔内注入5-Fu
表面用纱布垫包裹

图4-1　结肠恶性肿瘤无瘤技术

3.手术入路

根治性右半结肠切除手术依据手术开始部位和前进方向可分为主要的4个入路，包括内侧、外侧、尾侧和头侧，每种入路各有利弊，建议术者根据病情、患者体质、开腹或腹腔镜手术等具体情况选择，其中先清扫中央组淋巴结并处理血管，最后游离病变肠管的内侧入路是最符合无瘤原则的手术入路；多数术者可能采用几种方法联合应用的混合入路进行手术操作（图4-2）。

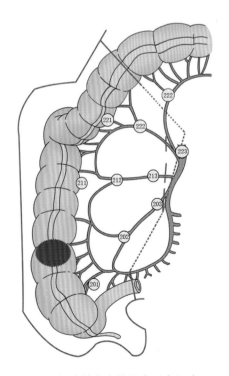

图4-2　根治性右半结肠术手术入路

游离层面：根治性右半结肠切除手术的游离层面要求遵从全结肠系膜切除CME（complete me-socolic excision）的原则。2009年，Hohenberger等首次提出CME的概念，其有效性及安全性已经被临床证实。结肠系膜分为脏面及背面，脏面和背面两层之间有结肠的血管、淋巴组织存在，结肠系膜有背侧面与后腹壁的脏层筋膜之间存在一个潜在的无血管胚胎性解剖间隙。常规情况下，经此间隙解剖游离，保持结肠系膜背面及脏面的完整，可以完整切除结肠、结肠系膜及其中的血管和淋巴结组织。这样在遵循肿瘤根治手术无瘤原则的基础上，进行了合理的区域淋巴结的清扫。如果病变部怀疑有后腹膜浸润时，应将该部位的受侵组织（后腹膜下筋膜、肾前筋膜、睾丸/卵巢动静脉等）一并切除（图4-3）。

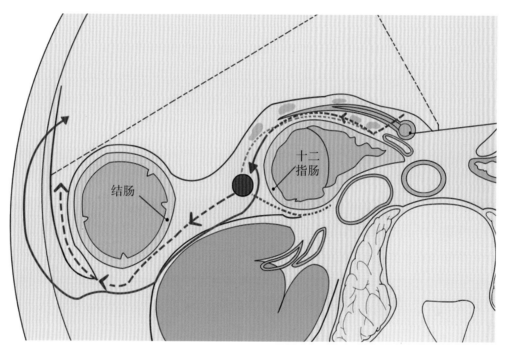

图4-3　根治性右半结肠切除术解剖层面

血管离断结扎（D3）：D3手术要求从回结肠、右结肠动静脉根部离断结扎，以利于淋巴结的清扫。对于结肠中的动静脉，通常从其右侧支起始部离断结扎，如肿瘤较大，结肠中动脉根部淋巴结肿大或需要行扩大右半结肠切除术者，则从其根部离断结扎。

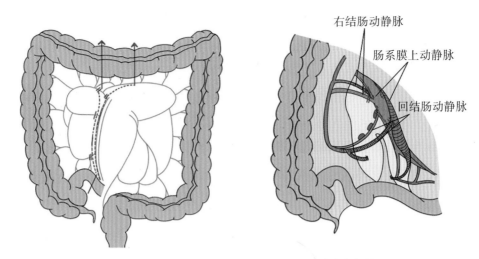

右结肠动静脉

肠系膜上动静脉

回结肠动静脉

图4-4 根治性（D3）右半结肠切除术血管离断部位

淋巴结清扫（D3）：右半结肠D3根治术的淋巴结清扫范围是所属区域所有第3站淋巴结，包括回结肠动脉周围淋巴结（201，202，203），右结肠动脉周围淋巴结（211，212，213），结肠中动脉周围淋巴结（221，222-rt），如肿瘤位于结肠肝曲或横结肠近肝曲，则需要清扫222-rt和203组淋巴结。

肠管切除范围：肠管的切除范围包括末段回肠15~20cm、盲肠、升结肠、结肠肝曲、横结肠右侧及右侧大网膜。

消化道重建：右半结肠切除后的消化道重建方式可行端端吻合、端侧吻合和功能性端端吻合。如回肠断端和横结肠断端口径相差不大，可行回肠和横结肠端端吻合（图4-5）。如回肠和横结肠端侧吻合，吻合方法为回肠断端行荷包缝合，将吻合器抵钉座置入并拉紧荷包缝合线；将吻合器机身经横结肠断端伸入，从距断端5~10cm的横结肠对系膜缘外戳出中心杆并与抵钉座对接行端侧吻合；最后用缝合器距回结肠吻合口3~5cm处关闭横结肠断端（图4-6）。功能性端端吻合是先用直线型切割缝合器经回肠和横结肠断端伸入行侧侧吻合，然后再用缝合器关闭回肠和横结肠共同断端（图4-7）。

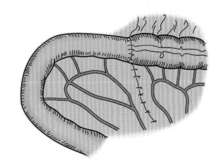

吻合完毕，封闭系膜裂孔

图4-5 回肠结肠端端吻合

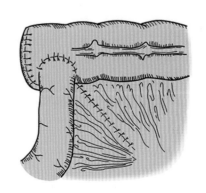

图4-6 回肠结肠端侧吻合

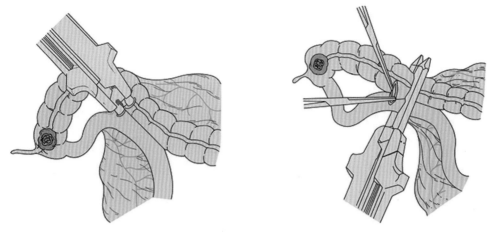

图 4-7 功能性端端吻合

二、根治性左半结肠切除术

1.手术适应证

根治性左半结肠切除术主要用于结肠脾曲、降结肠、乙状结肠和部分横结肠左侧的恶性肿瘤。

2.手术技巧及要点

无瘤原则：同根治性右半结肠切除术。

3.手术入路

根治性左半结肠切除术的手术入路依据病变部位确定，一般可分为外侧、内侧和头侧 3 种入路，每种入路各有利弊，建议术者根据病情、患者体质、开腹或腹腔镜手术等具体情况选择，其中内侧入路先清扫中央组淋巴结并处理血管，最后按照解剖层面游离病变肠管，此为最符合无瘤原则的手术入路；联合入路进行手术操作可降低手术难度并减少手术并发症的发生（图 4-8）。

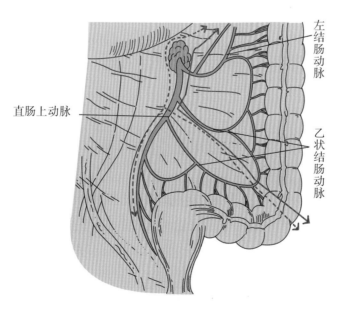

图 4-8 左半结肠切除术手术入路

游离层面：根治性左半结肠切除手术的游离层面亦要求遵从CME的原则，常规的解剖层面为左侧结肠系膜与肾筋膜前叶间Toldt融合筋膜间隙层面（Toldt间隙）。外侧入路时，将乙状结肠和/或降结肠向右侧牵拉，于左结肠旁沟处切开Monk白线，进入Toldt间隙。头侧入路时，先切开左侧胃结肠韧带进入网膜囊，于胰腺下缘横形切开横结肠系膜前叶，经横结肠系膜前后叶间向后延伸至腹膜后即达Toldt间隙。内侧入路时，于腹主动脉左侧及肠系膜下动脉根部切开后腹膜，清扫肠系膜下动脉根部淋巴结，依据病变部位及淋巴结肿大情况切断结扎肠系膜下动脉、左结肠动脉或乙状结动静脉，由此向外拓展进入Toldt间隙。常规情况下，经此间隙解剖游离，保持结肠系膜背面及脏面的完整，可以完整切除结肠、结肠系膜及其中的血管和淋巴结组织。这样在遵循肿瘤根治手术无瘤原则的基础上，进行了合理的区域淋巴结的清扫。如果病变部怀疑有后腹膜或侧腹膜浸润时，应将该部位的受浸组织（后腹膜下筋膜、左侧肾前筋膜、睾丸/卵巢动静脉、侧腹膜及部分肌肉组织等）一并切除（图4-9）。

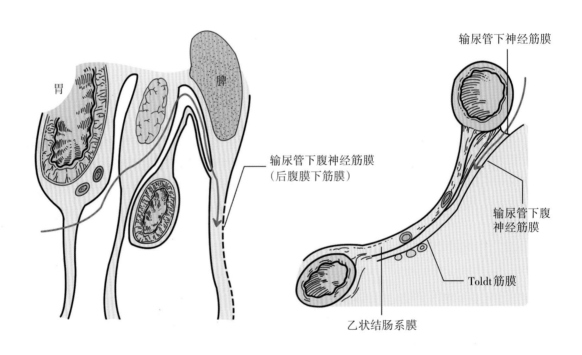

图4-9 根治性左半结肠切除术解剖层面

血管离断结扎：左半结肠D3手术要求从肠系膜下动脉根部离断结扎，以利于淋巴结的清扫。对于结肠中动静脉，通常从其左侧支起始部离断结扎，如肿瘤位于横结肠左侧，或结肠中动脉根部淋巴结肿大需要行扩大左半结肠切除术时，则从结肠中动静脉根部离断结扎。如肿瘤分期较早需要行左半结肠D2手术时，则从左结肠动脉、乙状结肠动静脉根部离断结扎即可。肿瘤位于结肠脾曲，根治性切除后可保留较长的乙状结肠时，可保留直肠上动静脉和部分乙状结肠动静脉（图4-10）。

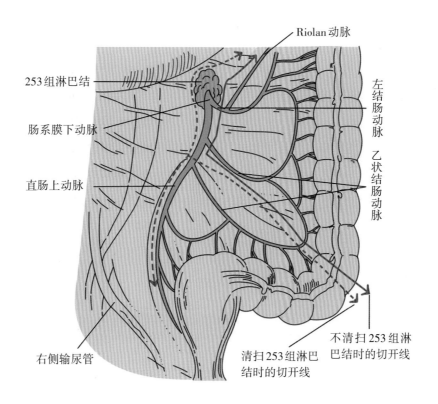

图4-10　根治性左半结肠切除术血管离断部位（虚线示D3、实线示D2）

淋巴结清扫：左半结肠D3根治术淋巴结清扫范围是所属区域所有第3站淋巴结，包括肠系膜下动脉周围淋巴结（253），乙状结肠动静脉周围淋巴结（242，252），左结肠动脉周围淋巴结（232），结肠中动脉周围淋巴结（221，222-lt）；如肿瘤位于结肠脾曲或横结肠近脾曲，则需要清扫222-lt和223组淋巴结（图41-11）。

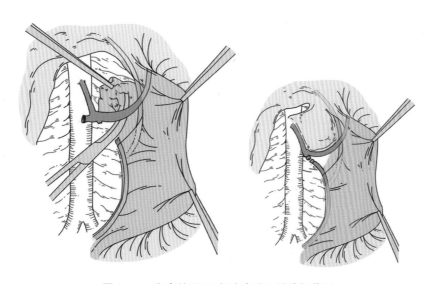

图4-11　左半结肠D3根治术淋巴结清扫范围

肠管切除范围：肠管的切除范围包括横结肠左侧、结肠脾曲、降结肠、乙状结肠（部分或全部）及左侧大网膜。

消化道重建：左半结肠切除后的消化道重建方式可行端端吻合、端侧吻合和功能性端端吻合。如横结肠断端和乙状结肠断端口径相差不大，可直接行横结肠和乙状结肠端端吻合。如乙状结肠和横结肠口径相差较大，建议行端侧吻合，吻合方法为乙状结肠断端行荷包缝合并置入吻合器抵钉座，吻合器机身经横结肠断端伸入并从距断端5~7cm的横结肠对系膜缘外戳出中心杆，中心杆并与抵钉座对接行端侧吻合，用缝合器距回结肠吻合口3~5cm处关闭横结肠断端。亦可采用功能性端端吻合的方法，即先用直线型切割缝合器经乙状结肠和横结肠断端伸入行侧侧吻合，然后再用缝合器关闭乙状结肠和横结肠共同断端。根治性左半结肠切除、消化道重建后一般将重建的结肠置于十二指肠空肠曲外侧；如果吻合后结肠必须横跨空肠上段且压迫小肠时，建议将小肠系膜切开一间隙，结肠经此间隙穿过进行吻合。

三、乙状结肠切除术

乙状结肠切除手术主要适用于乙状结肠肿瘤、狭窄、憩室、出血等疾病，特别是位于乙状结肠中段的恶性肿瘤、分期较早的乙状结肠恶性肿瘤或是乙状结肠良性肿瘤，由于多数患者乙状结肠较长且游离，切除乙状结结肠和部分降结肠或上段直肠即可达到根治效果的。对于乙状结肠恶性肿瘤的术式选择，包括肠管切除和淋巴结清扫范围等尚存在一定争议，部分观点认为应该行根治性左半结肠切除手术，但是临床观察并未发现左半结肠切除手术较乙状结肠切除术能提高患者的生存率，相反扩大手术范围、游离结肠脾曲等，明显延长手术时间，增加潜在的手术风险。

乙状结肠切除术手术范围、吻合方式等要依据肿瘤的具体部位和乙状结肠的长度确定，如果肿瘤位于乙状结肠中段，切除后可行乙状结肠和乙状结肠吻合；肿瘤位于乙状结肠近端，切除后行降结肠乙状结肠吻合；肿瘤位于乙状结肠远端，切除后可行乙状结肠直肠吻合。依据肿瘤部位和乙状结肠长度确定是否游离结肠脾曲或直肠，以便于吻合并降低吻合口张力。

根治性乙状结肠切除手术的解剖层次同根治性左半结肠切除手术，要求遵从CME的原则，于Toldt间隙进行，保持结肠系膜的完整性，注意保护左侧输尿管及生殖血管避免损伤。内侧从腹主动脉前方和左侧切开，清扫腹主动脉左侧（253）及肠系膜下动脉根部淋巴结（253，252），于乙状结肠动脉根部结扎切断，可依据病期及保留远侧或近侧乙状结肠，决定是否保留直肠上动静脉或是左结肠动静脉。亦可从肠系膜下动脉根部结扎切断，并从对应部位切断结肠肠系膜下静脉（有保留肠系膜下静脉主干的报道）。如从根部结扎肠系膜下动脉，远侧肠管的离断部位应尽量在骶骨胛水平或其远侧，也可根据术中对肠管血供状况的判断来决定。根治性乙状结肠切除术与根治性左半结肠切除手术相似，手术入路可选择外侧入路或内侧入路。

乙状结肠切除手术建议采用截石位进行，以便于吻合器经肛门吻合。吻合方式除端端吻合外，亦可采取端侧吻合或功能性端端吻合。

四、横结肠切除术

横结肠切除手术是结直肠外科应用较少的术式，主要原因是由于横结肠部位的恶性肿瘤占比较低、横结肠血供和淋巴结引流相对较复杂，以及结肠肝曲和脾曲固定等，所以，横结肠切除手术也一直是学术界颇有争议的术式之一。横结肠切除术可用于横结肠中段恶性肿瘤、横结肠狭窄、出血、憩室等疾病。横结肠中部的区域淋巴引流主要是沿结肠中动静脉，从231到233方向；横结肠近肝曲的淋巴可能沿右结肠血管分支引流到达223淋巴结、近脾曲的淋巴可能沿左结肠血管进行引流到达243淋巴结。所以对于横结肠近肝曲或近脾曲的恶性肿瘤不适合行横结肠切除术。近肝曲部分的肿瘤有时候可行右半结肠切除术，其较横结肠切除更方便、更安全；近脾曲的肿瘤需要行横结肠左侧及左半结肠部分切除，将横结肠与降结肠或乙状结肠进行吻合。

根治性横结肠切除术的入路可分为上方入路和中间入路。上方入路从胃大网膜血管弓的上方或下方游离切除全部或中间部分大网膜。一般认为胃网膜血管弓处有淋巴结肿大则从血管弓上方游离，如肿瘤分期较早、无肿大淋巴结，则从血管弓下方游离。注意避免损伤胃壁。胰体尾下缘处切断横结肠系膜，清扫结肠系膜内的淋巴结。中间入路可将结肠及大网膜向上翻转牵拉，从结肠中动静脉起始部切开后腹膜，从根部切断结肠中动静脉，清扫淋巴结（233）。为避免吻合口张力过大，可依据情况游离结肠肝曲或脾曲，吻合方式可采取端端吻合、端侧吻合或是功能性侧侧吻合。

（高峰，吴伟强）

第二节　肠梗阻

肠梗阻是结直肠手术的常见术后并发症之一，与腹部手术创伤和麻醉导致术后肠蠕动功能障碍等有关。具体发生率因手术类型、时间、术前条件、手术的紧急情况和手术技术平台而异。肠梗阻的危险因素包括：高龄、体重指数增加、吸烟、酗酒、既往腹部手术史、阿片类药物使用、失血、外周血管疾病、呼吸功能障碍和既往手术粘连等。术后较长时间的肠梗阻可导致吻合口瘘、肠穿孔和腹腔内感染。术后肠梗阻可分为动力性肠梗阻和机械性肠梗阻，要依据具体原因和梗阻性质进行处理，如盲目进行再次手术干预可能会加重损伤，甚至导致严重后果。

一、动力性肠梗阻

动力性肠梗阻是结直肠术后肠梗阻的最常见类型，也被称为术后早期炎症性肠梗阻（early postoperative inflammatory small bowel obstruction，EPISBO），大约90.0%的术后早期肠梗阻是EPISBO。

1.临床特点

EPISBO多数出现在术后两周之内，肠蠕动曾一度恢复，已开始了肠内营养，而后出现肠梗阻表现。以腹胀为主要的症状，腹痛相对较轻或无腹痛；虽有肠梗阻的表现，但很少发生绞窄。腹部X线摄片可见多个液平面，腹部CT扫描可见肠壁增厚，肠袢呈团。选择非手术治疗大多有效，但是短时间内难以痊愈，临床症状往往多有反复。EPISBO在临床表现和处理上均有其特殊性，如处理不当会引起肠瘘、短肠综合征、重症感染等严重并发症甚至死亡。

2.发病原因

调查研究发现，年龄增加、术前术后血红蛋白下降、美国麻醉师协会评分（ASA）3~4分和手术时间>3h被确定为EPISBO的独立预测因素；手术难度、肠道准备、红细胞输注、增加静脉注射晶体液、延迟首次下床活动和开放手术等亦被认为是危险因素。

EPISBO的发病率在0.06%~14.31%，结直肠癌根治术后EPISBO的发病率为7.72%。根据相关文献报告，男性发生率（8.9%）高于女性（5.7%）；老年发生率（9.4%）高于中青年（5.3%）；有腹部手术史者发生率（18.4%）高于无腹部手术史者（6.2%）；无肠道准备者发生率（30.8%）高于有肠道准备者（5.4%）；开腹手术发生率（9.8%）高于腹腔镜手术（5.1%）；手术时间超过150min的发生率（10.7%）高于手术时间不足150min者（6.7%）。老年人发生率较高的原因可能与胃肠道黏膜变薄、肌纤维萎缩、胃肠道蠕动缓慢、机械消化能力和化学消化能力减弱等有关。手术时间长短除了和手术中静脉使用阿片类药物存在独立相关性外，二氧化碳气腹、手术器械对于肠管的反复刺激等，都是影响术后肠蠕动功能恢复，发生早期炎性肠梗阻的重要因素。同时，EPISBO和肿瘤的分期也有密切的关系，特别是与恶性肿瘤是否侵犯周围组织器官具有相关性。

3.发病机制

EPISBO的病因是多因素相互作用造成的，当然其始动因素是手术应激反应。手术刺激导致炎症细胞被激活，炎症因子大量释放；肠自主神经功能障碍，胃肠激素浓度和活性紊乱；围手术期使用麻醉性止痛药、电解质紊乱和液体过载等导致肠道阿片受体激活，进一步加剧了这一过程。最终导致肠壁水肿、运动功能受损等。

（1）神经机制

神经反射抑制胃肠运动是术后肠梗阻的首要原因。胃肠的神经支配包括固有的肠神经系统和自主神经系统两大部分，两者相互协调，共同调节胃肠功能。肠神经系统在调节胃肠运动中起着重要作用，它是由存在于消化道管壁内无数的神经元和神经纤维组成的复杂神经网络，是一个完整的、可以独立完成反射活动的整合系统，但同时接受胃肠自主神经调节。中枢神经系统也通过自主神经参与调节胃肠功能。手术、应激、术后疼痛等信号通过肠黏膜感受器、感觉神经纤维等传入肠神经节及脊髓中枢，对术后肠梗阻的发生和持续产生影响。

交感神经、副交感神经、肠神经系统的反射调节最终通过胃肠激素及多种肠神经递质的共同作用导致术后胃肠动力障碍，但这一神经调节过程在术后仅是一个短暂的过程，并不能完全解释术后3~5d，甚至更长时间的术后梗阻过程，因此其他机制可能参与了术后肠梗阻的发生。

（2）炎症机制

术后胃肠道及腹腔炎症反应，尤其是炎性介质的作用是术后肠梗阻的关键原因。术后肠梗阻的持续时间主要取决于肠肌层内的炎症程度。巨噬细胞静止时定居于肠肌层浆膜侧，手术操作可激活肠道巨噬细胞，激活它们后可导致白细胞的聚集，并导致细胞因子和趋化因子的释放；肠内巨噬细胞在转录因子磷酸化的作用下被激活，上调炎性基因，促进细胞因子和趋化因子的分泌，包括内皮黏附分子的上调、白细胞的迁移等。因此阻止白细胞的移动，可保护正常的神经肌肉收缩功能。腹腔肥大细胞和肠道巨噬细胞共同在术后炎症调节中起着重要作用。在啮齿类动物试验上可观察到术后早期腹腔肥大细胞释放增多，随后出现一些细胞因子和趋化因子的释放，如TNF-α、IL-1β、IL-6、单核细胞趋化蛋白-1（MCP-1）等。在手术患者中，亦可发现手术后早期，肥大细胞的激活及细胞因子的释放，这可能是炎症反应的第1步，部分细胞因子可导致肠壁渗透性增加，有利于细菌及细菌产物的移位。

肠道、腹腔炎症和神经反射之间有着密不可分的相互作用。术后肠梗阻是术后整个肠道运动的减弱，包括没有接触手术的区域；局部的炎症反应激活肾上腺素能抑制性通路，促使整个胃肠道的抑制性运动反射，导致全胃肠道运动功能的紊乱。

（3）手术麻醉及相关药物的作用

研究表明，麻醉剂及镇痛剂，尤其是阿片类药物的使用可减缓胃肠运动（通过μ阿片类受体）。激活内源性或外源性μ受体均可抑制胃肠道动力，因此，阻断阿片类受体的胃肠道周围效应可促进术后肠梗阻恢复。手术应激可促进内源性阿片类物质的分泌，若同时使用外周阿片类镇痛药物可明显加重术后肠梗阻的发生。如使用吗啡等镇痛剂对结肠切除术后肠鸣音的恢复、排气及肠运动都有着明显的抑制作用。两种外周μ阿片受体拮抗剂爱维莫潘（alvimopan）和甲基纳曲酮（methylnaltrexone）均可缩短术后肠梗阻的时间。不同的麻醉剂和不同的麻醉方式对胃肠动力的影响亦不同。全麻中使用的药品如阿托品、安氟醚、氟烷等可导致胃排空延迟。应用布比卡因和氢氯化物的硬膜外麻醉可明显减少术后肠梗阻的发生。低位胸部和腰部节段硬膜外麻醉不会加重术后肠梗阻的发生。

4.诊断要点

（1）近期有腹部复杂手术病史

如存在短期内多次手术、广泛分离粘连，出血多、创伤重、年龄大、体内异物或坏死组织残留等危险因素，手术后对胃肠道功能的恢复影响较大，术后容易出现肠麻痹、炎性渗出、广泛粘连，导致动力性和机械性并存的肠梗阻。

（2）术后进食梗阻

多发生在术后7d以上，术后早期常有排气或者少量排便，随后开始进食，但进食后很快出现梗阻的临床征象。

（3）立位腹平片

腹平片上多显示小肠有多处不同程度的充气肠管和气液平面，并可有肠腔积液、肠壁增厚、肠襻呈团的征象。

（4）CT

CT检查提示肠壁水肿、增厚、粘连，肠管积液积气、肠管扩张、腹腔内渗出及肠腔内长时间无造影剂通过。CT检查亦可帮助排除腹部的其他病变，如腹腔感染、脓肿、机械性肠梗阻等。

（5）B超

B超检查可发现局部或弥漫性肠管扩张，肠腔内积气积液，肠黏膜皱襞呈纵格整齐排列，肠管运动活跃或消失，也可以明确肠管的血运及是否有腹腔积液等。

（6）分类诊断

在EPISBO的诊断过程中首先要判断有无肠梗阻，其次要特别注意辨明是高位梗阻还是低位梗阻，是完全性还是不完全性梗阻，以及是否存在绞窄情况。

5.治疗方法

（1）治疗策略

对于EPISBO，手术治疗不是首选方法，特别是在手术后2周内尤应慎重，以免导致更多严重并发症的发生。要注意严密观察和分析病情变化，结合原有疾病特征和本次手术具体情况分析病人的症状、体征和辅助检查，准确判断病情程度和发展动向。当然，如果有明确肠坏死征象时，需要及时手术。手术治疗的不利因素较多，包括：①可能没有明显的梗阻部位；②肠管广泛炎症、水肿和紧密粘连，手术会因再剥离粘连而造成新的粗糙面，创造了新的梗阻机会，严重者可导致肠瘘发生；③若行肠切除或短路手术，则易引起吻合口瘘及腹腔感染、肠坏死，发生致命性并发症。

（2）禁饮食和胃肠减压

持续有效的胃肠减压可以减轻腹胀，降低肠腔内压力，减少肠腔内的细菌和内毒素移位；有利于肠壁血液循环的恢复，加速炎症的吸收，减轻局部病变和改善全身情况。要尽力保证减压管道的通畅。必要时采用专用的肠梗阻减压管通过十二指肠进入空肠，以便充分减压上段空肠。奥曲肽、生长抑素能有效地抑制胰液、胆汁及胃肠液等消化液的分泌，减少肠内炎性渗出，有效降低肠道内压力，缓解腹胀症状，有利于加快肠管的血液循环和减轻无菌性炎症。

（3）维持水电解质和酸碱平衡

由于大量消化液滞留肠内、反复呕吐或持续加重的胃肠压力可导致水、电解质丢失及酸碱失衡，保持水、电解质和酸碱的平衡以维持生命体征稳定是治疗EPISBO重要的基础治疗措施。

（4）全胃肠外营养（TPN）

由于EPISBO患者肠道运动及吸收功能有明显障碍，且病程较长，常伴有乏力和低蛋白血症，应早期进行积极的胃肠外营养支持，缓解因低蛋白血症造成的肠壁水肿，而且，肠外营养还可抑制消化液的分泌。一旦患者胃肠功能得到恢复，应尽快从肠外营养转向肠内营养，这是防止静脉营养并发症发生最安全有效的方法，也是防止术后感染的有力措施。

（5）应用广谱抗生素

治疗初期，肠内容物潴留较多，肠壁肥厚、水肿、通透性增加，细菌和毒素可透过肠壁引起腹腔感染，应给予广谱抗生素（包括抗厌氧菌药物）。

（6）肾上腺皮质激素

激素的使用应视病人情况而定，通常剂量为地塞米松5mg静脉注射，每8h1次，1周左右逐渐停药。通常认为，短期应用激素与切口裂开和应激性溃疡等并发症的发生没有独立相关性。

（7）中西医结合治疗

中医学认为，肠梗阻是由于阴阳不调，上下不通，气机不畅，气滞血瘀，肠道阻滞所致。理气散瘀法是常用方法之一。根据"六腑以通为用"及"不通则痛"的学说，主要用于具有里、实、瘀见证的腹痛、腹胀的病人，中医治疗以补中益气以导滞、活血化瘀以通俯为治则。根据临床分型，辨证施治。方剂以复方大承气汤、新加黄龙汤、六磨汤为主加减应用。另外，针刺治疗、中药灌肠等措施均可依据患者症状和体征辨证使用。

（8）手术治疗

术后早期肠梗阻经保守治疗后多数能在10~14d有所缓解。对经过系统的中西医结合综合治疗后症状仍未缓解者，尤其是当病人体温持续上升，腹胀、腹痛进行性加重，甚至出现腹膜炎征象时，应考虑中转手术治疗，以防发生肠穿孔、肠坏死等，造成严重后果。手术应力求简单，以解除梗阻为原则，切忌广泛和不必要的游离。

6.预防

（1）尽量选择微创入路手术

多项研究表明，微创手术对EPISBO的发展具有保护作用，腹腔镜结直肠手术具有明显的优势（创伤小、疼痛减轻、活动早和止痛药物应用少等），术后EPISBO的发生率明显低于传统开腹手术，即使是老年患者，也应尽量采用微创方法。

（2）快速康复（ERAS）理念的应用

传统结直肠外科的常规是禁食直至肠功能恢复。对15项接受择期开放性结直肠切除术的患者，术后早期进食的研究进行了系统回顾，结果显示，总并发症无显著差异，86%的患者耐受性良好。术后快速康复（ERAS）方案通常包括术前咨询、早期活动、早期进食、标准化镇痛方案和限制液体摄入量。目前，美国结肠直肠外科医生协会和美国胃肠和内窥镜外科医生协会提供了结肠和直肠手术后增强恢复的临床实践指南。该指南基于最佳可用证据，具有包容性，但不规定具体的治疗形式。但现有文献尚无法确定实施ERAS是否可以明确降低EPISBO的发生。

（3）药物干预

Alvimopan（爱维莫潘）是美国食品药品管理局（FDA）批准的外周作用μ型阿片类拮抗剂，用于在选定患者术前预防EPISBO。多项研究表明，在开腹手术中爱维莫潘对肠功能的恢复具有有益的作用，系统回顾和荟萃分析表明，首次排便的时间明显缩短；但在接受腹腔镜结直肠手术的患者中其有效性存在争议。

Gastrografin（泛影葡胺）是一种口服高渗造影剂，被认为对减轻肠道水肿有有利作用，可以缩短EPISBO的持续时间，这一理论在一项双盲随机对照试验中得到验证。

（4）多模式止痛

限制吗啡使用方案与早期肠内营养相结合，有助于恢复胃肠动力。多模式疼痛控制方法可以减少阿片类药物的使用，从而加快肠功能恢复，降低EPISBO的发生率。结直肠手术患者使用硬膜外麻醉和腹横肌平面阻滞（TAP）技术对EPISBO的发生可起到预防作用。

（5）口香糖

口香糖对缩短术后肠梗阻持续时间的有益作用一直存在争议。对接受腹腔镜结直肠切除术并遵循ERAS计划的患者进行了一项随机试验，其中41名患者从入院到出院每天嚼3次口香糖，并与41名没有嚼口香糖的患者进行比较。结果发现给予了口香糖的患者，肠胃胀气通过的时间较短（18h：34h；p=0.007），第1次排便发生较早（19h：44h；p=0.001）。

二、机械性肠梗阻

结直肠手术后机械性肠梗阻多数是小肠梗阻（small bowel obstruction，SBO），最主要的原因是肠粘连、肿瘤复发、腹内疝、肠扭转等。腹膜粘连是32%的急性肠梗阻和65%~75%的小肠梗阻的原因。粘连是腹腔手术最常见的并发症，也是机体的生理反应。据估计，93%~100%的上腹部剖腹术后和67%~93%的下腹部剖腹术后会出现腹膜粘连。幸运的是，这些患者很少会出现临床症状，而且绝大多数患者不会因为粘连并发症而需要外科干预。

结直肠手术后早期（2周之内）发生粘连性SBO多数为术后早期炎性肠梗阻，其为功能性肠梗阻，非机械性肠梗阻，经保守治疗可能痊愈。本节所述的主要是粘连所致的机械性肠梗阻。

1.临床表现

小肠梗阻的主要临床表现主要包括阵发性腹部绞痛、腹胀、恶心、呕吐和肛门停止排气排便。由于梗阻部位的程度不同，这些症状可以表现出不同的组合。高位小肠梗阻可主要表现为恶心和呕吐，无腹胀或肛门停止排便排气；而低位小肠梗阻或结肠梗阻，腹胀和疼痛可能是最突出的表现，随着病情的延续亦可出现呕吐。患者体温升高要警惕肠壁缺血、腹腔感染的可能。体格检查可见腹胀、全腹或局部膨隆，并可见胃肠型和蠕动波存在。单纯性肠梗阻腹部可无压痛，腹肌柔软；如果梗阻严重，发生或即将出现肠绞窄，可表现为腹部压痛明显、并有反跳痛存在，腹痛时可触及蠕动的肠管。听诊有高调肠鸣音或气过水声。

大约10%的结直肠手术会导致术后SBO。术后发生粘连性肠梗阻的风险因素包括：男性、急诊手术、手术时间较长、开放性手术和失功能性回肠造口术等。粘连性SBO反复发生可能与结肠癌术后生存率降低相关，有研究认为，65%的结直肠手术患者5年内再次住院和死亡的原因与SBO有关。

粘连性SBO可表现为完全性梗阻或是不完全性梗阻，多数患者经保守治疗可以缓解，但如处理不当或不能缓解，最终导致肠绞窄。肠绞窄若不及时治疗，会迅速导致致命性腹膜炎，危及生命。

2.SBO的诊断

依据患者临床症状和体征容易做出诊断，但在SBO诊断明确后，要进一步明确以下3点，即有无绞窄、梗阻的原因和是否需要手术。最关键的是对即将发生或实际发生的肠缺血进行判断，这是腹部手术中最困难的问题之一，没有简单可靠的方法可以确保诊断的准确性。尽管近百年来医学取得了许多进步，但仍无法替代由经验丰富的外科医生进行的反复临床检查，以确定是否存在即将发生或实际发生的绞窄。腹痛严重或进行性加重，疼痛由阵发性转为持续性，腹部压痛、反跳痛等可能是肠绞窄的症状和体征表现。然而，大多数患者的体征不太明显，在这些情况下，准确诊断和评估剖腹手术的必要性可能是腹部手术最具挑战性的方面之一。

腹部平片可能有助于SBO的临床诊断，一般来说，直立的腹部X光片可以通过显示膈下的游离腹腔气体和腹部的气液平面而提供诊断信息。但是，正常的腹部平片并不排除SBO，小肠袢的急性扭转导致"闭合性肠梗阻"，其腹部平片可能表现为无典型肠梗阻迹象。严重疼痛特别是与临床表现不成比例的疼痛以及腹部疤痕的存在，应提醒临床医生注意可能的闭合性梗阻。水溶性造影剂泛影葡胺可以用于区分完全性和部分性梗阻，或确定梗阻部位。

计算机断层扫描（CT）在识别粘连性SBO中的绞窄方面具有高度特异性，可识别肠壁强化减少、腹水和肠系膜充血征象。另外，CT也能够判断发生SBO的其他可能原因，如腹内肿瘤和腹壁疝等。

在单纯性SBO中，外周血白细胞计数可能正常或略有升高，如>15 000或<4000，应提醒临床医生肠缺血的可能性。白细胞计数>18 000，则应该考虑已经发生肠缺血。另外还要进行血液生化学的检查，评估患者肝肾功能及水电解质失衡状况。

3.SBO治疗

全面评估SBO病情非常重要，首先纠正已经存在的水电解质和酸碱平衡紊乱。如判断已经发生或即将发生肠绞窄，或是完全性闭袢性梗阻，则必须及早手术干预；如是单纯性肠梗阻、不完全性肠梗阻则可以先行积极地保守治疗，依据病情发展情况，确定下一步治疗方案。

保守治疗方案包括鼻胃管减压、静脉输液、抗生素应用、减少胃肠道分泌等。要在充分评估病情的基础上谨慎使用镇痛剂，以避免掩盖病情，影响正确判断。大多数患者接受保守治疗，但在保守治疗过程中要严密监测病情变化，根据临床检查，决定是否需要手术和是否需要急诊手术。

当保守治疗不能解除梗阻时，可转为手术治疗。但对于从保守治疗转为手术干预的实际时间没有绝对标准，决定手术干预的依据主要是根据患者的病情，包括症状、体征、实验室检查、辅助检查以及病情发展趋势等。CT扫描和体格检查考虑为结直肠术后小肠疝或疑似发生扭转者，需要及时手术干预。对于梗阻症状反复发作和多次保守治疗（包括肠外营养支持）的患者，应考虑手术处理。

手术方式需要根据术中探查情况确定，包括肠粘连松解、肠切除吻合，甚至是肠造口/短路等。建议在手术前进行详细的病史询问和仔细的临床检查基础上，由有经验的腹腔镜外科医生对粘连性

SBO的患者进行腹腔镜检查，相对简单的粘连在腹腔镜下治疗是非常有益的。但对腹腔镜下手术操作较困难的需要及时中转开腹进行。

4.预防

由于大多数SBO是由术后粘连引起的，因此减少术后粘连的机制将对降低其发生率有积极的意义。目前研究认为，腹腔镜技术可能会降低术后粘连的发生率，建议对于适合腹腔镜的结直肠手术操作要积极推广应用腹腔镜；ERAS理念对于减少术后肠粘连，促进术后胃肠功能快速康复亦有积极的作用。文献报道，一种由透明质酸组成的产品羧甲基纤维素（Seprafilm®），可降低术后粘连形成的发生率；但是，当该膜与吻合口直接接触时，可能与吻合口瘘发生率显著增加有关，而且，使用本产品尚未显示可降低肠梗阻再手术的风险。

（张家墉，高峰）

第三节　吻合口漏

吻合口瘘是结肠手术后的严重并发症之一，具有较高的发生率和死亡率，文献报道其发生率从1.8%~19.2%不等，与手术部位、手术方式及潜在的危险因素相关，亦与吻合口瘘的诊断标准和确认方法相关。根据吻合口的解剖位置，结直肠瘘发生率有所不同，远端结直肠、结肠肛门和回肠肛门瘘发生率在1%~20%，结肠瘘发生率在0%~2%，回肠结肠瘘发生率在0.02%~4%。

发生吻合口瘘可能的危险因素包括男性、高龄、低吻合口、恶性疾病、美国麻醉师协会（ASA）评分高、手术时间长、急诊手术、术前放疗和围手术期失血或输血等。吻合口瘘患者的死亡率显著增加，有文献报道，渗漏组30d死亡率为5%，无渗漏组为0.6%（P=0.015）；同样，90d死亡率较高，分别为8.3%和2%（p=0.004）。结肠术后吻合口瘘可分为早期和晚期，不同时间点的瘘有不同的病因、病理和结果。吻合口瘘的处理应视严重程度和位置而异。

一、临床表现和诊断

术后4~7d术吻合口漏发生的危险窗口期，如患者在体温正常后又出现发热、腹痛、腹胀就要警惕有无肠瘘的发生。术后3d内病人会出现吸收热，一般为37.5℃~38℃，3d之后会自行消退。如果是在体温正常后再次出现的发热，并且高于38℃，无其他感染（伤口、肺、尿路）的证据，则应引起注意。尤其是对年老体弱，应激反应差的病人，应该格外细心观察。出现上述症状后要进行仔细的腹部查体，发生吻合口渗漏后如引流不畅可出现局限性或弥漫性腹膜炎、不完全性肠梗阻体征，表现为腹肌紧张、压痛、反跳痛，肠鸣音减弱或消失等。实验室检查可表现为外周血白细胞总数和中性粒细胞百分比、C反应蛋白、降钙素原和白介素-6等升高。吻合口旁引流管引流量增多且出现含有肠内容物，伴引流袋有较多气体逸出则基本可以确认肠瘘的发生。

二、辅助检查

结直肠手术后吻合口瘘诊断的平均时间为 8.8d（2~42d）。腹部 B 超可诊断腹盆腔或吻合口周围有无积液，对吻合口瘘的评估有一定参考价值。B 超引导下腹腔积液穿刺如有肠液引出即可证实瘘。腹部平片可观察有无膈下游离气体和肠管气液平面。CT 扫描是最常见的诊断方法，可以判断瘘口大小，观察肠管有无水肿、积液、梗阻等。但是 CT 判断的假阴性率可达 25%，所以 CT 扫描阴性不能作为排除性指标；而且 CT 确认瘘的平均时间也较晚，大约是 8.5d。经引流管造影是最可靠的诊断方法，可以发现瘘口部位、大小，以及瘘口与引流管的位置关系，但在吻合口瘘的早期由于感染可能局限、瘘道亦尚未形成，逆行造影有导致感染扩散之虞。有文献报道，如果有肠瘘的迹象并有剖腹探查指征，建议及时进行腹部探查，明确诊断并及时处理；与其他诊断方法相比，剖腹探查确认吻合口瘘的时间较早、住院时间较短，死亡率较低。低位直肠癌根治术后发生吻合口瘘可从直肠指检中探到瘘口。肠镜检查可发现瘘口，但一般不建议用肠镜去诊断吻合口瘘。实验室检查可能对早期诊断有参考价值，如白细胞计数、C 反应蛋白、降钙素原和白介素-6 等在瘘发生的早期即开始升高，如术后患者上述实验室指标持续升高，则提示有感染存在，这里要特别警惕有无吻合口瘘的发生。

三、病情评估

目前还没有对胃肠吻合口瘘统一的分类、分级标准，多数参考 2010 年国际直肠癌研究小组（ISREC）按照吻合口瘘的大小和临床表现将其分为 3 级。A 级：亚临床吻合口瘘，无临床症状，引流管中可见浆液性液体或者浑浊、带粪渣样的引流液，影像学表现为局限的小吻合口瘘，无需特别处理。B 级：表现为腹痛，可伴有发热；脓性或者粪渣样引流物从引流管流出，白细胞及 C-反应蛋白等炎性指标升高，影像学表现为吻合口瘘并可伴随周围脓肿等病变，可以行保守治疗；抗生素和经皮引流是最常见的非手术干预措施，无需再行开腹手术。C 级：表现为腹膜炎、脓毒症、脓性或者粪渣样引流物从引流管流出，白细胞及 C-反应蛋白等炎性指标升高，影像学表现为吻合口瘘并可伴腹膜炎等广泛性病变，需二次开腹手术治疗的吻合口瘘。这种分级方法看似简单，但不易把握，不同医师掌控的偏倚较大。

四、原因

与患者有关的因素、围手术期因素，以及医疗技术因素等都与吻合口瘘有密切关系，被认为是吻合口瘘的风险因素。许多学者试图编制列线图来预测发生吻合口瘘的风险，尽管这些分数很重要，但它们在临床实践中并不经常使用。不同患者，以及不同疾病、不同手术方式发生吻合口瘘的原因可能不同，但较普遍的相关因素如下。

1.营养不良

在中国，大部分结直肠癌病人被确诊的时间较晚，在入院时即属于中晚期，往往伴有明显的体重下降，从而导致病人出现不同程度的贫血、低蛋白血症，尤其是右半结肠癌的病人。营养不良（血红蛋白≤100g/L 或白蛋白≤30g/L）是结肠癌患者围手术期预后不良的独立危险因素，营养不良的病人全身代谢处于负氮平衡状态，常伴有机体免疫功能、抗感染能力下降、机体组织愈合能力下降等，这些都将导致发生吻合口漏的风险增加。营养不良将影响胶原合成或成纤维细胞增殖而损害吻合口愈合。中华医学会肠外肠内营养学分会大样本营养筛查结果显示，NRS2002评分法能客观快速地反映营养风险，评估患者肠吻合口瘘、切口感染及尿路感染等并发症发生的风险，适用于99%以上的住院患者。正确评估患者的营养风险，依据营养风险筛查结果进行有针对性的营养支持是围手术期重要的术前准备内容，可以有效改善营养状态，降低吻合口瘘的发生率。

2.血供障碍

保证肠管的充足血供，尤其是吻合口近远侧端肠管血供，是预防吻合口瘘的关键之一。在离断血管、清扫区域淋巴结时，应避免不必要的血管结扎。在裁剪系膜时，注意保护好血管弓，避免热灼伤血管壁，从而造成血运阻断的结果，尤其是动脉血管。在完成肠管切除之后，应仔细观察判断肠管的血运情况，包括观察末梢血管搏动、肠壁颜色、肠管收缩蠕动等，确定血供充足无疑时再进行吻合。如果有条件，可以术中应用吲哚菁绿荧光示踪的技术，不但可以显示区域淋巴结，特别是可以观察局部的血运状态。如果出现了血运不佳，尤其是肠管末端需要吻合部分的血供不佳，应果断重新追加切除血供不佳的肠段，必要时要果断改变手术方案，切不可抱侥幸心理。对于近端肠管可以通过切除部分肠管恢复血运，对于远端肠管缺血，尤其是低位、超低位的直肠癌患者，在裸化肠壁时，造成肠管损伤和血运不良，再次裁剪会比较困难；或者远侧血供应不易判断时，建议改行Hartmann手术或近侧转流性造口术。

3.吻合口张力

吻合口存在张力是导致吻合口瘘的另一危险因素。如果吻合口存在张力，术后可造成吻合口撕裂，导致渗漏发生。在肿瘤切除时应按照规范切除足够的肠段，以保证手术治疗效果，也要避免过多的肠管切除，以保证重建时有足够的肠管完成吻合，且不形成张力。这一点在行左半结肠切除，特别是低位和超低位直肠癌切除时尤为重要；必要时可松解近远侧肠管及其系膜，以降低吻合口张力。

4.肿瘤因素

肿瘤位置、体积及分期。结直肠肿瘤的位置、体积和分期对吻合口瘘的影响主要是与直肠肿瘤相关，一般认为肿瘤位置越低、体积越大、分期越晚等，直肠前切除术后吻合口瘘的发生率越高，详细内容见第五章第三节。

肿瘤性肠梗阻。T4肿瘤往往在术前即可出现不完全性肠梗阻，从而促使近侧肠管扩张、肠壁水肿、肥厚、低蛋白血症，吻合口近远侧肠管口径、肠壁厚度差异较大，近侧肠壁血供下降导致愈合能力下降，从而使得吻合口瘘的风险增加。如果病情允许，应该先采用灌肠、缓泻、无渣饮食等方法，排出粪便，解除梗阻，并行必要的营养支持，待到肠壁水肿消除，再行手术，可以提高手术安全性。对于梗阻明显的患者，二期吻合也是一种合理的选择。

肿瘤致肠穿孔。肿瘤侵犯导致结肠破裂穿孔，往往以急腹症的形式入院，病情危急，肿瘤临床分期较晚，术前准备受限。肿瘤性穿孔往往是发生在梗阻的基础之上，且合并有腹腔污染，此时行一期切除吻合口瘘的风险较高。文献报道，急诊手术较择期手术吻合口瘘发生的概率较高，主要原因可能与没有进行充分的肠道准备，部分患者合并有肠梗阻，甚至是肠穿孔等相关。对待这种病情，可以选择行根治性切除吻合，加近侧转流性造口；根治性切除，加近侧造口、二期吻合；姑息性切除吻合，加近端肠造瘘等。如果短时间内不能完成肿瘤切除或病人一般情况较差，也可仅做近端肠管造瘘，彻底清理腹腔后，放置可靠有效的腹腔引流，切不可不顾病人病情做过多无益的操作。

5.个体原因

病人因素。综合相关文献荟萃，BMI、年龄、营养状态、血糖增高、长期服用激素或免疫抑制剂等都是吻合口瘘发生的相关因素。$BMI \geq 25kg/m^2$的病人，在结直肠上堆积着大块的肠脂质垂，系膜肥厚使得解剖层次不易辨别，肠壁血运相对较差。术前合并有糖尿病的病人，由于全身血管病变，使得组织愈合能力和抗感染能力均明显下降。术前长期使用糖皮质激素、术前行新辅助化疗等情况，都会明显影响患者肠壁愈合能力，从而增加了吻合口瘘发生的可能性。男性患者吻合口瘘发生率高于女性，主要是指行直肠前切除术，因为男性骨盆较小，影响手术操作。对于结肠手术的影响尚缺乏相关研究报道。

手术因素。与开腹手术相比，腹腔镜手术改善了短期术后效果，对肿瘤预后没有不利影响。腹腔镜技术平台可提供更好的手术视野、减少术中失血、减少组织创伤和降低炎症反应。尽管有这些报道的优点，但腹腔镜结直肠切除术到目前为止还没有与吻合口瘘发病率的显著降低相关，大多数已发表的研究和荟萃分析报告了与开放手术相似的概率。最近一项对25 097名因结肠癌接受结肠切除术患者的回顾性分析显示，在调整了其他因素后，接受开放式或中转开腹手术的患者患吻合口瘘的可能性几乎是腹腔镜手术的两倍。但是，多数临床研究和荟萃认为两者的吻合口瘘发生率相似。

手术医师和手术量。国外文献认为，手术医师和医院规模是吻合口瘘发生的影响因素，包括操作技术与习惯、血管神经保护结果、吻合口张力、围手术期管理、对手术适应证的掌握、手术方案的选择和医院年专科手术数量等。Kayano等人分析了一组250例LAR患者学习曲线期间的AL发生率，这些患者分为5组，每组对50名患者进行评估，结果发现第5组（201~250例）的术后并发症发生率显著降低，值得注意的是，吻合口瘘随着病例的增加而减少。手术时间延长可能与渗漏有关，据报道阈值在220~300min；延长手术时间可能反映出术中的困难，尤其是在危重患者中。术中超过100ml的术中出血与吻合口瘘发生率显著增加有关（P=0.037）。此外，手术过程中与吻合有关的意外事件，如器械故障、肿瘤穿孔、因吻合口出血引起的额外手术、围手术期出血需要2个或更多单位参与手术等也与吻合口瘘显著相关。

肠道微生物群。吻合口附近的肠道菌群被认为与肠道组织相互作用，可能影响肠道愈合。一些实验研究表明，手术损伤组织释放的炎症介质可以导致腔内微生物的表型转化，使其成为病原体。这些可能通过增加胶原酶的产生和宿主金属蛋白酶-9的激活在吻合口瘘的发展中起到致病作用。最近的研究表明，在术前肠道准备中使用口服抗生素可以降低感染并发症和结直肠手术后吻合口瘘的发生率。这一发现进一步支持了肠道微生物群在吻合口完整性中的作用。在一项回顾性ACS-NSQIP数据库分析中，5291名（62.5%）患者接受了微创手术，口服抗生素制剂与微创组和开放组手术部位感染（SSI）和吻合口瘘发生率较低有关。尽管如此，关于肠道微生物群对术后吻合口并发症影响的广泛临床证据仍然缺乏。

五、治疗

对吻合口瘘的治疗要以患者的临床症状、体征和辅助检查为指导，因为一些瘘是无症状的，而部分瘘则是危及生命的外科紧急情况。另外还要综合考虑患者的辅助化疗计划、预期肠道功能、生活质量和医疗费用等。可在国际直肠癌研究小组提出结肠直肠吻合口瘘的分级系统的研判基础上进行综合治疗。

如果怀疑存在吻合口瘘，首先要评估患者的生命体征是否平稳。如果患者血流动力学不稳定，应立即进行静脉输液复苏并静脉应用广谱抗生素。复苏一段时间后，如果患者病情稳定，可以考虑进行CT扫描、B超检查、造影（如有必要）等明确瘘口部位、大小及腹腔内积液、感染情况等，以进一步指导确定治疗方案。然而，如果经短期复苏后患者血流动力学仍然不稳定或有弥漫性腹膜炎的迹象，则需要通过紧急手术探查并继续复苏。

所幸的是大多数吻合口瘘患者不会出现暴发性败血症或血流动力学不稳定；大多数患者出现的症状和体征是发热、白细胞增多、腹痛加剧和心动过速等。在这种情况下，可先考虑通过影像学检查更明确地评估是否存在渗漏。如果影像学检查显示有轻度吻合口周围炎症/轻度渗漏，或相关积液小于3cm，则可通过禁食、维持水电解质平衡、应用广谱抗生素等保守治疗，期间必须严密监测症状、体征及辅助检查，以评估是否出现游离穿孔的迹象。如果出现大于3cm的局部脓肿或多发性脓肿，则除了抗生素外，还可以进行B超引导下经皮穿刺引流。

尽管非手术治疗的选择越来越多，但手术治疗在吻合口瘘的治疗中仍然发挥着重要作用。外科治疗的目的是控制危及生命的败血症。传统的手术方法是拆除吻合口和末端结肠造口，但冲洗、放置引流管和分流回肠造口术也可能是合适的。对吻合口瘘进行外科治疗的主要目的，是通过冲洗和粪便转流来控制感染源头。非手术治疗未能改善败血症和腹膜炎的患者必须接受手术治疗。手术探查可以通过腹腔镜或开腹进行。无论是腹腔镜手术还是开腹手术，首要是明确瘘口的部位、大小和腹盆腔感染状况。如果局部感染较重、水肿明显、分离困难，强行探查吻合口可能会造成更多损伤。在这些情况下，冲洗、引流和近端分流是首选的治疗方式。如果吻合口可以安全地游离出来，则可以探查评估肠道的血供和吻合口的完整性。如瘘口为小于1cm的明显缺陷，并且周围的肠道是健康的，没有明显的炎症，可以考虑吻合口进行一期修复；如吻合口缺损较大，但肠管壁健康且无水肿，则应拆除并重建吻合口。无论是行局部修补或是重建吻合，即使新的吻合口看起来健康完整，也应强烈建议行近侧转流性造口。如果肠道组织不健康或水肿严重，则不建议进行新的吻合，可拆除吻合口，近端直接造口，远端关闭或行黏膜造口。对于结肠直肠、结肠肛门吻合口瘘的处理见第五章第三节相关内容。任何吻合口瘘治疗干预的目标都是控制和治疗败血症，腹腔冲洗、引流是结肠手术后吻合口瘘处理的重要内容，可根据腹盆腔感染情况放置单根或多根引流管。

部分新技术显现了较好的苗头，但尚需要进一步的临床验证。有几个研究小组已经研究了内镜下放置自膨胀金属支架或覆膜支架在治疗吻合口瘘中的作用，并取得了有希望的结果，但支架移位仍然是一个重要的、尚未解决的问题，目前的覆膜支架没有足够大的直径来减少支架移位。Weidenhagen及其同事报告，在34例吻合口瘘患者中，有29例使用海绵内支架成功治疗，平均治疗时间为34d，平均需要更换11次海绵。

（张家墉，高峰）

第四节　术后出血

术后出血（POB）是结直肠手术（CRS）后的严重并发症之一，在所有结直肠手术病例中，POB的发生率在1%~14%。虽然POB本身很少致命，但POB往往是一系列严重并发症的开始，包括肠梗阻和吻合口瘘，这会给患者带来痛苦，增加治疗费用，延长住院时间，甚至导致死亡。术后出血的危险因素包括患者出血与凝血机制、营养状况、虚弱程度和活动水平等，另外，也与手术操作细节、止血器材的质量、手术创伤、手术时间等有关。术后出血较严重是腹腔内出血、吻合口出血等血出血等。

一、吻合口出血

结直肠癌术后吻合口出血是术后早期严重并发症之一，临床相对少见，发生率为0.7%~5.9%，其中直肠癌术后吻合口出血相对较常见。有报道一组775例结直肠癌吻合病例中，术后发生吻合口出血17例，发生率为1.8%，其中直肠吻合口出血占11例中。吻合口出血影响患者的愈合，增加吻合口瘘的风险，严重的吻合口出血可危及患者的生命，应引起高度重视。

吻合口出血的原因较多，主要包括：①裸化待吻合肠管两切缘时脂肪垂、系膜处理不彻底。有较大直径血管进入吻合口；②肠管切缘组织厚薄不均，使用圆形吻合器吻合时组织过厚，部分压榨程度不够，缝钉不能完全形成B型钉合，未能起到压迫止血的作用，组织过薄部分压迫不紧，引起缝合部位出血；③术中肠管断端止血不彻底，吻合后形成局部血肿；④手法缝合针距过大、结扎不牢靠、线结滑脱等；⑤使用吻合器操作不当、吻合器型号不合适、吻合器质量缺陷，导致吻合肠管闭合不严密、出血；⑥吻合肠管水肿，缝合时黏膜撕裂出血；⑦吻合口周围血肿，常见盆腔血肿经吻合口破壁出血；⑧术后肛门括约肌痉挛、肠麻痹导致肛管静息压增高，或术后排便次数增多引起吻合口感染，导致吻合钉早期脱落造成出血等。

吻合口出血多发生于术后早期，通常在第1个48h内出现。如由于吻合口血肿导致吻合口破裂出血或吻合钉脱落出血，在术后7d或更长的时间内都有可能出现。吻合口出血临床表现差异较大，多数出血量较小，为隐匿性出血，患者表现为术后反复排鲜血或暗红色血便，直肠吻合口出血可伴有里急后重等直肠刺激症状。严重者表现为肛门持续排新鲜血，或由于肠管内大量积血，患者出现明显腹胀，同时伴有尿少、心率快等血容量不足，甚至是失血性休克症状，严重可导致患者死亡。

多数吻合口出血是可以预防的，预防措施包括：①术前尽量纠正患者的凝血异常；②术前做好肠道准备，对于慢性梗阻病例应延长肠道准备时间，减轻肠壁水肿；③术中尽可能清除两切缘的脂肪垂及系膜，认真止血，对于吻合不满意处要加固缝合；④把握吻合器质量，了解吻合器的正确使用方法，根据吻合肠管的条件选择使用相应型号的吻合器和闭合器；⑤从肛门置入吻合器前要充分扩肛，防止意外损伤，吻合器击发前要确认无周围组织嵌入，击发后要停顿30s再退出吻合器；⑥吻合后检查吻合口情况，注意有无血肿、吻合不全等情况，直肠吻合后常规扩肛观察有无活动性出血；⑦加强术后对腹盆腔及经肛引流管引流量及性状的观察，提高对术后吻合口出血的警惕程度，发现出血及时处理。

多数吻合口出血可以通过保守治疗愈合，因此对于结直肠手术后吻合口出血要首选非手术治疗，通过静脉应用止血药物、输液、输血等措施达到止血和维持血容量的目的。对于直肠低位吻合病例可通过局部填塞压迫止血，局部压迫止血方法较多，包括：①经腹部放置的引流管及经肛放置的引流管（一般引流管近心末端已过吻合口）中注入凝血酶或冰生理盐水100ml+去甲肾上腺素8mg，2~4h重复使用至出血停止；也有从肛门置入三腔二囊管压迫止血的报道，但有引起肠黏膜缺血坏死、吻合口瘘的可能。②经肛门填塞含有止血药物的纱布，填塞时间一般不超过24h。对于较高位的吻合口出血，DSA超选择性动脉栓塞是一种可选择的治疗方法，既能明确出血部位，同时可以达到止血的目的，但也有导致肠管坏死的可能。③对于非手术治疗无效的患者，可经内镜下止血，主要包括内镜下喷洒止血药物、电凝或微波止血、止血夹止血等，内镜下止血对于低位吻合口出血相对直观、操作方便，可以有效地用于术后早期控制吻合口出血；但对于高位吻合口出血或出血量大、视野不清楚者，操作比较困难，容易导致吻合口破裂，增加吻合口瘘的风险。④对于局部止血困难、活动性出血量较大的患者，应在维持血循环稳定的基础上及时采取手术治疗。较低位（吻合口距肛缘小于7cm）直肠吻合口出血，也应在麻醉条件下充分扩肛，可经肛门直视下缝合止血。对于结肠或较高位的直肠吻合口出血，如保守治疗不能彻底止血，或循环不稳定的患者应及时开腹探查止血，必要时需重建吻合口或行转流手术。

二、腹腔和会阴出血

结直肠癌手术后发生腹腔和会阴部出血在临床并非少见，出血多发生在术后24h内，对腹腔出血的诊断与处理正确与否直接影响预后，严重出血可危及患者的生命，应引起外科医生的高度重视。

引起腹腔及会阴出血的原因较多，主要包括：①创面渗血问题：在手术过程中腹腔、盆腔创面会有"适量的渗血"，一般出血量不大，大部分会自行停止。部分病例由于创面较大、术中止血不彻底或者凝血功能障碍，可发生出血；手术探查时可发现创面的广泛渗血，无明确的活动性出血，主要是由于术中小静脉因渗血暂时停止而被遗漏结扎，亦可因电凝止血后组织坏死、栓塞物脱落后重新开放出血所致；另外，手术创面局部纤维蛋白溶酶原被激活可致纤维蛋白溶解，可导致创面出血不止。②血管结扎问题：结扎线过松、过紧、大块结扎或结扎线脱落等都会导致继发出血；③凝血功能问题：手术失血量大，引起凝血物质及血小板减少；大量输血可使血小板减少引起凝血障碍；同时手术创伤、休克、败血症、中毒和结直肠恶性肿瘤等多种因素都可引起DIC或纤维蛋白溶解而导致出血。

结直肠癌术后腹腔和会阴出血早期可给予止血扩容等治疗，当保守治疗不能控制出血时，应果断采取再次手术。目前实行的麻醉苏醒手术室留观（1~2h），手术组可以充分利用这段时间观察有无术后腹腔和会阴活动性出血；可以避免再次重返手术室。重返手术室止血常使手术医生感到尴尬，而且过量输血、补液可能加重出血，犹豫侥幸则可能会失去治疗的机会。再次手术探查的指征：①腹腔引流管血性引流量大于150ml/h，且持续4h以上无减少趋势，应用止血药物无效。②经积极给予输血、输液和止血等治疗后，血压不能维持，血红蛋白值持续下降者。③高度怀疑活动性出血者。

处理宜简单有效，腹腔出血需再次剖腹探查，仔细检查腹腔内的可疑出血点，活动性出血需重新结扎或缝扎。对于弥漫性出血创面需缝扎出血创面，给予电刀烧灼各可疑出血点，或使用止血材料压迫、喷涂止血。会阴部出血常不易发现具体出血部位，应重点检查腹膜反折以下、前列腺床、两侧侧韧带、肛提肌以及皮下组织。对于局限于会阴部的出血，可考虑打开会阴伤口，细致寻找出血点并妥善止血；如果出血呈弥漫性，找不到明确出血点时，局部应予填塞物压迫止血，效果较好；必要时也需行开腹，行腹会阴联合止血。

（高峰，张妍生）

第五节　手术部位感染

一、概述

有资料记载的人们对伤口感染的认识已经有4000多年的历史，随着时间的推移，医学理论和医疗技术有了巨大进步，但是手术部位感染的问题仍然存在，而且很难解决。手术部位感染（surgical site infection，SSI）是最常见的医院获得性感染（21.6%），也是手术后最常见的并发症。据报道结直肠手术的SSI发生率高达20%，SSI包括累及皮肤和皮下组织的浅表感染、累及筋膜和肌肉的深部感染和手术部位附近的器官或体腔感染，感染时间一般发生在术后30d内，如果有异物植入，感染可发生在术后1年内。

（一）SSI 的原因

发生 SSI 的危险因素可分为机体自身因素和手术处置相关因素，患者自身的原因包括年龄、营养状况、免疫功能、肥胖、合并糖尿病、并存的感染性疾病、对抗生素耐药、术前住院时间较长等；外科处置相关因素涉及围手术期处理的全过程，包括术前术区皮肤准备、结直肠手术前肠道准备、围手术期抗生素应用、术中无菌原则的执行、手术损伤（如组织坏死、死腔形成）、异物植入、引流物的放置，以及手术环境等。

内源性病原体是 SSI 的主要感染源，这些病原体通常存在于正常机体的皮肤、内脏器官，特别是空腔脏器（如肠道细菌），多为机会致病菌，常见的有金黄色葡萄球菌、肠球菌、铜绿假单胞菌、大肠杆菌、链球菌、肠杆菌属、变形杆菌、肺炎克雷伯菌、沙雷菌属等。由于抗生素的广泛应用，近年来，金黄色葡萄球菌已成为 SSI 最常见的病因，几乎一半的病例是由耐甲氧西林金黄色葡萄球菌（MRSA）菌株引起的。

（二）SSI 的预防

外科并发症重在预防，结直肠外科手术后 SSI 的预防要在对其发生发展有深刻认识的基础上，重视围手术期各个环节的处理。

1.术前阶段

术前处理包括在全面评估的前提下进行营养支持、免疫功能调节、体重控制、肠道准备等。

2.营养支持

营养不良是指由于营养素吸收不良或热量供应不足而导致的身体成分发生变化，身心功能受损的状况，是结直肠外科，特别是结直肠肿瘤手术中常见的问题，对患者的病情和手术结果有负面影响。临床研究发现，营养不良在所有消化道手术中，对结直肠手术患者 SSI 的影响最大。术前对患者进行营养状况筛查，如存在营养风险，则要通过肠内和肠外科途径给予纠正，而且在纠正营养不良的过程中要注意营养要素的平衡支持，使其达到正氮平衡状态。有利于降低 SSI 和其他并发症的发生。

3.肠道准备

结直肠外科手术前是否行肠道准备是个具有争议的问题，曾有部分临床共识建议术前不需要进行肠道准备，但这种建议在临床实践过程中执行的并不广泛。问卷调查发现，尽管多数结直肠外科医师知道此共识推荐，但是术前进行肠道准备的医师比例仍占 70%~80%。近年来的研究证明，对拟施行结直肠切除术的患者，机械性肠道准备（MBP）和预防性口服抗菌药物有预防 SSI 的作用。临床随机和观察性试验数据表明，口服抗生素预防联合 MBP 在降低各种 SSI、吻合口瘘、术后肠梗阻、再入院和死亡风险方面都起着重要作用。

4.控制体重

肥胖（BMI>30）在许多方面影响伤口愈合、增加 SSI 的发生率。肥胖个体的皮下血管床不足，不能提供足够的氧气供应；而且皮下组织更难获得足够的围手术期预防抗生素浓度，需要更高的药物剂量才能获得与非肥胖患者相同的血清浓度。大宗临床病例研究发现，结直肠手术后SSI的发生率随着BMI分级从超重（11.1%）到3种肥胖分级（Ⅰ：12.8%，Ⅱ：15.9%，Ⅲ：18.3%，p<0.001）逐渐增加，正常体重患者SSI的发生率最低（9.5%，p<0.001）。术前综合措施加强患者体重管理使其BMI更接近正常对降低SSI发生率有一定预防作用。

5.免疫抑制剂

部分患者由于并存疾病正在使用或长期使用免疫抑制剂，免疫抑制疗法会损害伤口愈合并增加感染风险，但是，停止免疫抑制可导致原发性疾病的恶化。对于这部分患者要重视多学科联合诊疗，综合评估与停止治疗相关的风险。如果有可能，建议尽可能在围手术期停止免疫抑制治疗或是降低免疫抑制剂的使用剂量。

6.手术过程

手术过程中预防SSI至关重要，严格执行无菌原则并要保持患者机体内环境的稳定。具体环节包括手术室环境的"干净"、物品的消毒灭菌、医生护士的手消毒、患者的体温保持、水电解质平衡、术中严格无菌操作、减少失血、尽量缩短手术时间、手术开始前预防性使用抗生素并于术中或术后追加使用等。术中低体温可能增加切口感染的发生率。

7.术后管理

术后预防SSI首先要细致伤口管理和监测深部感染。

二、腹部切口感染

腹部切口感染是结直肠癌手术后常见的并发症，据统计，结直肠手术的切口感染发生率为3.0%~25.0%。虽然切口感染很少危及生命，但可使切口延迟愈合、切口裂开，甚至引起全身性感染，增加患者的痛苦，延长住院天数。病原微生物污染及机体的易感性是发生切口感染的两个必要条件。在结直肠癌手术中，由于末端回肠、结肠和直肠存在高浓度革兰阴性菌（主要是大肠杆菌和肠链球菌）和厌氧菌（主要是脆弱类杆菌）；所以，结肠和直肠手术的性质决定了所有患者的切口都或多或少被污染；如果患者再合并有易感因素就会导致切口感染的发生。引起切口感染的主要原因除了上述易感因素外，要特别注意术中对切口的保护，尤其是急诊手术、肠造口部位的选择等。

针对上述引起切口感染的主要原因，切口感染的预防及治疗主要包括积极治疗原发病、提高手术操作技巧、减少切口被污染的机会、通过局部严格止血、清除坏死组织、大量生理盐水冲洗、细致的切口护理、合理应用抗生素等，可减少切口感染的机会，必要时可于皮下放置引流装置等。文献报道，"O"形切口保护圈对降低结直肠手术后切口感染有明显的保护作用。

当伤口炎症范围超过5cm或出现全身炎症症状时，建议使用抗生素。选择抗生素应依据当地流行病学情况、伤口细菌培养结果和治疗效果等决定。对于有炎性渗出或出现化脓性感染的伤口要及时打开并排出脓液，深部组织感染需要整个区域的引流，而浅部感染只需要部分引流。如果出现组织坏死，应移除缝线或缝合钉进行引流，或进行组织清创。对于复杂的深部感染和不愈合的伤口，应在彻底清创和使用敏感抗生素的同时，考虑负压治疗。负压通过促进血管生成而促进伤口的血液供应，并增加肉芽肿组织的形成率。

三、腹腔感染

结直肠手术的腹腔感染经常是由结直肠梗阻穿孔、手术创伤或术后并发症等原因引起，造成腹腔广泛炎症或局部脓肿。主要有以下特点：①大部分感染是由几种细菌引起的，或开始是一种细菌感染，以后发展为几种细菌的混合感染。②大多有明显的局部症状和体征。③多表现为弥漫性腹膜炎或多发腹腔脓肿与盆腔脓肿。④常需手术引流或穿刺引流等治疗。严重的腹腔感染由于细菌内毒素激活了体内的网状内皮系统引起过多细胞因子的释放，从而导致全身炎症反应综合征（SIRS）的发生，严重时可造成脓毒性休克、多器官功能障碍（MODS）等而危及患者生命。

结直肠手术引起腹腔感染的原因主要包括：①结直肠梗阻可造成肠黏膜屏障功能受损、肠道细菌易位和内毒素血症，触发机体过度的炎症反应与器官损害。②结直肠穿孔引起局限性腹腔脓肿或弥漫性腹膜炎。③手术创伤导致腹腔积血积液，引流不畅引起继发感染。④肠道吻合口瘘导致腹腔感染。

结直肠术前的腹腔感染诊断相对容易，临床症状和体征表现为发烧、腹痛、腹部压痛反跳痛、心动过速和/或呼吸急促；实验室检查可有标记外周血白细胞增多，血清C反应蛋白和降钙素原升高。腹腔引流管内有肠内容物引出可明确诊断肠瘘。如果发生低血压和低灌注的表现，如少尿、急性精神状态改变和乳酸中毒，则提示出现休克和酸碱平衡紊乱，甚至预示发生器官功能衰竭。但术后出现的腹腔感染由于受手术的影响，腹部症状不明显，尤其是某些部位深部的局限性感染，缺乏早期定位体征，诊断有时较为困难，需要借助影像学的检查手段确诊。超声检查对腹腔脓肿诊断是一种方便、高效的诊断手段，但CT具有更高的敏感性和特异性。对可疑深部感染还可在CT指导下进行诊断性穿刺。穿刺如抽得脓液不仅可明确诊断，还可进行细菌培养，有助于明确病原菌的种类和选择合适的抗菌药物。

腹腔感染的诊治原则是及早期诊断、控制感染源、适当的抗菌治疗，以及对危重患者迅速实现循环稳定、保护器官功能等。

腹腔感染多是由革兰阴性和革兰阳性需氧菌和厌氧菌所引起的多种细菌混合感染，致病菌中占主要地位的是大肠杆菌和厌氧类杆菌属，因此抗生素的抗菌谱要能够覆盖腹腔感染最常见的病原菌，同时掌握恰当的用药时机和用药剂量，首先强调高效广谱、足量的抗生素联合使用，特别是与抗厌氧菌感染药物联合用药的原则。如需要长期使用抗生素，则尽可能根据细菌培养和药物敏感试验结果合理地调整选用有针对性的抗生素，以避免或减少二重感染的发生。

腹腔感染形成局限性脓肿或者局限性吻合口瘘，可根据感染的部位及程度选用在超声或CT引导下行穿刺抽脓、穿刺置管引流或冲洗脓腔，为达充分引流目的，应建立有效的引流通道，引流管的放置应尽可能顺应解剖生理的要求，引流距离要短而直接，避免引流管扭曲、受压，同时要避免引流管周围组织的损伤，引流管勿直接压迫肠管。随着各种导管和置入技术的发展，对于单腔脓肿有很高的治愈率，对于多室脓肿，经反复多部位穿刺治愈率也可达65%~90%。

对于范围广泛的腹腔感染、脓肿穿刺引流效果不佳，症状加重的患者则需再次行剖腹手术。通过手术去除感染源、清除坏死组织及脓液、充分引流。去除感染源要遵循简单有效的原则，对结直肠癌的穿孔或术后吻合口漏，可采取病变部位切除或修补，病变近端肠管可行单腔造口，确保无粪便进入修补区域。对坏死组织的清创应适当，要严格遵守"损伤控制"的原则，避免过度清创导致腹腔污染的面积进一步扩大而引起细菌与毒素大量吸收入血，损害呼吸与循环功能。在术中还要进行广泛的腹腔冲洗，放置双腔引流管以便于术后进行持续的负压冲洗引流。

（张妍生，高峰）

第六节　手术副损伤

一、医源性输尿管损伤

医源性输尿管损伤（iatrogenic ureteral injury，IUI）是一种严重的并发症，可发生在所有腹部或盆腔手术中，由于结肠和直肠解剖上与泌尿系器官接近，使IUI成为复杂性结直肠手术过程中的易发状况之一，其在妇科手术中更为常见。文献报道IUI的发生率为0.3%~1.5%，其中5%~15%的是由结直肠手术引起的。一项回顾性研究发现，在美国接受结直肠手术的患者中，输尿管损伤的总发生率为0.28%，其中，直肠癌患者的输尿管损伤率最高（7.1/1000），其次是克罗恩病和憩室病（各2.9/1000）。在所有IUI中，下段输尿管损伤占91%、中段占7%、上段损伤占2%。IUI的数量在过去20年中显著降低，部分原因可能是腹腔镜的引入和外科手术技术的提高。

根据损伤机制，输尿管损伤的症状可能是急性的（显性），也可能是隐匿的（延迟显现）。早期识别和立即修复输尿管损伤可得到理想的结果，如IUI在手术过程中未被及时发现和处理，则可能需要行临时分流性肾造口术和二次手术，严重者可能导致肾功能丧失。

发生IUI的危险因素：研究发现，Ⅲ或Ⅳ期肿瘤、营养不良、使用类固醇以及在教学医院进行手术的患者发生IUI的机会明显较高。左侧输尿管受损伤的风险最高，与左侧输尿管靠近肠系膜下动脉（IMA）、左结肠动脉、降结肠和乙状结肠相邻有关。输尿管损伤往往发生在腹主动脉的IMA起点、骨盆边缘的外侧以及直肠外侧韧带之间。右侧输尿管与盲肠、阑尾和回肠末端相邻，在游离回盲部，特别是回盲部肿瘤T分期较晚的情况下容易造成损伤。腹腔镜或机器人辅助结直肠手术对输尿管损伤的概率是否较传统开放手术更高尚无定论。但是，开放手术的潜在优势之一是不仅能够利用视觉，而且能够利用触觉反馈来帮助确定输尿管位置。

诊断：在发生输尿管损伤的情况下，术中发现可以立即进行修复，避免再次手术。对暴露的输尿管整体进行可视化检查，可以发现损伤或损害的证据。可疑损伤不能确定时，静脉注射或经术前放置的输尿管导管注入美蓝或靛蓝、胭脂红有助于判断，蓝色染料漏出表明损伤。在有条件的手术室，可以进行术中静脉肾盂造影检查。但是部分潜在的未显现的泄漏，如热损伤引起的泄漏，不能被排除。如输尿管损伤在术中未被发现，通常以延迟方式出现，术后可出现腹痛、发热、腹腔积液、引流管尿液引出，导管尿液量少或无尿等。由于腹膜对肌酐的快速吸收，故血清肌酐水平可能升高；如果肌酐水平显著升高，则应高度怀疑输尿管损伤。静脉肾盂造影和盆腔计算机断层扫描（CT）延迟成像可用于辅助诊断。

（一）IUI的预防

输尿管位于腹膜后，多数可透过壁腹膜显示，通常可通过其表面的蛇形血管和对输尿管自身的刺激引起蠕动来识别。由于左侧输尿管接近IMA，因此在结扎IMA前识别并保护左输尿管至关重要，避免损伤的一个重要措施是保持在Toldt间隙平面进行游离；肥胖患者的输尿管比预期更偏中线位置走行，分离时亦要更加注意。夹持输尿管组织时要避免钝性挫伤，导致输尿管迟发性缺血坏死；使用电刀或超声刀等分离组织时要尽量远离输尿管避免灼伤导致迟发性坏死穿孔。在某些情况下，特别是在再次手术、肿瘤局部侵袭性、炎症或粘连较重的情况下，很难明确识别输尿管时，建议从病灶的近远侧正常部位开始识别输尿管，最后分离粘连或受侵的输尿管。术前影像学检查发现的肾积水/输尿管积水应提醒存在梗阻；如预判可能需要对受累的输尿管段进行整体切除，术前应为可能的输尿管重建做好准备；许多外科医生和妇科医生都认为预防性输尿管插管可以减少IUI的发生，输尿管导管有助于术中识别输尿管，从而避免损伤。

（二）IUI的治疗

术中发现输尿管受损伤，可立即在同一手术中进行修复，避免损害的进一步延续、加重。依据损伤的性质（完全横断、断流、热损伤等）制订处理方案。小范围挫伤、热损伤，通常可通过放置输尿管支架（"双J支架"）来处理，以防止水肿和狭窄；支架一般放置4~6周，拔出支架前应进行成像造影检查，以排除输尿管狭窄或持续渗漏。更严重的输尿管挫伤、热损伤或被横断，则可能需要切除受影响的部分输尿管并立即进行重建。输尿管损伤修复的一般原则包括无张力的吻合、在支架上修复以避免狭窄，以及修复后放置引流管等；引流管放置有助于早期诊断术后渗漏。修复的关键步骤包括将输尿管边缘清创至健康组织、无张力吻合，以及使用可吸收缝线防止将来结石的形成。肾脏移位并固定在腰大肌肌腱上，可使输尿管可用长度增加4cm左右，有利于降低吻合口张力。如输尿管远侧受损，直接吻合较困难时，也可行输尿管膀胱再植术。

如术后发现IUI，首先要控制感染，纠正水电解质平衡紊乱，然后可以依据病情进行经皮腹腔积液引流，引导放置输尿管支架、经皮肾造瘘管的近端分流，或如前所述的直接修复等。如需要再次手术尽量在2周之内进行，超过2周的修复手术可能会非常困难。采用临时近端分流延迟修复也可能是明智的选择。对于发生IUI，并行各种修复术后的患者通常应在支架取出后随访3个月，以监测输尿管狭窄的发展情况。

二、医源性血管损伤

事实上，出血是外科手术最常见的术中并发症，占整个术中并发症的3%~7%；相对而言，结直肠手术中大血管损伤还是比较少见，但一旦发生会导致严重的后果，尤其是涉及下腔静脉、门静脉、肠系膜上动静脉或髂动静脉时。根治性癌切除术和广泛淋巴结切除术时将增加医源性血管损伤的可能。腹部手术中的医源性血管损伤多发生在接受肿瘤手术的患者中，通常是在解剖和识别组织平面存在技术困难时；而且止血操作不当可使损伤加重，比如为试图控制出血而视野不清、心情浮躁的情况下强行钳夹血管，特别是对静脉血管损伤的处理方面。据估计，腹腔镜结直肠手术大血管损伤的发生率约为0.02%。血管损伤可能发生在手术过程的所有步骤中，包括穿刺器置入、血管结扎、结直肠游离和骨盆解剖等。

（一）穿刺出血

腹壁戳卡置入的时候，是腹腔镜手术出血的风险阶段。Molloy等人报道，在第1个戳卡进入时，主要血管损伤的概率为0.04%；最常见的较严重的血管损伤为刺伤腹主动脉（25%）、髂总动脉（21%）和下腔静脉（11%）等。轻微血管损伤包括大网膜、肠系膜和腹壁下动脉的血管撕裂。如果发现以下情况，应怀疑套管针血管损伤：①气腹针头内血液回流，表明血管损伤严重；②腹腔镜进入时腹腔有新鲜血液；③排气侧孔漏血；④大网膜出血；⑤扩张性腹膜后血肿。

预防穿刺血管损伤需要注意以下几个原则：首先，直视穿刺（切开或可视化穿刺装置）比盲穿损伤概率小，要尽量选择直视下穿刺；其次，盲穿要注意穿刺方向不能指向大血管，应动作轻柔、避免用暴力；最后，要注意落空感、预估腹壁厚度等。

处理：小的出血先用纱布条压迫，如出血停止则可继续腹腔镜手术；如出血无法压迫控制，则需要在腹腔镜下缝合止血，必要时要及时中转开腹，行缝合、修补止血。血管外科医生的参与是最明智的选择。如是腹主动脉或下腔静脉受损，应将右侧结肠、肠系膜和十二指肠游离并向左侧翻转，显露损伤部位，钳夹肾下主动脉和主动脉分叉以控制出血，缝合修补血管。主动脉缝合使用3-0普理灵缝线，对髂动脉和下腔静脉使用5-0普理灵缝线。腹壁下动脉出血压迫或缝合止血。对于较大量的出血，需要得到麻醉师的协助，以控制血压，包括快速输注血液制品等。

（二）肠系膜下动脉静脉损伤

进展期左侧结肠癌和直肠癌根治性切除术需要清扫位于肠系膜下动脉根部周围的253组淋巴结，这就要求从根部结扎肠系膜下动脉（IMA）和肠系膜下静脉（IMV）。血管结扎可在左结肠游离后（外侧入路）或结肠游离前（内侧入路）进行。用于结扎的器械包括夹子、新能源装置（热熔、超精密）或内窥镜线性吻合器。原则上每一个操作步骤要严格可靠，以预防出血的发生。贴近血管进行解剖，裸化IMA将有助于动脉的结扎和横断。解剖不完全、结扎不可靠、焦痂脱落、闭合夹脱落、夹闭不完全或使用不适当的线性吻合器是IMA、IMV出血的原因。如发生出血后要重新夹闭、结扎或缝扎止血。

（三）肠系膜上静脉损伤

医源性肠系膜上静脉损伤多见于结肠癌行开腹和腹腔镜右半结肠切除术中，损伤原因主要与肿瘤侵犯血管、解剖变异、静脉系统过度牵拉和止血时盲目地、反复地钳夹缝合等操作有关。一旦发生损伤切忌慌乱，避免盲目钳夹。对于损伤处理提出了以下建议：①应避免静脉结扎；②静脉修补术是首选治疗方案；③端端吻合术是一种有效的修复方法，可在SMV完全横断而无节段性丢失的情况使用；④使用大隐静脉的自体静脉移植是SMV损伤、并血管壁较大缺损时的修复方式。结扎术后水肿发生率高于静脉重建，因此，结扎可能是最后的选择。在正确的间隙进行解剖游离、熟悉正常解剖结构及变异、避免过度牵拉和必要时的计划性切除修复是预防损伤出血的根本措施。

（四）男性性腺动脉损伤

在解剖上由于性腺动脉接近结肠和直肠，因此在结直肠手术时或手术后容易被损伤。性腺动脉主要供应睾丸，如损伤后具有引起同侧睾丸营养不良之虞。一项回顾性研究发现结直肠肿瘤手术性腺动脉损伤的发生率为3.61%，15例患者中5例为医源性损伤，10例为晚期肿瘤或炎症所致非医源性损伤；通过CT扫描测量性腺动脉损伤前后睾丸大小，并记录睾丸损伤侧和非损伤侧的平均CT衰减值来测量增强程度；结果发现术后没有患者出现睾丸不适或萎缩的症状，手术前后睾丸大小无显著差异（p=0.877）；睾丸损伤侧和非损伤侧的平均衰减值也无显著差异（p=0.79）。作者认为，在结直肠手术中要尽量在正确的解剖平面进行操作，以保留性腺动脉；但如果发生损伤，结扎性腺动脉是安全的。

三、医源性肠管损伤

据统计，腹腔镜手术发生肠损伤的概率是0.36%，结直肠手术发生肠损伤的概率相对较高，可达1%，特别是TME手术（直肠全系膜切除术），在游离脾曲损伤过程中，左结肠容易受损，在游离肝曲时，十二指肠容易受伤。

（一）小肠损伤

小肠损伤占TME期间腹腔镜肠损伤病例的56%，大多数小肠损伤（42%）发生在使用气腹针或是戳卡穿刺的时候，特别是第1个戳卡穿刺的时候。小肠损伤的主要危险因素是腹部粘连，69%的肠损伤是由粘连造成的。预防需要开放置入戳卡，或在远离疤痕的腹部左上部分引入第1个戳卡。手术过程中暴露和操纵小肠也是造成损伤的其他原因，主操作孔反复引入器械也可能会直接损伤小肠；部分小肠粘连固定，牵引和游离时易被损伤；当器械位于手术野外并由经验欠缺的腹腔镜外科医生操作时，容易造成小肠牵拉伤甚至穿孔性损伤；剪刀和能量装置可在凝血过程中引起热损伤；肥胖或是腹腔空间太小的患者容易发生小肠损伤。较大的结肠肝曲肿瘤可能压迫、侵犯十二指肠，在解剖游离时可能造成十二指肠误伤或是必要的损伤。

如果术中发现小肠损伤，可以及时予以修补，一般不会造成严重后果。文献报道，2/3的意外小肠穿孔是在手术过程中诊断出来的。修补可在腹腔镜下用可吸收缝线进行的，必要时进行切除吻合术。在困难的情况下，可改行剖腹手术或使用小切口牵出小肠进行修补或切除吻合。十二指肠浆肌层损伤或是局部全层切除损伤，可行单纯修补手术；可损伤或切除范围较大时，单纯修补如有漏的风险，可加做插管造瘘；对于部分侵犯十二指肠较重的肝曲结肠癌，可能需要同时行胰十二指肠切除治疗。术后第1d发生腹膜炎（腹痛、发热和肠梗阻）的临床症状，怀疑有小肠损伤的时候，需要紧急再次手术，可根据外科医生的经验，采用腹腔镜或开腹手术。

（二）结肠损伤

结肠损伤占肠道损伤的1/3，最常见的损伤原因是热损伤，能量器械游离结肠时容易灼伤肠壁；脾曲、肝曲游离困难时也可能发生浆膜撕裂；结肠壁相对较薄、弹性较差，暴力牵引时容易造成撕裂伤。

预防结肠损伤需要在距离肠壁5~10mm处解剖结肠，以避免热损伤，抓持结肠系膜或网膜边缘而不是结肠本身，以避免结肠撕裂，可以使用纱布带悬挂结肠进行牵拉。脾曲的操作也应在良好视力下进行，使用30°摄像机，如果有困难，结合内侧和外侧入路，主要操作结肠系膜而不是肠道。

结肠损伤的死亡率相对较高（3.6%），因为诊断往往是在术后和晚期。这是由于部分损伤是器械的热损伤造成，或是损伤近侧已经做失功能性造口，症状不易被发现；这部分患者的症状要等到术后局部感染形成才表现出来，可表现为局部疼痛、发热，白细胞升高等。CT扫描可协助诊断。术中发现结肠损伤可以及时修补，尽量避免造口，有报道显示直接修补和造口治疗的结果相当。术后发现可采用广谱抗生素、局部引流、近侧肠造口、切除吻合加近侧造口等治疗措施。

（杨增强，高峰）

第七节　手术后腹内疝

虽然腹内疝是腹部手术后经常被讨论的并发症，但是很少有结直肠切除术后的内疝的病例报告。最近的综述表明，腹腔镜结直肠切除术后症状性内疝的发生率为0.39%~0.65%。这些数据结果多是基于小样本研究或是个案报道，很可能高估了内疝的实际发病率。尽管腹腔镜结直肠术后腹内疝发生率较低，但各种类型结肠手术后的腹内疝均有报道，以左半结肠居多，甚至还有经网膜疝。

腹腔镜结直肠手术多数不关闭系膜裂孔，而且结肠系膜切除范围广泛，术后所形成的裂孔较大，疝入小肠不易被嵌顿，可没有症状，或是即使形成内疝亦不容易被发现。开腹手术多数会缝合系膜裂孔，而且结肠系膜在腹膜后侧面有一个较大的粗糙表面，剥离后的结肠系膜可能再次黏附在腹膜后。所以，开腹结直肠手术后腹内疝的发生率可能低于腹腔镜结直肠手术。

结直肠手术后腹内疝多数发生在术后早期，少数可于手术后几年才被发现。无症状的腹内疝多无法被发现，偶有轻度腹痛亦不被怀疑。如突发腹痛、腹胀、恶心、呕吐等症状，则要引起重视，腹内疝要列为鉴别诊断内容，症状可能快速加重并发展为绞窄性肠梗阻。如缺乏腹内疝的意识可能延误诊断和治疗，从而导致严重的后果。疑似腹内疝，常规X射线腹部平片或CT多方向扫描检查可能对确定诊断和鉴别诊断具有较大帮助。腹内疝CT扫描的特征是肠系膜血管异常，如血管拥挤、扭曲和拉伸；肠袢可能扩张或位于疝囊/肠系膜缺损处。胃肠道造影和钡灌肠也可能对确定诊断有帮助。

　　诊断或高度怀疑发生内疝时，建议及早进行剖腹探查，而非保守观察，避免肠绞窄的发生。术中要按照肠扭转的原则进行处理，如果已经发生肠管缺血坏死，则要快速切除坏死肠管，避免或减少毒素吸收。确切缝合系膜裂孔，切除破损的大网膜，保留有生机的肠管。

　　腹腔镜结肠切除术后是否需要闭合肠系膜缺损尚无定论。是否要推荐腹腔镜结直肠手术时常规关闭系膜裂孔尚无循证医学证据支持，鉴于腹腔镜结直肠手术后腹内疝发病率较低的原因，所以其肠系膜闭合术不是每个患者都需要，除非形成了较小的系膜裂孔。大多数腹腔镜结肠直肠外科医生已经意识到这种罕见并发症的潜在风险，然而许多医生仍将肠系膜缺损保留开放，原因可能是在腹腔镜手术中闭合肠系膜缺损耗时，而且技术上具有挑战性，也可能会损伤肠系膜血管，造成更严重的并发症。

　　Hosono 等人建议小于5cm的狭窄系膜缺损可能会增加出现症状性内疝的风险，建议予以完全闭合，而较大的肠系膜缺损则不需要闭合。有个案报道发现腹腔镜横结肠切除术后发生小肠内疝，再次手术时发现系膜裂孔从第1次手术缺损的10cm缩小为5cm，认为可能系膜裂孔粘连缩小导致出现症状性内疝。也有人认为结直肠术后腹内疝可能是由于术后肠胀气或腹腔感染时腹腔内压力升高导致肠道经肠系膜缺损的突出所致；建议如果有发生术后胃肠轻瘫的可能，或者患者体格瘦弱者，手术期间应考虑闭合肠系膜裂孔。

（吴伟强，高峰）

第五章
直肠手术并发症
ZHICHANG SHOUSHU BINGFAZHENG

第一节　概述

　　直肠位于盆腔,是结肠的延续,上接乙状结肠,下接肛管长 12~15cm,其具体界限在解剖学和外科学有不同理解。解剖学定位直肠上平第3骶椎,以盆膈为界,上方为直肠盆部,下方为直肠会阴部。而外科学定位直肠上界在骶岬平面,以此在术中区分肿瘤归属位置。临床上将直肠分为3段:上段为直乙部,骶岬至第2骶椎下缘,也可称为高位;中段为直肠盆部,第2骶椎下缘至腹膜反折,也可称为中位;下段为直肠下部,腹膜反折至耻骨直肠肌附着部上缘,也可称为低位。这种划分方便根据直肠肿瘤的位置,选择不同的手术方式(图5-1)。

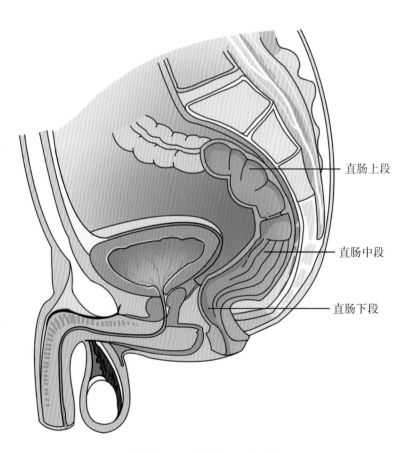

直肠上段

直肠中段

直肠下段

图5-1　直肠的外科学分段

常见的直肠疾病包括直肠息肉、直肠癌、炎症性肠病、直肠功能障碍性疾病、异物和损伤等。

直肠息肉泛指直肠黏膜局限性隆起，可以分为肿瘤性息肉和非肿瘤性息肉（表5-1）。除散发性腺瘤和炎症性息肉外，还有遗传性息肉病如家族性腺瘤性息肉病（FAP）。

表5-1 大肠息肉Morson组织分类法需要核实

性　质	名　　称
肿瘤性	管状、绒毛及混合性腺瘤：家族性息肉病、Gardner综合征、Turcot综合征等
非肿瘤性	错构瘤性息肉：Peutz-Jegher综合征、Cowden病 炎性息肉：溃疡性结肠炎、Crohn病、肠结核及结肠血吸虫等伴发息肉增生性息肉 其他：黏膜肥大赘生物、Cronkhite-Canada综合征

直肠癌原则上参考指标指南共识，按照多学科（MDT）讨论意见制订合理诊疗方案。手术是最核心的治疗手段。根据肿瘤所在部位及患者综合情况，经典的根治术主要分为直肠前切除术（Dixon术）和腹会阴联合直肠切除术（Miles术），其手术要求遵循直肠全系膜切除（TME）原则。此外还有姑息性手术，适用于癌肿局部浸润严重或转移广泛而无法根治时，仅为解除梗阻和减少病人痛苦。经典术式为Hartmann术（经腹直肠癌切除、近端造口、远端封闭术）。如肿瘤无法切除，尤其是已伴有肠梗阻的患者，也可仅做乙状结肠造口术。

严重的炎症性肠病在内科保守治疗无效，以及出现梗阻、穿孔、癌变和大出血严重并发症时可以考虑手术切除。除切除病变的结肠外，根据直肠病变范围决定类似Dixon手术的直肠结肠吻合，或者直肠回肠吻合，如病变波及直肠全部，可选择全结肠直肠切除回肠储袋肛管吻合术或选择类似Hartmann手术的直肠全切、远端封闭、回肠或结肠造口。

直肠功能障碍性疾病多为慢性顽固性便秘患者，如慢传输性便秘、直肠前突、直肠内脱垂、盆底疝等，严重者或保守治疗效果不佳者可以考虑手术治疗。

直肠异物可以分为经口和经肛门进入，其取出方法为手法取出、麻醉下经肛取出、开腹辅助经肛取出和开腹取出、结肠造口。最后一种适用于异物导致直肠穿孔，盆腔污染的患者。

直肠损伤的发病率较低，但由于直肠细菌量大，损伤后污染严重，多并发邻近脏器损伤，临床上易误诊、漏诊，甚至危及生命。原则上争取一期修补，但根据具体污染和损伤情况，为抢救生命、减少并发症，往往需要近端肠管造口。

综上所述，直肠疾病的种类较多，其手术方式相应也多，分为重建类的固定术和修补术，破坏类的切除吻合术。直肠深藏于盆腔，后方有骶前静脉丛，两侧有包含自主神经的血管神经束以及输尿管，下方有肛门括约肌，前方毗邻阴道、子宫、尿道、前列腺、膀胱。术中容易出现邻近器官和组织损伤，导致出血和功能障碍。直肠作为盆腔空腔脏器，具有储存和排泄两大功能，直肠切除术后，多会出现排便相关并发症，如腹泻、失禁、排便功能障碍或便秘等。直肠上段作为腹膜间位器官，损伤容易引发急性腹膜炎；下段直肠手术有导致直肠阴道瘘的可能。直肠癌是直肠疾病中最常见且相对严重的疾病，手术切除范围较大，手术风险也较大，相较于其他直肠疾病更容易出现手术并发症。因此本章将以直肠癌手术为代表，重点论述其手术并发症，对具有特殊性的其他疾病的手术并发症做补充论述。

（郑建勇）

第二节　主要术式及操作要点

一、局部切除性手术

局部切除术分为内镜手术和经肛手术、经肛门括约肌手术、经骶部途径（trans-sacral excision）的手术。其中内镜手术适合于黏膜浅表的早期直肠癌（T_1 期）和良性肿瘤。经肛门手术是直肠良性疾病手术的经典入路，也是直肠癌局部切除的主要入路。经肛门手术有经肛门直视下的直肠部分切除、痔上黏膜环切钉合术（procedure for prolapse and hemorrhoids，PPH）、经肛门内镜显微手术（transanal endoscopic mirourgery，TEM），以及经肛门微创手术（transanal minimal invasive surgery，TAMIS）等。部分患者经肛门手术困难时，也可考虑经骶部入路或者经括约肌入路手术。

（一）经肛内镜下切除术

近年来随着内镜器械的飞速发展，内镜下手术快速发展。内镜手术具有创伤小、并发症少、恢复快、费用低等优点，对于部分良性疾病和早期直肠癌其疗效和传统手术相当。内镜手术包括常规内镜下息肉切除术（氩气刀气化切除术、高频电圈套法息肉切除术、热活检钳切除术、冷圈套/冷活检钳切除术等）、内镜下黏膜切除术（endoscopic mucosal resection，EMR）及内镜黏膜下剥离术（endoscopic submucosal dissection，ESD）（图5-2）。

1.常规内镜下息肉切除术

适合于直径大于5mm的隆起性病变，但对于直径大于1cm的广基病变应考虑EMR。热活检钳切除术因其存在病变残留率高、对标本组织结构有破坏、迟发性出血和穿孔发生率高等原因，在2014年中国早期结直肠癌筛查及内镜诊治指南中已不做一线治疗方案推荐。

2.内镜下黏膜切除术

是指在内镜下将黏膜病灶整块或分次切除，适用于胃肠道浅表肿瘤。分为非吸引法（黏膜下注射-切除法）和吸引法（透明帽法和套扎法），以第1种为临床最常用的方法。EMR适合直径在2cm以下的病变，如果大于2cm的巨大平坦型病变建议采用分片内镜黏膜切除术（endoscopic piecemeal mucosal resection，EPMR）。

3.内镜黏膜下剥离术（ESD）

ESD是在EMR基础上发展而来的新技术，通过特殊电刀，如IT刀、Dual刀、Hook刀等，将黏膜层和固有肌层进行分离，将病变黏膜和黏膜下层完整剥离的方法。因此ESD将切除深度扩大到黏膜下层（图5-2）。

术前均应取病理活检，明确病理类型。对于怀疑早期癌，拟行ESD治疗前，还必须通过腔内超声检查浸润深度，评估患者淋巴结转移的可能性。在术后病理发现如下情况时必须追加外科手术：①癌浸润深度超过黏膜下层者；②蒂部、切缘或基底有癌残留者；③有明确局部癌变，但未行全瘤活检，浸润深度无法判定者；④明确提示有癌浸润者。

内镜治疗的并发症主要包括出血和穿孔，出现并发症后，首先明确诊断，如X线片明确穿孔、肠镜明确出血等，一般内镜治疗都进行了肠道准备，不会引起严重腹膜炎，可以先通过内镜治疗。如损伤较大或不具备镜下缝合的技术，可考虑外科介入，并首选联合腹腔镜下手术解决。

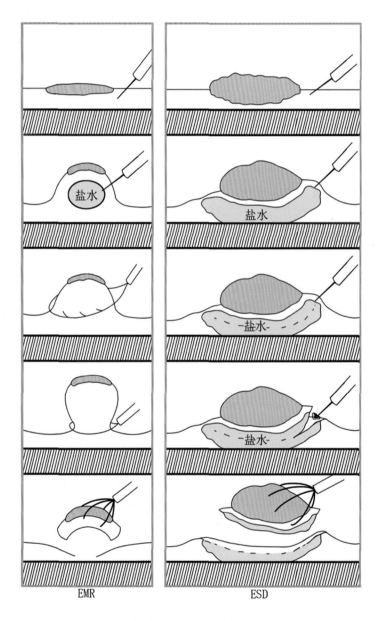

图5-2　EMR和ESD手术示意图

（二）经肛门局部切除手术

经肛门局部切除，适用于不能内镜下切除的较大的直肠良性肿瘤、直肠前突修补、松弛直肠黏膜切除，或者其他肛门直肠良性疾病的切除。并发症主要包括出血、感染和切口裂开，有环周吻合口的还有可能出现直肠狭窄等并发症。对于女性行直肠前壁病变手术，如果切除范围过深过大，有可能造成直肠阴道瘘，是经肛门局部切除术后一种比较严重的并发症，要求手术医生术中精细操作，尽量避免其发生。

相对于直肠良性疾病，直肠癌的经肛门切除手术无论从手术技术和要求上都更为困难和严格，经肛门切除只适用于T_1期直肠癌。2018美国国家癌症综合网络（NCCN）的直肠癌指南中指出直肠癌经肛局部切除的适用范围为：①经挑选的合适的T_1N_0早期癌肿，距肛缘小于8cm，肿瘤直径小于3cm，侵犯肠腔周径小于30%的中高分化病变，无区域淋巴结转移证据；②拒绝或不适合经腹手术的任何T或N分期的直肠癌患者，可考虑新辅助治疗后行局部切除的治疗模式；拟行经肛切除的直肠癌，术前评估有无淋巴结转移对手术效果至关重要。常用的评估方法有肠镜、CT、MRI、直肠内超声（endorectal ultrasound，ERUS），其中后三者可以评估淋巴结受累情况，是直肠癌术前分期的重要评估手段。在T分期方面，三者综合灵敏度和特异性，CT<MRI<ERUS；在N分期评估上，ERUS<CT<MRI。但每种方法自身均有一定的缺陷，应根据患者情况及设备可及性进行选择。

直肠肿瘤局部切除术最主要的并发症是肿瘤局部复发，据报道，发生率为4.1%~18.6%，高于根治手术（0%~4%），但无瘤生存期无明显差异。对于降低局部切除后复发率，可以采用术后放化疗，严密随访，补救外科手术3种方法进行处理。由于补救性根治术后生存率低于初次根治性手术患者，所以有学者建议对存在复发高危因素的患者应立即施行补救，行根治术。高危因素包括：低分化肿瘤类型、脉管侵犯、T_2期和切缘阳性。

（三）经肛门内镜显微手术（TEM）

该手术最初由德国外科医师Gehard Buess设计发明。手术需借助于一些特殊的器械来完成，这些器械后由德国Wolf公司正式生产并在全世界上市。TEM可以完成距肛门20cm以内所有具备适应证的结直肠病灶的切除，并能获取高质量的标本供病理科医师做病理分析和检查。同时，该方法具有操作便捷、视野良好的优势，能更加清晰地辨别肿瘤边缘和切除范围，在切缘阴性率和标本完整性方面优于TAE，局部复发率较低。然而，掌握TEM技术对于操作医生来说，需要经历一定的学习曲线，在这段时期内容易发生的并发症有：腹腔内肠穿孔、直肠阴道瘘、直肠内吻合口裂开以及创面出血等。但随着操作熟练程度的增高，这些并发症的发生率也逐渐下降，保持在4%左右。近年来，TEM广泛应用于直肠腺瘤、早期直肠癌、直肠类癌、直肠脱垂、直肠吻合口狭窄、直肠阴道隔肿瘤等疾病的治疗（图5-3）。

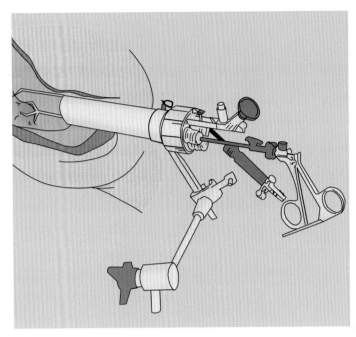

图5-3　TEM示意图

（四）经肛门括约肌直肠部分切除术（Mason手术）

最初该术式用于治疗进展期的直肠癌并专为中下段直肠癌的保肛手术所设计，即经腹-肛门内括约肌直肠切除术（abdominotrans-sphincteric excision of the rectum），由于该手术操作过于复杂，术中还需变换体位等因素，加之吻合器的发展其最终未被大家广泛采用。目前主要用于治疗中下段直肠的早期直肠癌和其他一些直肠良性疾病。手术方法：患者取折刀位，自骶尾关节上至肛缘做一直切口，如肿瘤位于肛缘上6cm，则切除尾骨；切开外括约肌和耻骨直肠肌，从后方显露直肠，再从肛缘向上切开直肠后壁，显露直肠内的病灶，然后根据病变的性质、位置和大小等切除部分直肠壁，或者节段切除直肠；然后做直肠壁缝合或吻合；最后将盆底肌和各组肛门外括约肌准确修复，于尾骨窝放置必要的引流。该手术适用于距肛缘10cm以内的直肠各种腺瘤、直肠黏膜下结节、直肠阴道瘘、直肠良性狭窄、直肠类癌、腺瘤癌变和早期直肠癌等疾病。比较常见的并发症有：切口积液感染、直肠皮肤瘘、短暂的肛门失禁和短期的骶尾部隐痛等。

（五）经骶尾部切除（Kraske手术）

最早由Kraske报道了经骶尾部入路切除直肠中、下1/3病变的外科手术，该术式通常用于直肠后壁病变，也可用于前壁及侧壁。手术方法：患者取折刀位，旁正中切口，上至骶尾关节，下至外括约肌上缘，切除尾骨或部分骶骨，如果要分离骶骨时，注意保留一侧的第3骶神经，以免术后出现大便失禁。纵向切开肛提肌及直肠后壁。根据病变情况，可进行包括肿瘤周围1cm组织的直肠局部切除或直肠袖状切除术，然后纵向或横向缝合直肠，注意避免直肠狭窄。自中间缝合肛提肌，将肛尾韧带与骶骨缝合。术后主要并发症为切口感染、直肠后中线切口瘘等，后者的发生率约5%~20%，一般可以通过临时肠造口治愈。

Kraske手术作为局部切除手术之一，具有入路直接、显露满意、能直视完整切除肿瘤、操作较简单、损伤小等优点。由于它可保留肛门括约肌和盆腔神经而无手术后大便失禁及性功能、膀胱功能障碍之虞。但Kraske手术不能将直肠癌上方扩散区域的淋巴结切除，因此不能作为直肠癌根治的方法。该手术可能更适合作为如绒毛状腺瘤、良性直肠狭窄、直肠阴道瘘等一些良性疾病的一种治疗选择。另外，也有一些外科医生认为该手术可作为直肠间质瘤或骶前肿瘤的一种手术入路。

近年来，随着经肛腔镜微创技术的发展，TAMIS技术的应用愈来愈受到欢迎。其他类似TEM的装置也不断出现。经括约肌入路以及经骶尾入路的直肠局部切除术应用已明显减少。

（六）直肠前突经肛门修补术

直肠前突是出口梗阻型便秘中的常见病因之一，经过3个月保守治疗症状无好转，排粪造影明确中、重度前突者，可考虑手术治疗。手术目的是修补缺损的直肠阴道隔，缩小或关闭排便时的直肠前膨出。经肛门直肠前突修补手术又分为闭合式修补术和开放式修补术两种。

1.闭合式修补术（Block手术）

适用于中度直肠前突（突入1~2cm为宜）。用血管钳纵行钳夹住直肠前壁黏膜，消除前膨出，自齿状线上0.5cm处向上纵向连续缝合黏膜及肌层，直达耻骨联合的水平，两侧包括肛提肌边缘，缝合时要保持下宽上窄，保证直肠通畅。

2.开放式修补术

①Sehapayak法：在齿线上方0.5cm处纵向切开黏膜及黏膜下层，长约7cm，显露肌层，游离切口两侧黏膜各1~2cm，手指伸入阴道内作引导，用可吸收缝线缝合两侧耻骨直肠肌的边缘，再连续缝合切开黏膜。②Khubchandani法：在齿状线处做一1.5~2cm的横向切口，沿其两端向上做一约7cm长的纵向切口，使切口呈"U"形，形成一基底较宽的黏膜肌层瓣，其上端必须超过直肠阴道隔的薄弱区。横向间断缝合松弛的直肠阴道隔3~4针，再纵向缝合2~3针，上下折叠直肠阴道隔，以缩短直肠前壁，修剪多余的黏膜，缝合黏膜切口。

除了上述经典术式外，近年来愈来愈多的研究认为经阴道直肠前突修补术、腹腔镜腹侧补片悬吊术都是直肠前突值得考虑的术式选择。

（七）直肠脱垂经肛手术

直肠脱垂手术可以分为经腹和经肛两种手术方式，其中经肛门手术有以下几种：

1.经会阴直肠乙状结肠部分切除术（Altemeier术）

适用于脱垂肠管较长，但不能耐受经腹手术者，特别为老年体弱、有严重并发症或脱出肠管发生坏死直肠脱垂患者。麻醉后牵拉脱垂肠管，在距齿状线1.0~1.5cm处环形切开外鞘直肠的全层，将近侧断端向外完全拉出，处理后侧壁时注意直肠、乙状结肠系膜血管，可靠结扎后离断，以防血管回缩致盆腔内大出血。在乙状结肠后行肛提肌成形术，找到两侧肛提肌，牵拢并间断缝合2~3针以加强盆底，根据脱垂长度决定切除肠管长度，一般切除15~20cm肠管，将远近端肠管全层缝合。该手术操作复杂，但可加固盆底，重建肛直角，且疗效确切；但其有较高的复发率。

2.经会阴直肠黏膜剥除肌层折叠术（Delorme术）

在齿状线上2cm将脱垂的直肠黏膜环形切开，视脱垂的长度剥除脱垂直肠的黏膜，切除黏膜管后，将直肠环肌纵行折叠缝合4~6针，最后切除多余的直肠黏膜管，将直肠黏膜的近端与远端断端吻合。该手术加厚直肠末端肌层，对于直肠脱垂的肛门松弛具有良好效果，但不能改善肛直角，且有一定复发率。

3.肛管紧缩术（Thiersch术）

在肛门前后各切一小口，用弯血管钳在皮下缘经肛门潜行分离，将宽1.5cm筋膜式尼龙网带或硅橡胶网带置于肛管周围，结成环状使肛门容一食指通过，从而限制直肠外脱垂。该手术方法，不能解除引起直肠脱垂的诸多原因，术后患者不适较重，并发症多，复发率较高。国内常结合硬化剂直肠黏膜下和直肠外深间隙注射、直肠黏膜星状结扎形成中医四联疗法，具有一定疗效；或者采用患者自身肛门括约肌折叠缝合紧缩术替代异物植入，以预防植入异物后引起的感染、皮肤溃烂等并发症。

二、根治性切除手术

局部切除手术仅适合于早期直肠癌和良性疾病，但大多数恶性直肠肿瘤被发现时均非早期，外科手术至今仍是直肠癌的主要治疗方法，也是直肠癌治愈的核心手段。手术原则是在保证患者生命安全的前提下，首先考虑肿瘤的根治性，同时要兼顾患者的生活质量。即肿瘤彻底切除的同时力争保留排便、排尿及性功能的完整性。Ernest Miles于1908年初提出了"腹会阴联合切除术（abdominoperineal resection，APR）"治疗低位直肠癌，该术式显著降低了低位直肠癌术后的局部复发率。1948年Claude Dixon介绍了中高位直肠癌的经腹前切除术，即Dixon术，实现了直肠癌根治性保肛手术。近年来，随着医疗技术的不断发展，已经将实施保肛手术的界限从距离肛门7cm，降低到只要是肿瘤没有侵犯肛管或肛门括约肌，在理论上均可实现保肛手术。1978年，Heald通过长期的病理学研究，提出直肠全系膜切除（total mesorectal excision，TME）的直肠癌根治性切除理念。TME显著降低了局部复发率，成为中下段直肠癌外科手术时普遍采用的规范。

腹腔镜的问世以及内镜技术的进步促进了微创外科的发展。1992年Kokerling首次成功地在腹腔镜下进行Miles手术。此后随着超声刀、自动切割缝合器Endo-GIA等的普及，以及对TME原则的广泛认同，腹腔镜下直肠癌根治术已成为一种成熟的微创手术方式。多中心、大样本、随机对照研究实验结果证明，腹腔镜直肠肿瘤根治手术和开腹直肠肿瘤根治手术在切缘、淋巴结清扫数目以及与肿瘤相关的远期复发率和死亡率等手术疗效的相关参数等方面结果相当，而且腹腔镜手术在减少术中出血、减轻术后疼痛、缩短手术时间、促进术后肠道功能快速恢复、降低术后切口并发症的发生率，减少住院时间、降低小肠梗阻的发生率等方面显示了一定的优势。对直肠各段癌肿的手术方法选择是：

1.上段直肠癌

癌下缘距肛缘在10cm以上，作经腹直肠及部分乙状结肠切除，直肠与乙状结肠或降结肠吻合，即前切除术（Dixon手术）。

2.下段直肠癌

距肛缘7cm内触及的癌肿，宜根据病人的情况，包括胖瘦、肿瘤分化程度、分期等具体决定。随着经括约肌间切除（intersphincter resection， ISR）、经肛门腹腔镜微创全直肠系膜切除（transanal total mesorectal excision，TaTME）技术的发展与普及，越来越多的下段直肠癌有希望完成保肛手术。新辅助治疗的应用，可以使部分中低位直肠癌患者局部病灶降期，从而提高保肛率。当然，Miles术仍然是低位直肠癌的重要术式选择之一。

3.中段直肠癌

癌下缘距肛缘7~10cm，多数患者可以行前切除手术，对于部分存在局部进展或是肥胖等具体情况的患者，力争借助吻合器或新辅助放化疗等措施达到行前切除术的目标。

以上各段直肠癌所取术式并非绝对，一般应根据术中所见癌肿大小、恶性程度、癌肿浸润深度、周围淋巴转移情况，以及直肠骶曲部的长短，在进行充分的根治性解剖、游离后，最后判断可否保留肛门。切除下缘距癌肿一般建议大于2cm。特别是随着新辅助治疗的应用，各种新术式、新理念的推广，直肠癌保留肛门手术得到极大的发展。

（一）经腹直肠前切除吻合术（Dixon手术）

直肠前切除术的命名是相对于直肠经骶入路切除而言的，是完全经腹入路切除乙状结肠下段和部分直肠，并进行结肠直肠吻合的方法。通常所描述的直肠前切除术是指由Dixon于1939年成功实施的直肠高、低位直肠前切除术，故又称为Dixon手术。该方法在腹腔内切除乙状结肠和直肠大部，而后进行结肠直肠吻合，根据吻合口的部位分为高位及低位前切除术，前者切除吻合操作均在盆底腹膜反返折以上进行，吻合口在腹膜内；后者切除吻合操作在盆底腹膜反折以下进行，吻合口在腹膜外。此手术的损伤性小，且能保留原有肛门，较为理想，已经成为直肠癌最主要的术式选择之一。事实上经腹直肠前切除术还可包括经腹切除经肛拖出、二期切除拖出的肠管Bacon术式；经腹切除、于肛门齿状线处进行一期吻合的Parks术式；和经肛门内外括约肌间切除吻合的ISR术式，但多数学者都对后三种术式进行单独描述（图5-4）。

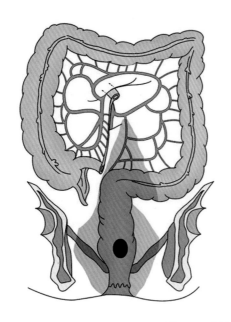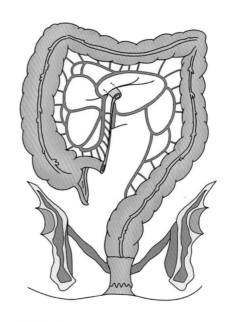

图5-4　直肠癌Dixon手术示意图

1.适应证

①乙状结肠下段癌，直肠中上段癌及部分直肠下段癌可行此术式，原则上要达到切缘阴性，并能完整保留肛门正常功能。②在肿瘤的大小、细胞分化程度、局部浸润情况、患者骨盆宽度、胖瘦等因素允许的情况下，距离齿状线5cm的早期直肠癌在确保切缘阴性的同时，也可考虑直肠前切除术。③巨大广基的良性肿瘤（如绒毛状腺瘤），外伤，或炎性狭窄，切除后预计吻合口在齿线3cm以上者。

2.手术步骤

手术仍然可以分为腹部手术组及会阴部手术组，以腹部手术为主，会阴部主要完成使用吻合器的经肛门吻合。高位前切除术可以不需要会阴组，通过手工或吻合器腹腔吻合。

手术切除范围：手术切除范围为肠管远侧达肿瘤远端2~5cm，如肿瘤分化程度较高，肿瘤远侧2cm即可，如肿瘤分化程度较低则应达到2~5cm，原则上要达到切缘阴性程度；直肠系膜的切除范围要超出直肠壁2~3cm。肿瘤近侧肠管切除范围要超过肿瘤上缘5~10cm；切除直肠系达肠系膜下动脉根部。

手术解剖层次：临床和基础解剖发现直肠及其系膜外有直肠固有筋膜包绕，它可以有效阻止直肠癌向外浸润；在直肠固有筋膜外游离可以达到完整切除的目的。Heald提出全直肠系膜切除术的概念，规范了中低位直肠癌的手术解剖层次，最大限度地达到根治性切除、降低局部复发率、保留排尿及性功能等目标。最初的TME概念是切除提肛肌以上所有直肠系膜组织，但后期研究发现，对于中位直肠癌，直肠系膜切除达肿瘤远侧3~4cm即可，将这种切除方式称为TSME（Tumor-specific Mesorectal Excision，TSME）。根据肿瘤所在部位及淋巴结浸润情况，许多情况，特别是中高位直肠癌手术切除可以用TSME代替TME，同样可以达到根治性切除术的目的。

于腹主动脉的前面，后腹膜下筋膜（肾筋膜前叶），浅层Toldts间隙向下游离，进入盆腔范围后于盆筋膜壁层与盆筋膜脏层之间拓展，即是TME解剖游离层面。内脏骨盆壁间筋膜是经由骨盆壁向骨盆各脏器走行的血管神经束，包括直肠侧韧带、子宫阔韧带、骶直肠韧带和膀胱皱襞等，应于其分出必须切除的内脏支处切断。多数需要将乙状结肠完全游离，必要时可游离松动结肠脾曲。

淋巴结切除范围：对于进展期中低位直肠癌，近侧淋巴结清除范围宜达253组淋巴结，从十二指肠下缘切开后腹膜，清除肠系膜下动脉、肠系膜下静脉和左结肠动脉之间的淋巴结即为253组淋巴结。如没有侧方淋巴结转移证据，原则上清除253组淋巴结后向下沿TME层面游离即可达到对252、251组淋巴结清扫的目的。如术前盆腔MR考虑有侧方淋巴结转移或术中探查有转移者，则建议行患侧侧方淋巴结清扫。

吻合方式：Dixon手术直肠切除后消化道重建多采用端端吻合的方式进行，亦可采用端侧吻合，需要确保吻合口血供良好且无张力存在。手工吻合仅适用于中高位直肠癌，由于盆腔狭小，低位直肠手工吻合相当困难。随着吻合器技术的进步，使用手工吻合已越来越少。直肠器械吻合分为应用管状吻合器的端端吻合（EEA）及运用双吻合器技术的DST吻合。器械吻合技术的优点是扩大了直肠前切除术的适应证，使更低位的直肠癌患者保留了肛门，器械吻合与手工吻合同样可靠。

管状吻合器端端吻合（EEA）：用直角钳离断远端直肠时，需要手工缝合荷包。可用长持针器挟持矮胖针（穿7号丝线）全层连续缝合直肠残端一周，缝合不可过密，否则难于扎紧荷包。如果用荷包钳做荷包将会更加便利，缺点是直肠残端容易撕脱。扩肛后，置入吻合器，吻合器中心杆从直肠残端荷包线中间穿过后扎紧荷包。吻合器抵钉座置入近端乙状结肠也行荷包结扎。最后行近远肠管吻合器端端吻合。

双吻合器技术（DST）：对于低位直肠吻合，手工做荷包往往较困难。这时可应用直线切割闭合器（Endo-GIA）或弧线形切割闭合器（凯途）闭合及离断远侧直肠；然后再用管状吻合器行远近肠管端端吻合，即所谓的双吻合器技术。目前大量的临床实践表明，双吻合器技术是一种可靠的器械吻合技术，即使是在腹腔镜下进行的直肠癌手术也能顺利地进行吻合。

（二）经腹会阴联合切除术（Miles手术）

该手术切除乙状结肠和直肠及其系膜、肛管、肛提肌、坐骨直肠窝内组织和肛门周围皮肤，血管在肠系膜下动脉根部或左结肠动脉分出处下方结扎切断，清扫相应的动脉旁淋巴结。腹部做永久性结肠造口，会阴部伤口一期缝合或用纱布填塞。此手术切除彻底，治愈率高。但手术创伤大，需要行永久性结肠造口（图5-5）。

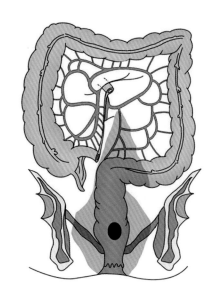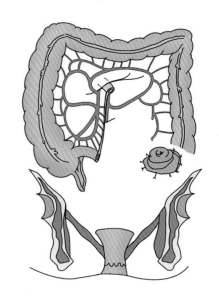

图5-5 直肠癌 Miles 手术示意图

1.适应证

传统上认为位于齿线以上7cm以内的直肠癌及肛管的恶性肿瘤，标准的治疗方式是经腹会阴联合切除术，但近年来由于理论的更新和技术的进步，这种传统的观念已被基本废除。由于影像技术的发展，术前对肿瘤进展程度的判断日趋精准；随着理论研究的深入，对肛管直肠解剖生理及排便功能的认识不断提高；同时随着手术操作技巧、手术器材和手术平台的进步，保留括约肌的适应证逐渐拓宽，相对应的是行经腹会阴联合切除的手术越来越少。目前该术式的主要适应证是肿瘤侵犯肛门括约肌和/或肛提肌的直肠肛管腺癌。

2.手术要点

手术分腹部手术及会阴部手术，可采取的截石位状态下，腹部和会阴两组手术进行，亦可先行平卧位完成腹盆腔手术，然后将患者改变为俯卧折刀位，经骶尾行会阴部手术。可在传统开腹、腹腔镜辅助或是机器人辅助下进行，越来越多的临床研究认为三种手术方式在肿瘤学结局方面没有明显区别，可根据设备的可及性、医师的技术特点和患者病情选择应用。

（1）手术切除范围

直肠癌经腹会阴联合切除术切除范围包括乙状结肠全部或远侧大部分及其系膜，直肠及其系膜，肛管及肛管周围脂肪，肛门及其周围皮肤组织。

（2）手术解剖游离层面

对于腹盆腔手术部分，要遵循TME原则。从肠系膜下动脉根部开始，解剖游离层面同Dixon手术。

（3）淋巴结清扫范围

同Dixon手术进行相应的淋巴结清扫。

（4）会阴部手术切除范围

用荷包缝合关闭肛门口，距肛门3cm处做一梭形切口，前至会阴中间，后至尾骨尖端，两侧为坐骨结节与肛门连线之中点。经骶尾切除时可联合切除尾骨。切开皮肤和皮下组织，沿坐骨结节及臀大肌内侧缘分离，并尽量切除坐骨直肠窝脂肪，显露肛提肌，结扎肛门动脉。在尾骨尖前方切断肛门尾骨韧带。切断左侧和右侧髂骨尾骨肌。将肛门直肠向前方牵拉，切开盆筋膜壁层，分离至骶骨前间隙，与腹部手术组会合。将远端乙状结肠和直肠拉出切口外，切断部分耻骨直肠肌，直至将肛门、直肠和乙状结肠由会阴部切除。Miles手术会阴部切除范围尚无统一标准，由于传统手术切除范围于提肛肌平面、肛管上缘处形成一个狭窄的"腰"部，增加了标本穿孔和环周切缘阴性的风险，所以，近年来逐渐提出了柱状切除和肛提肌外切除（ELAPE）等概念。基于肿瘤局部进展情况，目前对腹会阴联合切除手术的会阴部切除范围可分为以下4种（图5-6）。

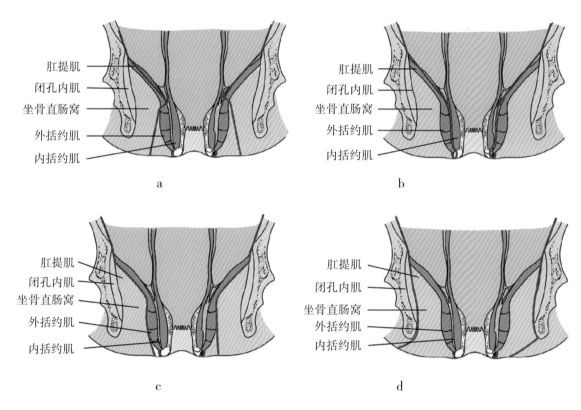

图5-6　腹会阴联合切除手术（APE）的会阴部切除范围示意图

注：腹部切除平面以蓝色标注，经会阴切除平面以红色标注。a.传统APE，腹部操作游离到AB最远端和括约肌复合体交界处。在此形成"腰"，而低位肿瘤很可能位于此处；b.括约期间APE，在外括约肌和内括约肌之间行会阴部分游离；c.ELAPE，经会阴部游离整个括约肌复合体和肛提肌至其在闭孔内肌上的侧方起点处；d.坐骨直肠窝切除APE，如肿瘤侵入入坐骨肛管间隙，经会阴部分切除范围应包括该间隙内全部脂肪组织（皮肤切口取决于肿瘤侵袭范围）（引自Holm，2014，319）。

（5）结肠造口

经腹会阴联合切除术后用乙状结肠上段或降结肠远侧段行结肠造口，造口可分为经腹腔内造口或经腹膜外造口。腹腔内造口位于选定造口处切开皮肤、皮下，十字形切开腹直肌前鞘，分开腹直肌，切开对应部位腹直肌后鞘及腹膜，将近侧结肠经腹壁开口处直接拉出造口；而经腹膜外造口则是先切开造口部位腹壁皮肤皮下、腹直肌前鞘，分开腹直肌，切开腹直肠肌后鞘而不直接切开壁层腹膜，经腹膜外潜行分离形成腹膜外隧道，隧道在左侧后腹膜切开处穿出与腹腔相通，将近侧结肠经此隧道牵出进行造口。

造口位置的选择，一般行左下腹造口，要遵循的原则是：①低于脐水平，方便于系腰带；②经过腹直肌，可利用腹直肌功能部分关闭造口；③左下腹较突起处，有利于造口器具的应用；④患者自己能够看得见，方便护理；⑤尽量远离腹部疤痕、凹陷、髂骨等。特殊情况可依据病情而定。

（6）盆底腹膜关闭问题

如条件允许，在冲洗腹腔及盆腔创面，确切止血，后缝合盆腔底部两侧腹膜、盆底肌肉、皮下脂肪及会阴部皮肤，以重建盆底。部分新辅助放化疗、二次手术等患者，盆底腹膜关闭困难者，亦可不关闭腹膜，仅缝合盆底肌肉、皮下脂肪及会阴部皮肤等。盆腔创面内置一引流管从会阴切口旁引出，然后缝合会阴部切口。

（三）直肠癌经括约肌间切除、结肠肛管吻合术（ISR手术）

保肛手术一直是低位直肠癌的手术研究方向，双吻合器的使用，使直肠癌保肛手术位置可以达到5cm，即在齿线上2cm的直肠癌在技术上都可以进行保肛。在保证肿瘤根治效果的前提下，保留了肛门的主要功能，是近几年超低位直肠癌保肛手术的重要进展。近年来研究发现肿瘤向远侧直肠浸润的距离很少大于1cm，随着新辅助放化疗的开展，远切断的安全距离是1cm已成为共识。面对在齿线上1cm的直肠癌，如果分期早、无淋巴结转移，向下分离至肿瘤下缘，通过切除部分内括约肌，使切缘达到2cm的极限保肛手术。对于部分进展期肿瘤，通过术前新辅助治疗，使肿瘤降期，然后再进行手术亦可达到保留肛门的目的。该手术自1990年应用于临床以来，如手术适应证选择得当、手术操作规范，其复发率与传统的根治手术相同。

直肠系膜在肛提肌附近变薄呈环形片状，尾部附着于肛提肌裂孔表面，称为直肠末端系膜，越过肛提肌裂孔后，直肠向肛管内移行，其周围间隙为内外括约肌间隙，这部分为无系膜直肠。ISR手术时，须完整切除直肠末端系膜。

1.分类

根据肿瘤的位置决定切除内括约肌的面积。肿瘤距齿状线大于2cm时，切除内括约肌上半部分，称为部分ISR（Partial ISR），吻合口位于齿状线水平附近，可用吻合器在盆腔内行消化道重建；肿瘤距齿状线<2cm时，需切除内括约肌的大部分，吻合口位于齿状线与括约肌间沟之间，称为低位ISR（Subtotal ISR）；当肿瘤临近或超过齿状线时，应切除全部内括约肌，吻合口在括约肌间沟水平，称为完全ISR（Total ISR）（图5-7）。低位ISR和完全ISR需要经肛门的手工吻合。

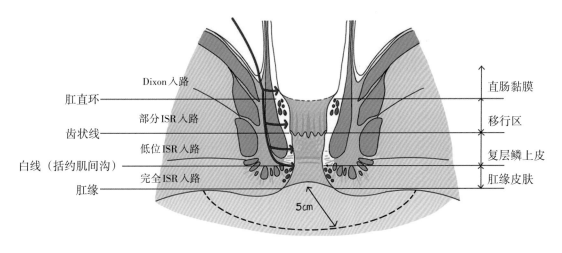

图5-7 ISR分类示意图

2.手术步骤

ISR手术分腹部操作与会阴部操作。

（1）腹部操作

与低位前切除术大致相同，需要做到肠系膜下动脉高位结扎、TME、自主神经保护以及必要时脾曲的游离。

（2）末端直肠的游离

ISR要求更低的直肠远端游离平面。当游离至肛提肌表面时，剥离肛提肌表面筋膜，向肛提肌裂孔方向分离，接近尾骨可见直肠后正中隆起的致密组织，即 Hiatal 韧带，切忌盲目切开 Hiatal 韧带，预防直肠穿孔。先在直肠右侧后方打开直肠末端系膜附着点，进入内外括约肌间隙，再向后正中切断 Hiatd 韧带，待左侧后方括约肌间隙游离完毕后再游离直肠前方的括约肌间隙。游离深度应达到齿状线水平，以便于会阴部操作。

3.会阴部操作

①切开肛管：部分 ISR 切口位于肿瘤下缘2cm肛管黏膜，低位 ISR 位于齿状线与肛白线之间，完全 ISR 则应该在肛白线处切开。②剥离肛管黏膜和内括约肌：在肛门后方切开至内外括约肌的间隙，沿内外括约肌间隙向上分离，在齿状线和肛直环上缘水平之间与盆腔会合。直肠残端边游离边缝合，以便于牵拉暴露以及避免肿瘤细胞在手术创面上脱落种植。③切断直肠：游离完毕后，将标本完整移去。标本下台后应立即打开标本检查肿瘤下缘至切缘的距离，并将远切缘送冰冻病理检查，若有肛侧肠管切除不足或切缘有癌组织残留，则应改行 Miles 手术。④结肠肛管吻合：用可吸收缝线行结肠与肛门皮肤的吻合，先在前后左右垂直褥式缝合4针，然后在4个象限分别全层间断缝2~3针，共缝12~16针。注意缝合时不要漏针，以免吻合口渗漏造成盆腔感染。于骶前放置双套引流管自左下腹或会阴部另行戳口引出。一般不必行预防性转流性结肠造口。但若对吻合口的可靠性或对结肠的血运有怀疑，可在关腹后于肛门内置入直径1cm螺纹管作支撑，一周后拔除。

（四）其他根治性手术

除上述手术方式外，还有经腹、肛门直肠脱出切除术（Bacon术），改良Bacon手术，经腹、肛门直肠切除、结肠-肛管吻合术（Parks术）。此处不再详述。

（五）直肠癌全系膜切除术（TME）

1982年，英国Heald等研究发现，被脏层筋膜包绕的直肠周围脂肪即为直肠系膜（Mesorectum），内富含淋巴、血管组织，直肠原发肿瘤首先侵犯，转移至此。因此，完整地切除直肠系膜，可以显著降低术后复发率。Heald等基于上述研究提出了TME手术的原则。此后，经过大量临床实践证明，TME现已是直肠癌手术的普遍遵循原则，可以有效地降低局部复发率（3%~7%），提高长期生存率。

TME的手术原则：①直视下在骶前间隙中进行锐性分离。②保持盆筋膜脏层的完整无破损。③肿瘤远端直肠系膜的切除不得小于5cm。

（六）腹腔镜直肠癌根治术

腹腔镜只是通过腹腔镜技术代替传统开腹，其他手术步骤和开腹一致。一般以五孔法最为常见，即脐孔上缘10mm套管作为观察孔，右侧麦氏点12mm套管做主操作孔，肚脐水平左右各一和左侧反麦氏点3个5mm套管做操作孔。建立气腹，探查结束后，牵拉乙状结肠后，打开结肠系膜，先游离裸化肠系膜下动静脉，在其根部用生物夹或homelock夹夹闭后离断。然后游离直肠，在游离直肠后侧时，进入骶前间隙（Holy plane）即神圣平面，沿此平面锐性分离。注意保护腹下神经，后侧游离至直肠骶骨筋膜部开始向两侧拓展，然后游离直肠两侧和前方。前侧分离至精囊腺远端水平线（肛提肌裂孔上缘），不能将精囊腺外侧组织清除，以免损伤盆神经丛。

三、姑息性手术

姑息性手术最具代表性的就是经腹直肠癌切除、近端造口、远端封闭术（Hartmann术）（图5-8）。

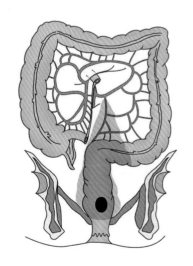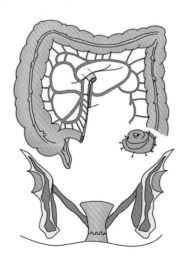

图5-8　直肠癌Hartmann手术示意图

1.适应证

（1）全身情况差、年老体弱的直肠癌患者。

（2）合并急性肠梗阻或穿孔、肛门功能失禁等，原发肿瘤尚可切除，但不宜行一期Dixon手术的患者。

（3）直肠癌浸润盆腔周围组织，原发肿瘤虽然能切除但环周切缘阳性，局部复发可能性大的患者。

2.手术方法要点

（1）详细探查，术中决定能否根治性或姑息性切除。

（2）术中游离肿瘤所在直肠同Dixon手术，根据根治性或姑息性要求，决定游离到肿瘤下2~5cm直肠，离断并关闭远侧直肠残端。

（3）近端距肿瘤至少10cm离断乙状结肠，切除肿瘤。

（4）在左下腹脐与髂前上棘连线中点做近端结肠造口。具体操作方法见Miles手术。

（5）术后随访2年，如果既没有局部复发，又没有远处转移，患者恢复后条件许可，可以考虑再行乙状结肠直肠端端吻合，恢复肠道连续性。

（郑建勇，张波）

第三节 吻合口漏

吻合口漏（anastomotic leakage，AL）是直肠癌手术常见的严重并发症，其发生率为2.4%~15.9%，吻合口漏发生后的病死率可高达16%。吻合口漏不仅影响患者的术后恢复，甚至会影响患者的远期生存效果，严重的吻合口漏需再次手术干预。吻合口漏的发生与诸多危险因素相关，例如男性、吸烟、肥胖、营养不良、肿瘤巨大、患有糖尿病等。近年来，随着全直肠系膜切除手术的推广、腹会阴联合切除手术数量的减少以及低位（超低位）吻合的增加，加之微创技术的普及、新辅助治疗策略的实施以及器械吻合技术的发展，使得直肠癌术后吻合口漏持续成为结直肠外科关注的热点。

2010年，直肠手术吻合口漏由国际直肠癌研究组（International Study Group of Rectal Cancer，ISREC）定义为：在结肠-直肠或结肠-肛管吻合部位的肠壁完整性的中断、缺损，使得腔内外间室连通（包括重建直肠储袋缝合线部位的漏，如J-pouch）以及于吻合部位旁出现盆腔脓肿。根据吻合口漏发生的时间分为：早期漏（术后30d内）和迟发漏（术后30d后）。

吻合口漏分级方法并不统一。2010年，ISREC提出了目前国际较为公认的吻合口漏分级方法，将直肠吻合口漏分为3级，具体见表5-2。

表5-2　国际直肠癌研究组（ISREC）吻合口漏分级

分级	临床表现
A	亚临床吻合口漏，也称作影像学吻合口漏，无临床症状；不需特殊治疗
B	表现为腹痛、发热，脓性或粪渣样引流物自肛门、引流管或阴道（直肠阴道瘘）流出，白细胞及C反应蛋白升高；可行保守治疗的吻合口漏
C	表现为腹膜炎、脓毒症，及其他B级吻合口漏的临床表现；需再次手术治疗的吻合口漏

一、病因

吻合口漏是结直肠切除吻合手术无法完全避免的并发症之一，外科医师要深入了解其发生、发展的规律，尽量降低其发生率和发生后的危险程度，努力提高手术安全性。吻合口漏的发生与许多因素有关，包括患者因素与手术因素等，需警惕相关危险因素，于术前、术中及术后等各个时间节点加以纠正和注意，可有效降低吻合口漏的发生。

（一）术前因素

1. 性别

男性是术后吻合口漏的独立危险因素。男性患者吻合口漏发生率高于女性患者，这可能与男性骨盆狭窄导致手术难度大、手术时间长有关。

2. 美国麻醉师协会（American Society of Anesthesiologists，ASA）分级

ASA分级与吻合口漏的发生密切相关。ASA分级≥Ⅱ或Ⅲ级被认为是吻合口漏的危险因素。

3. 体质指数（body mass index，BMI）

直肠癌术后吻合口漏与高BMI密切相关。BMI≥$30kg/m^2$可显著增加吻合口漏的发生率。

4. 术前合并症

患者术前有糖尿病、肾功能不全、低蛋白血症等合并症，会增加吻合口漏的发生率。糖尿病患者的术后吻合口漏发生率明显高于非糖尿病患者，糖尿病为吻合口漏的独立危险因素。对于肾功能不全的直肠癌患者，特别是在进行急诊手术时，建议谨慎选择一期吻合手术。术前低白蛋白血症能够反映全身疾病严重程度，可能直接影响吻合口愈合。

5. 术前肿瘤治疗

对于肿瘤进行的术前治疗，包括新辅助治疗（放疗、放化疗、化疗），影响吻合口愈合、增加直肠术后吻合口漏的发生率及严重程度，并导致愈合时间的延迟。使用抗血管生成的靶向药物的转化治疗，是否会影响正常组织的微循环，从而影响吻合口愈合，仍有争议。

6. 吸烟和饮酒

吸烟和饮酒被认为是吻合口漏的高危因素。吸烟相关的微血管疾病可能影响结直肠的血供，导致吻合口继发缺血。酗酒可能与营养不良相关，长期酗酒的患者术后易发生心功能不全、免疫抑制及凝血功能不全等，是发生吻合口漏的可能机制。

7.术前药物使用

长期应用糖皮质激素，尤其是联用其他免疫抑制药物，可能增加吻合口漏风险。虽然尚无证据表明，非甾体类抗炎药物会增加吻合口漏的发生率，但围手术期应慎重使用该类药物。有长期服用抗凝药物的患者，围手术期也应该停用或换用其他替代药物。

8.肿瘤状况

肿瘤分期和直径是吻合口漏发生率增加的危险因素。肿瘤分期和直径的增加，意味着患者的全身状态通常较差，盆腔内手术操作的难度也相应增加。研究显示，肿瘤直径≥5cm，吻合口漏的发生率则增加4倍。

9.术前机械性肠道准备和抗生素的使用

机械性肠道准备和抗生素的使用与吻合口漏发生的关系仍有争论。近年来研究认为，机械性肠道准备联合术前口服非肠道吸收性抗生素，可以显著降低吻合口漏的发生率。

（二）术中因素

1.手术方式及入路

直肠癌的手术方式及入路，应根据术者经验、肿瘤位置、分期和患者的身体状况综合决定。众多临床研究及荟萃分析结果显示，不同的吻合方式（端端吻合、端侧吻合等）对于发生吻合口漏的影响无差别；腹腔镜手术与开腹手术吻合口漏发生率无显著差异。TME是中低位直肠癌的金标准，由于TME手术完全切除直肠系膜，且在低位离断直肠后实施消化道重建，因此，TME手术比非TME手术的吻合口漏发生率更高。经肛全直肠系膜切除术（transanal TME，TaTME）是近年来发展起来的术式，欧洲结直肠疾病学会（European Society of Coloproctology，ESCP）协作组发布的一项国际多中心临床分析结果显示，TaTME术后吻合口漏的发生风险高于腹腔镜辅助TME手术（P=0.02）。

2.吻合口位置

吻合口与肛缘距离是发生吻合口漏的重要影响因素，多因素分析显示，吻合口距肛门距离是吻合口漏发生的独立危险因素。据统计，吻合口与肛缘距离<5cm的低位吻合，吻合口漏发生的风险增加余8倍。

3.预防性肠造口

预防性造口是否能够降低吻合口漏发生率的影响存在争议，但多数研究都认为预防性造口可以降低吻合口漏所引起的腹膜炎等严重并发症的发生率，也可降低吻合口漏后的再手术率以及吻合口漏相关的病死率。

4.术中出血量与围手术期输血量

术中出血量与吻合口漏的发生具有相关性；此外，围手术期输血≥400ml被认为是吻合口漏的高危因素。

5.切断直肠使用闭合器数目

如腹腔镜手术中切断直肠使用的切割闭合器数目为3个或以上，吻合口漏的发生风险则提高

1.42倍；可能是由于钉合线之间出现缺损增多，导致吻合口漏发生的风险增加。

6. 其他

尽管保留左结肠动脉对直肠前切除手术并发症的意义仍然存在争议；但分析大宗病例发现，保留左结肠动脉可降低结直肠吻合口漏的发生率。有文献表明，侧方淋巴结清扫会增加术后吻合口漏的发生率。预置肛管在预防吻合口漏中的作用被一些医师所推崇，但国内大坪医院、解放军940医院等单位完成的全国多中心临床研究结果表明预置肛管不能明显降低吻合口漏发生率。

（三）术后因素

术后因素对吻合口漏的影响，主要体现在对患者全身状态调整改善情况方面。即使术前已经纠正贫血、低蛋白血症、高血糖等，在经历手术麻醉后，术后仍应密切观察患者的上述各项指标。术后应用非甾体类抗炎药物镇痛是否会增加吻合口漏的发生率，尚缺乏证据。术后吻合口出血被认为是吻合口漏发生的危险因素，但临床上往往并不能区别是吻合口漏导致了出血，还是吻合口出血继发了吻合口漏。术后早期腹泻可能与直肠癌低位前切除术后吻合口漏的发生相关。术后关注心肺功能，避免因心肺因素导致的低氧血症也是保证组织灌注，减少吻合口漏发生的必要措施。

二、临床表现及诊断

直肠癌术后吻合口漏最常发生在术后4~10d，但也有文献报道，有12.1%吻合口漏的诊断延迟至手术30d以后。典型的吻合口漏诊断并不困难，其早期的临床症状主要有体温升高、持续性的肠麻痹、腹胀或腹痛、引流管引流量减少后突然增加，颜色由淡红转为脓性或有粪汁样液体，漏出的液体在吻合口周围容易形成脓肿。典型的吻合口漏可出现腹痛、腹胀、局部压痛、反跳痛、肌紧张等腹膜刺激征；同时患者出现发热、心率增快、全身乏力，进一步可发展形成弥漫性腹膜炎；血象、降钙素原及C反应蛋白增高；严重者可出现中毒性休克症状和体征。直肠癌行低位前切除后出现吻合口漏，如果术中关闭了盆底腹膜，吻合口位于腹膜外，患者主要表现为局部疼痛、发热，引流管有气体、脓液或粪便流出，如脓肿破裂到腹腔可出现腹膜炎症状和体征。

随着新辅助放化疗及预防性造口的广泛开展，部分吻合口漏临床症状表现并不典型，不少患者引流管亦可能无粪样及脓性引流物流出，这给临床诊断带来一定的困难。临床医师应该根据病人术后出现的不适症状及表现，加以鉴别诊断，并采用合适的检查手段来明确诊断。出现下列症状、体征及检查异常时要警惕吻合口漏。

1. 麻痹性或炎性肠梗阻

吻合口漏是否出现腹膜炎表现，取决于溢出的污染物或形成的脓液是否扩散至前腹壁的壁层腹膜。当感染局限于盆腔内，或因术后肠胀气、腹部膨隆，尤其对于肥胖、术后少动患者，溢出物容易集聚于肠系膜后间隙，即使存在腹腔内感染，患者仍可能无腹膜炎的表现。同时炎性刺激渗出物进一步刺激肠管导致麻痹及炎性粘连，因而患者可主要表现为炎性肠梗阻。术后炎性肠梗阻常常提示腹腔内炎性刺激显著，对于低位直肠前切除患者，须将吻合口漏作为首要鉴别诊断，及时进行直肠指检、内镜检查或CT检查，有助于排除或尽早明确吻合口漏的诊断。

2. 腹泻

国内有学者最早报道腹泻与吻合口漏的关系，术后早期腹泻组较无腹泻组吻合口漏发生率显著增高（16.2%∶5.2%，$P<0.05$）。术后早期腹泻可导致吻合口受到肠道收缩带来的机械性张力，增加了吻合口漏风险；同时吻合口漏后，直肠周围的神经受到刺激，也可造成肠蠕动的加强，出现腹泻，两者可互为因果，从而进一步加重吻合口漏。因而应注意患者术后的早期腹泻，针对腹泻患者也应及时治疗、早期检查，以便预防和发现吻合口漏。

3. 肠道脓性分泌物

对于已行预防性造口后的患者，肛门内排出脓性或恶臭性分泌物常是吻合口漏的唯一症状或主要表现，患者全身炎症反应可能并不明显。术后早期肠道排出灰黑色恶臭液体，提示可能存在缺血导致的吻合口漏。

4. 低热

低热是局限性吻合口漏最为常见的症状，对术后3d以上出现的低热，尽管可能存在多种病因，如切口感染、肺部感染、腹腔残余感染等，但应积极行影像学检查，以便早期发现局限性吻合口漏，早期治疗，避免因感染加重导致吻合口进一步裂开。

5. 心率、呼吸增快及少尿

发现不明原因的重要生命体征改变，除注意筛查术后心肺并发症和肺栓塞等常见原因外，也应注意常规筛查腹部情况。对伴腹部膨隆及可疑腹膜炎体征者，应常规行影像学检查，明确诊断。

6. 实验室检查指标变化

术后应定期复查患者血象以及血生化等指标变化情况（3d左右）。血象有显著增高，白细胞总数往往大于 $1.5×10^9$，中性粒细胞百分比显著升高。血液及腹腔引流液中的C反应蛋白、降钙素原、腹腔引流液pH值及肿瘤坏死因子（TNF-α）等均可预测吻合口漏的发生。但因这些指标特异性不高，均并非具有直接定性诊断作用，故可以作为吻合口漏的预警指标。

7. B超检查

对于有腹痛、腹胀主诉的直肠前切除术后的患者，可采用床旁B超检查，来确定有无盆腔吻合口附近积液，结合引流管或B超引导穿刺引流液性状，可快速明确有无吻合口漏。

8. 直肠指检与内镜检查

对不伴有弥漫性腹膜炎的患者，及时行内镜检查及指检能明确吻合口裂开的范围，并制订辅助治疗决策。但是需要有丰富经验的内镜医师来完成内镜检查，过高的充盈压，会导致漏口的扩大和腹膜炎的扩散。对于有超低位吻合的患者，应首选直肠指检，来明确有无吻合口漏的发生以及发生范围。

9. CT检查及肠道造影

对于不伴有弥漫性腹膜炎的可疑吻合口漏患者，CT应作为明确诊断的优选诊断方法。文献显示，CT对吻合口漏的诊断价值显著优于直肠造影（89.5%∶40%，$P= 0.009$），且常规的结直肠造影由于压力控制问题，具有一定的加重吻合口漏的风险，必须强调应由外科医生亲自操作。CT发现肠周积气伴积液、吻合钉不延续、周围脂肪间隙模糊或筋膜增厚，均可作为吻合口漏的诊断依据。尽管术后腹腔内积气可延续至术后26d左右，但单纯的残留气体通常其周围并不伴有筋膜的增厚和炎性反应。诊断存疑时，CT联合直肠水溶性造影剂能协助诊断。鉴于新辅助放、化疗后的患者吻合口漏的出现有显著延后趋势，1/3的吻合口漏患者可诊断于术后30d以上，其中1/2的患者1年不愈合。建议对这部分患者在术后辅助化疗前应常规检查盆腔CT，明确是否存在隐匿性吻合口漏。CT较单纯临床表现更能准确判断感染的范围。

三、治疗

外科医生在遵循基本治疗原则的同时，应根据不同等级的吻合口漏，在抗感染治疗及营养支持治疗的基础上，严密观察病情变化，采取个体化治疗策略。

在决策吻合口漏的治疗措施时，应充分综合考虑以下4个方面的因素：

1.感染范围

明确感染是局限于盆腔，还是已扩散至下腹部甚至全腹部腹膜腔；

2.感染来源是否得到了有效控制

包括肠腔内容物是否会有大量的继续外溢，以及溢出到盆腔或腹腔的污染物是否得到有效的引流。

3.肿瘤需要的后续治疗策略

盆腔感染及吻合口漏的愈合所需时间及其对后期治疗的影响，包括术后辅助化疗或辅助放疗等。

4.肠道延续性恢复的可能性及必要性

应结合吻合口漏大小、肠道缺血状况及炎性反应范围，综合判断维持及恢复肠道延续的可能性，长期感染导致吻合口狭窄的可能性，还应结合患者术前肛门功能状况及年龄等因素综合判断维持肠道延续性的利弊。

依据上述判断，首先确定是选择保守治疗或是手术治疗，选择保守治疗时要确定使用敏感抗生素，维持水电解质平衡，合理的营养支持，以及保持引流管通畅等。如需要手术干预，则需要在综合治疗的基础上进行，具体可采取以下治疗策略。

（1）积极手术转流及术中引流

对于存在弥漫性腹膜炎的患者，无论是否已行预防性造口，均应在积极液体复苏的情况下，紧急剖腹探查。对于感染局限于盆腔的患者，也应综合考虑上述4个原则，对存在肠道缺血、吻合口缺损大、伴明显感染中毒症状、分期较晚、术后需积极辅助治疗的患者，均应积极采用手术策略治疗吻合口漏。关于术中应切除吻合口行近端结肠造口，还是单纯行近端肠道造口及引流术，应根据近端结肠血供、吻合口裂开大小、近端肠腔内容物存量、患者年龄及治疗意愿等综合因素决定。对吻合口血供差、裂开周径超过50%、初次手术前近端结肠不全梗阻及老龄患者，宜采取切除吻合口的方式；而其他患者应在转流基础上，单纯引流，以维持肠道延续性。对吻合口缺损较大的患者，也可考虑术中安置直肠覆膜支架或支撑管，以避免后期愈合后吻合口严重狭窄。术中应尽可能冲洗清除造口远端的肠内容物，避免术后持续感染甚至再发弥漫性腹膜炎。

（2）穿刺引流

对于引流不通畅的吻合口漏，如伴有局限性感染，可优先考虑经会阴部CT或超声引导下穿刺安置引流管。但对于漏口较大，引流量较多，且有术后辅助化、放疗需求的患者，仍应积极辅以近端肠道的预防性造口，有利于漏口的早日愈合。

（3）经肠腔内负压引流

对难以经会阴引流的肠外脓肿，也可经吻合口漏口放置冲洗引流管。经直肠腔内引流的策略，宜在已做预防性造口的情况下采用。尽管也有文献报道真空负压引流在未转流患者中的成功应用，但此种情况下，负压难以长时间正常维持，且肠液的存在必然延迟愈合时间。经直肠腔内引流策略宜在吻合口漏诊断后尽早采用，早期应用可以有效引流近心端流入的肠液，可以明显减轻漏口附近组织炎症反应。最好采用双腔低负压持续冲洗引流。

（4）再次手术重建消化道

主要适用于：①吻合口漏及放疗导致的肠道严重狭窄。②吻合口漏患者拆除吻合口之后。③经久不愈的吻合口瘘及瘘管。手术前应明确排除局部肿瘤复发，测量骶前瘢痕组织增生情况，对瘢痕严重增厚者，不宜再次手术重建消化道。

综上所述，直肠癌行低位前切除后吻合口漏仍是最常见且严重的并发症，充分的肠道准备，以及对高风险群体采用预防性造口、术中ICG荧光血管成像技术等可显著预防吻合口漏的发生。随着新辅助放疗及预防性造口的应用，相当多的吻合口漏仅表现为肠麻痹、腹泻及低热等非典型症候群，早期CT检查具有更高的诊断准确率及对感染范围的更好评估。对吻合口漏的治疗，应综合感染范围、感染来源是否能有效控制、肿瘤后续治疗策略以及肠道延续性恢复的可能性与必要性等多个因素来综合决策。

四、预防

（一）术前预防

直肠前切除术后吻合口漏与患者自身状况密切相关，患者自身的影响因素多数需要在手术前进行妥善地纠正。围手术期的术前处理可以有效降低吻合口漏的发生率。主要包括：①积极纠正术前高危因素，对于存在低蛋白水平、贫血、糖尿病、肠梗阻等可能增加吻合口漏风险的患者要在术前积极改善全身状况，纠正营养不良、提高血色素水平、维持血糖正常；对存在肠梗阻者可置肛管或置入肠道支架进行减压、引流，以利于进行全身情况的改善并进行有效的肠道准备。②近年来研究认为，机械性肠道准备联合术前口服非肠道吸收性抗生素，可以显著降低吻合口漏的发生率。

（二）术中预防

对于拟行低位、超低位直肠癌前切除术治疗的患者，手术医师应该根据术中探查的实际病情，充分酝酿以下3个方面的问题：①手术方案是否改变：是否预防性造口。②吻合是否满意：应重点关注吻合口血供、有无张力、吻合器的合理选择，充气试验进行测漏检查，吻合后辅以加固缝合。③推荐术后留置腹（盆）腔引流管。具体阐述如下：

1. 行预防性造口

直肠癌术后吻合口漏的危险因素主要有老年男性、低蛋白血症、糖尿病、术前甾体类或非甾体类抗炎药物的使用、术前新辅助治疗、手术持续时间长、术中出血多、肿瘤位置低、肿瘤分期偏晚以及急诊手术等因素。预防性造口可以减轻，甚至避免中低位直肠癌前切除术后吻合口漏导致的严重腹、盆腔感染、脓肿形成、感染性休克等危及患者生命的状况发生，减少因吻合口漏导致的二次手术。尽管中低位直肠癌手术是否施行预防性造口尚有争议，但对于如下情况可考虑施行预防性造口术：①全身情况较差者。②术前存在肠梗阻。③存在吻合口漏的高危因素。国际上最常采用预防性回肠造口。

2. 保证吻合口血供

吻合口血供是确保安全吻合的重要条件之一。为保证吻合口良好的血供，术中应仔细判断边缘动脉避免损伤。在不能确定吻合口血供是否良好的情况下，可以考虑应用术中荧光显影（吲哚菁绿）技术协助判断。目前对于腹腔镜TME术中肠系膜下动脉（inferior mesenteric artery，IMA）的处理仍存在较大争议。距IMA根部1~2cm处分离并高位结扎IMA操作简便，且可获得更彻底的淋巴结清扫，故目前大多数术者仍采用不保留左结肠动脉（left colic artery，LCA）的高位结扎法处理IMA。然而，高位结扎IMA后可能发生吻合口血供差，同时增加吻合口漏发生的风险，于术中保留LCA则可以改善乙状结肠远端的血供；尤其对老年患者，考虑到可能存在动脉硬化等因素，保留LCA可能是有益的选择。高位结扎IMA后，吻合口的血供主要来自结肠中动脉形成的边缘动脉，但由于中结肠动脉与LCA之间吻合支细小、吻合不充分，则无法提供充足的血供。众所周知，吻合口血供不足是导致中低位直肠癌术后吻合口漏的重要因素，为保证吻合口血液供应良好，通常需要进一步游离左半结肠脾曲并切除更多的肠管。

3. 保证吻合口无张力

吻合后的乙状结肠应该几乎是贴附于骶前，避免形成"桥样悬空"，才是吻合口无张力的状态。一般认为，亚洲人的乙状结肠相对较长，手术中不必要常规游离结肠脾曲。但无论是否游离结肠脾曲，都应该保证吻合口彻底无张力。直肠癌根治术中有以下情况时应考虑游离结肠脾曲：①吻合位置低：超低位吻合、结肠-肛管吻合时，乙状结肠在盆腔内有"桥样悬空"表现。②乙状结肠系膜粘连严重或游离后远端血供欠佳，被迫切除更多肠管。③乙状结肠系膜肥厚偏短等。④考虑行结肠储袋吻合。

4. 合理选择吻合器

术中应根据肠管直径，选择合适的吻合器型号。多数研究认为，圆形吻合器直径与吻合口漏无相关性。横断肿瘤远端直肠的切割闭合器多选择成钉后1.5~1.8mm的高度，尽量避免使用超过2个切割闭合器。

5. 有效引流

可分为盆腔引流以及预置肛管引流。多数临床研究或荟萃分析提示，盆腔引流并不能降低吻合口漏的发生。但盆腔引流可以减少盆腔血肿和感染的发生，减轻吻合口漏的临床症状，并有助于吻合口漏的治疗。一般将引流管放置于吻合口旁以及盆腔的最低处。预置肛管引流的作用尚存在争议，一些回顾性研究支持预置肛管在预防直肠癌术后吻合口漏的作用，或降低C级漏的发生率；但一项国内多中心临床研究结果发现预置肛管未能降低吻合口漏发生率。

6. 吻合质量检测

吻合口检测通常应该采用盆腹腔灌注蒸馏水，经肛门注气的充气试验进行测漏检查。研究表明，术中肠镜检查有助于判断吻合口质量、吻合口有无出血、吻合口血运情况等，但内镜检查并未降低吻合口漏的发生率。有关吻合口缝合加固能否降低中低位直肠癌术后吻合口漏的发生率亦存在争议。中低位直肠癌手术多采用双吻合器吻合法，吻合口侧方形成两个交角（"狗耳朵区"），此处的缝钉相互交叉，结构薄弱，是吻合口漏的好发部位；如果操作方便，适当加固缝合是可取的。

（三）术后预防

术后因素对吻合口漏的影响主要体现在对患者全身状态的调整改善情况。即使术前已经纠正贫血、低蛋白血症、高血糖等，经历手术麻醉后，术后仍应密切观察患者的上述各项指标是否发生改变。术后吻合口出血被认为是吻合口漏发生的危险因素，术后应该严密观察有无继发性吻合口出血。术后早期腹泻可能与直肠癌低位前切除术后吻合口漏的发生相关。术后应该高度关注心、肺功能，避免出现因心、肺因素导致的低氧血症也是保证组织灌注，减少吻合口漏发生的必要措施。

（张林，刘希，陈光宇）

第四节　骶前出血

骶前静脉损伤大出血是指骶前静脉丛或椎体静脉破裂引起的大出血，是常规开腹或腹腔镜辅助直肠癌根治术的严重并发症之一。处理困难，处理不当会导致严重后果，发生率为3.0%~9.4%；可分为骶前静脉丛和骶椎椎体静脉丛出血两种类型。具有发生突然、进程凶险、后果严重等特点，死亡率可达4.3%。近年来经肛全直肠系膜切除术在国内逐步开展，由于经肛的逆向手术视野是众多外科医师并不熟悉的解剖视角，更需要谨慎操作、仔细判断层面避免损伤骶前血管。熟悉和掌握经腹、经肛路径骶前静脉损伤大出血的常用的止血方法，以及有效的预防手段，具有重要意义。

【解剖特点】

骶前区静脉包括骶前静脉丛和骶椎椎体静脉。骶前筋膜是盆筋膜层增厚部分，开始于第1骶椎体前方，附着于第3、4骶椎前方，向前附着于直肠肛管交界处和直肠筋膜。骶前静脉丛位于骶前筋膜前方与直肠固有筋膜之间的直肠后间隙内，由骶前静脉横干、骶中静脉、骶外侧静脉、骶椎旁静脉、骶椎椎前穿通静脉、骶前孔脊支及其属支共同组成，通常与直肠系膜静脉无交通支。骶前静脉丛紧贴骨面、血管壁薄、大多无静脉瓣膜、弹性差。椎体静脉在椎体松质骨中具有静脉窦状结构，起自椎体的中央，有分支向后穿出与椎内静脉的前丛相连，另有分支由椎体的前外侧穿出与椎外静脉的前丛相连，经两侧骶外侧静脉或骶中静脉连接髂总静脉，最终汇入下腔静脉。在骶骨处，这些静脉孔常位于第3~5骶椎，其一端呈直角汇入骶前静脉丛，另一端在骨膜下的椎体浅部形成静脉窦状结构。骶骨椎体静脉系统是骶前静脉丛与椎内静脉系尾端的骶管内静脉丛之间的通道，其在穿出骨孔处，外膜与骶椎骨膜相融合。手术损伤时，破裂的静脉断端可回缩至骨孔，从而使静脉断端无法进一步在直视下处理，出血难以停止。

　　骶前静脉实际上是整个椎体静脉系统最末端的部分，且椎体静脉与下腔静脉均无静脉瓣，同时在横膈下存在广泛的交通支，并具有双向互反的特性，加上手术麻醉时血管扩张及手术体位的关系，骶前静脉丛形成位置最低、容量最大的静脉血池，受到静水压的影响亦较大，远侧骶前区静脉的最大静水压可达下腔静脉压力的2~3倍。即使在中心静脉压CVP为0的情况下，其压力也可达8cmH$_2$O左右。如口径为2~4mm的静脉血管横断后，每分钟出血量高达500~1000ml。受损的静脉口径每增加1mm，出血量约增加3倍。临床上单纯的骶前静脉丛出血，止血相对较容易。而骶椎椎体静脉口径一般在2~5mm，有时甚至异常粗大，其前方穿出骨质后汇入骶前静脉丛。在椎体静脉穿出骨孔时骶椎前筋膜组织包括骨膜与静脉外膜结合，这是导致该静脉一旦破裂后不能回缩闭合的一个重要原因。临床上极难处理的骶前大出血常指此种类型静脉出血。

　　一、病因

　　骶前出血多发生在中低位直肠癌手术切除时，尤以经腹会阴联合切除直肠癌手术发生率为最高。损伤的主要原因包括：

　　（1）肿瘤因素

　　肿瘤位置较低、癌肿较大压迫骶前静脉丛，骶前筋膜可能受累，且直肠肿瘤组织与骶前筋膜间较重的炎性反应，使骶前组织充血水肿、血管扩张，并形成较牢固的粘连或束带，使手术者不能按解剖层次分离，在游离直肠后壁时造成骶前筋膜撕裂，损伤静脉丛造成难以控制的出血。

　　（2）手术操作因素

　　外科医生对直肠骶前区解剖不熟悉、解剖层次被破坏、未进入正确的层次进行解剖游离、用钝性分离等都是造成骶前静脉丛出血的主要技术原因。直肠系膜外由盆腔筋膜的脏层包绕形成直肠筋膜，后方即为骶前筋膜。手术进入正确的解剖层次应该是在骶前筋膜之腹侧（盆筋膜脏层与壁层之间），即所谓TME间隙。如果分离直肠后壁偏离正常骶前间隙，会损伤后方的骶前筋膜或将筋膜连同静脉丛从骶骨面上掀起即可引起出血。如唯恐损伤骶前筋膜，在钝性分离时一味靠近系膜侧分离，会造成前方的直肠固有筋膜损伤而引起系膜侧出血。在骶前渗血或小血管出血发生时，若术者处理不当，盲目使用钳夹、结扎或用图钉压迫，会导致骶前静脉撕裂或损伤的进一步加重，这也是骶前静脉大出血的重要原因。另外助手在协助暴露骶前间隙时，应该特别小心，以避免深部拉钩、吸引器、血管钳、缝针直接误伤骶前血管。

（3）局部解剖因素

患者肥胖、盆腔狭小、肿瘤部位深等因素均会增加骶前出血的风险。在上述因素的影响下，操作空间小、部分操作无法在直视下完成，盲目钝性分离直肠后间隙，易将骶前筋膜连同骶骨膜一起撕脱而导致大出血。

（4）经肛的逆向分离入路

TaTME手术经肛入路"自下而上"的操作方式与传统经腹手术"自上而下"的方式截然不同。大部分医生对经肛操作技术十分陌生，学习曲线偏长。在经肛入路手术过程中，左右结构的互换、自远端向近端操作时解剖位置的改变、操作角度从"自上而下"以纵向操作为主变成"自下而上"以横向操作为主等问题，都是外科医生必须直面的挑战。

直肠后间隙的最底部是直肠脏层和壁层筋膜的融合，被称为Waldeyer筋膜。在临床中，接受TaTME手术的病例多为低位直肠癌，因此，如果紧贴齿状线上方行超低位切开，先进行的是括约肌间分离，然后切开Waldeyer筋膜，进入直肠后间隙的下间隙，再向前方游离的时候则会遇到致密的直肠骶骨筋膜，此时不要错认为迷失了层面，应该果断地锐性切开，即可进入疏松的直肠后间隙的上间隙。如果不了解直肠骶骨筋膜的存在，可能会游离过深，进入骶前间隙，或采用不正确的钝性推拨的方法，易损伤或撕裂骶前血管，造成难以控制的骶前大出血。

二、临床表现及诊断

无论何种原因导致的术中骶前大出血，其临床表现皆有以下几个方面特点：①出血发生突然，失血速度快，短时间内即可发生失血性休克甚至死亡。②血液从盆底大量"涌出"，导致出血部位不易显露。③常规止血方法效果差，往往会出现越夹、越缝、越出血。④结扎双层髂内动脉对止血无效。⑤即使在休克状态下仍会持续出血。

结合骶前区操作分离病史和上述临床表现特点，诊断骶前静脉大出血，难度不大，但同时要排除髂内动脉分支、骶正中动脉及相应的静脉等损伤而导致的大出血。

三、治疗

由于骶前位于盆腔的最深处，暴露困难，且骶前出血迅猛，短时间内血液即可涌满盆腔。因此，这一并发症的处理，不但要求外科医生有扎实的解剖基础知识，同时还要求外科医生具有娴熟的手术技巧和良好的心理素质。通常需要采取以下处理措施：第一，保持镇静，不要盲目钳夹、缝扎或电凝；立即用手指、干纱布或用长弯血管钳夹小纱布团（俗称"花生米"）压迫出血点，并告知麻醉医生和护士保持可靠的、通畅的静脉通道；补充血容量，维持有效的循环血量，急查血色素，并做进一步输血准备。第二，在压迫止血的同时，尽快进行周围分离，暴露视野，有条件的话尽快移除标本以便充分显露出血部位，若可施行保肛手术，则应尽快使用切割闭合器切除标本。第三，慢慢放松压迫的手指或小纱布团，同时用吸引器快速吸收血液，往往可以清晰暴露出血部位；尽快鉴别出血静脉类型，根据实际情况选择如下相应的止血方法。目前常用的止血方法如下：

（1）压迫法

吸净出血后缓慢撤除纱布，用手指控制出血点，判断出血类型。对确认出血量不大、压力不高的骶前出血，可用热盐水纱布或明胶海绵压迫30min左右，大部分可止住出血。

（2）缝扎止血法

缝扎止血仍然是有效的止血方法。但对于骶前静脉丛的出血，缝扎止血在选择对象时一定要注意以下几点：①必须确认是骶前静脉出血，而非椎间静脉或椎间静脉与骶前静脉交通支出血。②缝合时可采用无损伤血管缝合线如4~5个0的普理灵线进行"8"字或者连续缝合，包括骶前静脉、骶前筋膜和深部及结缔组织，尽量避免将缝针直接穿过静脉。由于骶前静脉壁薄易撕，因此必须原位打结。一旦首次缝合不成功往往会导致静脉破损越来越大，出血越来越汹涌，因此，缝扎止血应由有经验的结直肠外科医生进行。

（3）填塞压迫法

对于难以控制的大出血或多处损伤的弥漫出血，应果断行止血海绵、凡士林纱布依次填塞压迫骶前间隙，填塞要求紧而可靠。虽然填塞压迫法止血成功率较高，对于骶前静脉丛出血或骶椎椎体静脉丛出血均有效，但需二次取出纱布，有再次发生出血的可能，术后易发生骶前感染，因此，不到万不得已，不建议使用该方法。根据残留骶前腔隙的大小。将2~3块纱布垫用丝线缝合成一长带，逐步填充，紧紧压迫止血，将纱布另一端从腹壁或会阴部切口引出；术后应严密观察纱垫引流液的量和颜色，及早发现和预防感染。一般术后5~7d开始抽取纱布，过早取出易再次发生大出血，而过晚取出则会增加感染的可能。当取最后一块纱布时，必须是在手术室积极备血，做好充分抢救的情况下进行。防止再出血的办法是在纱布填塞之前，采用可吸收的止血纱布粘贴，其上覆盖明胶海绵，再用纱布条压迫的分层止血法。也有术者采用可扩张的乳腺假体置入填塞压迫止血或使用Foley尿管气囊压迫止血。

（4）图钉止血法

应用时术者将直肠向前牵开，指压出血部位，吸出积血，慢慢松开手指，显示出血点，迅速将普通图钉、不锈钢图钉或特制钛钉钉在出血部位的骶骨上，压嵌于出血的部位，适用于椎静脉来源的椎骨孔出血和骶前静脉点状出血。此种方法应用较为普遍，常能奏效，但特别要注意反复按压可导致损伤范围扩大。图钉长时间留置在体内是否会带来不良反应，还需进一步研究。

（5）游离肌片电凝止血法或游离肌片止血法

适用于较大面积的出血，取适当大小的腹直肌片（2~3cm）外加明胶海绵压迫出血处，将肌片与出血点处缝合，使肌片与损伤的血管黏合止血，或者钳夹肌片压迫止血点，再用电凝作用于血管钳，高温加热后造成肌片与出血静脉凝固粘连而达到止血的目的。

（6）其他止血方法

骨蜡填塞止血，但对于出血量大者效果欠佳；生物黏胶，如OB胶或ZT胶等结合可吸收止血纱布或将明胶压于创面，也具有简单实用的效果。

四、预防

骶前大出血重在预防。在熟悉了骶前区静脉及盆腔结构后，详细的术前检查和分析是预防骶前大出血的关键。术前应进行盆腔CT或MRI检查，了解肿瘤大小及与骶前关系。对手术难易程度有充分认识。对于肿瘤较大、与周围组织关系密切、估计手术难度较大者应进行术前新辅助治疗降期后手术。此外，全直肠系膜切除技术是行中低位直肠癌手术时必须遵循的原则，即必须在良好照明和直视下锐性分离，禁止用手盲目钝性分离。游离直肠后壁时，必须在直肠固有筋膜与骶前筋膜之间的直肠后间隙进行，避免损伤骶前筋膜。在游离直肠过程中，应注意手术器械的使用细节，如避免用吸引器反复刮吸骶前静脉，使用S拉钩时应避免过度牵拉等。在腹会阴联合切除术中，会阴组术者进行分离时，不可盲目、过深地分离，分离方向应始终朝向尾骨尖。手术操作动作要轻柔，避免吸引器、血管钳、缝针直接损伤骶前血管。

（陈诣佳，康政宇，张林）

第五节　吻合口狭窄

直肠手术后吻合口狭窄多发生在直肠癌前切除术、吻合器痔上直肠黏膜环形切除钉合术（PPH）、痔环切术、直肠巨大良性肿瘤切除术等手术后。随着吻合器械的临床应用、腹腔镜技术的普及和新辅助治疗理念的推广，直肠癌根治性切除后保肛手术的比例越来越高，但吻合口狭窄（anastomotic stricture）、吻合口漏、吻合口出血、前切除综合征等并发症也成为临床关注的主要问题。其中吻合口狭窄为远期并发症，部分患者处理棘手，治疗效果难以令人满意。文献报道，吻合口狭窄的发生率在3%~30%。直肠癌直肠前切除术后吻合口狭窄定义为：①吻合口处肠壁增厚、瘢痕狭窄长度大于1cm，且直径为12mm的结肠镜不能通过的吻合口。②患者常伴有排气、排粪时左侧腹部胀痛、排粪次数增多、粪便变细和排粪困难等症状。③肛门指诊、结肠镜、经肛门造影和直肠磁共振等提示吻合口狭窄。临床多表现为不全肠梗阻的症状。根据狭窄的范围分为：①膜性狭窄（membranous stricture）：主要由转流性造口术后直肠被旷置发生直肠黏膜废用萎缩引起。②管状狭窄（tubular stricture）：是因为吻合器型号过小或吻合口瘢痕收缩引起。③弥漫性狭窄：大多因直肠癌围手术期放疗、直肠周围感染、部分缺血等致肠管纤维化形成"硬管"样狭窄。治疗吻合口狭窄时首先要排除吻合口肿瘤复发，良性的吻合口狭窄多能通过手法扩张、内镜下扩张、球囊扩张或支架植入等方法治疗；若狭窄严重，上述方法治疗效果不佳，也可通过手术切除吻合口，再次吻合或永久性造口等措施进行处理。

一、病因

直肠切除吻合术后吻合口狭窄的病因，包括以下几方面：①吻合器型号选择和使用不当：A.吻合器选用过小，造成吻合口直径小，容易形成吻合口狭窄。有研究报道，33mm吻合器的吻合口狭窄率小于29mm；B.吻合器选用过大，强行插入钉砧头造成直肠壁损伤，愈合后可产生吻合口瘢痕狭窄；C.吻合钉钉合肠壁不全，粪便中细菌可沿钉眼不断侵入组织，引起吻合口的慢性炎症反应，造成纤维组织增生，形成狭窄。有研究报道，10例吻合钉钉合肠壁不全的患者，其中7例并发吻合口狭窄。②吻合口张力大：如果吻合口张力过大，导致局部血运不良，瘢痕增生愈合造成吻合口狭窄。如降结肠游离不充分、乙状结肠过短或吻合口位置过低等也会致吻合口张力较大。有研究报道，吻合口越低，吻合口狭窄的可能就越大，这可能与吻合口的张力大有一定关系。③吻合口缺血：直肠癌根治术要求在肠系膜下动脉起始部予以结扎，吻合的结肠血供主要来源于结肠边缘的动脉弓，有可能使吻合口的血运处于低灌流状态，缺氧使纤维组织增生导致吻合口狭窄。TME技术要求直肠周围的组织切除更彻底，其后果却是吻合口的血液低灌流，可致使纤维组织增生，引起吻合口狭窄。④吻合口感染及吻合口漏：吻合口感染及吻合口漏的二期愈合造成瘢痕形成，这是吻合口狭窄的主要原因。吻合口越接近肛门，发生漏的可能性越大。吻合口漏发生后，导致盆腔感染，此时如果行肠造口，又使直肠吻合口处于废用状态，更容易造成直肠管状狭窄或弥漫性狭窄。⑤吻合口肠管厚度的影响：A.吻合口处直肠壁附着过多的组织，增加了吻合口肠管厚度，使组织挤压过紧，产生局部缺氧，导致吻合口纤维组织过度增生形成狭窄；也可造成直肠黏膜全层割裂，出现黏膜回缩，使黏膜下层直接暴露于肠腔，更易形成瘢痕；B.吻合口浆肌层包埋过多或组织肥厚水肿，也是导致狭窄的原因。因此，只要吻合满意，就不应再加强包埋吻合口；C.结肠与直肠壶腹部肠腔口径差距较大，端端吻合时直肠壁出现皱褶，导致吻合口狭窄。⑥盆底肌群对吻合口的影响：主要由于内括约肌的痉挛和外括约肌的持续收缩引起，造成吻合口也处于一种持续的收缩状态，极易产生狭窄；外括约肌的持续收缩原因多数是术中损伤及术后的局部炎症反应。⑦吻合口废用的影响：低位直肠癌根治术后，部分患者行转流性肠造口，使吻合口处于废用状态，吻合口长期处于收缩状态，就可能会造成吻合口狭窄。⑧术前及术后放、化疗导致吻合口周围组织的炎症反应、纤维化，可引起吻合口狭窄。⑨低位吻合口：吻合口距肛门越近，吻合口漏的发生率越高，吻合口狭窄的发病率也越高。⑩PPH术后局部感染、切除组织较厚等。⑪直肠巨大良性肿瘤切除组织较多，缝合后致肠腔狭窄。⑫痔环形切除术后容易形成狭窄。目前缺乏对上述观点的有效解释，特别是缺乏循证医学的高级别证据，但这可能成为未来相关研究的方向。

二、临床表现及诊断

临床荟萃研究显示，直肠前切除术后吻合口狭窄多发生在术后6个月以内，少部分发生在9~12个月；吻合口狭窄多发生在距肛缘6~10cm，其次为距肛缘6cm以内，发生在距肛缘10~15cm以内最少见；狭窄多为管状狭窄，膜性狭窄在低位吻合时多见，弥漫性狭窄少见；狭窄段长度多为2~

4cm，其次为1~2cm，超过4cm少见；吻合口直径为10~20mm，发生在6个月以内多见，吻合口直径小于10mm，多发生在术后9~12个月。直肠前切除术后吻合口狭窄早期（6个月以内），一般无明显不适症状，或有前切除综合征（anterior resection syndrome，ARS）表现。ARS是直肠切除术后，由于直肠结构改变、括约肌神经等组织损伤，以及直肠排粪反射下降等引起的，是以便急、便频和气粪失禁等为主的一系列症状组成的综合征，少部分患者也可能表现为便秘或排粪困难等。随着吻合口狭窄程度的加重，会出现伴有明显腹胀、腹部隐痛、排粪次数增多、粪便变细、排粪困难等症状。腹部检查可见扩张的肠型，特别是左下腹肠型；经过肛门指诊、结肠镜、经肛门造影、直肠MR等检查可明确吻合口管状狭窄以及狭窄分级；腹部CT、MR或X片检查可见吻合口近侧结肠继发性扩张、肠壁增厚、肠腔内粪便蓄积。

除了依据前述直肠癌直肠前切除术后吻合口狭窄定义外，也有医者通过内镜检查将直肠癌吻合口狭窄分为3级：一级吻合口直径为10~20mm；二级吻合口直径为5~9mm；三级吻合口直径小于5mm。

三、治疗

由于直肠前切除术多应用于直肠癌的治疗，所以出现吻合口狭窄应排除肿瘤复发，然后针对吻合口狭窄的类型、部位、程度等，遵循从简到难、循序渐进原则，逐步采用以下治疗手段。

（一）非手术治疗

1. 增加食物纤维和通便剂

对没有明显症状的吻合口狭窄，增加食物纤维和通便剂可使狭窄的吻合口逐渐被扩张。

2. 扩肛术

是治疗直肠狭窄，特别是吻合口膜性狭窄和管状狭窄的主要方法之一，包括手指扩肛或器械扩肛法。手指扩肛是以右手食指指腹适度用力反复通过吻合口狭窄环，使局部痉挛缓解、瘢痕软化或使狭窄环被撕断以解除狭窄。每周2次，每次扩肛持续1~2min，力度以瘢痕有轻度撕裂感，并使第2指关节通过狭窄环为原则，治疗周期以狭窄解除、不影响排便为度。此方法简单易行，具有损伤小、费用低、疗效好等优点。器械扩肛法多采用不同型号的扩肛器进行循序渐进的扩张治疗。

3. 气囊扩张术

采用经结肠镜、肛门直肠镜行球囊扩张术，气囊长度为8cm，膨胀时外径为15、18、20mm。亦可经放射造影引导下置入球囊，使球囊中间位于狭窄环处，然后给球囊注入气体，使其扩张至适度。气囊扩张术可于2周后重复，直至狭窄缓减。依据狭窄段长度、位置等，气囊扩张术必须要循序渐进，避免暴力，否则可能造成吻合环崩裂等严重后果。

4. 经肛门或肠镜下支架置入术

直肠癌术后吻合口狭窄引起肠梗阻的患者，可经肠镜下于狭窄处置入合金支架，特别是对拟行手术治疗的吻合口狭窄，可于术前进行必要的肠道准备。

（二）手术治疗

适用于严重的吻合口狭窄或者同时伴有重度的肛管狭窄，手术方法包括：

1.钛钉取出术

对于因钛钉脱落不全，暴露于肠腔引起吻合口炎性增生导致的狭窄，首先需取出钛钉同时配合扩肛治疗，方可收到满意的治疗效果。钛钉取出一般无需麻醉，可直接在肛门直肠镜下进行。如果患者过度紧张，不能配合，也可考虑在麻醉后处理。

2.瘢痕组织切开松解术

适用于单纯的吻合口狭窄。麻醉满意后，首先沿直肠纵轴切开直肠后位狭窄瘢痕，如果指诊检查直肠扩张不满意，再切开直肠两侧狭窄部。吻合口瘢痕组织切开后，要坚持扩肛，不然会导致瘢痕迅速形成再度狭窄。另外有学者采用前列腺电切系统、等离子电切系统、电烙和激光联合应用、经内镜放射状切开术等治疗吻合口良性狭窄，亦可获得良好效果。

3.瘢痕切开挂线术

对于长期扩肛治疗无效的中度吻合口狭窄患者，可考虑使用该方法。挂线疗法治疗吻合口狭窄的机理和肛瘘挂线治疗的机理大致相同，主要是利用"线"的勒割作用，适用于吻合口的环形狭窄。狭窄严重或瘢痕硬度大的患者可行多部位分别挂线，以达到放射状勒开狭窄瘢痕的目的。挂线的多少主要根据狭窄的程度和瘢痕的硬度综合衡量。待线脱落后还需继续手法扩肛。

4.内括约肌切开术

适用于低位直肠狭窄和伴有肛管狭窄的患者。该手术方法可行包括一侧、两侧或多重的部分内括约肌切开术。

5.黏膜或皮瓣的转移术

适用于严重的吻合口狭窄。如切除瘢痕组织过多，愈合过程可能形成较大的疤痕，导致肛管直肠狭窄，可采用转移黏膜或皮瓣进行修补。在齿线处的狭窄可应用 V-Y 皮瓣；齿线以上的狭窄可应用菱形转移黏膜瓣；若要覆盖大面积的皮肤，可采用 S 形的转移皮瓣成形术。

6.直肠狭窄环切除、重新吻合术

对于将狭窄段切除后，仍能进行吻合的患者可采用此方法进行治疗。主要适应证为：①吻合口局部有肿瘤复发。②狭窄段较长、扩张效果较差。③狭窄环距齿状线 4cm 以上，且狭窄环远侧直肠肛管正常。

7.结肠造口术

适用于梗阻症状较重、患者体质较弱、局部治疗较困难的的吻合口狭窄患者，其目的是抢救生命、缓解症状。造口需要行近端结肠双腔造口；如有条件，可对吻合口狭窄进行二期处理。

四、预防

围手术期的精细管理及正确的手术操作，可以使直肠术后吻合口狭窄的发生率明显降低，具体要求如下。

1. 术前详细采集病史

患者如果是瘢痕体质者或既往有硬化剂注射、肛门手术史，如局部纤维组织增生较重，在选择PPH手术时则一定要慎重。

2. 规范手术操作，提高手术质量

特别是PPH手术荷包缝合位置高低和深浅要适度、保证在同一平面；熟练操作，减少吻合口出血的概率，进而减少缝合止血。确实需要止血者可采用电凝止血或动脉结扎止血，尽可能减少"8"字缝合止血，缝合的跨度不要过大。

3. 术后护理

加强术后的治疗和护理加大控制感染的力度，包括抗生素的使用、坐浴、创口换药等；减轻术后疼痛，鼓励患者正常饮食，正常排便，避免使用泻剂，保持大便成形，以起到自行扩肛的作用；如有排便频数、不成形者，需积极调理至大便正常。

4. 吻合口相关技术

吻合口检测通常应该采用盆腔注水，经肛门注气的充气试验进行测漏。吻合口缝合加固：吻合口缝合加固能否降低中低位直肠癌术后吻合口漏的发生率存在争议。中低位直肠癌手术多采用双吻合器吻合法，吻合口侧方形成两个交角（"狗耳朵区"），此处的缝钉相互交叉，结构薄弱，是吻合口漏的好发部位。如果操作方便，适当加固缝合是可取的，但要注意针距，防止术后吻合口狭窄的发生。

5. 通畅引流

直肠切除术一般要于骶前留置引流管，以引流盆腔、骶前积液。术后要保持引流管通畅，减少积液导致的感染。如发生局部渗漏、感染，要进行及时有效的处理，从而降低局部感染导致狭窄的发生率。

6. 术后随访

肛门直肠手术后随访时要特别注意对吻合口的检查，对于有吻合口狭窄倾向的患者要进行及时的手法扩张，可有效降低吻合口狭窄的发生，亦可及时发现肿瘤的吻合口局部复发。

（康政宇，刘希，张林）

第六节　直肠癌术后局部复发

直肠癌术后局部复发（locally recurrent rectal cancer，LRRC）是指直肠癌根治性手术后的盆腔内复发，不论是否存在远处转移。既往认为，局部复发是直肠癌治疗的终末期，然而随着临床经验的不断积累和对直肠癌生物学行为认识的逐步深入，发现对局部复发患者行综合治疗依旧有治愈的希望。但局部复发仍然是直肠癌治疗的难点，预防的意义仍高于治疗。

据统计60%~80%的LRRC发生在术后2年以内，绝大多数在术后8~22个月。近年来研究报道，局部复发率在5%~15%，5年总生存率仅为14.9%。复发患者死亡风险是未复发的3.09倍，未经治疗的局部复发患者生存期一般为3.5~13个月。复发部位为吻合口及周围组织，包括会阴部组织、盆腔脏器、区域淋巴结、骶前区、盆壁等，且是中低位直肠癌术后局部复发的主要形式。目前临床对LRRC最常用的分类方法是Leeds分类法，根据复发病灶在盆腔内的累及范围分为：①中央型：病变局限于盆腔内器官或结缔组织，未累及骨性盆腔。②侧壁型：病变累及盆腔侧壁结构，包括坐骨大孔、穿过此处支配梨状肌和臀部的坐骨神经。③骶侧型：病变位于骶前间隙，与骶骨粘连或侵犯骶骨。④混合型：骶侧型和侧壁型混合复发。

一、病因

（一）手术相关因素

1.直肠全系膜切除术

1986年Heald等提出直肠癌根治手术的TME原则，包括：直视下在骶前间隙中进行锐性分离；保持盆筋膜脏层的完整无破损；肿瘤远端直肠系膜的切除不得小于5cm。TME的广泛采用使直肠癌术后的局部复发率从30%降至10%左右。若未达到TME手术清扫的技术要求，术中合并有盆筋膜脏层撕裂或破损，局部复发率将会从10%增高至25%（$P<0.01$）。因此，正确的TME是降低LRRC的关键之一。

2.环周切缘（circumferential resection margin，CRM）

是无浆膜包被的直肠肠段外侧因手术解剖而形成的表面。CRM的判定主要包括两方面：一是肉眼观察大体标本直肠周围系膜的完整性被破坏；二是显微镜下肿瘤或阳性淋巴结与手术切缘的最小间距为1mm以下，则均视为CRM阳性。研究表明，CRM是直肠癌局部复发和总生存期的独立影响因子。Meta分析指出，CRM是局部复发重要的预测因子，在行新辅助放疗的患者群体中更为显著。

3.根治性切除分级

所有根治性手术原则上均需达到R_0切除标准，而R_1和R_2切除只能是姑息性切除，将明显增加LRRC发生的比例，降低患者的生存期。

4.远端切缘

低位直肠癌保肛和安全切缘是一对难以调和的矛盾。肿瘤细胞在肠壁内播散可能引起局部肿瘤复发，尤其是吻合口复发。早先提出的TME要求切缘在5cm以上，但是这一标准不断地在经受挑战。有学者甚至认为0.5cm的切缘也是安全的。目前主流的观点倾向于切缘在1cm以上是安全的，但对于分化差的患者应谨慎，术中可冰冻证实切缘是否"干净"。

5.手术方式

直肠癌有多种术式，但以直肠前切除术（anterior resection，AR）为代表的保肛术式与腹会阴联合切除术（ahdominopedneal resection，APR）的改道术式最具代表性。有研究表明，无论是局部复发、无病生存期还是总生存期，AR均优于APR。这可能一方面是因为存在选择性偏倚，APR的患者相对而言肿瘤位置更低、肿瘤分期更晚；另一方面，APR 操作更容易出现术中标本破损和 CRM 阳性，这些因素也增加了局部复发的风险。尽管如此，对于超低位或局部较晚的直肠癌患者来说，APR 仍是最重要的手术方式，因为保证肿瘤的完整切除更为重要，AR 的指征不确切反而有增加局部复发的风险。对于超低位而肿瘤局部复发较早且保肛意愿强烈的患者，经括约肌间切除是一种可供选择的新术式，其局部复发率为 6.7%，5 年生存率和无病生存率分别是 86.3% 和 78.6%。也可以选择腹腔镜辅助或 TaTME，但是应该严格掌握手术适应证以及开展单位的技术储备。对于 T_1 期的患者，也可采用经肛局部切除的手术方式。

6.侧方淋巴组织清扫

尚存在争议。侧方淋巴组织主要包括直肠中动脉近端、髂总、髂内、髂外及闭孔淋巴组织，其可能与直肠癌侧壁复发有关联。研究报道，侧方淋巴结转移的发生率为 5.3%；在日本清扫侧方淋巴组织是常规操作，但在西方国家，只有在明确存在侧方淋巴结肿大时，才进行清扫。一般认为，针对侧方淋巴转移，术前放、化疗的效果优于手术清扫，但仍缺乏充足的证据支持。国内专家共识认为，合并有侧方淋巴结肿大，选择性侧方淋巴结清扫有助于预防术后局部复发；建议长径大于 0.6cm 的淋巴结可考虑选择性清扫。

（二）肿瘤相关因素

1.肿瘤的位置

一般认为中低位直肠癌更具有局部侵袭性，且中低位直肠无浆膜层包裹，所以中低位直肠癌 LRRC 比例相对更高。另一方面，肿瘤距肛缘的距离可能是低位直肠癌的保肛手术（经括约肌间切除术）术后局部复发的影响因素。但有研究显示肿瘤位置虽然和总生存率相关，却与局部复发不相关。

2.直肠系膜筋膜（mesorectal fascia，MRF）

腹膜反折以下的直肠虽然无浆膜层，然而直肠系膜却有一层盆筋膜脏层将其包裹，按照 TME 的要求，直肠手术的分离面应在该层次之外。术前影像学评估肿瘤及其转移淋巴结与 MRF 之间的关系可预测得到阳性 CRM 的可能性，是 LRRC 的危险因素之一。

3.组织学类型

绝大部分直肠癌的病理类型是腺癌，其他一些特殊类型包括黏液腺癌、印戒细胞癌、腺鳞状细胞癌、鳞状细胞癌、小细胞癌、髓样癌、未分化细胞癌和乳头状癌等。除少数特殊类型外，大部分病理类型对预后影响的差异并无统计学意义，这些特殊类型包括低分化或未分化癌，如印戒细胞癌和小细胞癌等；另一种特殊类型为髓样癌，因其与高度微卫星不稳定性相关，而提示预后良好；黏液腺癌对预后的影响仍存在争议。但关于是否涉及局部复发的问题，目前仍缺乏相关研究证据。

4.肿瘤分级

直肠癌的肿瘤分级为高分化、中分化、低分化和未分化。尽管肿瘤分级存在很大的观测者间差异，但它对肿瘤预后和 LRRC 的判定依然是一个独立预测因子。

5.病理分期：病理 T 分期、N 分期均是局部复发、远处转移和总生存时间的影响因素。就局部复发而言，有研究显示病理T分期T_4、T_3和T_1期直肠癌LRRC的比例分别为23%、15%和4%；N分期N_0和N_{1-2}直肠癌LRRC比例分别为6%和19%。

6.血管、淋巴管及神经浸润

血管、淋巴管浸润可能与远处转移、总生存时间相关，但与局部复发的相关性尚无定论。有研究认为，神经浸润与局部复发相关。

7.癌胚抗原（CEA）

CEA是直肠癌最常用的肿瘤标志物。在患者术后随访中，血清CEA升高是提示肿瘤复发的一个重要指标。有些研究认为CEA对局部复发影响不大，而与远处转移存在密切关系。

（三）其他因素

1.辅助和新辅助放、化疗

放疗的目的是杀灭盆腔内播散的肿瘤细胞，降低局部复发，延长生存期，新辅助疗法可使肿瘤降期，从而增加R_0切除的概率。然而放疗存在一定的剂量限制，超过这一限制性剂量会使不良反应显著增加。放疗结合化疗可以增加肿瘤细胞对放疗的敏感性，从而改善局部控制，提高生存期，且效果优于单纯放疗。瑞典一项研究回顾了包括25 351例患者的42个随机对照试验和3个荟萃分析的结果显示，在局部进展期的直肠癌患者中，术后辅助放疗可以使局部复发率降低30%~40%。而在进行术前放疗患者中，这一效果更为显著，达到了50%~70%。然而新辅助放、化疗后肿瘤退缩效果不良也是直肠癌术后局部复发的高危因素。辅助放、化疗不仅可以预防局部复发，而且也可能是一种补救措施。CRM阳性是明确的局部复发独立危险因素，有研究观察了499例患者在接收放、化疗后，CRM情况与局部复发之间的相关性并无统计学意义（13.0%：13.5%，P=0.677）。总之，新辅助疗法存在使肿瘤缩小的可能，从而降低CRM阳性的概率。

2.患者个体相关因素

患者年龄、性别、肥胖等因素在不同研究中对局部复发的影响存在不同结论。甚至有研究认为，饮酒等生活习惯会增加直肠癌复发概率。

3.MDT的应用

经多学科参与评估、制订合理方案的诊疗模式，开创了肿瘤诊疗的新路径，对不同复发直肠癌患者有更强的针对性；可明显改善患者的生活质量，提高手术的R_0切除率，控制再复发率。

二、临床表现及诊断

（一）临床表现

LRRC临床症状主要表现为复发肿瘤导致的压迫、浸润、出血等症状，如疼痛、坠胀不适、便血、大便习惯改变、盆腔及会阴部包块等。不同手术方式后的局部复发、复发部位及侵犯范围的不同，症状表现亦有所差异。AR术后患者主要出现便血、大便次数增多、里急后重，严重时可导致肠梗阻；而APR术后的患者可能以会阴部包块及疼痛为主要表现。另外，复发癌灶侵犯输尿管、膀胱、阴道可出现血尿、尿痛、排尿困难及阴道流血。若出现下肢水肿、坐骨神经痛，则为髂外血管、闭孔受浸润表现；骶前区复发时出现腰骶部疼痛症状。根据首次手术方式、术后病理及患者症状，有助于判断是否存在肿瘤复发及复发部位。

LRRC主要体征为盆腔及会阴部肿块。肛门指检或阴道检查可扪及会阴部、盆腔低位包块及其大致形态，伴有触痛；发现阴道或直肠内血迹或异常分泌物；对低位吻合患者可明确吻合口通畅情况等。

（二）相关辅助检查

1.肿瘤标志物相关检测

（1）血清癌胚抗原（CEA）水平

是判断结直肠癌术后复发或转移最有价值的指标之一。若患者术后随访过程中CEA水平升高意味着存在复发或转移的可能性。有研究表明CEA术后升高要比临床症状提前4~5个月，可通过监测血清CEA水平对大肠癌的复发进行早期预测。

（2）糖蛋白肿瘤标志物

临床上用于筛查结直肠癌的糖蛋白肿瘤标志物包括CA19-9、CA125、CA72-4等，多项标志物联合检测有助于提高诊断结直肠癌的敏感性。起初CA19-9是在人类结直肠癌细胞系中鉴定出来的黏蛋白样产物，它是在正常人组织中表达的肿瘤相关抗原而非肿瘤特异性抗原。其在血清中水平升高是诊断上消化道腺癌和结直肠癌的重要标志物，CA19-9水平升高是LRRC辅助诊断的指标。

2.内镜检查

行根治性切除的结直肠癌患者，术后1年左右行结肠镜检查（术前因梗阻未行检查者应于术后3~6个月进行）；低位前切除及经肛局部切除的患者，应考虑每6个月进行1次直肠镜检查以明确吻合口是否复发，连续5年。当患者大便性状改变（特别是大便带血）或CEA水平持续升高，及时的结直肠镜检查是必要的，可作为早期诊断局部复发的重要手段。

3.病理组织学

对可疑肿瘤复发组织进行病理学检查是最直接的确诊手段。根据复发部位的不同，可在内镜、超声或CT等影像学手段引导下，经直肠、阴道等途径取组织，进行病理学检查。CT引导下穿刺适用度广，组织活检成功率最高。对于少数病人，在肿瘤切除时，术中明确病理诊断亦是有必要的。

4.直肠腔内超声

若肿块为直肠壁内复发或邻近直肠，该检查相对简单易行，是较好的选择；且可发现系膜淋巴结是否肿大，同时亦能在超声引导下穿刺活检，明确诊断。

5.CT和MRI检查

在直肠癌术后复发的诊断上，CT、MRI是重要的早期检出手段。CT的敏感性和特异性分别可达70%和85%。MRI诊断的特异性和精确性优于CT，在鉴别良恶性包块方面具有一定优势；其软组织分辨力高，对诊断直肠癌局部复发及评估其可切除性具有较高价值。DWI像可以直观地显示直肠癌术后局部复发病变，其优势在于可以更好地区分炎性病变和复发肿瘤，更容易发现位于肠壁和吻合口等部位的小病变，可以更全面检测盆腔情况避免遗漏。研究表明，DWI结合T2WI对结直肠癌肿瘤复发的诊断准确率可达89.33%，可提高小体积复发癌灶的诊断准确性，评估纤维化组织中复发灶的可切除性；尤其在有无复发判断方面优于单独T2WI，可提高阴性预测值。

6.骨扫描

对原发癌疑似骨转移的患者进行全身核素骨显像扫描在判断原发癌是否发生骨转移方面具有特殊的优势，基本原理是由于局部骨血流量的变化和骨盐代谢的状况的改变，从而显示骨转移部位的病变。能在骨转移病变的早期发生较为明显的改变，此方法的诊断较X线对骨转移病灶要早上3~6个月，所以全身核素骨显像扫描是早期诊断骨骼病变，尤其是无症状的转移性骨肿瘤最有价值的方法，也是现阶段临床首选的检测方法。

研究表明，发生骨转移癌最多的部位为脊柱，其他部位依次排列为骨盆、下肢长骨、肘关节、膝关节。血行转移多为原发癌骨转移病灶的主要途径。直肠癌发生骨转移时临床表现主要是有局部或相应部位的放射性疼痛，其发生的主要部位有脊柱和盆骨，特别是腰骶骨，临床表现主要有持续性、进行性的腰骶部疼痛，有时还会出现下肢的牵涉或放射性疼痛。

7.PET-CT

在局部病变的良、恶性判断及微小转移灶的发现方面有其独特的优势。PET-CT在术后炎性瘢痕组织区域可能会出现假阳性，且因空间分辨率低，评估病变切除可能性的作用不大。临床主要用于其他检查不能确诊，或需行创伤性较大的手术来根除局部复发病灶的患者，经PET-CT来排除潜在转移从而避免过度手术。PET-CT检查费用昂贵不能作为常规选择。

（三）诊断及鉴别诊断

具备明确的临床表现及体征，结合内镜、肿瘤标志物监测、影像学等进行综合分析，在排除感染性直肠炎和其他非特异性直肠炎的基础上作出诊断。了解有明确的直肠肿瘤手术病史和有放、化疗过程非常重要，是诊断术后复发的必要因素。

三、治疗

（一）手术治疗

对于LRRC的处理，目前仍提倡以手术为主的综合治疗。LRRC患者中50%的无远处转移，其中死亡患者中仍有25%未发现有远处转移，故手术仍是患者可能获得治愈的主要选择。

1.根治性切除

对于肿块孤立，无需切除周围脏器的患者可选择该术式，如吻合口在直肠壁内、腔内复发，肠壁附近孤立肿块可完整切除。在远端直肠长度许可情况下仍可行Dixon术，术中仍需充分评估环切缘距离；否则，应行Miles术。APR术后的会阴复发，可行经会阴肿块根治性切除术。

2.扩大根治性切除

若LRRC浸润周围脏器或盆壁，患者身体情况允许，在权衡利弊的情况下，应行扩大根治性切除，即切除肿块同时行受累盆腔脏器切除术（PPE）；若盆腔脏器及盆壁被广泛侵犯，则应行全盆腔脏器切除术（TPE）。TPE难度大、风险高、并发症多、死亡率偏高，常需多专科参与，同时行盆底、会阴重建及大、小便转流，术后生活质量较差，故选择应用时要个体化考虑；尤其是特殊类型的复发直肠癌患者，如肿瘤侵犯骶骨或大血管。随着手术技术的改进，某些既往禁忌证已在逐步被打破。据文献报道，后盆腔复发直肠癌经腹骶骨切除的并发症发生率可达61%，但根治性切除后5年存活率可达34%。有学者报道，12例复发性结直肠癌侵犯或包绕血管的患者，手术切除血管并重建，7例达到R_0切除，术后4年总生存率55%，无病生存率45%。另有报道对9例LRRC行高位骶骨（S_3以上）切除的患者，30d死亡率为0，中位总生存期为31个月（2~39个月），最后所有死亡者均因转移所致。故此类手术虽存在较大风险，但在改善患者近、远期疗效方面仍是有利的。

3. 姑息性切除

患者有广泛的远处转移、不能耐受更大的手术创伤，局部复发肿瘤导致的症状较为突出而严重影响患者的生活，这类患者可通过姑息性切除、造口等以缓解症状（如疼痛、梗阻、出血等），并配合其他治疗方式以达到改善患者生活质量的目的。针对1460名LRRC患者的荟萃分析显示，经腹会阴联合切除者占35%，盆腔脏器切除占23%，直肠前切除占21%；其中R_0切除比R_1切除的患者平均生存期延长37.6个月，R_1切除的患者比R_{2k}患者延长13.3个月，R_0切除仍是此类患者获得长期生存的保障。

（二）MDT综合治疗

经多学科参与评估、制订合理诊疗方案的模式，开创了肿瘤诊疗的新路径，MDT策略是处理LRRC的基础，对不同LRRC患者有更强的针对性；可明显改善患者的生活质量，提高手术的R_0切除率，控制再复发率。

（三）放射治疗

局部复发直肠癌（LRRC）再次手术根治性切除率很低，只有20%~30%患者可能获得治愈，5年生存率在9%~39%。患者无法再手术时，放、化疗便成为其最佳的选择方案，以提高生活质量，延长生命。而对于存在手术机会的患者亦可视情况采取术前、术中及术后放、化疗，但目前仍主要推荐采用术前放、化疗。再次手术联合放、化疗的综合治疗模式较单纯手术治疗能明显提高疗效及治愈率。以往未行放疗的患者，可按原发直肠癌方案进行放、化疗；而曾接受放疗的患者，再次放疗应尽量减少正常组织受量。三维适形/调强放疗（3D-CRT/IMRT）在此方面优势明显，因其可提高靶区照射剂量，减少了正常组织受量；较常规放疗明显改善了不良反应发生率。联合放、化疗较单纯放、化疗能明显提高肿瘤局部控制率和改善患者生存期。一般在放疗结束后6~8周进行手术，以便放疗对肿瘤的效应能完全发挥出来。对未接受术前放化、疗者，可以考虑在术后进行辅助放、化疗。术中放疗应根据手术根治性而定，主要用于切缘太近或阳性的患者。

（四）化疗、靶向药物及免疫治疗

关于化疗方案，是以氟尿嘧啶及其衍生物和叶酸盐类似物为基础。有学者对以雷替曲塞为基础和以5-Fu为基础的化疗方案治疗晚期结直肠癌效果的荟萃分析显示，两种方案在OS、RR上均无显著性差异。有学者以TOMOX、FOLFOX方案治疗局部晚期或复发转移性结直肠癌的研究显示，TOMOX组有效率、疾病控制率及中位无疾病进展时间均优于FOLFOX组。对于适合靶向药物治疗的患者，应用依据基因检测结果选择抗血管内皮生长因子单克隆抗体（如贝伐单抗）药物或抗表皮生长因子受体单克隆抗体（如西妥昔单抗）药物联合化疗进行治疗。对免疫组化或基因检测确定为高度微卫星不稳定的患者，可选择抗PD-1/PD-L1单克隆抗体进行免疫治疗。

（五）中医药治疗

随着肿瘤研究的不断深入，中医药在肿瘤治疗中亦显现出其特色的一面。在化疗配合中药灌肠治疗直肠癌术后患者的研究中显示，中药能降低直肠癌术后患者的复发转移率，并且延长患者的生存期。另有研究证实，辅以口服中药的同步放、化疗组较未服中药的放、化疗组患者，NK细胞及辅助性T细胞水平明显提高，抑制性T细胞的数量及功能降低，患者免疫功能明显提高，大于Ⅱ级的毒副反应发生率明显降低。所以中医药在局部复发直肠癌治疗方面值得进一步研究。

（六）对症治疗

对于部分无法行根治性治疗的患者要配合对症治疗，缓解患者疼痛、出血等症状，改善生活质量。

四、预防

LRRC的预防是临床工作者围手术期、术中、术后始终都要思考的课题。①MDT策略：术前应充分认识MDT在肿瘤诊治中的重要性，并促使其规范化推广；MDT指导下的个体化、规范化及多手段的联合治疗，应成为预防LRRC发生的综合策略。②新辅助放化疗（nCRT）：进展期中低位直肠癌行新辅助放化疗可以明显降低术后的局部复发率，基于多项循证医学证据，nCRT已经被国际多数指南推荐为局部进展期中低位直肠癌（≥cT3或N+）标准治疗方案的重要组成部分。③规范手术操作：术者术中应重视手术操作的规范性，此为降低复发的基本保障。直肠癌根治性切除的标准是严格遵循TME切除的原则，规范化的TME操作可明显降低LRRC的发生率。④严格辅助治疗、密切随访：规范的术后放、化疗和其他辅助治疗（靶向药物治疗、消融治疗、中医药治疗、免疫调节剂的使用等）是可部分降低LRRC发生的有效的措施。术后密切定期随访可及早发现LRRC；早期诊断对LRRC的彻底治疗、改善患者生活质量、延长生存期等方面意义重大。

（张林，刘希）

第七节　直肠阴道瘘

直肠阴道瘘（rectovaginal fistula，RVF）是指直肠前壁和阴道后壁之间形成的病理性通道，是一种临床上较为少见而危害性较大的并发症，严重影响患者生活质量。国外报道RVF患者的病因以放射治疗为主，其次为盆腔手术、产伤、会阴部手术、恶性肿瘤侵犯，以及创伤，发病率可高达0.9%~9.9%；而国内RVF患者的病因以外科手术后（40%）为主，其次为产伤（32%）、恶性肿瘤辅以放射治疗（20%）、先天性畸形（8%）。

根据瘘口的大小、位置及病因将RVF分为复杂性和单纯性。瘘口>2.5cm、高位以及由炎症性肠病引起及复发性的RVF属于复杂性，其余为单纯性。诊断明确后一般均需手术治疗。手术时机的选择是RVF修补手术成功的关键之一。可选择经肛、经阴道、经会阴、经腹途径。当瘘口周围组织伴有不同程度的感染、充血、水肿等炎症反应时，宜行转流性造口术，避免二次感染，造成瘘口修补失败。手术方式的选择依赖于解剖学和生理学基础，瘘管周围组织暴露充分、游离彻底及缝合牢固是RVF修补成功的另一关键。采用经直肠或经阴道推移瓣修补术或组织瓣转移修补术（尤其是Martius术式）应用广泛，修补成功率高，预后良好。

一、病因

近年来，医源性因素的RVF中所占比例逐渐增多，任何医源性损伤破坏直肠阴道隔结构导致直肠和阴道相通均可形成RVF。直肠远端2/3（约9cm）的直肠前壁与阴道后壁相连，中低位直肠癌手术要分离直肠阴道隔，这就可能损伤阴道壁血运、降低其愈合能力，甚至造成缺血坏死，可导致直肠阴道瘘。主要原因包括：①术中解剖层次欠清晰，游离时损伤阴道后壁：如果肿瘤位置低，尤其是位于直肠前壁时，为了达到保肛的目的，用力牵拉易导致阴道壁的损伤，直肠肿瘤变薄，游离时容易损伤阴道后壁，或者肿瘤侵犯阴道，需切除阴道后壁。此时一旦发生吻合口瘘，就容易形成直肠阴道瘘。②在进行手工或器械吻合时，吻合区域显露不好，用力上提直肠，缝合针或吻合钉穿过阴道后壁，被切除或缝合的阴道后壁缺血坏死脱落，使阴道与直肠直接贯通，引发直肠阴道瘘；术中使用双吻合器直接把阴道后壁部分组织闭合在吻合口，可能性形成直肠阴道瘘，所以在击发吻合器前要特别检查阴道后壁。③盆腔积液或脓肿，加之阴道后壁游离后变薄，易被侵蚀，从而导致直肠阴道瘘。④放射损伤导致直肠阴道隔水肿、血供差、修复能力下降、局部溃疡形成、粪便刺激或是合并有直肠前突等是放射性直肠阴道瘘形成的主要原因，也是其中一个重要的原因。⑤直肠原发或复发肿瘤的侵犯也是造成直肠阴道瘘的因素之一。

二、临床表现及诊断

术中怀疑有阴道损伤时，应立即行指检或经腹会阴双合诊进行确认；或者在阴道内擦拭亚甲蓝，盆腔内放置干净纱布，自阴道内向纱布上轻轻按压，纱布沾染亚甲蓝即可确诊阴道损伤。

术后RVF较容易诊断，可依据临床症状，结合直肠、阴道指诊明确瘘口的位置得出。主要表现为患者阴道内有气体溢出或有淡黄色、带有臭味的粪水流出；多发生在术后7~10d，胃肠道功能恢复后；一般无腹痛、腹膜炎体征。对于可疑有直肠阴道瘘的患者，自肛门内置入干净纱布，在阴道内擦拭亚甲蓝向纱布上轻轻按压，纱布沾染亚甲蓝即可确诊直肠阴道瘘。明确直肠阴道瘘复杂的病因十分重要，不同原因的直肠阴道瘘在治疗方法上区别较大。直肠癌术后迟发的阴道瘘需注意有肿瘤引起的可能，必要时需在瘘口周围取活检明确瘘的性质。

三、治疗

虽然直肠手术后RVF总体发病率相对较低，但因为严重影响患者的生活质量，治疗棘手，且修补容易失败，一直是困扰外科医生的难题。美国结直肠外科医师协会（ASCRS）操作指南工作组于2016年11月发表了《肛周脓肿、肛瘘和直肠阴道瘘治疗指南》，给临床实践提供有益的借鉴和参考。治疗前的全面评估非常重要，须要评估瘘形成的原因，瘘口大小、位置，瘘口局部和其周围组织健康程度等，以此来确定进行修补的时机和修补的方式。

1.RVF 的非手术治疗

非手术治疗包括局部冲洗与坐浴、少渣或无渣饮食、肠外营养、脓肿引流、有效的抗生素应用等。单纯非手术治疗主要应用于肛门直肠手术损伤及吻合口感染所致早期、瘘口新鲜、直径小、炎症较轻的 RVF 患者。对于身体条件较差，无法耐受手术治疗的患者，挂线也有助于长期缓解症状。炎症、肿瘤或者瘘的综合治疗前，挂线可以控制急性感染，使后续治疗成功率更高。

2.手术治疗

（1）手术时机和术前准备

RVF的手术治疗包括急诊手术和择期确定性手术，合理选择手术时机至关重要，转流性造口手术多需要急诊进行，分娩造成Ⅲ、Ⅳ度裂伤所导致RVF应及早修补，其他多数医源性RVF应在瘘管周围组织炎症、水肿消退，瘘管成熟，瘢痕软化（3~6个月）后行修补手术，炎症消退后部分患者的瘘口可自行愈合。RVF修补手术前要进行严格的肠道准备，包括术前3d流质饮食并口服缓泻剂，同时口服抗生素，以保持术中及术后肠道的相对清洁，推迟术后成形大便排出时间，确保术区早期不出现高压状态，减轻术区张力。

（2）转流性造口

转流性造口可作为低位直肠癌手术并发直肠阴道瘘的初始治疗，它有利于控制感染，使部分患者自愈。对所有经非手术治疗失败或估计非手术不能成功、局部感染较重或并发盆腔感染的RVF患者建议先行横结肠转流性造口（单腔）。

（3）修补手术方式

①瘘管切开缝合术：为经会阴手术，对于合并有肛门括约肌损伤的中低位 RVF 患者具有独特优势。方法为将RVF经会阴切开转变为 Ⅳ度裂伤，切除包括瘘管在内的直肠和阴道壁上多余的黏膜，并依据解剖结构逐层缝合。该术式具有手术视野开阔、手术路径表浅的优点，可充分进入瘘管及括约肌缺损处，从而方便地进行括约肌折叠、会阴体重建的操作。对于无括约肌功能障碍的患者，术中切断肛门括约肌有导致肛门失禁的风险。②瘘管切除修补术：手术要点为切除瘘管并适当游离瘘管周围组织后，分别无张力缝合直肠前壁和阴道后壁，强调分层缝合并实现解剖对位。该术式主要针对单纯中低位RVF患者的治疗，可采用经肛门、经阴道或经会阴3种入路。经肛途径对括约肌的损伤更小，经阴道则更方便显露，但需要指出的是以上两种途径均为原位修补，如局部张力大、血运差，则常导致较高的复发率。③经肛门直肠黏膜推移瓣修补术：首次手术成功率为78%~95%，手术要点是将向基底部游离的直肠黏膜瓣覆盖在 RVF 的内口上，封闭瘘管在直肠侧的高压端，阴道内瘘口保持开放状态。需要注意，黏膜瓣的基底部宽度应至少为顶端的2倍，其延伸到内

口近端的距离≥4cm，以达到无张力缝合和良好的血供。因治愈率高，目前该术式已成为单纯性中低位 RVF 的首选方法，即使首次失败后仍可以再次应用。④组织瓣转移修补术：该手术是将健康且血供丰富的组织引入直肠阴道间隙，分隔开两侧瘘口部分，通过加强该间隙达到促进组织愈合的目的。其中 Martius 术式应用较为普遍，即经由大阴唇切口分离直肠阴道间隙，游离带蒂球海绵体肌瓣或带蒂脂肪瓣，通过皮下所建立的隧道转移填充于瘘管区域，以达到修补目的。20世纪90年代以后，带蒂股薄肌、肛提肌、臀大肌、大网膜、小肠瓣、折叠下翻的腹直肌等作为组织瓣也曾被应用。这种术式较为复杂，多在修补复杂瘘或克罗恩病引起的直肠阴道瘘时采用。⑤经腹手术：通常用于高位、复杂或复发的 RVF。经腹入路手术时，首先分离直肠和阴道，切除瘢痕组织，并用健康组织，如大网膜修补。放疗相关的、复杂性、复发直肠阴道瘘，可能需要直肠切除，结肠下移或者行结肠肛管吻合治疗。盆腔放疗导致的直肠阴道瘘，可以用转移肌瓣修补；袖状切除病变直肠肠管，结肠肛管吻合或者行预防性造口。经腹手术相对复杂、困难，需要术者有丰富的、低位直肠切除吻合的手术经验。术中易再次损伤正常组织，手术失败率较高，应慎重选择。⑥微创技术的应用：随着微创观念的推广和普及，运用腹腔镜、肠镜及肛门内镜等进行传统手术操作以修补 RVF 的新方法逐渐应用。腹腔镜较开腹具有微创优势，尤其是对于多次手术后、盆底粘连明显、狭窄骨盆、合并结肠阴道瘘或膀胱阴道瘘的患者，但腹腔镜手术需要具备较高的操作技巧，同时对适应证的要求也更加严格。经肛门内镜微创手术（TEM）被认为是一种很有前途的修补 RVF 的手术方式，具有视野放大清晰、瘘口辨认准确等优点，2008年首次被报道应用于单纯 RVF 的治疗，近年有临床报道了成功经验，但其临床有效性仍待大样本的临床研究。

四、预防

RVF 临床处理困难，严重影响患者的生活质量，也是引发医患矛盾的重要起因之一。但大部分 RVF 是可以积极预防的，因此要重视 RVF 的预防措施。围手术期及术中应注意以下几点：①女性直肠癌，尤其是发生在直肠前壁的中低位的肿瘤，术前一定要行双合诊检查，了解肿瘤与阴道、子宫的关系。如果阴道和/或子宫被肿瘤侵犯，则术者应有充分思想准备以及手术预案，包括术前常规行阴道准备。②术中分离过程中注意保护阴道后壁，分离时要有良好的术野显露，并在正确的间隙内进行锐性分离，避免高功率电刀的使用。吻合时一定注意避开阴道后壁，尤其使用吻合器时一定注意不要把阴道后壁夹在其中，关闭盆腔腹膜时避免连带阴道后壁。③国内已有报道，对有 RVF 高危因素的患者，采用腹腔镜下带血管蒂大网膜填塞预防直肠阴道瘘后取得了良好的临床效果。带血管蒂的大网膜是隔离直肠与阴道的最佳组织，大网膜取材容易，女性自身大网膜体积比较大，腹腔镜下游离，创伤相对较小，一般困难不大。带蒂大网膜富含脂肪细胞、吞噬细胞及血管，容易与阴道后壁炎性组织粘连并形成侧支循环，能改善阴道后壁局部的血运，为阴道后壁提供丰富的营养及良好的愈合环境。同时，大网膜也有加固阴道后壁及直肠前壁的功能。④预防性回肠末端造瘘或横结肠造瘘，可以降低 RVF 的发生率，对轻微的 RVF 也有治疗作用。但对于一些迟发性瘘却意义不大，迟发性瘘多发生于有盆腔放疗史的患者。⑤直肠切除时应保证无肿瘤残留，可采用术中冰冻切片，明确下切缘无肿瘤细胞残留。因为局部肿瘤的复发既容易引起RVF，同时也是瘘难以愈合的因素。⑥肠道吻合确保安全、可靠，尽量减少吻合口瘘的发生。同时要重视术后的引流，减少盆腔感染、脓肿形成的机会。

（陈光宇，胡笑宇，张林）

第八节　直肠膀胱瘘

直肠膀胱瘘（rectovesical fistula，RF）是直肠癌手术后罕见的并发症之一，该症处理起来十分棘手。通常根据瘘口发生部位分为4种类型：Ⅰ型（后尿道型），瘘口位于前列腺部至尿道膜部；Ⅱ型（膀胱底型），瘘口位于膀胱三角上方精囊腺附近区域；Ⅲ型（膀胱三角型），瘘口位于两侧输尿管开口与尿道膀胱内口的三角区域；Ⅳ型（输尿管型），瘘口位于输尿管。其中，Ⅱ型（膀胱底型）和Ⅲ型（膀胱三角型）为本章节重点阐述内容。

一、病因

该病最早由Jones于1858年进行了系统报道。国外文献报道结肠膀胱瘘（colovesical fistula，CF）的发病率为0.2%~0.3%。1987年Pollard SG等报道，总结过去近30年间1000余例CF发生的病因，其中56.3%并发于结肠憩室炎，20.1%并发于恶性肿瘤，9.1%并发于Crohn病，3.2%并发于医源性损伤，3%并发于放疗后。国内有学者报道了12年内发生Crohn病的41例CF，其中形成的原因有92.7%并发于恶性肿瘤，4.9%并发于结肠憩室炎，2.4%并发于医源性损伤。CF多见于60~80岁的老年男性患者。

二、临床表现及诊断

（一）诊断

RF的诊断缺乏"金标准"，主要结合临床、内镜、膀胱镜、影像学等表现进行综合分析，在排除感染性直肠炎、膀胱炎和其他非感染性直肠炎的基础上作出诊断。是否有直肠肿瘤病史和放疗过程非常重要，同时需要排除肿瘤活动或复发的影响。

1.临床表现

术后以尿频、尿急、尿痛出现为首发表现，继而小便出现食物残渣（进食后），腹隐痛，偶尔有低热，应首先考虑发生了直肠膀胱瘘。若患者术前接受过新辅助治疗，有时会存在程度不同的便急、便频、便秘、黏液粪便、里急后重和肛门疼痛等放射性肠炎的症状。

2.体格检查

全面细致的全身体格检查十分必要。腹部及会阴部是查体的重点，注意肠型、压痛、包块和肠鸣音的特点。直肠指检可初步评估病变部位、肛门括约肌功能。对于女性病人，双合诊有助于了解病变部位及有无潜在直肠阴道瘘的可能。

3.结肠镜检查

结肠镜检查是诊断以及早期处理RF的首要辅助检查。内镜下表现包括毛细血管扩张、黏膜充血、溃疡、瘘口等，其中以毛细血管扩张最为常见。若瘘口不大，且发生时间不长，可以尝试内镜下用钛夹夹闭瘘口。

4.膀胱镜检查

膀胱镜检查是诊断结直肠膀胱瘘的重要手段，较大的膀胱瘘口可借由膀胱镜检查直接确定，较小的瘘口多表现为一些非特异性表现，如膀胱局部黏膜充血、水肿，甚至可见乳头状突起、气泡溢出、膀胱内可有混浊尿液、漂浮粪渣样物等；然而对于结直肠膀胱瘘的早期诊断比较困难，主要原因为对本病的认识不足。

5.影像检查

盆腔MRI或腹盆腔CT检查结合泛影葡胺灌肠造影对于诊断RF有重要的参考价值。膀胱造影可确诊RF。

(二) 鉴别诊断

诊断RF时需要注意与以下疾病进行鉴别。

1.急性膀胱炎

急性膀胱炎是一种常见的尿路感染性疾病，占尿路感染总数的50%~70%，因细菌感染而引起，致病菌多数为大肠杆菌。通常多发生于女性，因为女性的尿道比男性的尿道短，又接近肛门，大肠杆菌更易侵入。急性膀胱炎最典型的症状是尿频、尿急、尿痛甚至有急迫性尿失禁，可能有血尿和脓尿，但尿液里无粪便残渣出现。

2.急性感染性肠炎

引起感染的细菌有志贺菌、空肠弯曲杆菌、沙门菌、大肠杆菌、耶尔森菌等。常有流行病学特点（如不洁食物史或疫区接触史），急性起病常伴发热和腹痛，具有自限性；抗菌药物治疗有效；粪便检出病原体可确诊，但肛门内无尿液排出。

3.放射性直肠炎

有直肠恶性肿瘤术前放、化疗病史；急性放射性直肠炎（acute radiation proctitis，ARP）常在放疗开始后较短时间内出现，高达75%的盆腔肿瘤患者放疗后可能出现不同程度的消化道症状。临床表现包括但不限于便血、便急、便频、腹泻、黏液粪便、里急后重和肛门疼痛，症状多样且缺乏特异性。急性症状多数在3个月内恢复，呈现一过性和自愈性的特点。但部分ARP的患者的症状可迁延、反复超过3个月以上，或在放疗结束3个月之后新发上述症状，即慢性放射性直肠炎（chronic radiation proctitis，CRP）。保守估计，1%~5%的盆腔放疗患者会发生CRP，常见于放疗结束后的6~18个月，亦可在放疗结束后的数年至数十年出现。便血通常是CRP患者就诊的首要原因；可同时合并便急、便频、便秘、黏液粪便、里急后重和肛门疼痛等症状。晚期严重并发症包括直肠狭窄、穿孔、瘘管形成和肛门失禁等，多见于放疗结束后2~5年。

4.溃疡性结肠炎

溃疡性结肠炎也可能出现腹泻、便血、便急、里急后重等症状，并且肠道病理活检也可能出现黏膜损伤及急、慢性炎性表现。但是溃疡性结肠炎病变节段往往不局限于放疗照射野内，可延伸至乙状结肠乃至全结肠，并可伴有皮肤、黏膜、关节、眼、肝胆等肠外表现。

5.其他

真菌性肠炎、抗菌药物相关性肠炎、缺血性肠炎、嗜酸粒细胞肠炎、过敏性紫癜、胶原新结肠炎、白塞病以及人类免疫缺陷病毒感染合并的直肠病变应与本病相鉴别。

三、治疗

（一）非手术治疗

单纯非手术治疗主要应用于肛门直肠手术损伤及吻合口感染所致早期、瘘口新鲜、直径小、炎症较轻的RF患者，以及对身体条件较差，无法耐受手术治疗的患者，非手术治疗亦作为一种治疗选择。而各种复杂性、迟发性、放疗所致的RF，合并肿瘤局部复发或伴有肛门失禁等，均不适宜保守治疗。非手术治疗包括膀胱冲洗、少渣或无渣饮食、肠外营养、盆腹腔积液及脓肿的有效引流、有效的抗生素应用等。RF患者的心理治疗，在临床实践中尤为重要。与患者做好交流，耐心讲解RF发病原因、病变程度和疾病发展规律，让患者了解病情，有助于减轻其紧张、恐惧、信心不足等心理问题。

（二）手术治疗

1.手术治疗的适应证及基本原则

手术的适应证主要包括经保守治疗无效或合并肠梗阻、肠穿孔、肠瘘、肠道大出血等需要手术治疗的严重并发症患者。手术治疗RF是一个棘手的问题，手术时机、手术方式的选择都应十分慎重。RF的手术原则应是以解决临床症状为首要目标，选择合理的手术方法，最大限度地降低手术病死率及并发症，改善预后及长期生活质量。以往认为除手术中第一时间发现的尿瘘外，若术后发现尿瘘，尤其是术后48h以上才发现的尿瘘，需要在手术后2~3个月再进行手术修补。事实上由于尿瘘的持续存在，2~3个月后局部炎症依然明显，甚至会超过尿瘘早期情况，后期腹腔粘连和炎性水肿状态不亚于尿瘘早期。近年来有学者提出应尽早、甚至是在发现尿瘘的第一时间进行手术修复，则可以有效预防后期尿失禁、尿道狭窄、尿瘘、感染等并发症。由于缺乏大宗临床病例治疗经验的收集、整理和分析，目前尚无定论。

2.手术方案

RF的手术方式包括急诊手术和择期手术。RF导致的急性肠穿孔、消化道大出血、绞窄性肠梗阻等需急诊手术。择期手术方式包括：

（1）粪便转流

转流性造口（结肠造口或回肠造口）是治疗RF的一种简单、有效、安全的方式，因减少了粪便对病变膀胱的刺激，炎症消退后便血迅速得到缓解，贫血、营养状态及生活质量也得以极大改善。造口转流患者病情稳定后可考虑关瘘，相关指南建议造口可于6~9个月后进行评估。待到局部和全身情况明显好转，排除局部肿瘤复发的可能，可考虑一期或二期瘘口修补及造口还纳术。

（2）瘘口修补

直肠膀胱瘘是直肠癌术后的严重并发症，单纯修补多用于术中发现的尿瘘修补。带蒂肠浆肌层片修复、生物材料修补多用于病情不太复杂的RF修补。报道较多的手术方式是清除感染及坏死组织、游离皮瓣对瘘口进行重建、加强。为了增加吻合部位的血供，提高修复的成功率，多采用带蒂皮瓣，如股薄肌瓣、Martius瓣（大阴唇皮瓣及皮下脂肪垫）。下面简要介绍几种常用的瘘口修补术式。

①带蒂肠浆肌层片修复术。带蒂肠浆肌层片适用于直肠上段瘘和膀胱瘘的修复，由于瘘口边缘组织血供不良，常规缝合修补失败率较高，如瘘口接近膀胱三角和输尿管口，勉强游离缝合极易引起损伤。首先需要制作带蒂肠浆肌层片，具体方法如下：A.截取长度合适的一段肠管（拟切除正常的肠管，小肠和结肠均可）后，端端吻合恢复肠道连续。B.截取段的肠系膜应保留有良好的供应血管，暂以无损伤钳控制系膜血供。C.于系膜对侧纵形切开截取肠段，刮除黏膜，显露光滑平整的黏膜下层。D.开放肠系膜血管，观察肠片血运是否良好，缝扎活跃的出血点，然后覆盖盐水纱布备用。采用带蒂肠片修复仅需游离少许瘘口边缘做一层缝合，将肠片浆膜片覆盖于瘘口之上，肠片边缘与缺损四周做全层缝合固定，需注意肠系膜不得扭转。带蒂肠片取自自身组织，血运好，抗感染能力强，手术成功率高。该手术虽然要求剥离距瘘口 0.5~1.0cm边缘组织，仅做一层简单缝合使瘘口对拢，但在"冰冻盆腔"患者中，瘘口的游离仍非常困难，特别是瘘口位于直肠下段，致使该手术在放射性直肠膀胱瘘上的应用受到一定的限制。

②骨骼肌转移瓣修复术。由于转移肌瓣血供良好，故其不仅可用作软组织覆盖物，而且可以通过控制感染和改善局部生物环境而促进血供不良的创口愈合。鉴于直肠阴道或膀胱瘘的解剖部位，一般选择带蒂股直肌转移瓣修复瘘口。

手术方法：在左大腿腹侧做正中纵向切口，自腹股沟韧带延伸至髌骨上方4cm处，切口深达皮下组织及肌筋膜。显露并将股直肌与股外侧肌、股内侧肌锐性分离，股四头肌腱的股直肌腱部分被游离后切断，将股直肌腱的远端残端与股外侧和股内侧肌腱缝合。从远端向头侧游离股直肌直至髂前上棘下方8cm处，在这个水平自股深动脉发出的旋股外侧动脉从股直肌的内侧进入肌瓣，故股直肌游离至此即可。在大腿与腹壁切口之间做皮下隧道，将股直肌的远端由此转移至盆腔。瘘口边缘修剪后间断全层缝合，然后将转移肌瓣包裹瘘口，用可吸收线将之与膀胱壁缝合固定。

四、预防

（一）术前预防

积极纠正术前高危因素，对于接受过术前放疗、低蛋白水平、糖尿病、贫血、肠梗阻等可能增加RF风险的患者要在术前积极改善全身状况。近年来研究认为，机械性肠道准备联合术前口服非肠道吸收性抗生素，可以显著降低吻合口漏的发生率。同时对有效降低 RF 风险也有裨益。术前和患者本人以及家属充分地交流，对于可能采用的手术方式、术后 RF 风险以及其他并发症的预告，可有效降低医疗纠纷的发生。

(二) 术中预防

对于拟行低位、超低位直肠癌根治术的患者，应该根据术中探查的实际病情，充分考虑以下 3 个方面的问题：①手术方案是否改变：是否需要合并膀胱侵犯的根治性切除、是否为了预防直肠膀胱瘘，而采取预防性造口或永久改道。②术中病情再评估：术中应根据膀胱损伤的部位不同，邀请泌尿科再会诊，商议决定采取瘘口修补、膀胱造瘘术、永久性双侧输尿管皮肤造瘘术，并共同参与手术。

(杨文生，张林)

第九节　输尿管及尿道损伤

直肠癌就诊时多为进展期，且直肠及其系膜与输尿管毗邻，术中解剖困难、肿瘤侵犯牵拉、解剖层次错误、经验不足等原因，均会导致术中输尿管辨别不清，造成损伤。Selzman 等报道，输尿管损伤中泌尿外科手术占 42.0%，妇科手术占 34.0%，普外科手术占 24.0%；91.0% 的损伤发生在输尿管下 1/3 段。Ostrzenski 等总结报道的腹腔镜手术致输尿管损伤的比率为 1.0%~2.0%。仅有 1/3 的输尿管损伤可以在术中发现，1/4 的输尿管损伤可导致明显的肾脏损害。

一、输尿管与直肠的局部解剖

充分了解输尿管和结直肠的解剖关系是避免术中损伤的基础。输尿管位于腹膜后，起自于肾盂，止于膀胱三角，成人长 25~30cm，分腹段、盆段及壁内段。腹段沿腰大肌内侧的前方垂直下降进入骨盆，走行于直肠系膜的侧后方。左侧输尿管在左结肠、乙状结肠血管及左生殖血管后方经过，被降、乙状结肠肠管及系膜覆盖，在左髂总动脉远端跨过，与内侧的肠系膜下动静脉血管平行下降进入骨盆腔。右侧输尿管在右结肠、回结肠血管以及右生殖血管后方经过，被盲肠系膜覆盖，跨过右侧髂外动脉起始部进入骨盆腔。盆段输尿管则移行至直肠系膜的侧后方，在盆腔侧壁的腹膜外结缔组织走行，被腹膜覆盖。其下有腹膜形成的皱襞，该皱襞起自膀胱后面，呈弓形绕过直肠两侧，向后直达骶骨前面，襞内含有直肠膀胱韧带；女性中则为直肠子宫韧带，故称为骶生殖襞或直肠膀胱/子宫襞。男性盆段输尿管走行于直肠膀胱韧带外上方，向下沿直肠前侧壁与膀胱后壁之间走行，经输精管壶腹及精囊到达膀胱底，斜行穿入膀胱；女性盆段输尿管则走行于直肠子宫韧带外上方，于卵巢的后下方经子宫阔韧带、子宫主韧带、子宫动脉后下方到达膀胱底进入膀胱。术中输尿管损伤多见于腹段和盆段，直肠癌手术中左侧损伤多于右侧。

二、直肠癌手术中输尿管损伤的原因

1.患者的病理、生理性原因

因肿瘤浸润性生长，与输尿管粘连、推移压迫导致输尿管移位，或者直接侵犯包绕输尿管；直肠癌复发需再次手术时，盆腔组织粘连较重，失去了正常的解剖关系；过于肥胖的直肠癌患者，直肠与输尿管解剖关系复杂，不容易辨识正确的解剖层次，容易造成输尿管损伤。

2.医源性原因

术前新辅助放化疗患者的盆腔局部组织水肿、粘连以及纤维瘢痕增生，使直肠与输尿管之间的界限模糊不清；显露输尿管过多，损伤了输尿管的血供，术后常发生坏死或穿孔；分离时损伤输尿管壁或伤及其血供；手术器械的钳夹、热损伤等，都是造成直肠癌手术医源性输尿管损伤的主要原因。打开乙状结肠系膜根部时，切口靠右，误伤右侧输尿管；术者对输尿管的解剖不熟悉，解剖层次不清，处理直肠侧韧带未按正确的解剖层次分离，钳夹、结扎肠系膜下动、静脉时，由于未完全显露血管，将输尿管一并或者误以为血管切断、结扎；超声刀分离直肠侧韧带时靠外，误损伤同侧输尿管；盆腔侧壁出血盲目钳夹或电凝止血；使用切割缝合器离断远端直肠时未注意周围组织等均会造成输尿管的挫伤；超声刀、电刀、Ligasure等设备的工作刀头灼烧造成输尿管的烧灼伤或穿孔，这种损伤程度较小不易被发现，多在术后较长时间才发现，后果加重。手术技术的提高和对直肠癌手术观念的改变，可以降低医源性输尿管损伤的发生。直肠癌扩大根治术以及腹腔镜手术的广泛开展，输尿管损伤发生率有增加趋势。

三、输尿管损伤的预防

1.术前评估

对于进展期肿瘤特别是怀疑侵犯输尿管，以及复发性直肠癌，术前应充分评估。常规行增强CT、盆腔MRI检查，也可考虑肾盂分泌造影。术前行输尿管逆行插管放置支架管，可以帮助术中寻找辨认输尿管，避免因解剖结构破坏而导致的误伤，必要时可请泌尿科医师会诊及共同参加手术。

2.术中按正确的解剖间隙进行游离是预防输尿管损伤的首要条件

（1）切开乙状结肠内外侧腹膜时应严格按照全直肠系膜切除术（TME）原则进行，先打开Toldts线，沿Toldts间隙的无血管区分离，以平面优先的原则正确操作可以直接避免损伤神经及输尿管，甚至无需探查输尿管，如不能明确此间隙则应常规探查左侧输尿管，通常可在左髂总动脉远端和左侧生殖血管内侧寻及。在认清输尿管的走行方向后再处理肠系膜下动脉，由于输尿管是肌性组织，具有蠕动性，术中轻夹输尿管，观察是否蠕动是辨认输尿管的有效方法。

（2）左侧输尿管在乙状结肠系膜根部与肠膜下动、静脉很靠近，故在切断、结扎肠系膜下动、静脉前必须将输尿管显露并向左外侧推开，以免误伤。

（3）骶骨岬水平处理直肠系膜时除了继续按照TME原则外，还应注意骶生殖襞这一解剖结构，正确识别骶生殖襞并在其内侧下方操作可避免损伤输尿管。

（4）输尿管附近的出血不应盲目钳夹止血，应显露良好视野，精细操作，沿着输尿管走行方向钳夹；应用超声刀、电刀、Ligasure等设备时，要特别注意其工作刀头的方向、位置及功率，以避免造成输尿管的烧灼伤或穿孔。

（5）关闭盆底腹膜时不能忽略输尿管的走行，因手术即将结束而疏忽大意，误伤输尿管，甚至缝扎输尿管，关闭腹膜时一定要辨认清楚，最好提起缝合。

3.谨慎分离输尿管

显露输尿管时应尽量避免将其自后腹壁分离，如需分离，只要分离一小段，用索带在其下方穿过，牵动索带，即可见到输尿管下段的走向。切忌为了显露输尿管或彻底清除癌肿周围组织，而将输尿管游离过长并将其剥光。钳夹和切断直肠侧韧带时，必须用深钩将输尿管进入膀胱的一段向侧前方轻轻拉开，以防误伤。

四、输尿管损伤的判断

（1）输尿管损伤，术中可见不断有浅红色血样液体积聚于盆底部，或尿液不断由裂口或断端流出。

（2）疑输尿管损伤而裂口或断端不明显时，可经静脉注入靛脂（每次40mg，注射后10min之内尿液可显蓝色），如有色尿液自创面流出，即可证实。

（3）输尿管结扎或夹伤，如术中见到输尿管局部充盈扩张，要警惕它的下段可能被误扎、误夹，要向远端作进一步探查，寻找结扎部位。

（4）输尿管损伤，若术中未被发现，可因损伤不同，在术后出现各种相应症状：单侧输尿管被结扎或缝扎，无症状或仅有肾区钝痛，远期可出现肾盂积水与肾实质萎缩。双侧被结扎，术后立即出现无尿与尿毒症。切断、切开或坏死者，出现腹腔引流液显著增多，外观与尿液类似的临床表现，可进行引流液常规化验检查，了解肌酐水平并与尿常规进行对比，必要时静脉肾盂造影确定。

五、直肠癌手术输尿管损伤的处理

1.术中发现的处理

术中发现的输尿管损伤应立即修复，可请泌尿外科医生协助。

（1）输尿管被结扎

表现为近端输尿管明显扩张，应该及时拆除缝合线，并根据损伤情况，决定是否在膀胱镜引导下放入双J形管，行输尿管支撑3~6个月。输尿管夹伤严重、缝扎时间长或术后狭窄，应将压榨或狭窄的部分切除，然后做输尿管端端吻合术。若被切除段较长，可做输尿管膀胱瓣吻合术。

（2）输尿管被切开

可用5-0可吸收线间断缝合管壁上切口，如切口整齐，缝合满意，可不放输尿管支架，但应在缝合口附近放置引流管，术后5~7d后拔除。如考虑有狭窄可能，应该在膀胱镜引导下放入双J形管，行输尿管支撑3~6个月。

（3）输尿管被切断

切断部位距输尿管膀胱开口6cm以上，做输尿管吻合术；切断部位距输尿管膀胱开口在6cm以内，可做输尿管膀胱吻合术。依据损伤部位、损伤性质放置双J形或单J形输尿管支架及确定输尿管支架的拔除时间，必要时可定期更换支架。

2.术后发现的处理

输尿管损伤的术后处理非常强调发现时间，术后早期48h内发现的尿瘘，如果患者状态允许，亦应积极早期修复。但一般说来术后24h以上才被发现的输尿管损伤，由于组织炎性水肿，修复术易失败，宜做暂时性肾造口术，并引流外渗尿液，待2~3个月后再行修复手术。

（1）手术时机

大多数的输尿管损伤隐蔽，不易早期发现，通常为手术后的7~10d，局部组织出现坏死穿孔发生尿瘘才被发现，这个时候局部组织形成包裹，粘连较重，不宜即刻修补，应明确诊断后2~3个月后再行手术修补。

（2）术后输尿管损伤的临床表现

发热、腹胀，患侧腰部胀痛、腰部包块、肾区叩痛，切口或引流管引出大量清亮液体，超声或CT发现患侧肾盂、输尿管积水、大量盆腔积液或盆腹腔包裹性积液，静脉肾盂造影亦称静脉尿路造影（intavenous urgraphy，IVU），应检查患侧肾盂。若出现输尿管积水或肾盂不显影、显影剂外溢；逆行插管完全受阻等情况，则应考虑同侧输尿管损伤的可能。

（3）治疗原则和处理方法

输尿管损伤后的治疗原则为保护肾功能，尽快恢复其连续性，避免远期局部狭窄和尿瘘形成。主要的修复手术：由简单到复杂包括结扎松解术、无创缝合修补术、端端吻合术、输尿管膀胱再植术、管状膀胱瓣输尿管吻合术（Boari手术）、自体肾移植术等。为了防止术后局部狭窄或尿瘘应彻底清创、斜行切除修剪、端端吻合、间断缝合。

综上所述，直肠癌手术中对输尿管的保护是非常重要的，外科医生应加强对解剖结构的熟悉，积累手术操作的经验，做好术前充分准备，是避免输尿管损伤的关键。

六、后尿道损伤

在会阴部操作中，特别是Miles手术，分离肛管直肠前壁时，在男性患者中有损伤尿道膜部和前列腺的危险。术前放置粗导尿管作为标志，并将尿道与前列腺做适当的显露，可以避免这种误伤。腹会阴联合切除手术会阴部分的操作由截石位改为折刀位进行，可有效降低手术难度，同时也降低后尿道损伤的概率。如已损伤，应即用3-0可吸收线进行修补，并经尿道或在耻骨上放置导尿管引流膀胱，4~8周后去除。

（郑建勇，张波）

第十节　直肠前切除综合征

直肠癌手术理想的目标是在保证患者肿瘤治疗效果的前提下，保留肛门，使患者恢复正常的生活状态。随着手术技术的不断提高和综合治疗方法的应用，更多的直肠癌患者得以保留肛门。但是高达90%的直肠癌患者在保肛手术后出现不同程度的排便功能障碍，症状包括便次增多、大便失禁和排空障碍等。这类发生于直肠前切除术后的排便功能障碍症候群被称为直肠前切除综合征（Anterior resection syndrome，ARS）。ARS严重影响了患者术后的生活质量，但其根本机制尚有待阐明。

一、ARS的定义

ARS症状复杂多样，包括排便失禁、排便困难和便秘等，国内外尚无统一和客观的量化指标用于测定ARS的发病率及病情评估，这给它的准确定义和分类造成了一定的困难。目前认为ARS是在直肠前切除术后，由于直肠结构改变、括约肌和神经等组织损伤，以及直肠储袋功能和排便反射下降，引起的以排便紊乱为主要表现的肠道功能障碍临床症候群。对ARS的诊断主要基于专家共识、临床经验以及排便障碍相关的评分量表。

二、正常排便机制

正常的控便、排便机制十分复杂，需要多个解剖单位共同参与。静息状态下，肛管内括约肌、直肠保持紧张性收缩，前者大于后者，使得肛管、直肠形成一个反向的压力梯度；加上静息时耻骨直肠肌紧张性收缩使肛管直肠角（肛直角）保持较锐利的角度，共同阻止粪便进入直肠下端，而储存于横结肠至乙状结肠的肠腔内。当肠腔内粪便达到一定量，或者直立反射、胃结肠反射时，降结肠、乙状结肠蠕动加快，推动粪便迅速进入直肠，使直肠内压升高，诱发直肠肛管抑制反射，内括约肌、耻骨直肠肌松弛，肛直角角度增大，粪便得以进入直肠下端，刺激直肠壁内、肛管和盆底肌感受器，感觉受体经特定反射通路引起内括约肌松弛和外括约肌收缩，防止粪便溢出；若环境适宜，肛门外括约肌松弛，则引发排便动作。

直肠能保持低压下粪便潴留，当直肠充胀，容量上升至300ml时，直肠内压力不出现任何变化，甚至反而下降，直到直肠达到所能耐受的最大容量引起便急感时，压力才明显上升，这种特性被称为直肠顺应性。它是一种反射性的适应性反应，在某种意义上与膀胱相类似。直肠顺应性的大小反映肠壁伸展性及直肠贮袋功能状况，正常人为$4\sim14ml/cmH_2O$。如直肠顺应性过低，即使少量粪便也能使直肠内压力升高，出现便意频频，超越括约肌的抵抗力可致大便失禁；如顺应性过高，则直肠贮存量异常增大而损害排出功能，会导致粪便排出困难。

由此可见，结肠、直肠、肛管、盆底肌以及支配这些结构的神经、血管均参与正常的控便、排便过程，其中任一结构被破坏，均可能引起排便障碍。

三、ARS 的分型及其临床表现

1.急迫失禁型

主要表现为便急、夜间遗便、排粪次数增多，严重者可超过 10 次/d，控制排粪、排气能力下降，甚至完全失禁。Scheer 等的荟萃分析显示，直肠癌保肛术后肛门失禁发病率在 3.2%~79.3%。通常认为，ARS 的出现是暂时的，术后 1 年内肛门括约肌功能尚未进入稳定的状态，其症状较为明显，但大多数将在 6 个月到 1 年后逐渐缓解。但也有报道，少数患者的不适症状可持续或加重，严重影响患者的日常生活和社会功能。部分保肛患者的生活质量并不比接受直肠腹会阴联合切除的患者更有优势，严重者甚至主动要求改行造口术以缓解肛门失禁对生活造成的影响。

2.排空障碍型

表现有患者排粪极度费力，排空不全，如厕时间长而排出粪便少，有时需要数日积累粪便形成足够的压力才能使粪便排出。国内外尚缺乏对直肠癌保肛术后便秘的系统调查和研究。其发生率较肛门失禁少，但仍给患者的生活带来严重影响，部分患者必须依赖泻药通便，严重者甚至出现肠梗阻症状。

在临床上，也不乏见到两种状态同时出现的 ARS。

四、ARS 的发病机理

ARS 的发病机制尚未完全清楚，目前的研究认为，可能与手术导致的正常排便机制破坏相关，主要包括以下几方面：

1.解剖生理改变

直肠切除术后由远端结肠来替代切除的直肠，新直肠容量、动力、感觉受体、顺应性等均与原直肠有很大不同。Nesbakken 等用肛肠动力检测显示术后 1 年可耐受最大容量由术前的平均 200ml 降至术后 135ml，其中高位和低位直肠前切除最大可耐受容量分别为 155ml 和 100ml。直肠容量的减小导致只有少量粪便能够被储存，从而使每日排便次数增多。手术操作还会改变肛直角的正常生理角度，排粪造影显示超低位直肠前切除静息时肛直角较术前增大，新直肠与肛管接近直线，肛直角控便作用减弱，导致排便急迫。

2.神经损伤

直肠前切除术可能损伤或减少了剩余直肠的输入神经纤维，肠神经系统的连续性也受到破坏，直肠肌间神经丛和黏膜下神经丛也会受到一定的影响，使得新构建直肠对刺激反应降低，对直肠运动功能也有一定影响。若支配肛管内括约肌神经损伤可造成静息时肛门松弛、肛管的感觉功能受损，患者可能因此出现遗便、无法辨别气体或固液体粪便。

3.内括约肌损伤

内括约肌损伤可能是造成直肠癌术后肛门失禁的主要原因，由术中扩肛、经肛门置入吻合器等引起。若肿瘤离肛门较近，为了保证足够的远切缘，需切除部分或全部内括约肌，即经括约肌间直肠前切除术。Farouk 等通过经直肠腔内超声检查发现 18% 的直肠癌保肛术后患者可检测出内括约肌损伤。Lee等报道直肠前切除术后3个月患者肛管静息压平均为46mmHg，较术前的平均64mmHg明显降低，而最大肛管收缩压却未见显著变化，提示肛门内括约肌受损。

4.肿瘤疾病本身及不同治疗手段的影响

放疗、吻合口位置以及消化道重建方式等都会对直肠癌术后排便功能产生影响。近年来，新辅助放化疗已经成为中低位直肠癌综合治疗方案中的重要组成部分，放疗的引入明显降低了直肠癌局部复发率，并且可以提高低位直肠癌保肛率，但其也会对直肠癌保肛术后患者排便功能产生明显的副作用。Loos等研究显示放射治疗是术后排便失禁的主要危险因素。Lange等报道术前放疗的直肠癌TME手术患者，在术后第5年有61.5%的患者出现排便失禁；在无放疗组，其发生率仅有38.8%。放疗除了杀伤肿瘤细胞，同时也会对照射野内肌肉、神经等正常组织造成损伤。Silva等对放疗后患者直肠及盆底肌行组织病理学观察发现，放疗后直肠壁、括约肌组织均进行性纤维化。此外，放疗后导致的盆腔局部缺血和纤维化，使肛门静息自制能力、直肠容量进一步下降，且会影响直肠的感觉功能，并在多年后仍可影响患者的排便功能。

经括约肌间直肠癌切除术，使得更多的超低位直肠癌病人获得保肛机会。但是影响该术式得到推广应用的原因除了肿瘤安全性外，术后功能也是一个重要的因素。肛门内括约肌在肛门节制机制中扮演着重要角色，肛管静息压力的55%由肛门内括约肌产生，经括约肌间直肠前切除术由于切除了部分或全部内括约肌，术后早期肛管静息压明显下降，患者常常要经历严重的排便功能障碍困扰。部分学者认为经括约肌间直肠前切除术后排便功能能够随着时间的变化而逐渐恢复。

吻合口位置对排便功能的影响文献报道并不一致。早期认为吻合口位置距肛缘距离越短，即患者剩余直肠越短，患者的排便功能结局越差，这与手术对盆腔的正常解剖改变有较大关系。而目前认为这种差异仅限于术后早期，Ziv等对比高位、低位或超低位直肠前切除，发现术后肛门功能指标（Wexner评分，直肠肛管测压）方面近期存在差异，但随着时间延长，这种差异逐渐减小，术后1年及以上，各组排便功能已无差别。间接反映了吻合口高度对肛门失禁影响有限。综上，直肠癌保肛术后患者的排便功能可以随着时间逐渐恢复，而内括约肌完全切除者比部分切除或由术中扩肛、置入吻合器引起的内括约肌损伤者恢复时间更长。

五、ARS的防治措施

针对ARS的发生机制，国内外学者提出多种预防方法。最常用的是各种结肠成形术和结肠储袋技术，被推荐用于低位直肠癌的保肛手术中，使术后肛门功能恢复较前有明显的改善。研究表明，结肠储袋在一定程度上可以帮助这些病人在术后尽快建立满意的肛门功能。Morihiro建议在消化道重建时应该将新直肠的系膜扭转180°至前方，使新直肠紧贴骶前，以取得较锐利的肛管直肠角。中国学者建议如直肠肿瘤上缘至上腹下神经丛肠壁外支进入乙状结肠处的距离大于10~15cm，且肿瘤未侵及该神经支时，可考虑保留该神经支，以减少神经破坏对降结肠动力的影响。此外腹腔镜和机器人手术的开展在保护植物神经上较传统手术有一定的优势。近年来生物反馈治疗、神经生理调节也开始应用于术后排便障碍的康复治疗中，以促进神经功能的恢复。但是，目前尚无一种经过临床验证的方法能够有效改善直肠癌保肛术后排便功能。J型贮袋在术后远期效果也并不理想，术后2

年的排便功能与传统手术相比未显示优势。术后患者通过饮食调整、提肛训练对排便功能恢复的作用不可替代，特别是行临时造口的患者，长时间的肛门废用若不予以康复指导将影响造口回纳后患者的生活质量。止泻药、泻药需应用于较严重的肛门失禁或便秘。排便功能障碍严重，所有措施均无法使患者生活质量提高时，则应考虑手术治疗，如对严重失禁患者行近端肠道造口，术后慢传输型便秘者行病变肠段切除等。所有这些治疗方法都需要进一步的临床证据支持。

（郑建勇，丰帆，张波）

第十一节　排尿功能障碍

一、概述

正常的排尿功能是有正常的尿意和能顺利的排尿。尿意反映膀胱的贮尿功能。当膀胱贮尿开始，通过盆腔神经丛中交感神经的传入纤维到达脊髓排尿中枢，再由传出纤维使膀胱逼尿肌松弛，尿道内括约肌收缩。正常人当膀胱容量达到150~250ml时，膀胱逼尿肌的伸展便会引起盆腔神经丛中副交感神经的兴奋，产生尿意。顺利排尿需要由交感神经和副交感神经支配下的膀胱逼尿肌和尿道括约肌协同收缩、舒张完成。

直肠癌APR（腹会阴联合切除）或低位直肠前切除术中易损伤植物神经（包括交感神经和副交感神经），从而导致以排尿困难、尿潴留等为主要表现的泌尿系统功能障碍。直肠癌根治术后排尿功能障碍发生率为42%~73%，而直肠癌扩大根治术、侧方淋巴清扫等，因清扫到更加广泛的淋巴结，损伤盆神经丛的可能性就更大，术后排尿功能障碍的发生率则更高。

二、病因及病理生理

（一）术中盆神经丛损伤

直肠癌行根治性切除术时，盆神经丛极易受到损伤，而盆腔神经丛是支配排尿的主要神经，盆神经的损伤是导致术后排尿功能障碍的最主要原因。交感神经位于腹主动脉前方，支配盆腔器官的交感神经主要来源于肠系膜下丛、腹下神经丛，腹下神经丛进入盆腔后分为左、右两支下腹下神经，沿盆壁向前下方走行，在盆腔侧壁相当于直肠侧韧带的部位与第2、3、4骶神经发出的副交感神经汇合形成盆神经丛。有研究报道直肠癌术后的排尿功能障碍发生率为42%~73%，神经源性膀胱发生率高达54%~85%，其发生的最主要原因就是手术游离层面错误、盲目地解剖，直接损伤或撕裂盆腔自主神经。Aos认为，手术导致支配逼尿肌的神经受伤，而支配尿道外括约肌的阴部神经相对完整，使逼尿肌和尿道外括约肌的协调功能受损、力量不平衡，造成尿道阻力增加，从而引起排尿功能障碍。排尿功能障碍的严重性与神经损伤程度相关。

（二）手术对膀胱的影响

直肠癌根治术，特别是APR术后，膀胱后方及骶前之间会遗留一个比较大的空隙，膀胱和前列腺后方缺乏支持，而尿道膜部固定于尿生殖膈部位，膀胱向后移位成角，排尿阻力增大，引起排尿困难。女性患者因存在阴道及子宫的支持，膀胱移位不明显，故排尿功能障碍的发生率较男性低。王锡山等认为，由于手术创伤，膀胱黏膜充血、膀胱周围水肿、纤维化，导致膀胱壁变硬和收缩力下降，使得排尿更显费力。膀胱移位及膀胱周围炎引起的排尿障碍多可在3个月左右恢复正常。

（三）麻醉的影响

麻醉药物对排尿低级中枢及盆神经、阴部神经均有抑制作用，阻碍排尿反射，麻醉清醒后，排尿反射弧仍未完全恢复，大脑对尿意的感知不灵敏，加之患者膀胱膨胀时间较长，膀胱壁的肌肉收缩力有所下降，不易在短时间内恢复，故易出现排尿不畅和尿潴留，这也是术后早期尿潴留的主要原因。术前为了减少呼吸道分泌物，会使用阿托品，而阿托品可使膀胱逼尿肌松弛，也会影响排尿。此外，术后如使用硬膜外镇痛泵，使用的吗啡等药物，也会有麻醉抑制作用。

（四）合并泌尿系疾病

直肠癌患者大多是年龄偏大的男性，常合并有不同程度的前列腺增生等泌尿系疾病；加上术后因膀胱位置改变、肌肉或神经损伤、尿道创伤引起的水肿等使原先隐匿的排尿困难凸显出来，甚则引起尿潴留。

（五）留置尿管

长时间的留置尿管易发生泌尿系感染。另留置尿管期间患者可能因为术后疼痛、翻身活动等滑动、牵拉尿管，损伤尿道黏膜，引起充血水肿，甚至出血，且拔除尿管后因尿道受到刺激引起炎性反应与水肿，也可出现拔管后排尿障碍。

（六）其他因素

年老体弱、营养不良、贫血者，常伴有膀胱收缩无力；手术影响腹肌的收缩力下降，也是发生排尿障碍的因素之一。另直肠癌术后腹部切口疼痛，会导致患者排尿时不敢增加腹压，会阴部疼痛也会抑制尿意，加之疼痛引起的紧张、焦虑、恐惧等情绪均会影响排尿。

三、临床表现及诊断

直肠癌手术后排尿障碍主要表现为排尿困难和尿潴留。轻者尿意迟钝，排尿迟缓、排尿时间延长、尿流中断，出现排尿不尽，残余尿大于50ml；重者完全不能自行排尿。部分膀胱神经损伤者还可有尿失禁表现。

膀胱内压（测量）图有助于判断膀胱无力属哪种类型，但尿道压力曲线有可能是正常的；外括约肌肌电图（EMG）意义较重要。APR术后，阴部神经会或多或少地受到损伤，尿道外括约肌失去了正常的神经支配，仅残存内括约肌及膀胱颈部的功能。需将膀胱内压图、尿道压力曲线、外括约肌肌电图与膀胱镜结果结合进行判断。如患者外括约肌EMG正常，则可能是前列腺肥大引起的梗阻。

四、预防

1. 一般性措施

术前宣教，术前锻炼床上排尿。术后高蛋白营养支持、饮用酸果汁及服维生素C酸化尿液，防止细菌繁殖及导尿管头部结石的形成，膀胱冲洗；保持导尿管通畅，勿有打扭牵拉；每日尿道口护理、腹会阴部热敷或坐浴、个体化夹管锻炼、保持会阴部清洁干燥；拔尿管前生理盐水或庆大霉素等膀胱灌注、自觉有膀胱充盈感觉时拔尿管等。

2. 规范手术操作

（1）神经的保护

直肠癌根治术中容易损伤植物神经的部位分别是肠系膜下丛、腹下神经丛、下腹下神经、盆腔神经丛、血管神经束。在不影响直肠癌根治效果的前提下，术中保留盆腔自主神经可明显降低病人术后排尿功能障碍的发生率。在清扫肠系膜下动脉根部淋巴结时，可离开根部1~2cm切断结扎肠系膜下动脉，避免损伤腹主动脉前的肠系膜下神经丛；直肠后壁游离强调TME原则，在直视下行盆筋膜壁层与脏层之间的间隙内锐性分离，不但可保证全直肠系膜切除，而且是保留下腹下神经丛及腹下神经的重要方法；在分离直肠侧方时应保护好盆神经丛以及血管神经束，尽可能沿固有的生理间隙进行分离，避免大块组织结扎。为避免直肠癌手术后的排尿功能、性功能障碍，目前强调保留自主神经的肿瘤根治术（Pelvic automatic nerve preservation，PANP），但PANP手术必须在保证根治性的基础上尽可能保留自主神经。Sugihara等将PANP术式分为4型：I型，保留完全的盆腔自主神经；Ⅱ型，去腹下神经丛，保留双侧盆神经丛；Ⅲ型，去腹下神经丛，保留单侧盆神经丛；Ⅳ型，完全切除自主神经丛。并报道了手术后排尿功能的恢复与PANP的类型及术后时间有关：PANP I型、Ⅱ型、Ⅲ型、Ⅳ型手术患者出院时有自主排尿功能的占比分别为88.9%、61.5%、22.9%和22.2%；术后12个月时自主排尿功能分别为100%、96.1%、93.5%和69.2%。

（2）腹腔镜与机器人技术

腹腔镜及机器人手术器械在相对狭小的盆腔内操作更便利，其放大作用使辨认重要结构更为准确，能较清晰地辨认并保护盆腔自主神经。在微创方面，机器人与腹腔镜的优势更是显而易见，术中避免了对膀胱的强力牵拉且对周围脏器干扰小，创伤小、术后疼痛轻，患者术后尿潴留发生率理论上应较开腹手术低。特别是机器人具备裸眼3D、符合人体工程力学的灵便操作、在狭小空间的操作优势等，在直肠癌手术自主神经保护方面更具有潜在优势。

五、治疗

（一）留置导尿

术后导尿管不急于拔出，多在1周左右可恢复排尿功能。若仍有排尿障碍，则继续留置，并夹闭尿管，每隔3~4h开放1次，防止膀胱过度充盈，并训练逼尿肌的收缩功能。术后需长期留置导尿管的患者可带管回家，并尝试立位或俯卧位排尿，排尿时用力收缩腹壁肌肉或用手在耻骨上加压，以增加膀胱压力。近年来，"快速康复"理念得到普遍的认可，但术后过早地拔除尿管，患者仍然可能会出现排尿困难，反而增加了泌尿系感染的风险，增加了患者的痛苦，故优先改善术后患者排尿功能障碍具有积极的意义。

（二）药物治疗

适用于长期不能自主排尿的患者，可给予提高膀胱逼尿肌收缩力的药物（如溴吡斯的明）、提高膀胱逼尿肌紧张力的药物（如溴化双吡己胺），以改善排尿功能。应用增加膀胱颈和后尿道平滑肌紧张度的药物（如麻黄碱），用以治疗尿失禁。有泌尿系感染的患者要有针对性地应用抗感染治疗。

（三）中医治疗

通过针灸疏导经络，调理气血，并针对以上原因做相应处理，多能达到预期的疗效。于静运用电针刺激三阴交、足三里穴，配合艾条温和灸关元穴及腰骶部的三焦俞、肾俞、上髎、次髎等穴位，治疗盆腔手术术后尿潴留，总有效率为94%。邓春雷等发现，刺激膀胱俞、曲骨、关元、中极等穴位可引起平静状态下的膀胱收缩，使处于节律性收缩状态的膀胱收缩功能加强。

（四）手术治疗

适用于长期不能自主排尿、以上治疗无效，甚至发生严重泌尿系感染的患者。治疗前先做膀胱镜检查，如发现膀胱颈部收缩增厚应先行尿道扩张，如治疗无效，可行经尿道膀胱颈部楔形切除术（TUR），或施行膀胱颈"Y-V"成形术，以解除膀胱颈部和后尿道的阻力；如发现膀胱颈部平坦，则观察1周，无改善后行经尿道膀胱颈后半圈切除术。原有前列腺肥大者可行经尿道前列腺切除术。

（郑建勇，杜昆利，张波）

第十二节　性功能障碍

一、概述

性功能障碍是直肠癌根治术后的常见并发症，尤其在Miles手术后更为突出。文献报道其发生率为25%~100%。不同的手术方式发生率不同，盆腔淋巴结清扫范围越大，性功能障碍发生率越高，其频度及轻重程度与手术侵袭程度成正比。Williamx等比较了Miles手术和保留括约肌手术后性功能的变化，结果Miles手术后性功能障碍的发生率为67%，保留括约肌手术为30%；LaMonica等统计了60例结直肠癌，分别行Miles、EEA和Dixon术式各20例，结果术后性功能减退在Miles级为75%，在EEA组和Dixon组均为45%；性交困难在Miles组为70%，EEA和Dixon组分别为15%和10%；射精障碍3组分别为95%、65%和55%。国内金国翔报道Miles术后性功能障碍为86%，EEA组为67%，Dixon组为50%。

二、性功能障碍的病理生理

正常的性功能受交感、副交感和体神经的协调活动控制，直肠癌术后性功能障碍多是由于术中损伤了属交感神经的骶前神经（射精神经），属副交感神经的盆神经（勃起神经）及属躯体神经的阴部神经。

交感神经纤维起源于脊髓段 T_{10}-L_2，形成交感神经干后向前进入上腹下神经丛（即骶前神经），向下进入下腹下神经丛（即盆丛）。交感神经兴奋可使膀胱颈关闭，防止逆行射精及控制排尿；此外，其还负责将精子从精囊输送到尿道。若直肠手术损伤了交感神经通路则会导致射精障碍。

骶副交感神经纤维由 S_2-S_4 发出。支配阴茎勃起、阴道润滑和膀胱逼尿肌的收缩。因此骶副交感神经受损，不仅会导致勃起障碍、阴道干涩和性交疼痛，也会导致外周、部分或全部的膀胱去神经、膀胱逼尿肌收缩功能减弱或消失，导致9%~40%的患者出现排尿不完全或尿潴留。

三、直肠术后性功能障碍的原因

1.神经损伤

骶前神经位居中央且行径较长，在行腹主动脉和髂血管周围淋巴结清扫时极易损伤该神经，可导致男性射精障碍、女性性唤起障碍及性交疼痛等。副交感神经起自脊髓骶2-4节段，其纤维（即勃起纤维）构成参考盆丛，随盆丛沿直肠两侧走行，支配膀胱、前列腺和尿道，控制逼尿肌的收缩和阴茎勃起组织，在术中牵拉切断直肠及其侧韧带的过程中容易损伤这些纤维造成勃起障碍。因此，为了维持男性的性功能，必须保存骶前神经、盆内脏神经、阴部神经的完整性。

2.盆底肌肉损伤

有学者认为，肛提肌及会阴肌群的切除可造成阴茎不能正常勃起。肛提肌和会阴肌群参与女性性功能和性反应，肌肉张力降低时即可出现阴道感觉丧失、无性高潮等功能障碍。

3.血管损伤

手术损伤盆腔血管，可引起盆腔充血，影响性生活快感，降低患者对性生活的兴趣。

4.放射损伤

术前放疗对术后男性性功能的损伤作用在术后8个月达到高峰，与单独直肠癌手术相比，术前放疗者其术后勃起功能、维持勃起、达到高潮、性活动积极性均降低。放射治疗可以同时对盆腔内脏器、血管、神经、肌肉等造成暂时或永久性损害，导致相应功能受损。

5.年龄因素及精神心理因素

有学者认为，患者直肠癌手术时的年龄是术后发生性功能障碍的最重要因素。许多患者尤其女性在直肠癌术后感觉自身形象降低，思想负担重也是术后性功能降低的重要原因之一。

四、性功能障碍的预防

性功能障碍防治的关键在于术中完整地保护植物神经。应注意剥离层次和切除范围。术中植物神经保存方法分为4种：①对早期直肠癌完全保存植物神经。②单侧部分保存。③对进展期癌在尽量不影响淋巴结清扫的情况下选择保存。④骨盆内脏神经的保存。盆腔神经丛位于直肠壶腹的两侧，借结缔组织紧贴髂内动脉和骨盆侧壁。在进行髂内血管周围淋巴结清扫时，极易损伤血管应小心分离。来自盆丛的部分纤维向前穿越前列腺包膜延伸至阴茎，于分离膀胱直肠间隙时，宜保存前列腺包膜。处理直肠侧韧带时，易伤及盆腔神经丛，在不影响根治的前提下，要尽量远离盆壁游离，骶前和精囊后方是直肠癌术中最易损伤盆丛的地方，应细心操作。整个过程中要在盆筋膜的浅面进行，尤其在会阴部操作过程中，切勿将盆筋膜从骶骨掀起。

盆腔神经结构复杂，呈丛状，难以分辨。多年来临床工作者认为如保留神经将会影响根治程度，增加局部复发的概率，按照以往的 Miles 及 Dixon 手术切除范围，骶前神经和盆丛多数会损伤。因此，为了提高病人的生存质量，人们期待有一种既能满足保留功能要求，又能达到根治目的的手术方式。目前，保留植物神经的直肠癌根治手术取得了可喜的成果，为预防直肠癌手术致性功能障碍提供了理论和技术保障。土屋报道了该术式的效果，保留植物神经组勃起障碍为 14.3%，射精障碍为 17.9%，而扩大清扫组则分别为 66.5% 和 93.1%。

保留植物神经根治性直肠癌手术的特点是把盆腔神经分别解剖出来。在腹主动脉分叉下方，从神经干的侧方做隧道，清除腹主动脉分叉下的淋巴结。在腹膜反折部的高度，此神经干与直肠固有筋膜紧密相连，将直肠拉向内侧，向外牵拉骶前神经干，用剪刀将进入直肠壁的分支逐一剪断，继续沿直肠侧壁向前剪到前壁，就可将盆丛与直肠完全分开。在直肠的侧后方，有进入盆丛的 S_{2-4} 盆神经，该神经穿过盆壁侧筋膜，上行进入盆丛的后下角。从骶前向外侧剥离直肠时，注意不要伤及此神经。直肠中动脉贯穿盆丛到达直肠壁，将其在根部结扎，清除其周围淋巴结。从髂内动脉向其几条分支追踪，向下至阴部内动脉的末梢及其周围，可达到清除淋巴结的目的。将盆丛的四周剥离清楚，可见留有前后 4~5cm、上下 2~3cm 的膜状神经板。其后上角与骶前神经、后下角与盆神经相连，前方有神经束通向精囊、前列腺及膀胱，位于直肠的侧壁骶骨之上，此神经板内不存在大的淋巴结，含有淋巴管，应用超声吸引干净，其残留的厚度以 2cm 为度，这样就不致有癌组织残留，其他部位的淋巴结都远离此处神经板，因此很容易被彻底清除。

然而，此手术开展的初期，仅把没有淋巴转移的黏膜下癌、侵及肠壁较浅且没有淋巴结转移的直肠下段癌和绝大多数直肠上段癌作为此术式的适应证。近年来有人提出应积极扩大此术式的适应证，把高、中分化直肠癌，术中肉眼看不到有侧方转移及未直接侵及盆丛者都列为此术式的适应范围。如肿瘤侵及周围又与神经丛很接近者，原则上是癌侧行常规扩大清除，保留对侧神经，同样取得了很好的效果，所以我们认为积极开展保留植物神经的直肠癌根治手术对保存性功能是非常必要和可行的。

五、性功能障碍的治疗

直肠癌根治性前切除术中盆腔神经丛会受到不同程度的损伤，但体神经（阴部内神经）含感觉及运动纤维，发自 S_{2-4}，支配外生殖器，其传入纤维不易受手术损伤，故病人性机能大部分存在。对于部分术后早期功能障碍的患者，随着病情的康复，营养状况、心理素质等逐步得到恢复，性功能可以得到改善。对已出现性功能障碍，特别是阳痿患者，采用罂粟碱及酚妥拉明能使平滑肌松弛，阴茎动脉扩张，静脉轻度收缩，使海绵体内血量增加，引起勃起。其方法为：罂粟碱每次60mg或罂粟碱30mg加酚妥拉明0.5mg混合注射，每周1次，4次为1疗程。年龄较轻，性欲强的患者，可考虑用阴茎支撑物植入的方法来治疗。对于出现性功能障碍的患者，建议专科给予检查、治疗。

（张波，郑建勇）

第十三节　会阴部伤口延迟愈合

传统观点认为距肛7cm以内直肠癌需行经腹会阴联合根治术（APR）。随着技术的发展，APR指征有所缩小，但APR仍是治疗直肠癌的重要术式之一。标准APR术切除范围包括肿瘤所在一定距离的肠段及其全部系膜、淋巴结、肛提肌、坐骨直肠窝内的脂肪、肛管和肛门周围约6cm直径的皮肤及全部肛门括约肌。标本移除后，骶前与会阴部留有较大腔隙，缝合后容易产生诸多并发症，如切口裂开、愈合延迟、积液、出血、感染、疼痛和坐行困难等，普遍会增加患者痛苦和经济负担。

直肠癌APR术后伤口延迟愈合并不常见，但随着术前、术后放射治疗的开展，术后会阴伤口延迟愈合有增加的趋势，特别是放射剂量接近60Gy时。直肠癌APR术后会阴切口的处理有开放和缝合两种方法，采用缝合法具有住院时间短、易管理、痛苦少等优点，同时也存在一些并发症。文献报道，直肠癌APR术后会阴切口缝合处理的一期愈合率在63%~65%。会阴部切口不愈合是延长病人住院时间，增加患者痛苦，增加医疗费用的主要原因之一。影响愈合的主要因素是缝合后形成骶前间隙无效腔隙。无效腔内积液、出血，继而发生感染、切口裂开等并发症。因此对于会阴部切口的处理原则是"消除死腔，通畅引流"。传统认为：骶前空腔依赖腔内肉芽组织的生长，使空腔逐渐消失。William等观察发现，骶前间隙消除主要依赖盆腹膜下降，其次是泌尿生殖器官后移和臀部软组织的上移；仅有提肛肌水平以下的创面依靠肉芽组织生长。因此，术中尽可能保留较多的盆底腹膜，术后充分引流，使小肠及大网膜下移缩小骶前间隙。

一、会阴部伤口延迟愈合的原因

（一）全身因素

患者具有糖尿病、贫血、营养不良、长期应用糖皮质激素等基础疾病或状态时，术后出现切口裂开及愈合不良的概率远高于无伴随疾病者。故对全身状况差及易发生并发症的病人应加强围手术期处理，积极纠正贫血、低蛋白血症，减少或停止糖皮质激素的应用，使血糖维持在合理的水平。

（二）局部因素

1.术前放疗

直肠癌手术前放疗可以降低肿瘤分期，降低局部复发率，提高保肛率，但放疗后会增加会阴部切口不愈合的发生率。骨盆照射导致的细胞死亡和进行性的闭塞性血管炎不仅作用于肿瘤细胞，同时也作用于其周围组织。放射性损伤可明显影响会阴部血供及组织再生能力，从而影响切口的愈合。应合理选择直肠癌患者的术前放疗，对于术前放、化疗后行低位保肛手术的患者，常规行回肠保护性造口，可以显著减少术后盆腔并发症的发生。

2.会阴切口的大小和切除范围

会阴切口设计及切除范围并无严格标准，临床病理证实癌肿下缘位于齿状线上方2.0cm以上的直肠癌，少有肛门括约肌、肛旁组织、坐骨直肠窝和肛提肌的浸润。因此，会阴部切口的范围健侧较患侧应适当缩小，以最大限度地减少会阴部切口缝合的张力，促进切口的一期愈合，且并不增加局部的复发率，亦减少了对患者正常排尿功能和性功能的影响。

3.创面出血

APR手术会阴及盆底切除范围较大，容易发生创面出血，这与术中止血不彻底、结扎线脱落等有关。后尿道、前列腺、精囊腺、直肠侧韧带、阴道后壁等是常见的出血部位。出血会增加局部感染的概率，并导致局部死腔；持续少量出血也会影响局部组织愈合的能力。因此，术中需精准分离，牢靠止血和结扎，缝合切口前再次仔细检查术野，特别注意膀胱直肠凹周围有无出血。盆底会阴部止血不满意者，则不适合一期缝合，用油纱压迫会阴切口，比较安全；如术中发生骶前大出血且不能有效控制，必须采用纱布填塞止血者，故必然导致会阴部切口难以愈合。骶前出血的止血方法较多，详见本章第四节。

4.术中直肠、阴道或尿道破损

肿瘤位于直肠前壁或瘤体较大且伴有肠梗阻者，或肿瘤为浸润生长者，术中易造成直肠、阴道或尿道破损，腔内细菌污染盆底，使会阴切口感染机会明显增加，从而导致愈合不良。

5.盆底腹膜修复

曾经，APR术后会阴伤口常敞开，常规修复盆底腹膜，以防止小肠脱出。当会阴部伤口一期缝合后，修复盆底腹膜会在尾骨前形成空隙，容易积聚液体，如引流不充分，可导致伤口一期缝合的失败。因此，有学者尝试不关闭盆底腹膜，使尾骨前间隙直接与腹膜腔相通，如发生积液可由腹膜再吸收，减少会阴部积液，保证切口的一期愈合。随着腹腔镜技术的普及，术中不关闭盆底腹膜成为大多数术者的选择，术后观察小肠脱出发生率未见明显增高，分析原因可能和骶前与尾骨前间隙有一狭窄成角部位有关，且术后数日该处肉芽组织增生，也可防止内脏脱出。因此就会阴伤口而言，不修复盆底腹膜可能对患者更为有利。

6.引流

临床经验提示骶前残留腔隙的引流是否有效直接影响会阴部切口的愈合。术中正确放置引流管及选择引流方法，术后确保引流通畅，及时处理引流相关并发症，是提高切口愈合率的重要因素。目前认为采用会阴部切口侧方引流，引流管末端应放置于尾骨前间隙，而不是骶前间隙，这样方能达到彻底引流的目的。

7.感染

感染是影响切口愈合的主要原因，占23.3%。表现为切口疼痛、红肿、发热，部分病例可以从引流管内引出脓液。临床观察发现感染与病期晚、梗阻不全、肠道准备不充分、术中肠管破裂或肛门缝合不严致肠内容物外流、切断直肠上段时隔离不当、骶前血肿等有关。因此术前严格的肠道准备，术中严格无菌操作，手术精准，减少副损伤是避免术后感染的关键。而术中彻底冲洗盆腔，保持引流通畅，可降低感染发生率。术后应严密观察切口及引流情况，保持引流管通畅，及早发现盆腔积液并及时处理。对已有骶前感染的病例，可针吸穿刺或切口部分开放引流换药，坐浴，直至愈合。

8.切口裂开

如肿瘤位置较低，肿瘤周围软组织及会阴部软组织切除过多，可致缝合张力过大，易发生切口不愈合。会阴切口位于活动部位，过早拆线也易造成切口裂开。骶前感染、积液以及机体营养状态差也是切口裂开的常见原因。若术后会阴伤口裂开或愈合不良，在换药时不宜过紧填塞伤口，宜采取坐位，伤口浅表轻贴敷料，使整个盆底下垂充填伤口间隙而达到愈合目的。对于无感染的裂开切口应冲洗后再缝合，多可达到顺利愈合。

9.术后继发性会阴疝

会阴疝的发生与盆底腹膜缝合不牢、针距过宽、会阴缝合不满意或仅行会阴皮肤缝合使小肠等脏器坠入盆底有关，还可能与负压吸引、过早活动有关。因此，如果要缝合盆底腹膜，一定要确实可靠，以防小肠经盆底腹膜脱入骶前，形成嵌顿疝，引起急性肠梗阻。国外有学者使用带血管蒂的网膜经左半结肠沟置于骶前以充填盆底缺损，效果较好。安海民认为对直肠癌APR术后盆底腹膜缺损较重者，不勉强缝合盆底腹膜，可用带蒂大网膜充填盆底，或不做任何处理。

10.腹水漏

直肠癌伴肝硬化腹水、低蛋白血症，术后发生会阴切口腹水漏，可导致伤口不易愈合。加强营养支持、输注白蛋白、脱水利尿等处理有助于减少腹水漏，促进切口愈合。术中可采用移植带蒂的大网膜充填死腔，以改善切口愈合情况。

11.局部复发

肿瘤晚期手术切除不彻底、标本破裂致肿瘤种植或术后早期的局部复发也是会阴部切口迁延不愈的一个原因。多数学者认为肿瘤的病理类型、分化程度、浸润深度、Dukes分期、淋巴结转移、血管与淋巴管侵犯、手术切除范围不够、癌细胞种植、邻近器官清除不彻底等是直肠癌术后复发的主要原因。

二、直肠癌APR术后会阴切口处理方法

1.缝合技术

重视会阴部切口缝合质量，彻底止血后，将提肛肌、皮下脂肪及皮肤逐层缝合，不留死腔。针距不可过大，缝合严密，皮缘尽量对合良好。如果提肛肌和/或坐骨直肠窝脂肪组织切除过多，缝合困难时，亦可不予缝合，仅缝合盆底腹膜及皮肤全层。

2.引流

术中正确放置引流管位置和选择引流方法，术后保证引流通畅，及时处理引流相关并发症，是提高切口愈合率的重要因素。骶前引流管从会阴切口两侧皮肤戳孔引出，如采用单根乳胶管，宜选用粗细适中、质柔韧的乳胶管。单根多孔状乳胶管接无菌低负压引流5~7d，引流量小于20mL时拔出。也可采用双胶管加负压吸引的方法，若存在感染可一根冲洗，另一根负压引流。负压吸引，可将盆底积血、积液或坏死组织快速引流，避免出现因引流不畅而引起的切口感染，同时可使盆腹膜紧贴骶骨和盆底组织，缩小盆底间隙，减少渗出，以利于创口愈合。这一方法的好处在于低负压吸引，可以达到充分引流的目的而又不对肠管造成损伤。术后患者易于管理，也减轻了患者的痛苦。

也有学者认为采用双根乳胶管引流加骶前间断灌洗效果较好。它比单管更有效，不易堵塞，能有效地清除骶前腔隙的积血、积液及脱落坏死组织，降低创面细菌密度和毒力，可避免负压吸引造成创面渗液增加组织水肿，从而降低会阴切口的感染及延期愈合率。Schwab认为术后骶前持续冲洗能清除坏死组织、积血和淋巴液，有利于切口的愈合。有报道显示骶前持续灌洗者会阴切口感染率明显减少，即使有直肠或阴道壁破损经骶前间隙持续灌洗后，会阴切口仍获一期愈合。为使灌洗可靠有效，应注意：①置管时将注水管放在高于排水管3~4cm的位置，以保证灌洗的范围足够大。②术中严密缝闭盆腔腹膜，以免术后灌洗液进入腹腔。③24h灌洗总出量应大于总入量。④灌洗时可定时短暂阻断出水管，使骶前间隙充盈，然后快速放开出水管并加以挤压，使积聚在出水管端周围的血凝块和坏死脱落组织得以冲出体外。⑤结束灌洗后，继续引流1~2d，日引流量小于10mL时，方可拔管。

3.会阴填塞

主要适用于盆腔止血不满意，术中肉眼可见粪便污染，肿瘤较大外侵严重，会阴创口较大不易缝合和切除部分阴道和尾骨尖者。在完成腹腔和会阴部手术后，缝合盆底腹膜填塞骶前间隙，不关闭或部分关闭会阴切口，体外留有部分填塞物引流。常用填塞物有碘仿纱布条和纱布垫等，亦可浸石蜡油或包裹一层橡胶膜，或装入剪去指套的橡胶手套防止填塞物粘连盆底。一般术后2~3d拔除，并以洗必泰和高锰酸钾液等术后8~9d冲洗会阴伤口，拔除尿管后即可坐浴；也可采取长期更换填塞物直至切口愈合的方法。会阴填塞能支持盆底腹膜，亦有止血、引流、促进盆壁肉芽生长的效果。缺点是患者有不适感，易引起盆腔感染，需长期住院护理。

4.骶前间隙的填塞

为了预防会阴伤口裂开，可消除骶前空腔，还可以采取以下方法填塞骶前间隙。

（1）带蒂大网膜填塞

大网膜具有良好的黏附、吸收、免疫、抗感染之特性，因此有些学者在APR手术中用带蒂大网膜填充骶前腔隙，认为可消灭或减小骶前腔，并能促进会阴切口愈合。带蒂大网膜填塞的优点有：①促进伤口愈合，可尽早实施辅助治疗，最终提高疗效。②减少局部感染，减少局部的疤痕形成，改善局部功能，提高生活质量。③大网膜有局部抗肿瘤作用。④网膜组织较疤痕组织易于透过射线，提高了放疗的效果。⑤局部复发后，网膜组织较疤痕组织易于早期发现和实施手术切除等。

术中游离大网膜时，大网膜长度应足够长，至少达尾骨，最好能达到会阴切口，但应注意保护血管弓，以避免大网膜远端坏死。在切断乙状结肠前游离大网膜，切断大网膜血管弓向胃的分支，以胃网膜右血管为蒂轴，从横结肠上剪下附着的大网膜并延长，将已分离的大网膜穿过横结肠系膜根部，沿后腹膜延伸游离至骶前，将大网膜无血管区与后腹膜缝合固定，以防大网膜扭转、回缩及形成小肠内疝。

但实际运用此法并未见特别的优越性，且存在不可避免的缺点，并不适合于所有的患者，如大网膜解剖变异，因腹腔疾病或既往手术原因大网膜长度变得较短，无法送达骶前间隙，或伴有血管疾病不适合移植。也有大网膜坏死的报道显示，一旦发生坏死必须再次剖腹手术。另外，在肿瘤已有部分浸透浆膜层时，大网膜可能已沾染脱落的癌细胞，可能引起骶前复发。因此该方法并未得到广泛应用。

（2）移植肌皮瓣填塞会阴

对难愈性会阴切口，采取转移肌（皮）瓣的方法，明显优于常规的清创、冲洗、再次缝合、切除尾骨和远端骶骨等方法。目前认为接受术前、术中放疗，直肠癌术后复发以及肿瘤外侵严重，会阴切口较大时应首选该法，但手术操作稍复杂。

转移性肌（皮）瓣的意义在于：①填塞骶前间隙、缩小死腔。②转移的肌（皮）瓣可提供充足的血氧以提高局部的含氧量，增强抗感染能力。目前应用的主要是以下4种肌（皮）瓣：①股薄肌瓣。应用最早、最广。该肌的主要营养血管多起源于股深动脉，偶起于旋股内侧动脉，但血管行径非常恒定，股薄肌在功能上不太重要，切取后临床上无明显功能障碍，供区可一期缝合，股薄肌肌瓣血供可靠。尽管转移性股薄肌肌瓣手术较复杂，只要操作得当则很少失败。股薄肌表面的皮肤易撕脱且面积较小，运用后机体进入会阴深面受限，所以肌皮瓣运用较少。③臀大肌肌（皮）瓣。臀大肌血供来自髂内动脉分支的臀上和臀下动脉。臀下动脉供下1/3的肌肉，其余上2/3臀大肌用于保持原有的功能，一般用下1/3肌肉，臀大肌功能不受影响。该肌巨大肥厚，位于皮下浅在部位，从会阴切口皮下向外侧潜行分离即可达到满意暴露。但切取较大的肌皮瓣，供区的皮肤往往不能一期缝合，尚需以阔筋膜张肌肌皮瓣覆盖供区缺损。④腹直肌肌瓣。腹直肌血供来自腹壁上、下动脉。该肌肌瓣旋转角度大，手术操作较易，肌瓣的生存能力强，但必须在腹会阴联合入路时使用，但该技术并发症较多，1/3患者需再次手术处理并发症，转移该肌瓣的一个并发症是腹外疝，发生率为2%。预防此并发症的关键是严格关闭腹直肌前鞘。⑤臀股肌皮瓣。臀股肌皮瓣血供来自臀下动脉，供应下部臀大肌后，成为支配后部大腿的皮支，该肌皮瓣较厚且皮肤宽大，能很好填塞会阴死腔，适用于面积较大皮肤缺损的会阴切口，其末端皮瓣可安全折叠，采用此皮瓣进行阴道再造，能获得良好的效果，不利的是常伴有数周的坐骨区疼痛，这可能与皮神经的切断有关。

综上所述，直肠癌APR手术的会阴部伤口处理需要充分考虑术前、术中和术后因素。充分的术前准备，精细的术中操作，合理的术后处理是预防伤口延迟愈合的重要手段。

（张波，丰帆，郑建勇）

第十四节　TaTME 手术并发症

随着微创技术的发展，腹腔镜全直肠系膜切除（TME）、经肛内镜显微外科手术（transanal endoscopic microsurgery，TEM）、经肛微创外科手术（transanal minimally invasive surgery，TAMIS）等精细化手术技术得以推广应用。它们在保证肿瘤根治性切除的基础上，又可最大限度保留器官和保护神经功能，进一步改善了病人的生活质量。近年来，在上述技术的支撑下，发展出的经肛全直肠系膜切除手术（TaTME）逐渐得到越来越多的结直肠外科医师的认可。

一、TaTME 手术的定义和分类

TaTME 是利用 TEM 或 TAMIS 平台，采用"由下而上"的操作路径，并遵循 TME 原则而实施的经肛腔镜直肠全系膜切除手术。根据是否有腹腔镜腹部手术组的辅助，TaTME 可分为完全 TaTME（pure-NOTES TaTME）和腹腔镜辅助 TaTME（laparoscopic-assisted TaTME），后者又称为经腹经肛 TME（transabdominal transanal TME）或杂交 TaTME（hybrid-NOTES TaTME）。完全 TaTME 手术虽然在技术上是可行的，且更加符合 NOTES 理念，但是技术难度相对较大，且学习曲线较长；另外，完全 TaTME 手术由于是"先处理肿瘤再离断血管"，且无法彻底探查腹腔，有悖于直肠癌根治手术的基本原则，目前应用得越来越少。

中国专家就 TaTME 的手术入路达成如下共识：在遵循直肠癌根治手术的基本原则以及 TME 理念的前提下，基于当前的腹腔镜设备及手术器械，更倾向于腹腔镜辅助 TaTME 手术。腹腔镜辅助 TaTME 手术可发挥经腹和经肛入路的各自优势，分别完成经腹和经肛手术的操作部分，学习曲线相对更短，更易实施和推广。

二、TaTME 手术的发展历史

1982 年，在经典的 APR 手术和 Dixon 手术基础上，Heald 等人发表了 TME 手术的成果，使直肠癌的局部复发率从 40% 降到了 10%。TME 手术要求完全的或者基本完全的直肠系膜切除，同时要求干净的环周切缘和远切缘，并且清除的淋巴结不能少于 12 枚。1991 年，Marks 等人另辟蹊径，完成了经腹、经肛门（TATA）的低位直肠癌手术。Marks 认为，经肛门手术可以在直视下保证直肠的远切缘阴性，降低了肿瘤远端游离的难度。1992 年 Buess 等报道了经肛门内镜手术（TEM）的手术经验，采用一个 40mm 直径的密闭式直肠镜装置完成直肠内的手术操作。手术过程中 CO_2 气体持续注入 TEM 密闭器械内，用以维持手术的空间，保持手术视野；手术器械通过器械通道放入直肠内，完成中段和上段直肠的息肉，甚至早期癌肿的切除。因为 TEM 器械昂贵、技术复杂、学习曲线长，故 TEM 应用并不广泛，但是 Maya 等后来研究发现其实术者只要经过 4 例 TEM 手术就能明显降低手术难度，度过学习曲线。Atallah 等通过实践发现可以应用单孔腹腔镜器械经肛门完成直肠手术（TA-

MIS）。单孔腹腔镜使用的多通道套管固定在肛管里，在直肠内建立CO_2气体空间，使用普通腹腔镜器械即可完成手术。

1994年Wilk提出了经自然腔道进行手术的理念，通过内镜经自然腔道进入到腹腔，在空腔脏器外进行操作的手术（natural orifice transluminal endoscopic surgery，NOTES）。2007年，法国Marescaux医疗组完成了在胃镜下经阴道胆囊切除术，是世界首例腹部无瘢痕手术。然而，由于器械的局限以及理念的限制，NOTES并没有得到很好发展。与此同时，一种经人体自然腔道取出标本的手术（natural orificespecimen extraction surgery，NOSES）得以应用于临床。实际上，低位直肠癌施行ISR手术，将直肠经肛门拖出，就是NOSES手术的一个范例。在以上理念融合的基础上，诞生了经肛门全直肠系膜切除（transanal TME，TaTME）手术，并在很短的时间内得到国际同行的认可。2007年，首先在人体标本和动物身上进行手术并取得成功。2010年，Sylla等人报道用TEM联合腹腔镜完成了第1例TaTME手术，这例病人是一位进行过新辅助治疗的76岁T_2N_2老年患者，标本切除后通过肛门取出，并通过肛门进行了结肠和肛管的吻合。这标志着TaTME手术正式诞生了！中山大学第六医院在2014年完成了中国首例TaTME手术。2017年中华医学会外科学分会结直肠外科学组发布了《直肠癌经肛全直肠系膜切除专家共识与手术操作指南（2017版）》。

TaTME结合了TAMIS技术和经腹路径，以达到TME手术要求，这项技术有很多潜在的优点：①通过向直肠内充入CO_2气体，扩张直肠，以获得极佳的手术视野。②在远端直肠操作可以更好地完成TME，直视下能够得到更加精确的远切缘。③TaTME避免了经腹途径离断肿瘤下方肠管时，多次激发切割闭合器导致的吻合口安全问题，并且可以提高肛门括约肌保留的比例。④两组人同时手术可以明显缩短手术时间。

三、TaTME的术前评估

根据《直肠癌经肛全直肠系膜切除专家共识与手术操作指南（2017版）》的规定，TaTEM的适应证和禁忌证如下。

1. TaTME手术适应证

（1）应限于中、低位直肠癌，尤其是低位直肠癌。

（2）对于男性、前列腺肥大、肥胖、肿瘤直径大于4cm、直肠系膜肥厚、低位直肠前壁肿瘤、骨盆狭窄、新辅助放疗引起的组织平面不清晰等"困难骨盆"的直肠癌病人，TaTME可能更具优势。

（3）对于超低位以及部分低位直肠癌病人，TaTME可以和经括约肌间切除术（intersphincteric resection，ISR）联合实施。

TaTME手术用于治疗结直肠良性疾病的适应证可能有：

（1）中、低位直肠巨大良性肿瘤，无法行局部切除者。

（2）需要行直肠切除的炎症性肠病。

（3）家族性腺瘤性息肉病。

（4）放射性直肠炎。

2. TaTME 手术的禁忌证

（1）有肛门狭窄或损伤史者。

（2）余同腹腔镜辅助 TME 手术禁忌证。

（3）不建议将 TaTME 手术应用于高位直肠癌病人。

3. TaTME 手术前评估及准备

（1）TaTME 与腹腔镜辅助 TME 的手术前评估相同，需要完善腹腔或盆腔强化 CT、直肠 MRI、直肠腔内超声等基线评估，并经多学科专家讨论，制订手术及综合治疗方案。

（2）TaTME 手术前建议行直肠及肛门括约肌功能评估。

（3）建议行术前机械性肠道准备，清洁肠道，减少直肠和肛管部位的粪便污染，以降低盆腔和腹腔感染的风险。

四、TaTME 手术的特殊设备和器械

TaTME 可选择传统腹腔镜手术器械，最好选择前端有弯曲的手术器械（TEM 或者单孔腹腔镜手术），术中更好操作。经肛使用 CO_2 充气装置时，通常给予盆腔内的 CO_2 灌注压为 8~10mmHg（1mmHg=0.133kPa），压力过大可能产生腹腔后气肿，建议使用定速、恒压气腹机，以便于获得稳定的经肛手术操作视野。

TaTME 可选择经肛开放手术、TEM 或 TAMIS 操作平台，术者可选择组合使用。上述 3 种操作平台详述如下。

1. 经肛开放手术操作平台

早期，很多专家选择了经肛开放手术操作平台，采用已有的经肛手术显露和操作器械或自制设备完成经肛操作。这些平台包括环形的肛门牵拉设备、肛门手术拉钩、痔上黏膜环切术（PPH）手术扩肛器、会阴部盘状拉钩（如 Lone-Star 拉钩等）、小型号的切口保护器等。其优点是易于获得，且对肛管和远端直肠的手术操作相对简便；然而，操作深度受到限制，难以完成盆腔内的操作。

2. TEM 操作平台

TEM 是以一种特制的直肠镜金属套筒及相应腔镜手术器材为主的腔镜手术操作系统，还包括套筒固定系统、腔镜成像系统、CO_2 充气装置。TEM 操作平台的最大优点是金属套筒的稳定性好，术野相对稳定；缺点是价格昂贵，且相对固定的金属套筒会限制手术视角转换的便利性。

3. TAMIS 操作平台

TAMIS 是在单孔腹腔镜手术（single incision laparoscopic surgery，SILS）技术的基础上，经肛门置入单孔腹腔镜手术入路装置和平台，利用现有的常规腹腔镜设备和器械进行的直肠微创手术。因此，其最大的优点就是无需专门设备，可使用现有的腹腔镜设备和器械。

五、TaTME手术步骤

1. 经腹操作部分

采用常规腹腔镜辅助TME手术的四孔法或者五孔法操作。腹腔探查、血管离断、直肠分离等均与常规腹腔镜辅助TME手术相同。注意点有：①直肠前方切开腹膜返折达精囊腺或阴道后穹隆水平，直肠后方系膜游离至第5骶椎或尾椎水平。②为了保证后续的经肛手术标本拖出时无张力，有时需游离结肠脾曲。③术中应充分游离并裁剪乙状结肠系膜，并在预切除处离断乙状结肠系膜。④建议在骶前放置纱布块便于吸收局部渗液，且便于经肛手术时骶前操作平面的辨识。

2. 经肛操作部分

会阴区消毒，碘伏溶液冲洗肠腔，经过充分扩肛后置入经肛手术操作平台和手术器械。①对于肿瘤下缘距离肛缘不足4~5cm的直肠癌病人，需要先按照ISR手术方式切除内括约肌，缝合关闭内括约肌的断端，后经括约肌间的层面、盆底裂孔进入盆底，再放置TEM或TAMIS操作平台，继续TaTME的"自下向上"游离直肠系膜操作。②对于肿瘤下缘距离肛缘大于4~5cm的直肠癌病人，直接选择TEM或者TAMIS操作平台，在腔镜下完成TaTME手术操作。距离肿瘤下缘1~2cm处双重荷包缝合，关闭肠腔以隔离肿瘤并建立直肠腔内的操作空间。在荷包缝合的远端环形切开直肠壁全层，进入盆底。按照"后方-侧方-前方"的顺序，循盆筋膜脏层与壁层间的"神圣平面"自下向上游离直肠系膜，直到与腹部操作平面汇合，完成全直肠系膜的切除。

后方游离时，直肠系膜与肛管形成较大角度，游离骶尾骨前方层面的视野及操作均相对困难，建议使用弯头的腹腔镜手术器械，应尽量避免损伤骶前静脉；直肠侧方游离时，游离直肠系膜时需仔细解剖直肠侧韧带，应尽量避免损伤盆腔神经丛；直肠前方的层面——Denovilliers筋膜需仔细辨认，男性病人须注意保护尿道、前列腺和精囊腺，女性病人须避免损伤阴道后壁。

3. 标本移除及消化道重建

充分扩肛后，经肛拖出生长肿瘤的直肠和乙状结肠，离断近端的乙状结肠，移除标本。在标本拖出过程中，经肛置入保护套隔离标本后再拖出，可以保证直肠系膜的完整性并降低标本术中穿孔的风险，还可预防局部肿瘤种植。若肿瘤过大或者直肠系膜过于肥厚，经肛拖出确实困难，也可以经腹切口取出。可采取吻合器或直视下手工吻合。手术完成后，视病人肛门功能的节制性以及吻合口的安全性，选择是否需要行保护性末端回肠或者横结肠造口术。

六、TaTME手术的并发症

TaTME自诞生以来，迅速得到国际外科同行的关注，已经有不少临床试验证实了其可行性与安全性，但是其循证学依据尚不十分充足，TaTME手术效果和并发症相关争议仍然存在。

Lacy等报道了一组140例直肠癌患者行TaTME手术的病例资料。资料显示平均手术时间是166min，没有中转手术，没有术中并发症。肉眼判断切除标本质量，97.1%能够达到完全TME，2.1%几乎能够达到完全TME。术后30d出现的轻微并发症（CIavien-Dindo，Ⅰ-Ⅱ级）为24.2%，较严重并发症（Clavien-Dindo，Ⅲ-Ⅳ级）为10%，术后30d没有死亡病例。平均随访时间15个月，有2.3%的局部复发率，7.6%的系统复发率。Delacy等也报道了186例TaTME患者的术后病理情况，其中37%是低位直肠癌，63%是中位直肠癌。系膜切除治疗达到完全切除的95.7%，近乎完全切除的1.6%，不完全切除的1.1%。总体患者切缘阳性率为8.1%，远端切缘阳性率为3.2%，系膜完整切除，并且环周切缘和远切缘阴性的患者达到88.1%。2017年Penna等报道了TaTME国际注册系统登记的最早的720例患者的短期临床和肿瘤学结果，这些病例来自23个国家的66个注册医学中心，其中634例是直肠癌患者，86例是良性病患者，中转开腹的占6.3%，系膜完全切除的为86%，基本完全的为11%，不完全的为4%。R_1切除率为2.7%，术后并发症发生率和死亡率分别为32.6%和0.5%。对于低质量标本（不完全切除、穿孔、R_1切除）相关做多因素分析，发现术前MRI提示环周切缘阳性和极低位肿瘤（距肛缘小于2cm）是主要危险因素。Koedam等对TaTME直肠癌患者的术后生活治疗进行了评估。通过3个问卷调查表来做生活质量、总体生活质量、结直肠癌特殊生活质量，以及前切除综合征（ARS）评估。发现6个月后大多数指标能够达到术前状态，社会功能和肛门痛在6个月后仍然比较明显。回肠造口还纳后6个月，严重的ARS（评分大于30）发生率为33%。2019年Penna等人报道了1594例TaTME手术后吻合口并发症的发生率和相关危险因素，其中96.6%是直肠癌，剩下的是良性疾病。吻合口并发症的总体发生率为15.7%，其中早期漏为7.8%，延迟漏为2.0%，盆腔脓肿发生率为4.7%，吻合口瘘形成率为0.8%，慢性窦道发生率为0.9%，吻合口狭窄为3.6%。独立危险因素有男性、肥胖、吸烟、糖尿病、肿瘤大于25mm、术中大量出血、人工吻合、手术时间延长。中国北京友谊医院、中山六院、重庆大坪医院等研究报道同样证实了TaTME技术的可行性与安全性，特别是国际社会所关注的挪威局部复发率较高的报道在中国并未得到证实。但TaTME有较长的学习曲线，一般认为在40~60例。学习曲线阶段的吻合口漏发生率略高于腹腔镜TME手术，另外，尿道损伤、CO_2气体栓塞等少见并发症也有报道。

总而言之，结直肠外科学界对TaTME的发展前景持乐观态度。Heald认为，TaTME手术沿直肠后方疏松无血管间隙"Holy plane"，逆行向上解剖是直肠癌手术史上具有革命性的理念。TaTME可以很好地弥补现有术式难以确定肿瘤下缘、切断低位肿瘤远端困难、直肠末端难以显露、远切缘难以确定等缺点。但是TaTME术式尚处于起步阶段，相应手术器械尚需进一步完善，手术细节及技巧尚缺乏足够的经验，手术的远期疗效尚待进一步观察。相信随着病例数的增多，手术技术的不断提高，操作难点的逐渐克服，经肛门全直肠系膜切除手术在今后会成为中、低位直肠癌外科治疗的主要术式之一。

（郑建勇，张波）

第十五节　ISR手术并发症

成功的保肛手术，不仅是保留肛门外形，同时还需要保留肛门括约肌功能，以提高患者生活质量；而保肛手术的前提是保证肿瘤根治性切除。内外括约肌间切除术（intersphincteric resection，ISR）手术作为一种极限保肛手术，可显著增加低位直肠癌患者保肛的机会。但ISR手术由于切除了部分或者全部内括约肌，势必会对肛门自制功能造成影响，从而影响患者生活质量。ISR手术对经肛分离括约肌有一定的操作技术要求，也限制了它在临床上应用。ISR手术的并发症主要集中在以下几方面。

一、手术的根治性

超低位直肠癌保肛手术的主要顾虑集中于手术中能否获得2cm远端切除距离。放、化疗可使直肠癌向远端浸润距离缩短，相对延长了直肠癌远端切除距离，而ISR则通过切除直肠壁延续增厚的肛门内括约肌而使手术获得足够的切缘。

1994年Schiessel等首次提出低位直肠癌ISR手术，此后许多学者关注了该技术对直肠癌根治性的影响。2013年Akagi等系统回顾了14家不同医疗机构且具有完整资料的原始报道，平均随访40~94个月，R_0切除率92%~100%，远切缘5~20mm，环周切缘不大于1mm为4%~13.3%，总复发率13.3%~19.4%、远处转移2.5%~19.0%、局部复发率0%~22.7%；5年无病生存率69%~86%，总生存率79%~97%。结论提示ISR的肿瘤学结果与低位前切除结肠肛管吻合组、经腹全阴联切除组无差异，认为ISR手术能为低位直肠癌患者带来比较满意的肿瘤局部控制效果。但是ISR手术的适应证要得到严格的掌握，其适应范围显然小于APR手术。

二、术后复发

ISR手术保留了肛管和外括约肌，部分学者担心会增加术后的局部复发率，从而影响患者的长期生存率，因而推荐用于T_{1-2}期肿瘤；而对于局部进展期的低位直肠癌建议采用新辅助放、化疗以降低术后的局部复发率。在2013年的美国外科医师协会关于直肠癌诊治实践中明确提出，对于中、低位的进展期直肠癌需采用新辅助治疗。目前的新辅助治疗主要有两种：①短程放疗（short-course radiotherapy，SCRT）：每天5Gy连续5d，休息一周后手术。②长程放疗同步化疗（long-course preoperative chemoradiotherapy，LCCRT）：每次1.82Gy，持续5~6周，同时予以氟尿嘧啶化疗，放疗结束8~l2周后手术。二者均可降低局部复发率，提高总生存期。LCCRT在肿瘤的降期方面更具有优势，而对于括约肌功能的影响程度尚不清楚。SCRT每次的剂量大，LCCRT的持续时间长，更多的学者认为LCCRT会增加保留肛门括约肌的概率。实际上，无论是哪种方法，都会带来放、化疗相关的胃肠道、血液系统和性功能等方面的并发症。丛进春等发现新辅助治疗对ISR手术后的肛门功能影响更为显著，从术前一直持续到术后2年。

　　Akagi等对124例未行术前新辅助放化疗的低位直肠癌进行ISR手术，平均随访65个月，结果发现Ⅰ、Ⅱ、Ⅲ期患者局部复发率仅为4.7%、4.9%、5.0%，5年无病生存率为92.2%、81.9%、69.6%，5年总生存率为90.5%、91.0%、83.6%。他们认为只要手术做到完整的TME、环周切缘阴性、下切缘阴性，那么即使是局部进展期的肿瘤也能维持较低的局部复发率。

　　三、术后肛门功能障碍

　　ISR术后患者排便功能紊乱仍然是一个需要重视的问题。研究发现，绝大多数患者术后出现不同程度的肛门自制功能障碍，即"前切除综合征"，表现为便次增多、大便失禁、急便感、夜间遗便等，是低位直肠癌保肛术后常见的并发症。但是这种术后的大便失禁程度呈可逆性变化。有研究表明，ISR术后1年大便失禁严重程度的评价指标—Vaizey评分与肛管最大静息压、肛管高压区长度相关。随着时间的延长，肛管最大静息压持续回升，同时伴随新直肠的出现、神经损伤的修复以及肠功能紊乱的恢复，大多数患者的控便功能可以恢复到比较满意的程度。但也有报道该综合征缓解不良，甚至部分患者需要粪便转流性造口以改善生活质量。新辅助治疗会加重ISR手术后的肛门功能障碍；有学者主张行乙状结肠"J"形储袋来消除症状；也有学者认为在部分肛门内括约肌切除术中如果能保留部分齿状线，则患者术后肛门功能恢复较好。王振军等发现，保留部分齿状线（特别是不小于1/2）的患者，手术后肛门功能与Dixon术后相当。肛门内括约肌全切除患者肛门的感觉和节制功能均明显受损，早期的肛门功能较差。

　　四、其他并发症

　　1.肛门水肿和黏膜脱垂

　　低位和完全ISR术后早期肛门容易出现水肿以及黏膜脱垂，其原因是局部淋巴回流受损，或者牵拉时用力后导致，属于正常情况，一般1个月左右回缩至正常，术后加强提肛运动训练，必要时可以考虑生物反馈治疗。

　　2.吻合口狭窄

　　建议术后每个月直肠指诊观察吻合口是否有狭窄等。如有狭窄，可用手指扩开，如果吻合口完全封闭，可用结肠镜经回肠造瘘口进镜至直肠，在肠镜引导下用手指扩开狭窄闭锁的吻合口。

　　3.吻合口漏

　　是ISR术后主要的并发症之一。术后6~7d易发生，多与吻合口水肿和张力过高等有关，表现为发热、腹痛及引流管引流出粪液。

　　4.肛周湿疹

　　由于手术不同程度切除了肛门括约肌，患者早期控制排便能力较差，大便常不由自主地流出，大便次数也增多。肛门皮肤经常会有烧灼感，皮肤发红、糜烂和湿疹生成。处理和预防措施，是要加强排便护理。

（1）肛周皮肤护理

患者排便后用温水清洗会阴部，保持会阴部干燥。破溃的皮肤可以外用氧化锌软膏、复方角菜酸酯乳膏或烧伤湿润膏。

（2）肛门功能训练

提肛锻炼、生物反馈治疗有助于患者逐渐在大脑皮层形成定时排便的习惯，利于早日恢复、控制排便功能。

（3）口服止泻药

如思密达，以减少大便次数。

（4）饮食

以清淡易消化食物为宜，少量多餐，避免刺激性、高渗性或产气性食物，进餐后应平卧30min，以降低腹腔压力，减少排便次数。

5.出血

由于ISR分离较低，创面大，增加了术后出血的概率，一般发生在术后24~48h。术后需密切观察患者意识、面色、尿量、腹部体征的变化，注意切口敷料有无渗血及渗血的量，观察引流液的颜色、性状及量。如果引流管引流出鲜红血液则应引起警惕，必要时剖腹探查。此外吻合口较低，局部括约肌活动，容易出现吻合口撕裂，导致出血的情况发生，一般这种出血量较小，通过及时填塞压迫可以消失。

6.感染

包括肺部感染，切口感染等。由于全麻气管插管损伤气道黏膜，手术后切口疼痛，患者不敢咳嗽，导致呼吸道分泌物增多，痰液淤积、肺不张等，引起肺部感染，尤其是老年患者更容易发生。术后密切观察体温变化，如明确感染及时使用有效的抗生素预防和控制感染。如为切口感染，表现为切口红肿或有渗液（脓液），通过加强换药，必要时拆除部分风险，保持引流可以痊愈。

7.下肢深静脉血栓

多发生在术后4~11d，表现为下肢肿胀，伴疼痛，浅静脉扩张。主要原因有：①由于手术时间较长，术中均采用截石位，长时间特殊体位，影响下肢血液回流，导致血栓形成。②术后患者长时间卧床也是血栓形成的原因之一。③高凝人群。术后应提前予以抗凝治疗，鼓励患者床上活动，指导患者做足背屈曲运动，促使下肢血液回流。如果经过B超或CT检查，明确下肢静脉血栓，必要时可以安置血栓筛，二期取栓。

（张波，杜昆利，郑建勇）

第十六节　NOSES手术并发症

近十几年来经自然孔道内镜外科（natural orifice transluminal endoscopic surgery，NOTES）成为外科有争议的热点之一，它的提出成为微创外科的"一次革命"。但是由于NOTES技术难度大，在结直肠癌手术方面还有许多亟待解决的问题，如污染、肿瘤种植等。经自然孔道取标本手术（natural orifice specimen extraction surgery，NOSES）即使用腹腔镜、机器人、肛门内镜微创手术或软质内镜等设备平台完成腹盆腔内各种常规手术操作（切除与重建），然后经人体自然腔道（直肠、阴道或口腔）取出标本的腹壁无辅助切口手术，系结合NOTES和传统腹腔镜下手术优势的桥梁技术。

一、NOSES适应证

（1）肿瘤浸润深度以T_2-T_3为宜，经肛门取标本要求标本最大环周直径小于5cm为宜，经阴道取标本要求标本最大环周直径5~7cm为宜。

（2）良性肿瘤、Tis、T_1期肿瘤病灶较大，无法经肛门切除或局切失败者，也是NOSES的合理适应证。

二、NOSES禁忌证

（1）NOSES相对禁忌证包括肿瘤病灶较大、肠管系膜肥厚、患者过度肥胖（BMI ≥ 30kg/m²）。

（2）合并肛周疾病或肛门狭窄者不建议开展经直肠NOSES。

（3）合并妇科急性感染、阴道畸形、未婚未育以及已婚计划再育的女性，不建议开展经阴道NOSES。

三、NOSES分类

1. NOSES取标本途径

根据取标本途径NOSES分3种，即经肛门NOSES术、经阴道NOSES术与经口NOSES术，前两者是直肠癌手术采取的取标本途径。

2. NOSES取标本方式

根据取标本方式NOSES可分为3种：①外翻切除式：先将标本上切缘离断，经肛门将标本外翻至体外，于体外直视下将标本下切缘离断，完成标本切除，主要适用于低位直肠切除。②拉出切除式：将标本下切缘离断，经自然腔道（直肠或阴道）将标本拉出至体外，于体外直视下将标本上切缘离断，完成标本切除，主要适用于中、低位直肠切除。③切除拖出式：将标本上、下切缘在腹腔内完全离断，经自然腔道（直肠或阴道）将标本拖出体外，完成标本的切除与取出，可应用于高位直肠、乙状结肠、左半结肠、右半结肠以及全结肠切除。此外，切除拖出式也是其他腹盆腔器官NOSES手术的主要取标本方式。王锡山教授将NOSES手术分为10种术式，详见表5-3。

表5-3 结直肠肿瘤类—NOTES术（NOSES）10种手术方式

术式简称	辅助切口	取标本途径	肿瘤位置
NOSES Ⅰ式 （A法和B法）	经肛门外翻切除标本的腹腔镜下低位直肠癌根治术	直肠	低位直肠
NOSES Ⅱ式	经直肠拉出切除标本的腹腔镜中位直肠癌根治术	直肠	中位直肠
NOSES Ⅲ式	经阴道拉出切除标本的腹腔镜下中位直肠癌根治术	阴道	中位直肠
NOSES Ⅳ式	经直肠拖出标本的腹腔镜下高位直肠癌根治术	直肠	高位直肠/乙状结肠远端
NOSES Ⅴ式	经阴道拖出标本的腹腔镜下高位直肠癌根治术	阴道	高位直肠/乙状结肠远端
NOSES Ⅵ式	经肛门拖出标本的腹腔镜下左半结肠癌根治术	直肠	左半结肠/乙状结肠近端
NOSES Ⅶ式	经阴道拖出标本的腹腔镜下左半结肠癌根治术	阴道	左半结肠/乙状结肠近端
NOSES Ⅷ式	经阴道拖出标本的腹腔镜下右半结肠癌根治术	阴道	右半结肠
NOSES Ⅸ式	经肛门拖出标本的腹腔镜下全结肠切除术	直肠	全结肠
NOSES Ⅹ式	经阴道拖出标本的腹腔镜下全结肠切除术	阴道	全结肠

四、NOSES的手术过程

（一）手术入路与术中探查

结直肠 NOSES 手术的入路、术中探查、游离切除程序、切除范围与普通腹腔镜、机器人手术基本相同，另外还要注意判定探查肿瘤大小、浆膜面是否受侵、肠系膜肥厚程度、系膜长度等，目的在于判定开展 NOSES 的可行性以及选择手术方式。

（二）消化道重建

NOSES 手术需在全腔镜下进行消化道重建，这也是 NOSES 手术的重点和难点环节。

1. 重建原则

（1）确保肿瘤根治性切除前提下，根据切除结直肠的范围，选择安全可行的消化道重建方式。

（2）术中要确保吻合口无张力、血运好，并保证吻合口通畅无狭窄。

（3）保证肿瘤功能外科的原则，减少不必要的组织损伤，并兼顾消化道生理功能。

（4）对于直肠癌低位、超低位吻合手术，是否需要行保护性造口尚存在争议。

2. 消化道重建方式选择

NOSES消化道重建方式与普通腹腔镜、机器人手术相同，但主要是需要全腔镜下重建，部分结肠-肛管吻合可经肛门手工吻合。结直肠消化道重建主要包括结肠-直肠吻合、结肠-结肠吻合、回肠-结肠吻合、结肠-肛管吻合。

（三）手术标本取出

经自然腔道取标本是NOSES手术最具特色的核心手术步骤，也是最受关注和热议的手术环节。经自然腔道取标本的操作体现出很强的个体差异，即与患者自然腔道解剖生理状况有关，也与医生对取标本的认知水平和操作经验有关。对取标本操作原则可概括为以下三方面：第一，严格掌握各种取标本手术操作的适应证要求；第二，取标本途径选择需遵循肿瘤功能外科原则和损伤效益比原则，最大程度减少因取标本操作给患者带来的损伤；第三，充分掌握取标本的操作规范，严格遵守无菌、无瘤操作原则。

1. 经肛门取标本的方式

经肛门取标本包括两种方式，一种为经直肠断端取标本，另一种为经直肠切口取标本。

（1）经直肠断端取标本

是目前结直肠NOSES术应用最广、创伤最小的首选取标本途径，方法为将肿瘤远侧直肠离断后再开放远侧断端，经直肠肛门取出标本，可适应无直肠切除、乙状结肠切除、左半结肠切除及全结肠切除手术。为兼顾取标本操作的安全性与可行性，对该操作规范要求如下：①术中取标本前必须进行充分扩肛，用大量碘伏水冲洗直肠。②取标本前需置入无菌保护工具避免标本与自然腔道接触。③取标本过程中需轻柔缓慢操作，避免暴力拉拽破坏标本完整性。④如取标本阻力较大，可让麻醉医师适当给予肌松药物，降低肛门括约肌张力。经肛门取标本是否会损伤肛门括约肌以及影响排便功能，是NOSES手术关注的焦点问题。结合目前研究结果可知，经肛门取标本并未明显增加肛门损伤的风险。

（2）经直肠切口取标本

经直肠切口取标本是另一种经肛门取标本的操作，方法为于直肠中上段前壁切口，经此切口及肛门取出标本，而后再关闭此切口。该途径主要适用于男性右半结肠或左半结肠切除的患者，亦可应用于腹腔内其他脏器切除标本的取出。这种取标本方式增加了1处直肠切口，相应增加了术后肠漏风险，因此手术前必须与患者及家属进行充分沟通并取得同意。经直肠切口取标本存在两处操作难点：第一，如何使标本顺利经肛门取出，该操作要点与经直肠残端取标本一致；第二，如何选择直肠切口以及具体操作规范。建议直肠切口位置应选择在直肠上段前壁，切口大小约3cm，切口方向平行于肠管走形，肠管切开时勿损伤对侧肠壁。肠管切口缝合建议采用自切口远端向近端的连续缝合，缝合后需进行充气注水试验检测直肠切口是否缝合完整。

2.经阴道切口取标本

对于经阴道切口取标本手术，阴道切开与缝合是手术的操作难点。《结直肠肿瘤经自然腔道取标本手术专家共识（2019版）》推荐阴道切口位置为阴道后穹窿，后穹窿便于腹腔镜下寻找和暴露，具有良好的愈合能力，周围无重要血管神经，对患者性生活影响小。阴道切开包括腹腔镜下切开和经阴道切开，术者可根据操作习惯进行选择。阴道切口长度建议3~4cm，方向为横向切开，切开深度为阴道壁全层，完成标本取出后，需经腹腔冲洗阴道。阴道切口缝合包括经阴道缝合和腹腔镜下缝合，缝合方式多采用倒刺线从阴道切口一端向另一端进行连续全层缝合，缝合后需行阴道指诊检查切口是否缝合确切。

五、手术并发症

1.吻合口漏

吻合口漏的发生包括局部因素、全身因素及技术因素，全身因素有营养状态不良、贫血、长期使用糖皮质激素、术前行放、化疗等情况。局部因素包括吻合口血运障碍、张力大、周围感染、肠管水肿等。吻合技术相关因素包括缝合不严密、机械压榨强度较大等问题。中国79家中心开展的NOSES研究结果显示，NOSES术后吻合口漏的发生率为3.5%。吻合口漏确诊后应尽早治疗，局部通畅引流、控制感染是早期治疗的关键。大多数吻合口漏通过引流冲洗能达到自愈，如长时间不能自愈应考虑手术治疗，可行粪便转流术或再次行肠切除吻合。虽然NOSES术不增加吻合口漏发生，但术者需做好预防措施。

2.腹腔感染

腹腔感染是结直肠NOSES手术备受关注的并发症之一。根据中国一项多中心研究结果表明，有0.8%的患者NOSES术后出现腹腔感染。结直肠NOSES发生腹腔感染的原因主要包括以下几点：术前肠道准备不充分、术中无菌操作不规范导致消化液外漏、术后吻合口漏、腹腔引流不充分等。因此，腹腔感染的预防也必须防范上述几个危险因素。腹腔感染治疗原则包括一般治疗、抗感染治疗、腹腔引流治疗和全身支持治疗等。如腹腔感染症状较重或有腹腔脓肿形成，经保守治疗无效或症状持续无好转，需行手术治疗。

3.吻合口出血

吻合口出血是术后早期并发症之一，NOSES手术多采用机械吻合，造成吻合口出血最主要原因是吻合口所在肠系膜裸化不全而存在血管，吻合钉未能有效闭合血管导致出血，吻合区域出血通常在术后48h出现。根据中国多中心研究结果表明，有0.9%的患者NOSES术后出现了吻合口出血。吻合口出血关键在于预防，必要时可于术中用腹腔镜联合内镜检查吻合口情况。如吻合口位置较低，可经肛加固缝合，如吻合口位置高，可于腹腔镜下进行吻合口加强缝合。

4.腹腔出血

NOSES术后腹腔出血通常是由于手术止血、血管夹闭不牢固，或者患者有血液系统或其他系统疾病造成凝血功能障碍，未采取有效措施。腹腔出血预防关键在于术中仔细认真操作，确保血管结扎确切可靠，对于高龄或动脉硬化者，切忌过度裸化血管。术后少量出血可口服或肌注止血药物，密切观察病情变化。大量出血应密切关注血压、脉搏等生命体征，并做好随时手术探查的预案。

5.直肠阴道瘘

直肠阴道瘘的原因可分为医源性和患者自身因素，其中前者与直肠阴道瘘的发生有重要关系。由于直肠癌病变位置较低，手术牵拉及视野不清容易导致阴道后壁被闭合在吻合口内或对阴道后壁造成挤压损伤。因此，良好的术野显露和吻合器击发前对阴道后壁关系的确认，对于预防直肠阴道瘘的发生尤为关键。此外，对于经阴道取标本的直肠患者，如术后出现直肠吻合口漏，也可能增加直肠阴道瘘风险。根据中国多中心研究结果表明，有 0.3% 的 NOSES 患者术后出现了直肠阴道瘘，虽发病率不高，但必须重视该并发症。

（郑建勇　张波）

第六章

造口相关并发症

ZAOKOU XINAGGUAN BINGFAZHENG

第一节　概述

肠造口手术有近250年的历史，它是结直肠肛门外科医师最常用和必须熟练掌握的基本治疗技术。随着外科技术和器械的进步，永久性肠造口的需求有所减少，但它在结直肠肛门良恶性疾病的治疗中仍然发挥着重要作用。良好的造口不仅能促进患者病情康复、挽救患者生命，亦可明显提高患者的生活质量。据报道，美国每年有约13万人接受造口手术；中国目前尚没有较准确的统计数据。

结肠造口适应证解除大肠梗阻的临时性或永久性造口；结肠创伤修补术、远侧结肠吻合术后的保护性造口；肛门直肠病变无法切除或切除术后的永久性造口；部分良性疾病如憩室炎、溃疡性结肠炎、会阴部外伤、重建、严重感染等，为了便于控制感染、保障手术成功而行的临时性造口等。典型的结肠造口主要包括盲肠造口，横结肠造口和乙状结肠造口。造口的方式可以是端式造口、袢式造口或插管造口。尽管肠造口手术技巧相对简单，但如果手术和围手术期处置不当则可能引起严重的并发症。造口并发症的发生率为11%~60%，平均约20.8%。正确把握造口适应证，选择合适的造口部位，细致熟练的造口技巧和造口治疗师的全程参与是获得满意肠造口的关键。

（高峰）

第二节　肠造口技术

肠造口依据不同的标准可以分为不同的类型。依据造口的位置不同，肠造口可分为小肠造口和结肠造口；依据造口目的，可以分为失功能造口和饲养性造口；依据造口存留时间，可以分为临时性造口和永久性造口；依据造口的方式，可以分为袢式造口、端式造口和节制性造口等。下面主要介绍常用肠造口的方式及操作要点。

一、回肠袢式造口术

回肠袢式造口是在不完全离断肠管的情况下行造口，以转流粪便为目的。由于其具有造设简单、臭味较轻、便于管理、容易还纳等优点，成为使用最多的转流性肠造口术式。

手术指征主要包括：①造口远侧梗阻，病灶无法切除者。②远侧行吻合手术，有发生吻合口漏可能或已经发生吻合口瘘者。③远侧肠袢疾病（炎症、穿孔、血供不良等）需要旷置者。④会阴部成形手术、外伤、严重感染等需要严格控制感染源等。回肠袢式造口可分为普通造口和节制性造口。

造口部位的选择要遵循以下原则：①患者本人容易管理。②皮肤平坦，不易皱褶。③受体位变化的影响较小。④远离髂前上棘、肋弓、皮肤疤痕、主切口。⑤尽量通过腹直肌。

手术操作：在选定造口部位处依据患者体型切除直径1.5~2cm大小的圆形皮肤，切开皮下脂肪组织，显露腹直肌前鞘，十字形切开腹直肌前鞘，沿肌纤维方向纵向分开腹直肌，显露并切开腹直肌后鞘及腹膜。开口以能通过两横指为宜，腹壁各层妥善止血。牵出距回盲部30~40cm处的回肠袢，于肠系膜近肠壁无血管区戳孔，穿过导尿管牵引，避免损伤血管及肠壁；提出肠管时要确定无张力，标记近、远侧确认无扭转。将回肠袢牵出切口高度3~5cm。于远侧横向切开肠壁2/5周，用Allis钳经肠壁切口伸向近端，钳夹近侧肠黏膜使其外翻呈套叠状；远侧肠管切缘全层直接与皮肤行间断缝合（3~4针），于近侧肠管壁切缘全层与对应套叠处浆膜层、皮肤间断缝合3~4针，使近侧肠管外翻并突出皮肤2~3cm（图6-1）。牵引用的导尿管亦可用支撑棒代替，支撑棒或导尿管可于术后1周后拔除。

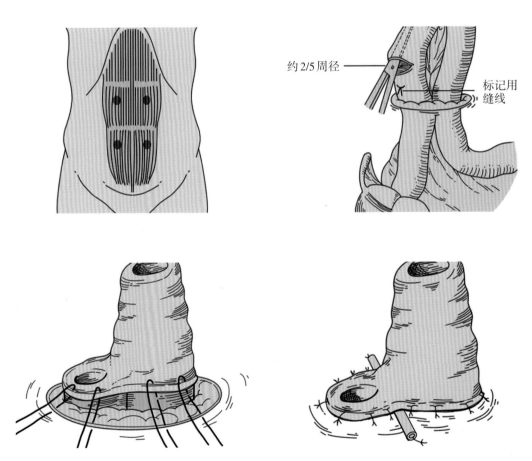

图6-1 回肠袢式造口

二、回肠单腔造口术

回肠单腔造口更多地应用于永久性造口，单腔造口的转流更彻底，对远侧吻合口的保护效果和创面感染的防治效果会更佳。部分临时性回肠造口可能因为无法还纳而成为永久性造口，所以回肠单腔造口可能更适合进行长期管理。

与襻式造口相比，回肠单腔造口的造设更简单。标记造口位置，圆形切除皮肤、皮下组织，直径1.5~2.0cm。十字形切开腹直肌前鞘，钝性分开腹直肌，切开腹直肌后鞘及腹膜。经分开的腹直肌将距离回盲部30~40cm的回肠襻牵出，切断回肠及其边缘血管弓，关闭远端回肠断端，并将关闭的断端固定于距近侧断端6~10cm的肠壁处，送回腹腔。牵出回肠近侧断端使其高出皮肤约5cm（如因肠系膜短缩致无法牵出时，可改行襻式造口术）。由内向外将肠壁浆肌层与腹壁各层筋膜逐层缝合固定，于皮肤处将肠系膜缝合固定于皮肤真皮层，尽量靠近肠壁修剪肠系膜脂肪组织，但要保留肠壁的血供不被破坏，并使肠断端高出皮肤4~5cm；修剪系膜脂肪组织完成后，切除末端血供不良的肠管。于回肠对系膜缘及系膜两侧肠缘处预置4根缝线，缝针路线为远端肠缘、与皮肤相对的肠壁浆肌层和真皮层；拉紧4根预置缝线并打结，使肠管外翻；可吸收缝线间断缝合肠断端与真皮层1周（图6-2）。

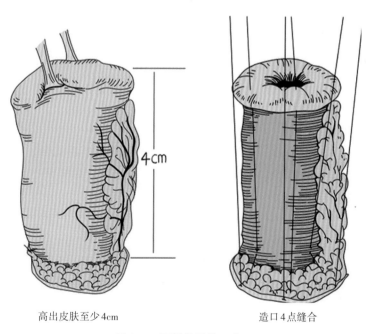

高出皮肤至少4cm　　　　　　　　造口4点缝合

图6-2　回肠单腔造口术

三、乙状结肠单腔造口术

乙状结肠单腔造口是最常用的永久性造口。

1.手术指征

乙状结肠单腔造口手术主要应用于直肠远端及肛管恶性肿瘤，肛管会阴部需要预防感染的成形手术和会阴部感染性疾病的辅助治疗等。随着直肠癌综合治疗手段的进步和外科技术的提高，因直肠癌行乙状结肠单腔造口手术患者的比例逐渐下降，但仍有约15%的中、低位直肠癌需要行Miles手术治疗。

2.造口定位

术前或术中确定造口位置，多数选择于左下腹。选择的原则为位于左下腹，患者可看得见，裤腰带平面以下，通过腹直肌，相对远离主切口、引流管、疤痕组织和髂前上棘等；其目的是便于术后对造口的管理，增加患者的舒适感。对于部分特殊情况，无法满足上述要求者，要依据病情和解剖确定具体位置；对于重度肥胖患者可选择左上腹造口，以避免因腹壁下垂遮盖造口，对其造成管理不便等。

3.手术步骤

乙状结肠单腔造口可分为经腹膜外造口及经腹腔造口，前者可以减少小肠梗阻、造口旁疝、造口脱垂等并发症的发生率，但它不能用于临时性造口。如选择行腹膜外造口，则先于腹腔内制造腹膜外潜行隧道，从左下腹侧后方腹腔切开处至拟行造口的腹壁内侧；于选定造口部位切除直径约2.0cm大小的皮肤和皮下组织（部分作者建议不必要切除皮下组织，仅行切开即可），十字形切开腹直肌前鞘，分开腹直肌，注意避免损伤腹壁下动静脉，必要时可以切断结扎，切开腹直肌后鞘进入腹膜前间隙（行经腹膜外造口）和腹膜（行经腹腔造口）；确认腹壁隧道可容两指顺利通过。游离乙状结肠及部分降结肠，依据切除范围及造口目的于拟切断处离断系膜血管，其原则是近侧肠管牵出后无张力、血供良好、近侧肠管不宜过长（减少脱出）、系膜不宜过度肥厚等。

用一把Kocher钳经腹壁开口伸向腹腔，钳夹拟离断结肠近侧端，用另一把Kocher钳经腹腔贴近第一把钳，钳夹拟离断肠管的远侧端，离断结肠；近侧肠管经腹壁隧道牵出（注意避免伤口污染），牵出肠管高出皮肤3~4cm，用可吸收缝线间断缝合结肠断端与造口皮肤，然后粘贴造口袋。如行经腹膜内乙状结肠单腔造口，建议将乙状结肠与左侧腹壁之间的裂孔关闭，以避免结肠旁疝的发生（图6-3）。

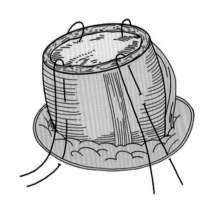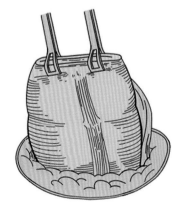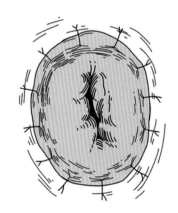

图6-3　结肠单腔造口

移除被整块切除的乙状结肠远侧及直肠标本，将腹盆底进行腹膜化。

四、横结肠袢式造口及关闭术

横结肠袢式造口术的目的是临时性转流粪便。尽管在学术上存在许多争议，但是此术式仍然是目前最常用的术式之一。其主要的手术指征包括：①远侧结肠梗阻或有梗阻的风险者。②远侧结肠炎症，特别是乙状结肠溃疡。③远侧结直肠损伤。④会阴部严重损伤、感染（伤口）。⑤为了保护结肠直肠吻合。⑥放射性结肠直肠病变等。

（一）横结肠袢式造口基本技术

1.切口选择

于肋弓与脐之间，垂直腹直肌走行横向切开腹壁，宽度占据全部腹直肌。

2.切开层次

①切开皮肤、皮下。②横向切开腹直肌前鞘，沿肌纤维纵向分开腹直肌，或切断部分腹直肌。③横向切开腹直肌后鞘及腹膜。④彻底止血、间断缝合腹直肌前后鞘和腹膜，目的是覆盖腹直肌肌纤维，减少粘连，以利于后期造口闭合的操作。

3.进腹探查

将手伸入腹腔探查病变部位，确定病变部分、范围及切除的可能性等，并确定选择造口肠段。选择的结肠应是横结肠靠近肝曲的固定部位，可降低造口脱出的发生率。

4.肠管分离固定

将拟做造口的部分横结肠上的大网膜分离，用弯血管钳选择结肠与边缘血管弓之间，结肠系膜的无血管区穿过，引入1条橡胶管或玻璃管，注意防止损伤边缘血管弓。将肠脂垂与壁层腹膜的边缘缝合，使结肠固定于切口处，以避免脱垂发生，缝合肠脂垂时注意稍远离肠壁，避免影响血供。将牵出的结肠袢肠壁与皮下筋膜、皮肤缝合固定。

5.开放造口

用电刀沿结肠带纵向切开，亦可横向切开。切开的结肠边缘与皮肤用可吸收缝线做间断缝合。如果患者腹胀严重，气体内容物可用针头插入减压后，再切开肠壁；液体内容物可以先在肠壁上做荷包缝合、插入蘑菇头形导尿管或Foley氏导尿管进行减压，然后择期再行切开（图6-4）。

6.粘贴造口袋

由于横结肠肠腔较大，导致造口术操作较困难，造口袋放置不便；造口并发症亦较多，如造口脱出、回缩、梗阻或突出；横结肠袢式造口术经常发生回缩，导致转流失效；而且，造口关闭较困难，并发症亦较多。相比而言，回肠造口建立和关闭操作相对简单，造口袋的安置方便，转流较彻底，而且造口并发症较少；回肠造口转流粪便亦较横结肠造口更为彻底。有鉴于此，部分医师喜欢用回肠袢式造口术替代横结肠袢式造口。也有部分外科医师喜欢行横结肠双腔造口术而非横结肠袢式造口术，同样可以弥补横结肠袢式造口的部分缺点和部分横结肠造口无法还纳的弊端。

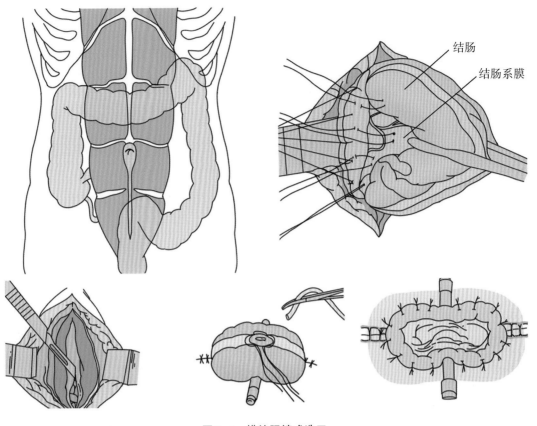

结肠

结肠系膜

图6-4 横结肠襻式造口

（二）横结肠襻式造口关闭术操作技术

　　沿结肠造口边缘做梭形切口，切开皮肤、皮下组织。用组织钳钳夹、牵拉切缘，用手术刀或电刀逐层向下分离切开皮肤、皮下、腹直肌前鞘及腹直肌后鞘。将造口与腹壁分离后用组织钳提起造口缘，修剪去除造口边缘处的皮肤和皮下组织。注意检查造口边缘结肠壁的血供，保证无缺血。用3-0可吸收缝线横向缝合两侧的结肠黏膜，可将线结打在内侧。用不可吸收缝线缝合浆肌层。松解造口近、远侧之间在结肠系膜处形成的纤维粘连组织和结肠与腹壁之间的粘连，以预防成角引起的梗阻，并降低吻合口张力。用缓慢吸收的可吸收缝线缝合腹膜及腹直肌后鞘，用可吸收缝线或丝线缝合腹直肌后、前鞘膜。温盐水冲洗伤口，皮下放置引流装置，缝合皮下及皮肤。依据伤口状况，部分患者可开放伤口，用碘纺纱布包扎6~7d，然后用外科胶带粘合伤口（图6-5）。

　　横结肠襻式造口闭合手术必须在腹膜内操作，如果在腹膜外操作则可能造成缝合部位的张力、局部肠管突起或形成切口疝。正确的关闭时间一般应在横结肠造口6周后。

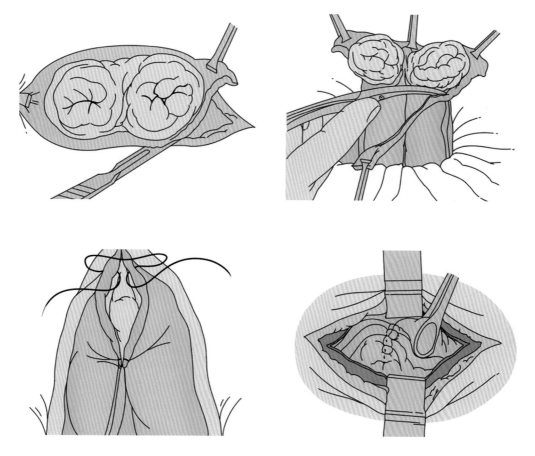

图6-5 横结肠袢式造口关闭术

五、盲肠造口术

盲肠造口亦是一个有争议的手术方式，因为盲肠造口不能使肠内容物完全转流，所以认为盲肠造口术无法对结直肠吻合口起到保护作用。另一方面，盲肠造瘘管容易发生堵塞而失去作用，对护理要求较高。测压研究显示，盲肠造口不能降低直肠吻合口来自近侧收缩波导致的肠腔压力冲击，但盲肠造口，特别是盲肠插管造口操作简单，不需要进行二次手术关闭，如使用得当可起到明显的效果，特别是对于需要经盲肠长期进行治疗的患者，盲肠造口具有一定的优势。

盲肠插管造口的主要适应证如下：①回盲瓣功能良好的闭袢性结肠梗阻。②结肠动力性梗阻。③炎性肠病所致的中毒性巨结肠症。④纤维结肠镜减压失败的Ogilvie综合征（急性结肠假性梗阻症）。⑤对盲肠扭转患者进行盲肠固定。⑥对顽固性便秘患者进行顺行结肠灌洗。

盲肠造口术操作技术

右侧麦氏点切口，长3~5cm。依据解剖特点找到盲肠。纱布保护切口，用不吸收线做荷包缝合。膨胀的盲肠不利于行荷包缝合，可以用一套管针于前侧结肠袋处做穿刺吸引、减压。将气体和液体吸出后，用3把Babcck钳固定盲肠壁，以防止其回缩入腹腔。于前侧结肠袋处做切口，插入一条24~30F的Pezzer导管（蘑菇头形导尿管），可以在Pezzer导管上再做几个侧孔，以利引流；相同口径的Foley导尿管也可以应用。收紧荷包缝线。于第一道荷包缝线外侧可以再做第二道荷包缝合，以进一步固定导管。剪掉第二道荷包缝线的残端，以利于盲肠壁与腹膜壁层的缝合。盲肠壁与腹膜用不吸收缝线缝合。用不吸收缝线间断缝合腹膜、腹外斜肌，并逐层缝合皮下及皮肤。固定盲肠造瘘管于皮肤，以防脱出（图6-6）。

盲肠插管造口可采用在CT或放射引导下经皮穿刺置管技术进行，穿刺置入的导管口径一般为12F，局部麻醉即可，用气囊导管有利于固定。

盲肠造瘘管需要保持通畅，在术后36~48h内，要用温盐水每6h冲洗造瘘管1次。盲肠造口最常见的并发症是局部化脓性感染，其原因是造瘘管周围的粪便污染，去除造瘘管后，多数患者的伤口能够自行愈合。

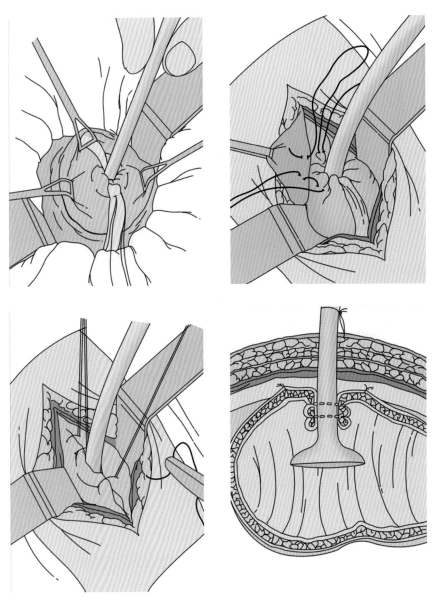

图6-6 盲肠插管造口术

六、乙状结肠袢式造口术

乙状结肠袢式造口术是处理乙状结肠远侧结肠及直肠急重症的有效措施之一，主要适应证如下：①直肠、肛门急性梗阻暂不具备确定性手术条件者，如先天性肛门闭锁、先天性巨结肠等。②直肠、肛门恶性肿瘤晚期，无法行根治或姑息切除者，为了转流粪便、缓解梗阻症状。③直肠、肛门恶性肿瘤致局部梗阻，而按计划需要先行新辅助放化疗者。④肛门直肠严重狭窄，手术切除可能导致严重后果者。⑤直肠、肛门、会阴部严重创伤、感染或是行成形手术者，需要控制粪便通过，以促进局部病变恢复者，对于这部分患者，亦可行乙状结肠单腔造口，使粪便转流更彻底。

乙状结肠袢式造口手术的操作技术类似横结肠袢式造口术。造口部位的选择多在左下腹，位于脐、左髂前上棘和耻骨联合三角的中央位置，经腹直肌；如盆腔病灶较大，亦可向上移位。

（高峰，张妍生）

第三节　造口旁疝

一、概述

造口旁疝是指腹腔内容物，通过因为肠造口导致的腹壁缺损处，突出于腹壁肌肉筋膜间隙或皮下。造口旁疝随着造口存续时间的延长，其发生率逐渐升高，大部分发生于造口术后2年内，也有发生于造口术后20年左右的报道。结肠造口术后造口旁疝的发生率为3%~48%，而小肠造口术后的发生率为0%~30%。由于造口旁疝没有公认的诊断标准及评估时间，所以对造口旁疝的发病率也没有相对统一的认识，甚至有人认为随着时间的推移，所有接受永久性肠造口的患者都将难以避免的发生造口旁疝。为了促进对造口旁疝预防、诊断和治疗技术的提高，近年来部分学者尝试对造口旁疝进行分型，可供临床参考，但各种分型方法和结果都有明显的缺陷，尚不能完全满足临床研究的需求。其中，欧洲疝学会（EHS）组织专家于2014年发表了造口旁疝的分型标准，依据造口旁疝缺损的大小及有无合并切口疝，将造口旁疝分为4型，该分型具有方法简单、各亚型界定明确等优点。部分造口旁疝分型对照表6-1。

表 6-1 造口旁疝分型依据及定义汇总

作者	Devlin	Rubin	Moreno-Matias	Gil and Szcepkowski	EHS
分型依据	术中发现	术中发现	CT	体格检查	术中发现
0			伴随肠壁的腹膜形成造口，未形成疝囊		
I	腹壁间位疝	真性造口旁疝 Ia：腹壁间位 Ib：皮下	Ia：结肠造口疝囊<5cm Ib：结肠造口疝囊>5cm	孤立的小的造口旁疝	缺损≤5cm，无切口疝
II	皮下疝	腹壁间位疝	大网膜进入疝囊	小的造口旁疝合并中线切口疝（没有明显前腹壁畸形）	缺损≤5cm，伴切口疝
III	造口内疝	皮下脱垂	伴有造口肠管以外的肠祥	孤立的大造口旁疝（合并明显前腹壁畸形）	缺损>5cm，无切口疝
IV	造口旁疝（造口脱垂）	假疝（与腹壁功能不全或去神经支配有关）		较大的造口旁疝伴中线切口疝（合并明显前腹壁畸形）	缺损>5cm，伴切口疝

二、造口旁疝发生的危险因素及预防

发生造口旁疝的危险因素较多，包括患者自身因素和手术相关因素。①患者自身因素：造口旁疝多发于高龄（大于60岁）、女性、肥胖（BMI>25kg/m²）、长期使用糖皮质激素、营养不良，且合并可导致腹内压增高的疾病，如慢性便秘、慢性阻塞性肺病、前列腺肥大；心血管系统疾病，糖尿病，结缔组织病，恶性肿瘤等患者。有研究认为造口旁疝的发生与患者的心理状态有一定相关性，具有良好的心理状态的患者，其造口相关并发症发生率较低。②手术相关因素：包括急诊手术、造口类型、造口位置、造口大小以及是否有造口治疗师全程参与等。急诊造口患者造口旁疝的发生率高于择期手术患者；有造口师全程参与设计、管理的造口患者造口旁疝发生率较低；经腹直肌和经腹膜外造口患者造口旁疝的发生率较低；结肠造口较回肠造口患者造口旁疝的发生率较高；结直肠外科专科医师制作的造口，其造口旁疝的发生率低于非专科医师制作的造口。

三、造口旁疝的预防

围手术期充分改善和纠正危险因素，手术时合理选择造口位置，确定造口大小（一般造口直径为2.0~2.5cm），规范进行造口手术操作技术（各层缝合确切），选择行经腹直肌造口和腹膜外造口，必要时使用预置补片等对预防造口旁疝有一定的效果。合理选择造口位置的总原则就是便于术后护理、预防和减少造口并发症的发生，在此原则基础上，Turnbull 将其进一步细化为腹壁造口部位选择的5项原则：位于脐下；位于腹直肌内；伴于脐下皮下脂肪最厚处；远离疤痕、褶皱、皮肤凹陷处和骨性突起处；患者坐位、立位、卧位等姿势下眼睛能看到、手能摸到的部位。另外，要尽量远离手术切口位置。在临床实践中，要尽力按照此原则选择造口位置，但有时部分患者由于病情原因只能选择于就近部位进行造口。细致的围手术期管理，合理的造口位置的确定，以及规范的手术操作可以最大限度地预防造口旁疝的发生。

四、造口旁疝的诊断

依据患者腹部外形不对称，造口旁出现可逆性或大小可变化的包块，平卧时包块消失或缩小，疼痛不适或造口器具侧漏等临床表现，结合体格检查发现站立位或行 Valsalva 动作时腹壁的异常膨出，触诊发现腹壁筋膜局部缺损等可以作出诊断。如造成肠梗阻甚至绞窄性肠梗阻，则会出现腹痛加重、伴腹胀、肛门停止排气排便、恶心呕吐等症状，体检可见不能还纳的腹壁包块，甚至出现腹膜炎体征等。对于临床表现不明显或是肥胖腹壁脂肪肥厚的患者可通过 CT、MR 或 B 超等协助检查诊断。另外 CT、MR 或 B 超还可以判断疝环的大小位置、腹壁缺损的具体层次、疝内容物的种类，并协助进行造口旁疝的分型，对于指导治疗方案的制订非常重要。鉴于咳嗽、腹内压增高、肥胖、营养不良、糖尿病等是造口旁疝发生的危险因素，所以在对造口旁疝患者进行手术治疗前，建议患者进行戒烟、减肥、控制血糖、纠正贫血等围手术期处理，对于降低造口旁疝术后再复发率有重要作用。

五、造口旁疝的治疗

对于无症状或症状轻度，不影响患者生活质量和造口器具安置的患者可不进行手术干预，建议进行保守治疗。保守治疗的措施包括接受造口治疗师建议，保持造口通畅、避免粪便干燥、消除腹内压增加、严密观察随访等。对保守治疗的患者设计专用腹带（腹带中间裁剪一孔洞，暴露造口、固定造口器具），可以起到保守治疗期间缩小腹部突出的肿块、改善体形变化、减轻造口周围不适症状并减少造口袋渗漏等作用，特别是对造口旁疝肿块小于10cm的患者效果更佳。对于症状严重、腹壁畸形明显、反复发生肠梗阻甚至疝嵌顿或绞窄、造口器具安置困难、造口周围皮炎较重的患者建议采取手术治疗。

造口旁疝的手术方式一般分为3类，即单纯原位缝合修补术、造口移位再造术和补片修补术。单纯原位缝合修补术和造口移位再造术的术后复发率较高，多用于腹壁缺损较小、不能耐受假体材料或者是急诊无可用修补材料的患者；补片修补术是由 Rosin 和 Bonardi 于1977年首次报道，由于其具有操作简单、复发率低等优点，成为目前造口旁疝主要的手术方式。依据补片放置的位置不同，补片修补术分为3种：腹直肌前修补（Onlay）、腹直肌后修补（Sublay）和腹腔内修补（intraperiton onlay mesh，IPOM）。Onlay 方法将补片放置于肌鞘前层，固定于腹外斜肌，操作完全在腹腔外进行。Sublay 方法将补片置于腹膜前，腹腔内压力可以协助补片固定，而且筋膜和腹膜在补片与腹腔器官之间形成的天然屏障隔绝了腹腔肠管与补片的接触，避免了潜在的补片粘连、侵蚀或瘘等并发症的发生。基于补片材料的进步，目前应用最多是IPOM修补术，包括Keyhole术式、Sugarbaker术式、Sandwich术式和Lap-re-Do术式。所用的补片材料包括人工合成补片和生物补片。

造口旁疝手术治疗不仅仅是缺损修补和补片加固，同时要注意造口功能的恢复，良好的造口功能对提升患者的生活质量具有重要意义。以下介绍治疗造口旁疝的主要手术方式。

（一）造口还纳术

对于临时性肠造口，如果造口的治疗作用已经完成，则应适时行造口还纳术。造口还纳术是治疗造口旁疝最佳方法。

（二）筋膜缝合修补术（原位缝合修补术）

沿造口周围皮肤黏膜交界处稍外侧，环形逐层切开进腹，回纳疝内容物，缝合关闭疝环，将造口肠管缝合固定于腹壁上，再关闭疝囊。可切除多余的肠管。

该术式具有操作简单、创伤小等特点，但复发率可达46%~76%，适用于腹壁缺损较小、不能耐受假体材料、急诊、高龄等患者，其高复发率可能与该修补术往往是在有张力的情况下进行，还可能与疝环处胶原代谢缺陷等有关。

（三）造口移位及造口旁疝缝合修补术

适应于造口肠管短缩、原造口处腹壁缺损严重患者。缝合关闭造口以减少污染，沿造口皮肤黏膜交界处逐层切开，分离造口周围粘连，直至进入腹腔，游离出造口肠管，还纳疝内容物。按照肠造口定位原则重新选择造口部位，建立腹壁造口隧道。将游离的拟作造口的肠管经重新建立的腹壁隧道牵出，重新制作肠造口。关闭原造口外疝囊及腹壁各层。如腹腔内粘连较重，新旧造口相距较远，造口肠管直肠从原造口位置拉向新造口有困难时，可在腹部重新切口进行操作。

（四）开放补片修补术

切除原切口进腹，分离粘连，还纳疝内容物，关闭疝环，将壁层腹膜缝合固定于肠壁，将防粘连补片或造口旁疝补片围绕造口处肠管固定于腹膜外前及侧腹壁。然后逐层缝合腹壁各层，最后用可吸收缝线缝合肠壁全层与皮肤。

（五）Keyhole手术

由Hansson等于2003年首次报道，腹腔镜辅助进腹，分离粘连，还纳疝内容物，关闭疝环，选择15cm×15cm或15cm×20cm大小的防粘连补片，将补片中央进行剪裁，预留能通过造口肠管的缺口，将补片贴于造口周围腹壁，以缝合或钉合的方式固定，于造口疝环的边缘和补片的边缘每隔1.0~1.5cm固定1圈（图6-7）。

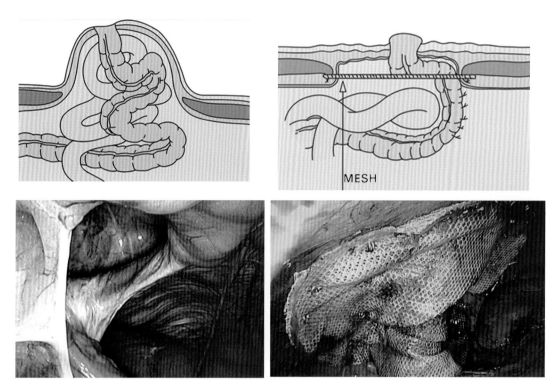

图6-7 keyhole 手术

（六）Sugarbaker手术

Sugarbaker手术于1985年首次报道使用，主要操作为：分离粘连，还纳疝内容物，关闭疝环，再于腹腔内将造口近侧肠管缝合固定于侧腹壁，选择15cm×15cm或15cm×20cm大小的防粘连补片覆盖于造口及其周围区域，补片跨越造口近侧肠管（已固定于侧腹壁）时要留出造口肠管通行的空间，于补片边缘及肠管两侧间断固定。将跨越造口肠管的补片部分剪开，然后再进行覆盖修补的Sugarbaker手术被称为改良Sugarbaker手术（图6-8）。

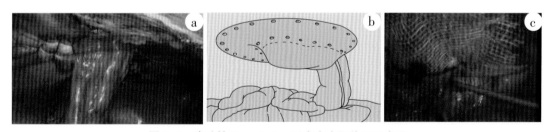

图6-8 腹腔镜Sugarbaker手术术中图片及示意图

注：a.PDS Ⅱ缝线关闭缺损，b.腹腔镜Sugarbaker法示意图，c.修补完成后。

（七）Sandwich手术

Berger与Bientzle于2007年首次提出Sandwich手术，即先用较小的补片行Keyhole术式，再用较大的防粘连补片行Sugarbaker术式加固修补，称为Sandwich手术。

（八）Lap-re-Do 手术

Lap-re-Do 手术由姚琪远教授团队首先提出，主要操作要点如下：①于造口皮肤黏膜交界处环形逐层切开，进入疝囊，游离出造口处肠管，用无菌手套套住造口并结扎以封闭造口，再次消毒皮肤及手术区域。②经开放切口游离、还纳疝内容物，游离出疝囊内冗长的造口肠管，并对造口处腹壁和造口进行重建。③经开放切口将造口旁疝专用防粘连补片（dynamesh-IPST 补片）套入造口肠管，将补片的防粘连面朝向腹腔，展开平铺置入腹腔。④用普里灵缝线间断缝合，关闭疝环，使其仅容造口肠管通过。⑤将造口肠管与腹壁缝合固定。⑥建立气腹，用腹腔镜辅助在腹腔内展平并固定补片于腹壁。⑦可切除腹壁外处过长的造口肠管，间断缝合肠壁与皮肤。

腹腔镜手术注意点：由于微创技术的提高及逐步推广普及，腹腔镜用于造口旁疝的修补机会越来越多，给患者带来了诸多便利。腹腔镜造口旁疝修补术具有创伤小、恢复快、并发症少、复发率低等优点，但腹腔镜技术如使用不当，亦可造成严重的后果，在临床要特别注意以下几点：①戳卡要选择在造口对侧远离疝环和原手术切口处，第一个点一般可选在对侧的腋前线肋缘下，可在直视下置入或用可视穿刺器置入，以避免损伤腹内脏器。②如术中粘连严重不易分离，或是损伤肠管，建议及时中转开腹手术。③汇总分析，腹腔镜下造口旁疝修补术的补片感染率约为3.3%，切口感染率为2.7%，死亡率为1.2%。

六、术后护理

减少或避免各种引起腹内压力增高的因素，教育患者在咳嗽和便秘等情况下要注意避免突发暴力、用手保护造口局部；对于平卧时疝内容物可以完全还纳入腹腔的，可设计佩戴合适的造口器具，并用腹带固定，可缓解局部症状；疝内容物脱出较多时要及时还纳，减少嵌顿的发生。另外，术后的健康宣教，维持腹部肌肉锻炼及健康的生活方式，定期复查、早期诊治等对造口旁疝的发生和发展皆具有一定的影响。

（高峰，刘香元）

第四节　造口狭窄

造口狭窄是肠造口术后常见的并发症之一，据报道，美国已注册的造口患者发生造口狭窄的比例约为4%，而中国早期报道造口狭窄的发生率更高，大约6%~15%。

一、造口狭窄的危险因素

造口狭窄的危险因素包括患者因素和手术因素。文献报道，疤痕体质、肥胖和年龄大于60岁的患者，造口狭窄的发生率较高。行肠造口时腹壁筋膜开口过小，可影响造口的通畅程度，造成狭窄；钳夹外置肠管导致其边缘坏死，造口回缩、部分缺血坏死；造口与皮肤分离，造口处感染，造口部位选在切口处等，造口与皮肤愈合的时候最终形成疤痕，如疤痕过大、疤痕收缩则可发生造口狭窄。

二、造口狭窄的预防

规范的肠造口手术操作，保持造口处良好的血液供应，术前进行造口定位，腹壁肌肉和筋膜开口适中，造口处肠黏膜与皮肤一期缝合并肠腔一期开放，预防造口处感染，腹膜外造口等都可降低造口狭窄的发生率。有造口狭窄倾向时要及时、定期扩张。

三、造口狭窄的诊断

造口狭窄没有公认的分度标准，一般认为造口能容食指第二节顺利通过为正常；如仅能容纳一小指通过为轻度狭窄；如一小指尖不能通过则为重度狭窄。也有人将造口狭窄分为3个程度，即排便费力但尚能排便者为轻度；排便费力，需要用手按压腹部协助排便者为中度；排便困难，在借助手压或药物后仍无效，伴有腹胀、腹痛，甚至出现肠梗阻症状者为重度（图6-9）。

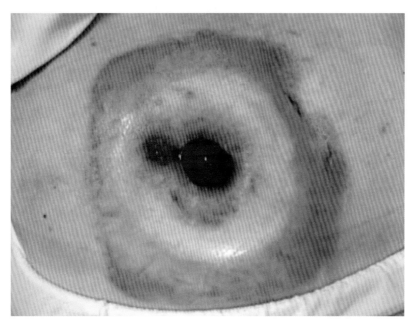

图6-9　造口狭窄

四、造口狭窄的治疗

造口狭窄的治疗首先要明确狭窄的程度和形成狭窄环的疤痕组织的厚度。轻度狭窄，特别是狭窄环仅限于皮肤黏膜，患者无腹胀、腹痛或近侧肠管无扩张者，可行手法或器械扩张；对扩张无效的重度狭窄则需要手术治疗。如疤痕组织较薄，可对疤痕环行纵向多点切开，然后再行定期扩张；也可对狭窄环行纵切横缝。对于狭窄环疤痕组织较厚，切开扩张效果不佳，或腹壁肌肉筋膜狭窄者，需要切除造口，进行造口重建手术。切除原造口处疤痕组织后，如果局部腹壁破坏严重，则可行造口移位重建手术。对于临时性肠造口发生狭窄，则应适时行造口还纳手术。

（刘香元，高峰）

第五节　造口脱垂

　　造口脱垂是指造口近/远侧肠袢经造口处肠腔以套叠的形式外翻脱出体外（图6-10）。单腔结肠造口近期造口脱垂的概率为2%~3%，长期随访的脱垂概率为12%；回肠造口的脱垂发生率为0%~3%，长期随访累计的发病率可高达11%；横结肠袢式造口的脱垂发生率则在7%~25%。

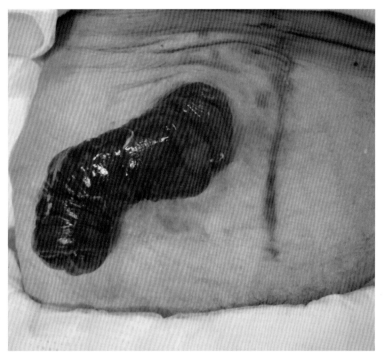

图6-10　造口脱垂

一、造口脱垂的危险因素

　　引起造口脱垂的危险因素可概括为解剖因素、患者因素和手术因素等。

　　解剖因素：统计分析显示回肠造口脱垂的比例低于结肠造口，横结肠袢式造口发生率较高，而且脱出肠袢往往是造口远侧肠袢。经腹直肌造口患者造口脱垂的比例较腹直肌旁低。

　　患者因素：年龄较大（大于60岁）、腹壁薄弱、腹腔内高压是导致造口脱垂的危险因素。长期便秘、咳嗽、前列腺肥大、体力劳动等可造成腹内压力升高。造口患者应尽力避免，特别是在围手术期。

　　手术因素：造口处腹壁开口过大（大于4cm），肠管与腹壁固定不良，造口近侧肠管保留过长和游离度过大等都是造口脱垂的危险因素。术前由造口治疗师进行造口定位、规划，可以降低造口脱垂等并发症的发生率；急诊手术患者造口脱垂的比例较择期手术患者高。

二、造口脱垂的护理

对脱出的肠管要采取积极的措施进行保护，以减轻水肿、防止缺血坏死；并对患者进行安抚，避免恐慌情绪。首先依据脱出肠管的颜色及黏膜损伤情况进行评估，如果出现颜色暗红、黑紫或苍白，则表明脱出肠管可能存在缺血，要及时报告医生，决定是否需要手术治疗。对于无肠管缺血的患者要及时还纳。嘱患者取平卧位，平静呼吸，用生理盐水（或高渗盐水）纱布轻敷脱出肠管并缓缓将其顺势推回腹腔。推回腹腔后更换造口袋，修剪造口袋底盘使之与脱出肠管直径相当，并用腰带进一步固定造口袋；也可用弹力绷带、造口腹带或束裤对造口肠管稍做加压固定，以防再次脱出。脱垂还纳后要密切监测，如患者出现持续性腹痛，体检有腹膜炎体征则要考虑是否有肠穿孔或是肠管缺血存在。如脱出无法还纳时，可用凡士林纱布或高渗盐水纱布覆盖肠管，以防肠管干燥或减轻水肿，为必要的手术治疗创造条件。

三、造口脱垂的治疗

轻度造口脱垂（脱垂小于2cm）多无症状，可采取保守治疗，保持大便通畅，避免腹腔高压情况发生。但对于脱垂较长、反复发作、发生嵌顿、影响造口器具固定、并发造口旁疝、造口处肠黏膜溃疡、出血等情况需要进行手术治疗。手术方法如下。

造口还纳术：预防性造口发生造口脱垂，如果其造口目标已经完成，则可适时行造口还纳术，造口还纳术是治疗造口脱垂的最佳方法。

脱出肠管切除造口再造手术：沿造口皮肤黏膜交界处近肠管侧环形切开，充分游离并牵出松弛的肠管，切除多余的肠管，然后重新缝合皮肤与肠壁全层（图6-11）。如合并造口旁疝可改变造口位置进行再造，或建议采用Lap-re-Do手术方案进行治疗（参见第六章第三节）。

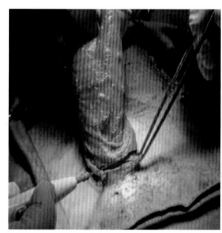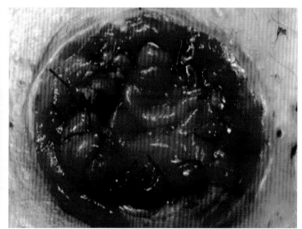

图6-11　脱出肠管切除造口再造手术

造口早期脱出一般是指由于造口处腹壁开口过大，造口肠壁与腹壁固定不良，导致肠管经缝合间隙脱出，实际上是切口裂开的一种表现。造口发生早期脱出，均需要急诊手术治疗。如果脱出肠管血运良好，则需在彻底消毒的情况下进行还纳，还纳后再对肠管与腹壁进行逐层妥善缝合固定，重新造口；如果脱出肠管嵌顿、坏死，则需要松解造口，切除坏死肠管，进行造口再造。

四、造口脱垂的预防

针对造口脱垂发生的危险因素进行围手术期管理和规范的手术操作，造口时将肠系膜和肠管浆肌层适当固定于壁层腹膜等可以降低造口脱垂的发生率。横结肠袢式造口容易发生造口脱垂的原因可能与该造口腹壁缺损较大和横结肠活动度较大等有关。为此，有人建议可对横结肠袢式造口的方法进行改进：①横结肠造口脱出的肠管多为远侧肠袢，原因在于远侧肠袢失功能导致的相对萎缩，建议将传统的右上腹造口改为左上腹造口，提出的肠管尽量靠左侧，利用脾曲固定造口远侧肠袢，使其不易脱出。②经上腹中线切口，做平皮肤的袢式造口，利用切口两侧白线保护造口，防止脱出。③对于远侧肠道通畅的患者，将袢式造口处横结肠离断，远端关闭并固定于近端造口旁前腹壁处，近端做单腔造口。

（吴伟强，董苗苗）

第六节 造口回缩

造口回缩可发生于术后早期或晚期，早期发生多与下列因素有关，如造口皮肤缝线脱离、缝线切割、造口坏死、造口旁感染、腹壁肥厚、造口肠管与腹壁之间残留空隙大或造口旁脂肪液化造成局部积液；肠管游离不足、腹膜外造口肠管预留过短、皮肤与肠壁缝线产生牵拉力；营养不良、糖尿病、结缔组织疾病导致皮肤黏膜愈合能力下降等。而术后晚期发生的造口回缩的原因有腹壁外造口肠管过短，患者营养状况改善，腹壁增厚等（图6-12）。

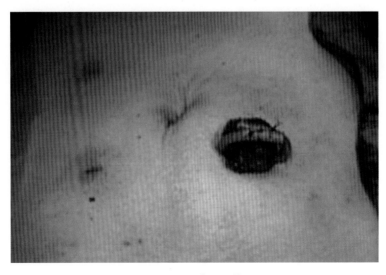

图6-12 造口回缩

【治疗】

1.保守治疗

高蛋白、高热量、低渣或少渣半流质饮食，目的在于减少排便量。清洗造口及周围皮肤并擦拭干净，造口周围皮肤涂抹保护膜，造口肠管与皮肤之间的间隙用适当大小的藻酸盐敷料充填，外层涂抹防漏膏，再贴上有凸面底盘造口袋。依据伤口渗液及粪便污染情况，1~2d或及时更换造口袋及敷料。当分离处伤口逐渐变浅且渗液逐渐减少时，将藻酸盐敷料改换为水胶敷料（溃疡糊或造口护肤粉），依据伤口情况逐渐减少造口袋及敷料的更换次数，直至黏膜皮肤接触愈合。

2.手术治疗

对于严重造口回缩，造口处肠壁与腹壁全层分离，肠内容物漏入腹腔者要及时进行手术，行造口重建术。对于晚期的造口回缩，如形成造口重度狭窄，保守治疗无效，或是影响造口器具使用者亦需要行造口重建手术。手术方式为切除造口，充分游离近侧肠管，拉出后行造口重建。

（赵颖英，邹敏）

第七节　造口坏死

造口坏死是较严重的并发症之一，为造口手术的早期并发症，术后1~2d多可确认。单腔造口发生坏死的比例高于袢式造口，结肠造口坏死的比例高于回肠造口（图6-13）。较早的统计资料显示其发生率为2.3%~17%，随着外科技术的提高，其发生率明显下降。造口坏死多发生于结肠造口末端的边缘，部分坏死区域可达腹腔外的全部肠管，严重者可涉及腹腔内部分肠管，发生腹腔内肠管穿孔，形成腹膜炎。

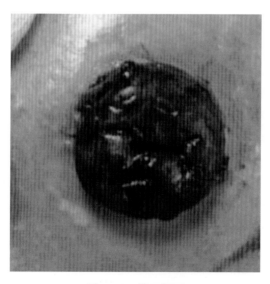

图6-13　造口坏死

一、造口坏死的主要原因

造口坏死多发生于肥胖、高龄、动脉硬化和糖尿病患者。发生的主要原因有：①手术操作不当，损伤边缘血管，致造口末端血供障碍。②造口处腹壁开孔太小，卡压造口处肠系膜血管。③肠管牵出腹腔时发生扭转，或行腹膜外结肠造口（Goligher法）时后方或侧方腹膜卡压结肠边缘血管弓。④钳夹（Kocher钳）造口末端肠壁组织较多等。

二、造口坏死的预防与治疗

规范造口手术操作细节可以预防造口坏死的发生，重点要从以下几个环节着手：①充分游离腹腔内肠管，使肠管牵出腹腔无张力、无扭转，侧/后腹壁裂孔与肠系膜不形成锐角与卡压。②腹壁开孔大小合适，特别是腹壁筋膜开口大小合适，以不卡压肠壁及边缘血管弓为度，一般为孔径2~3cm，能容2指顺利通过。③修剪肠系膜及边缘血管弓是预防造口坏死的关键，肠系膜保留不宜太肥厚，最好能看到保留肠管末端的血管搏动，或根据肠管颜色判断肠壁有无确切的血供。④因肠系膜处出血并行止血处理后，要重新界定肠壁血供。⑤缝合肠系膜与腹壁组织时要避免损伤或缝扎系膜血管。⑥Miles手术乙状结肠造口选择经腹膜外途径（Goligher法）由于减少了腹壁固定层次，具有防止肠管缺血的作用，但要注意避免侧/后腹壁裂孔与肠系膜交叉时相互卡压。

发生造口坏死后，首先要判断坏死的范围，坏死范围累及全部腹膜外肠管或是涉及腹腔内肠管，则需要急诊手术，再次充分游离松解近侧肠管，切除坏死肠段，行原位再造术；如腹壁间隙感染较重，则需要行移位再造术，腹腔和腹壁间隙要充分引流。如仅为造口末端部分肠壁坏死，腹壁局部感染轻度，则可先行观察，局部更换敷料清除坏死组织，后期如形成造口狭窄可二期处理。肥胖患者不易判断坏死肠壁范围时，可用透明肛门镜检查或内镜在光线充足的情况下经造口观察肠壁颜色，以评判肠黏膜缺血范围。

（董苗苗，归明彬）

第八节　造口周围皮炎

造口周围皮炎主要是指由于粪便长时间刺激造口周围皮肤而引起的感染性或非感染性炎症，也称为粪水性皮炎，造口用品的刺激也可引起造口周围皮肤损害。临床表现主要是造口周围皮肤发红、肿胀、糜烂、瘙痒、疼痛、皮温升高等。造口周围皮炎发生率较高，据统计可达22%；回肠造口的发生率明显高于结肠造口（图6-14）。

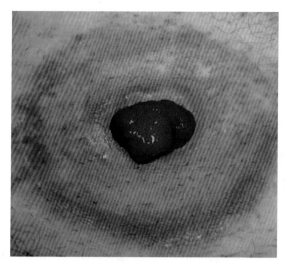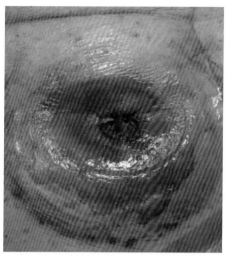

图6-14　造口周围皮炎

一、病因与机制

由于造口位置不佳、皮肤凹凸不平、造口黏膜外突高度过低、造口回缩、造口袋底版缺口大小裁剪不当或造口袋粘贴不可靠等各种原因所致的粪水长期接触皮肤或过敏原接触均可导致造口周围皮炎的发生。年龄大于60岁、肥胖、消瘦、腹膜内造口、袢式造口、回肠造口、糖尿病、曾行辅助放化疗、排便不规律和水样便等患者较易发生。引发造口周围皮炎的机制主要有以下方面。

1.酸碱环境改变

正常人体腹壁皮肤是处于一个弱酸性的环境，pH为5.0~5.5；而小肠造口排出的消化液是由胃液（pH0.9~1.6）、胆汁（pH6.8~7.4）、胰液（pH7.8~8.4）及小肠黏膜分泌的液体经"分泌-吸收"循环后组成，pH为8~9，呈弱碱性。长期消化液的浸渍、腐蚀，改变了皮肤的酸碱环境，使其屏障功能下降。

2.消化酶的刺激

小肠液中除了水分、电解质、黏液、免疫球蛋白等外，还含有两种主要的酶，即肠激酶和小肠淀粉酶，肠激酶在体内激活胰蛋白酶原转化为胰蛋白酶，参与氨基酸、多糖的消化吸收。消化酶的浸渍可破坏局部皮肤角质层的机械性防护机制。

3.化学性刺激

消化液中有尿素、尿酸、乳酸、磷酸盐、钙盐、氨基酸、游离脂肪酸等化学物质，长期浸渍并沉积于造口局部皮肤，可对其造成损伤。

4.微生物及过敏原侵袭

皮肤屏障功能受损，肠内微生物及蛋白质过敏原即有机会侵袭局部皮肤，造成皮肤感染和变态反应的发生。但也应注意药物和食物等引起的过敏反应，鉴别方法是造口周围皮炎局限于造口器具接触的部位，而药物或食品引起的过敏性皮疹可能会涉及造口以外的区域。

二、预防

1.术前造口定位

术前标记可以最大限度地使造口处于一平坦、微突的理想位置，有利于造口袋粘贴，防止造口渗液，减少皮炎的发生。

2.突起型造口的使用

造口高度突出皮肤平面约1.0cm，有利于粪便直接、迅速排出造口袋，减少与皮肤的接触，可减少造口皮炎的发生，亦有利于造口护理。

3.减少肠液分泌、避免腹泻发生

腹泻降低造口袋底盘与皮肤的黏附性，排泄物水分含量和对皮肤的刺激性增加，造成皮肤损伤。日常生活要根据造口排泄调整饮食习惯，避免食用易产气、易致腹泻及刺激性食品。如造口排泄物太稀可适当使用收敛的药物。

4.正确护理及使用造口袋

清洗造口周围皮肤，使用造口粉、防漏膏及皮肤保护膜等皮肤保护措施；依据造口大小和形状裁剪造口袋底盘，底盘孔洞大小与造口相同或稍大一点，使底盘与造口周围皮肤密切接触；凸面底盘的造口袋配合腰带固定给造口周围施加适当压力，使造口底盘与皮肤完全接触，造口呈乳头状突出，有利于排泄物直接排入粪袋，减少与造口皮肤的接触。还要依据情况及时更换造口袋，减轻造口器具对皮肤的刺激。

三、治疗

1.皮肤黏膜保护剂

局部清洗后，外涂水胶体敷料、藻酸盐敷料、氧化锌软膏。

2.解热镇痛剂

非甾体抗炎药、免疫抑制剂等具有镇痛、消炎和抗过敏的作用。

3.理疗

红光理疗，促进局部皮肤干燥。

4.暴露、通风

对于长期造口患者，特别是乙状结肠造口，如患者造口排出物已成形，而且排出规律，可以根据情况去除造口袋，每次排便后用干燥敷料覆盖造口即可。

（喻石，邹敏）

第九节 肠造口静脉曲张

门脉高压症患者如行肠造口，可发生造口静脉曲张，发生原理与门脉高压食管胃底静脉曲张的机制相同，表现为造口的皮肤黏膜交界处形成团块状静脉曲张，造口反复发生大量出血。据估计门脉高压症患者行肠造口术后，造口静脉曲张的发生率约为50%。造口袋底盘的压迫、磨损、肠内容物刺激、腐蚀和局部损伤等是造口静脉曲张出血的主要诱因。

对于有门静脉高压、以往有腹部手术史、胃肠道反复出血的肝病患者行肠造口术后如造口反复发生大量的出血要高度警惕造口静脉曲张；造口处黏膜下血管曲张是最直接的诊断依据，部分患者可出现"海蛇头"征象。对确诊较困难的患者可选择行肠系膜血管造影或增强CT、MR。

造口静脉曲张出血的治疗较为棘手，急性出血可采用压迫、止血药、缝扎、结扎或注射硬化剂等局部治疗的方法进行止血。如果局部治疗效果不佳，出血反复发生，则可选择造口重建、门体静脉分流等手段。TIPS（经颈静脉肝内门体系统分流术）能有效降低门静脉压力，且并发症发生率和病死率较低，是治疗造口出血相对安全和有效的措施。亦有人推荐对于全身状况允许的终末期肝病患者可行肝移植进行治疗。对临时性肠造口发生造口静脉曲张的患者要及时行造口还纳，而且造口还纳最好选择行端端吻合的方式。

（马腾强，高华）

第七章
腹腔镜及机器人辅助结直肠手术并发症

FUQIANGJING JI JIQIREN FUZHU JIEZHICHANG SHOUSHU BINGFAZHENG

第一节　概　述

腹腔镜及机器人辅助手术是结直肠手术发展的一个重要里程碑。随着医疗器械的不断发展、微创手术理论的不断更新，腹腔镜及机器人已经成为结直肠手术的重要工具。在一些医院，腹腔镜及机器人辅助手术已经成为结直肠手术的常规。

与常规开腹手术相比，腹腔镜及机器人辅助手术具有诸多优势。首先，腹壁创伤小，痛苦轻，能加快患者术后下床活动时间，促进术后康复，缩短住院时间。腹腔镜及机器人的手术视野具有放大作用，能使手术操作更精细，达到更精准的"膜解剖"，进而使结直肠癌的手术治疗更规范。尽管如此，腹腔镜以及机器人手术还是可能发生一些共性的和特殊的并发症。如腹腔镜及机器人手术前常规都需要建立气腹，为手术操作创造空间，而仅建立气腹就可能发生皮下气肿、损伤腹腔内脏器、二氧化碳气腹致酸中毒及高碳酸血症、术后肩部疼痛等多个并发症。因此，即便腹腔镜手术在基层医院也逐步开展起来，但是要规范地完成一台手术就需要对其常见的并发症充分了解，尽量让一些可以避免的并发症少发生，甚至不发生，进而造福于广大患者。

本章节将对腹腔镜及机器人辅助结直肠手术一些常见的并发症结合笔者自身的经验进行阐述。

（刘蔚东）

第二节　穿刺相关并发症

腹腔镜及机器人辅助结直肠手术操作前需要建立气腹。常规的方法包括气腹针穿刺腹腔建立气腹、无气腹状态下直接闭合穿刺、直视下开放套管穿刺植入。上述几种穿刺方法各有优缺点，但也都有因穿刺引起相关并发症的报道。理论上，直视下穿刺发生并发症的概率最小，而另外两种穿刺方法为盲穿，很容易发生穿刺意外。如穿刺损伤腹腔脏器、穿刺未突破腹膜，造成腹膜外气肿，影响术野范围等。尽管如此，因为气腹针穿刺操作相对简便，仍为临床应用最广泛的气腹建立方法。根据不同情况选择合适的穿刺方法，发挥各自穿刺的优点有助于减少穿刺相关并发症的发生。

1.气腹针直接穿刺

是目前应用得最广泛的方法。气腹针内层有带弹簧的管芯针，管芯针头为钝头，当针尖遇到组织时，稍加压力管芯针会回缩至针芯内，而尖锐的针头容易刺破组织。一旦针头进入腹腔，少了组织的对抗，管芯针又会弹出，有助于保护腹腔内器官组织不被针尖损伤。但是如果穿刺针头进入腹腔后继续施加压力，针头遇见腹腔内组织又会使管芯针缩回穿刺针，进而刺破腹腔内器官或者腹膜后重要血管。因此，气腹针穿刺引起的穿刺相关并发症并非鲜有报道。

气腹针穿刺时的要点首先是充分提起腹壁，使腹壁与腹腔内脏器产生一定的空间。其次穿刺时针头需要与手术台平面维持约45°，穿刺针进入腹腔一般需要经过腹壁筋膜层和腹膜两层致密组织，当经两次突破后往往提示针头已经进入腹腔。如无法判断，可用注射器吸入数毫升生理盐水并拔除内芯，接于穿刺针接口，当注射器中的生理盐水逐渐减少时说明穿刺成功，此时可连接气腹管。

2.套管直接闭合穿刺

即未预先建立气腹，套管直接穿刺进入腹腔。该穿刺方法虽然可以节省建立气腹的时间，但是套管内芯由于缺乏尖端的保护装置，进入腹腔后一旦未控制好深度容易造成腹腔内脏器的损伤，并且由于套管内芯远远粗于穿刺针，造成的损伤往往也更为严重。这种穿刺方法要尽量避免应用于有腹部手术史以及体形消瘦的患者。此外，穿刺时尽量提起腹壁，当感觉到两次突破感后说明套管已进入腹腔。此时可拔除内芯，插入摄像头可明确穿刺情况。

3.直视下开放套管穿刺植入

该穿刺方法与前述两种相比比较安全。特别是有腹部手术病史的患者，腹腔内情况不明，采用该种方法可以逐层于直视下分离，明确进入腹腔后再插入套管建立气腹。尽管理论上这种穿刺方法安全，但还是有腹膜后血管损伤的报道。当然，这种穿刺方法也具有一定的缺点，如操作花费较多时间，肥胖病人因腹壁厚操作困难，很多时候切开的通道与套管尺寸不匹配，容易从套管周围漏气，影响腹腔气压的维持。

一、腹腔脏器的损伤

腹腔镜及机器人辅助结直肠手术穿刺最容易损伤的腹部脏器为胃肠道。一方面因为胃肠道广布于腹腔，穿刺突破腹膜后最先接触的组织为胃肠道，如把握不好穿刺深度，很容易伤及胃肠道。此外，部分患者胃肠道粘连于壁层腹膜，穿刺针穿刺建立气腹时容易伤及。有报道胃肠道损伤所造成的致死率居腹腔镜手术第3位，仅次于腹膜后重要血管损伤以及麻醉意外之后。在胃肠道损伤中，最常见的为小肠损伤，因为小肠所占据的腹腔的面积最大，其次为结肠和胃。造成损伤的因素包括气腹针穿刺以及套管穿刺。与腹膜后血管损伤不同，血管损伤后往往呈急性表现，包括血压下降、心率增快，直视下可见创面出血或者腹膜后血肿，一旦发现可以及时处理。而穿刺造成的胃肠道损伤往往容易被忽略，术中不容易被发现。术后一旦发现往往已经引起腹膜炎，甚至感染性休克，这也是该并发症致死高的原因之一。

德国的一项研究报道了腹腔镜手术小肠损伤的发生率大概为0.05%；美国的一项37 000例腹腔

镜妇科手术并发症研究发现肠道损伤的发生率约为0.16%；而加拿大的一项研究发现腹腔镜妇科手术中肠道损伤的概率约为0.18%；法国的一项研究发现100 000例腹腔镜手术中肠道损伤的发生率大概为0.04%，其中0.01%由穿刺针损伤，0.03%由套管穿刺引起。虽然腹腔镜及机器人辅助结直肠手术因穿刺导致的胃肠损伤发生概率低，但是发生后后果严重。

外科医生的经验是腹腔镜及机器人辅助结直肠手术发生胃肠道损伤的重要因素。如术中能够及时发现胃肠道损伤，技术熟练的外科医生能够在腹腔镜或者机器人辅助下操作修补创面。如果损伤的范围大，或者损伤的位置不利于腹腔镜或机器人下操作修补则有必要改开放手术进行修补。如修补效果不满意还需要行破损肠段切除。在修补胃肠道破损部位时还需要仔细检查是否存在胃肠道贯通伤，避免修补遗漏。对于术中未及时发现的胃肠道损伤，术后往往以腹膜炎的症状表现出来，部分患者腹盆腔引流管还可引流出肠内容物。术后明确有空腔脏器的损伤，应及时进行第2次手术，并且根据损伤的部位采取不同的修复措施。如损伤的部位位于空肠或者回肠，在彻底地清洗腹腔后行一期修复，术后放置引流管充分引流。如损伤部位位于十二指肠，术后腹膜炎症状往往较重，如不及时处理甚至可能威胁患者生命，因此，一旦发现需立即手术修复。此类损伤一般创面不大，在充分清洗后也可一期修补。如损伤部位位于结肠，根据腹腔感染的情况以及全身病情严重程度进行处理，当破损不大，感染不重时可行一期缝合修补；如患者一般情况较差，感染严重，则需造口。修补后也需要合理使用抗生素，控制好感染。

除了胃肠道损伤外，穿刺还容易造成膀胱损伤。膀胱损伤发生率相对较低，但还是有腹腔镜手术时穿刺损伤膀胱的报道。可能是气腹针穿刺时针尖朝向盆腔角度太大，也可能是耻骨联合上方行套管穿刺时造成。此外，部分有下腹部或者膀胱手术病史的患者，由于膀胱解剖位置发生了变化，在术中行穿刺时也可能会伤及膀胱。患者术前膀胱未排空或过度充盈，膀胱底部上移，在耻骨联合上方穿刺也容易伤及膀胱。所以在腹盆腔手术前先导尿排空膀胱很有必要。加拿大的一项研究发现407名妇科医生进行136 997例腹腔镜手术发生膀胱8例损伤，其中一半是由气腹针穿刺导致。

术中膀胱损伤往往因在导尿管内发现血性液体，破口较大时还可发现气体充盈导尿管连接的引流袋。为进一步明确诊断以及判断破口所在位置，可在闭合导尿管后往膀胱内注入亚甲美兰。如膀胱破口较小，理论上可不予修补，术后留置导尿管半月，破口可自行愈合；对于破口较大的，需要在腹腔镜或者机器人辅助操作下缝合修补，术后仍然需要留置引流管10d。

预防腹腔镜及机器人手术穿刺损伤膀胱最重要的是术前留置导尿管，使膀胱处于空虚状态。此外，对于有腹盆腔手术病史的患者在气腹针穿刺时针头尽量避免朝向盆腔。最后，外科医生在操作前需小心谨慎，做到心中有数就能尽量减少这些并发症的发生。

二、腹腔血管损伤

建立气腹时损伤腹部血管是最严重的并发症之一，也是中转开腹的因素之一。有报道显示由于建立气腹而损伤腹部血管造成的死亡率高达15%，因此，任何腹腔镜或机器人手术建立气腹时需要谨慎操作。特别对于经验不足的医师，操作时需要有熟练医师于旁边指导，当不确定气腹针是否进入腹腔时不应强行穿刺，可改直视下开放套管穿刺植入。

Levinson医师于1974年首次报道该并发症。气腹针进行盲穿时，如没有把握好深度很容易伤及腹膜后血管。其中最有可能受到损伤的血管包括腹主动脉、下腔静脉、髂总动脉、髂静脉甚至门静脉等。腹膜后血管损伤一般出血都比较凶猛，因为出血量大，短时间内可发生休克，如处理不及时可危及患者生命。目前关于建立气腹时损伤腹膜后大血管的发生率无准确统计，但国外报道的发生概率较低，约为0.05%~0.1%。也有法国的一项研究发现在十万名腹腔镜手术中，因为气腹针穿刺损伤大血管的约占0.03%，套管穿刺损伤所占比例约为0.01%。另外一项由美国妇科医生进行的研究发现，在37 000例腹腔镜手术中，腹膜后血管损伤的概率约为0.26%。发生腹膜后大血管损伤的原因是多方面的。首先，医生在穿刺时动作过大，用力过猛，穿刺过深，进而损伤腹膜后血管；其次，腹壁提起不够，腹膜与腹膜后间隙狭小，穿刺针或套管突破腹膜后因为惯性而损伤腹膜后血管；此外，一些体形消瘦的患者，腹壁薄弱，腹腔内血管暴露，很容易被损伤。

及时发现腹膜后重要血管损伤相当重要。无论是动脉还是静脉，一旦损伤出血量都非常大，需要及时处理。当怀疑穿刺针刺入腹膜后大血管内时，用注射器回抽可以明确判断。如套管已穿刺进入腹腔，需立马将镜头送入腹腔观察，一旦发现有明确活动性出血或者腹膜后血肿，需要及时探查，必要时立即开腹处理。在探查时如发现大血管表面有明确穿刺损伤部位且后腹膜有不断增大的血肿需警惕是否为贯通伤。大多数的血管损伤能通过直接缝扎而达到止血作用，但是必须保证血管缝扎以后不引起相应脏器的供血障碍或者区域组织血液回流障碍。如果损伤的血管为腹主动脉、下腔静脉以及髂总动静脉等则需特别重视，必要时需行自体或者人工血管置换。

腹腔镜及机器人结直肠手术损伤腹腔大血管的概率虽然不高，但是还是需要高度警惕，避免发生这样的并发症。第一，手术医师在独立操作前需要经过一系列腹腔镜技术培训，在开始单独操作时，要有技术熟练的医生在场指导；第二，对腹腔情况不明的患者，如接受过多次手术等，不要盲目进行穿刺，必要时可改直视下开放套管穿刺植入；第三，穿刺时要动作轻柔、仔细体会、避免暴力操作；第四，明确腹部血管走向，穿刺方向尽量避开腹膜后大血管；第五，手术开始前要仔细探查腹腔，不遗漏任何穿刺损伤组织。

三、皮下气肿

皮下气肿往往发生在穿刺针未进入腹腔便开始注气时，是腹腔镜及机器人手术常见的并发症。皮下气肿发生的概率相较于其他穿刺相关并发症高，约为2.7%。皮下气肿以上肢、颈部、颜面多发，通常可自行吸收消退，也有极少数患者由于气体沿组织间隙进入胸膜腔引起气胸，进入纵隔引起纵隔气肿会危及生命，因此也需要引起高度重视。此外，如出现腹膜外气肿，则会压缩腹腔空间，不利于手术操作。

四、穿刺过程中的注意问题

尽管穿刺相关并发症发生的总体概率不高，但是一旦发生，将影响后续手术操作及患者预后，甚至造成不可挽回的损失。只有操作的每一个步骤都小心谨慎，动作轻柔准确才能减少穿刺相关并发症的发生。笔者结合自己多年经验，提出一些自己的建议：①尽量选用气腹针建立气腹，如果穿刺失败，应不强行穿刺，可以改为直视下切开植入套管。②有腹腔手术病史的患者，穿刺尽量避开前次手术区域，可于手术中拟建立操作通道而又不位于前次手术区域的位置穿刺，建立观察孔后直视下穿刺。如盲穿把握不大，则选用直视下切开植入套管。③脐上和脐下穿刺均可，但脐上穿刺是否成功容易受肝镰状韧带的影响。④建立第一个穿刺孔时，主刀和助手应完全提起腹壁后再开始穿刺。⑤观察孔建立完成后一定要仔细探查穿刺点下方是否有组织器官，同时查看腹膜后血管的损伤情况。

（刘蔚东，张珂）

第三节　气腹相关并发症

二氧化碳具有高溶解、易吸收的特性，最重要的是其具有阻燃作用，使术者在腹腔内使用电凝操作变得非常安全。此外，因二氧化碳成本低廉，故使其成为腹腔镜以及机器人手术建立气腹的首选。尽管如此，使用二氧化碳建立气腹还是容易引起一些相关的并发症。

一、高碳酸血症

近年来随着腹腔镜或机器人辅助结直肠手术的推广和普及，越来越多的事实表明二氧化碳建立气腹容易引起高碳酸血症以及呼吸性酸中毒。特别是结直肠肿瘤手术，手术时间相对较长，更容易发生高碳酸血症以及呼吸性酸中毒。有研究报道腹腔镜结直肠肿瘤手术高碳酸血症的发生概率约为1.25%。虽然概率不是很高，但一旦发生容易引起机体内环境紊乱，酸碱平衡失调，不利于患者术后恢复，甚至引起严重后果。

二氧化碳气腹引起的高碳酸血症以及呼吸性酸中毒的原因很多，归纳起来主要有以下几点：首先二氧化碳组织溶解度高，加上腹腔内持续高压，二氧化碳更容易渗透入组织，吸收入血，引起高碳酸血症；有研究表明，手术时间越长，腹腔压力越大，高碳酸血症发生的概率越高。其次，腹腔镜及机器人结直肠手术过程中经常会将患者调成头低脚高位，再加上腹腔内的高压，使膈肌上抬，胸腔容积变小，肺潮气量减小，也使患者气道压增高，肺泡死腔扩大，使肺中二氧化碳潴留，进而引起呼吸性酸中毒。最后，手术结束后腹腔气压显著下降，一些受挤压的毛细血管重新开放，将更多的二氧化碳溶解吸收入血。

高碳酸血症以及呼吸性酸中毒发生的概率不高，是因为人体有多重酸碱调节系统，即便发生也容易纠正。但是对于一些心肺功能异常的患者则容易出现此并发症，特别是手术时间较长、年龄偏大的患者。轻度高碳酸血症很容易纠正，也很少引起严重后果。中、重度高碳酸血症则明显影响呼吸及循环系统功能。因此，外科医生在术前需充分评估患者心肺功能，术中尽量缩短手术时间，在不影响操作空间的前提下尽量调低腹腔气压，从而尽量降低该类并发症的发生。

二、气体栓塞

气体栓塞在腹腔镜及机器人辅助手术中发生的概率不高，约为0.04%~0.13%。气体栓塞发生的部位包括肺动脉、冠状动脉、脑动脉等。无论发生在何处，后果都极其严重，甚至可能威胁患者的生命。气体栓塞发生的最常见原因是气腹针穿刺刺破较大静脉，并且有气体注入或者术中损伤静脉，腹腔内高压的气体从破口进入，形成气体栓塞。一般小的气体栓塞不会引起严重并发症，且气体会很快被机体吸收，而大的气体栓塞容易进入右心房及右心室，阻碍全身静脉回流；气体出右心室后容易引起肺动脉高压进而致右心衰竭，严重影响患者预后。气体栓塞一般不容易诊断，当患者突然出现心率增快、心律不齐、第二心音加重等临床体征时，结合术中操作需要考虑到发生气体栓塞的可能。目前对于气体栓塞的治疗操作过程复杂，技术要求高，因此重在预防，特别是术中操作，应做到每一步都胸有成竹，将这类并发症的发生率降到最低。一旦明确发生气体栓塞，首先需要立即停止气腹，有条件的可吸入纯氧并保持左侧卧位；立即建立中心静脉置管，抽出右心房、右心室甚至肺动脉中的气体；当患者出现神经系统相关症状时可行高压氧治疗，促进气体吸收；对于有条件的可行右心房穿刺，抽出气体；如有心脏骤停需立即行心肺复苏。

三、肩部疼痛

腹腔镜及机器人辅助结直肠术后患者出现右肩部疼痛的并不少见，其发生概率为18%~60%。肩部疼痛一般不需要特殊处理，随着时间的推移，症状往往能够自行消失。其发生机制目前没有准确的说法，一般认为是膈神经受刺激而引起的右肩部牵涉痛，可能与术中二氧化碳刺激膈膜和膈神经相关。也有人认为是术后腹腔残留的二氧化碳刺激膈膜和膈神经引起。肩部疼痛可在术中通过局部应用局麻药物而得到缓解，也可于术后口服消炎镇痛药物达到缓解疼痛的目的。

四、体温下降

腹腔镜及机器人辅助结直肠手术建立气腹的二氧化碳常规不会加热，气体的温度远远低于患者腹腔的温度，可直接引起患者体温降低。特别是手术时间长、二氧化碳流量大、术中有建立腹腔排气系统等加重了低体温的发生。而一旦患者发生低体温又可引起一系列的并发症，有人认为右肩部疼痛也与术中低体温相关。为了防止患者体温下降，可将室内温度适当调高、术中用温热水冲洗腹腔等。

（刘蔚东，张珂）

第四节 器械相关并发症

腹腔镜及机器人手术对能量器械的依赖性较高，从而产生了与能量器械相关的并发症。能量器械以其使用简便，效果显著，可简化手术操作等诸多的优势成为腹腔镜及机器人手术依赖的主要器械，同时能量器械的不断进化对腹腔镜及机器人手术的广泛开展有着非常重要的意义。而能量器械因为本身的工作原理和特点，在方便手术操作的同时，也可能为手术带来相应的副损伤，如皮肤和脏器的电灼伤，肠管、输尿管、膀胱、血管的副损伤等。掌握相关能量器械的原理及使用规范，对于预防其并发症的发生有重要作用。

一、能量器械种类及原理

能量器械在腹腔镜及机器人辅助手术中的作用是切割和凝固（止血），主要包括电手术器械、超声刀、激光等。

1.电器械

电手术器械是通过高频电流对组织产生热效应，使组织气化、蛋白凝固、血管封闭、血栓形成，最终完成切割和凝固止血。包括单极、双极以及在双极电刀基础上发展进化的智能双极电凝器和电刀，如等离子电切刀(PK刀)、结扎速血管闭合钳（Ligasure)和百科钳（剪）等。单极电刀使用时需放置负极板，电流从手术器械输出后，需经过全身再回到负极板，分为电凝、电切和混合3种模式。电凝电流为高电压低电流的间断正弦波，可使组织细胞水分蒸发、变干、变硬，从而达到止血的目的；电切为连续正弦波，组织细胞内的水分发生沸腾，进而汽化，细胞破碎，最终组织被切开；两者结合则为混合模式。双极电刀的工作模式是高频电流通过钳子的正极经过其间的组织流至钳子的负极，即电流只在双极的两个电极板之间循环，而对邻近组织损伤较小，其只有电凝模式，不能实现切割。智能双极从传统双极进化而来，可通过组织反应发生器感知两钳之间将要熔合的组织密度，并将信息精确反馈到发生器控制系统，继而释放适当的能量有效地闭合组织和切割组织。

2.激光

激光是位于激光管中的分子（如二氧化碳）在强磁场作用下，其电子处于高能量状态，当电子回到低能量状态时释放出光子，光子与周围的分子互相碰撞，重复上述过程释放出新的光子，从而产生连锁反应。在无数激光管中释放的光子聚集在一起，形成较强能量的光束而发挥作用。可使组织细胞碳化、汽化和蒸发，切割极为精准。

3.超声刀

超声刀工作原理是将电能转换成机械能作用于组织，通过瞬时冲击加速度、微声流及声空化等程序完成组织切割和凝固，可同时完成有效地止血和切割，目前在腹腔镜及机器人手术中得到越来越多的应用。

二、能量器械相关并发症及预防

能量器械是以电为能源，无论是电流直接作用于组织还是转化成热能或是机械能，在处理目标组织的同时，对周围组织都会有程度不同的辐射损伤。能量器械的使用通过电损伤和热辐射两种途径造成组织、器官的损伤或功能障碍。

1.电损伤

电损伤通常为电灼伤（也称电烧伤），是操作过程中非目标区域的意外伤，术中即可发现。其原因一方面来自于高频电本身的潜在危险，如各种原因造成的手术器械绝缘层损坏，电凝时在器械绝缘层损坏的部分与邻近的组织之间因电流短路引起盆腹腔脏器的电灼伤；另一方面是由于操作者使用不当，如电凝时电极头接触到其他金属器械引起电流短路，电流可以通过另一金属器械而损伤其他邻近的或被其接触的组织；或操作者在电设备刚刚使用后，不经意地放置到正常组织处引起的灼伤（如肠管电灼伤或腹部接触部位的电灼伤）。

2.热损伤

热损伤又称热放散或热辐射，较常见，是能量器械使用中的热放散对手术目标相邻的区域造成的热损伤，多为电凝或切割的靶组织邻近存在其他非靶器官时，靶器官组织脱水干燥，局部阻抗增大，电流可能流向邻近的低阻抗组织，造成非靶器官损伤，当术者使用过大的电功率处理目标组织，或电凝时间较长时对周围组织的热传导作用也可造成热损伤，术中不易发现，引起局部缺血、坏死，在术后数天内随即出现相应器官损伤的症状。热损伤的发生与术者的手术经验和技巧有关，也与手术种类及病情的复杂程度有关，当患者有手术史、盆腹腔粘连严重、解剖关系辨认不清时，既增加了手术难度，同时也增加了热损伤发生的风险。

3.相关预防措施

能量器械造成的损伤多为间接放散导致的非手术目标的器官损伤。除疾病本身的原因造成的严重粘连和解剖关系改变使得术者识别不清、手术范围广、复杂、难度大等高危因素外，还与术者的熟练程度、经验和技巧有关，比如：①基本的操作技能欠缺或对解剖关系认识不清晰。②术中不仔细观察和评估，盲目操作。③术者不熟悉能量器械使用的正确方法和技巧，或未能根据手术需要选择合适的能量器械种类。

由于组织热损伤常分散、不规则，难以准确估计电凝的热辐射程度、面积、深度以及是否累积到附近的器官，故难以在术中发现，不能及时处理，因此，预防显得十分重要，主要有以下几点。首先，术者必须熟悉解剖，掌握基本手术技能，提高手术技巧，具备处理复杂手术的能力。其次，术者需重视细节，如术前医生和护士应仔细检查手术器械的损耗状态，绝缘层有无破损；使用后的电器械带有余热，应放到安全处，避免与正常组织接触；使用电器械时也应该避免与其他金属器械碰撞或接触；在行切割和电凝前，应仔细辨认组织和器官的解剖关系；在解剖关系辨认不清的情况下，不能盲目使用电器械切割和电凝；应尽量减少频繁更换电器械造成的电凝不全和出血；分离致密的粘连特别是肠粘连时，尽可能少使用能量器械，而是用剪刀锐性分离。最后，术者应熟知所用能量器械的性能、使用技巧和对组织的效应特点（激光造成的损伤主要为热损伤，二氧化碳激光穿透性较差，通常仅为0.1mm，故较安全；超声刀工作温度为70℃，热传导较少，由于没有电流，损伤小，应用范围广；单极电凝范围广，向组织深处和远处热辐射的范围大；双极电凝与单极相比，对组织造成的热损伤相对较小；智能双极可通过自动调整参数有效控制电凝功率和时间）。另外，如何使用不同的能源对不同的组织进行分离止血和凝固，对手术的成败及并发症的预防也至关重要，比如超声刀用于对无血管的疏松组织进行分离显现出良好的优势，但对较粗血管的切割和止血不一定合适。单就电手术器械对组织的热损伤程度而言，电凝首选的是智能双极，其次是普通双极，尽量减少单极电凝的使用，尤其是对肠管、输尿管、膀胱、血管等表面的止血应尽量用双极电凝；术中分离时，应尽量避免能源器械与正常组织和器官直接接触。

（刘蔚东，张珂）

第五节　操作相关并发症

腹腔镜及机器人手术与传统开放手术相比，具有视野清晰、创伤小、恢复快等优点，且术后长期效果与传统开放手术相比并无差别甚至更有优势，因此逐渐成为主流手术平台，得以飞速发展。但在腹腔镜及机器人手术广泛开展的过程中，如果操作不当，则不可避免地会出现一系列相关并发症，且此类并发症越来越引起广大医生的关注，于是并发症的预防及处理成为每个腹腔镜外科医师必须面对的问题。

对于腹腔镜及机器人辅助结直肠手术来说，血管损伤、肠管损伤、输尿管损伤及自主神经损伤是较常见的几种操作相关并发症。一名优秀的外科医师不仅要具有扎实的解剖功底和精湛的手术技艺，尽可能减少甚至避免手术并发症的发生，还必须熟知常见手术并发症的应对处理原则。

一、血管损伤

出血在腹腔镜及机器人手术中是一个较为严重的并发症，常导致中转开腹。血管出血会导致术野模糊，盲目止血又可能加重血管损伤或引起二次损伤，若不及时处理，术中出血会导致严重的后果甚至使得患者死亡。

部分血管损伤是由于置入穿刺针时，损伤腹壁血管或者腹腔内血管造成的，且多发生于非直视下置入第1个Trocar时。关于此类穿刺损伤导致的出血，前面章节已有详细介绍，此处不再赘述。

此外，血管损伤的常见原因还有术中钝性分离、不恰当地牵拉组织和血管；解剖层次不清；患者肥胖，肠系膜肥厚导致血管走形辨认不清；不恰当地使用超声刀，焦痂脱落；术中裸露血管不彻底，血管夹闭合不牢；肿瘤侵犯血管和组织，强行剥离等。大部分情况下，都是操作不当或操作不够精细导致。血管损伤重在预防，作为术者必须熟悉解剖，能够准确判断组织结构，进入正确的解剖间隙，从而减少血管损伤的概率。而在手术的具体操作中，应该尽量轻柔，多采用锐性分离方式，切忌粗暴地拉、拽、撕、扯，这也是符合无瘤原则要求的，在进行血管游离时，尽可能做到骨骼化，并根据血管的直径选择恰当的离断方式和夹闭材料。而对于腹腔粘连严重，腔镜操作困难时，应及时主动中转开腹，不要等到造成大出血，才被迫开腹。

一旦手术中发生血管损伤，术者一定不要慌张，务必谨记"沉着冷静，胆大心细"八个大字。切忌在血泊中盲目钳夹及电凝止血，以防止进一步损伤输尿管、肠管等其他器官，一定要准确判断，精确钳夹。通过钳夹、压迫控制住出血点之后，立即评估血管损伤的严重程度和修补的难易程度，以便迅速做出腹腔镜下修补或开腹修补的决策。损伤小血管时，可找准出血点进行电凝止血即可；而损伤大血管时，则可能需要进行缝扎止血。若经评估可以腹腔镜下缝扎，应在保持气腹压力的前提下，抽吸器迅速吸血，暴露损伤部位，钳夹闭合或缩小血管破口，尽可能减少出血量，以无损伤血管缝线缝合破口，注意平稳操作，以免导致血管撕裂，造成更大的出血。若为动脉破裂出血短时间不能准确夹持出血部位，且术者腹腔镜技术不熟练或腹腔镜下止血失败，应在纱布压迫暂时控制出血的基础上迅速中转开放手术，以保证手术安全。

二、肠管损伤

腹腔镜及机器人结直肠手术中肠管损伤的概率在0.08%~5%，其中以小肠损伤多见。肠管损伤的常见原因有：①气腹针穿刺损伤。②术中暴力牵拉肠管，抓钳损伤肠管。③电凝钩、超声刀等能量设备烫伤肠管。④解剖不清，盲目操作，损伤肠管等。

预防肠管损伤，要求术者视野清晰、操作轻柔，选用无损伤抓钳钳夹、牵拉肠管，熟悉电钩、超声刀等设备的特性，使用时应警惕能量传导。一旦出现肠管损伤，需根据损伤程度做不同的处理。若仅损伤浆膜层，可不做特殊处理；若出现穿孔，可在腔镜下全层缝合；若损伤过大，肠管坏死或者合并大出血，应当及时开腹确切止血，对坏死肠管要行切除吻合或修补。肠道损伤处理术后，还应密切观察患者有无腹膜炎表现、引流液的量及性状，以便及时发现术中可能漏诊的肠道损伤，进行处理。

三、输尿管损伤

输尿管损伤为腹腔镜及机器人辅助结直肠手术的严重并发症，发生率为0.3%~0.7%，一旦发生，常需要泌尿外科医生同台处理。输尿管损伤多发生于直肠癌及左半结肠癌手术中，原因可从以下两方面分析。

首先是解剖因素：正常情况下，左侧输尿管邻近乙状结肠和肠系膜下动静脉，术者游离肠管或者离断血管时容易损伤；当肿瘤侵犯输尿管或形成炎性粘连时，结构不清，易造成输尿管损伤；而输尿管沿盆壁向下走形，汇入膀胱，术者在游离直肠、离断直肠侧韧带、分离膀胱直肠凹陷或子宫直肠凹陷时有可能损伤输尿管；尤其近年来大家越来越重视肿瘤的综合治疗，新辅助放化疗的应用越来越广泛，放化疗可引起组织水肿纤维化，导致解剖不清，从而误伤输尿管。

其次是主观因素：大部分原因是术者腔镜技术不熟练，解剖层次不清，特别是游离肠系膜下血管时，解剖层次过深，从而造成误伤。因此，术者一定要熟悉输尿管的解剖走行，在膜解剖的基础上，进入正确的Toldt's间隙，必要时可以显露输尿管，从而避免损伤输尿管。若术前检查高度怀疑肿瘤侵犯输尿管，应请泌尿外科共同评估侵犯部位和范围，术前行输尿管导管插管，为手术做好标记。若术中怀疑输尿管损伤，应及时检查输尿管是否蠕动。若发现损伤，应及时请泌尿外科医生同台，行输尿管修补或吻合甚至造瘘术。

四、自主神经损伤

近年来，中外学者在肿瘤的根治性切除的基础上，又提出了更高的要求，即功能的保护。因为发现直肠癌根治术后约有50%的患者出现性功能及排尿功能障碍，男性表现为射精障碍及阳痿，女性表现为阴道干涩及性交疼痛；三分之一的患者出现排尿功能障碍，这皆是手术损伤自主神经引起的。

胸髓11-12节段及高腰脊髓节段发出交感神经包绕腹主动脉，向下延伸为上腹下丛，上腹下丛于髂血管分叉处分为左右腹下神经，腹下神经沿盆腔侧壁向下走形，与S_{2-4}副交感神经发出的骨盆内脏神经汇合形成盆丛和下腹下丛，分布于直肠、膀胱、性器官。下腹下丛通过神经血管束走形于邓氏筋膜的外侧，紧贴直肠前方。损伤腹下神经可出现射精功能障碍，损伤下腹下丛可出现勃起功能障碍，行腹会阴联合切除术时还可能损伤阴部神经及其分支，破坏感觉传入纤维。

术者对于自主神经的走形一定要心中有数，操作过程中一定要轻柔精准，注意保护自主神经，具体为结扎肠系膜下血管时注意勿损伤后方的上腹下丛；左右腹下神经容易辨认，分离直肠侧壁时以腹下神经为解剖标记，尽可能不要紧贴盆壁离断直肠侧韧带；分离直肠前壁时，保证术野清晰、操作精细，尽量采用锐性分离。值得一提的是，机器人及腹腔镜技术因其具备更高的稳定度、良好的术野，以及更灵活的器械活动度，从而能更好地保护自主神经，进而减少患者术后性功能和排尿功能的障碍。

（张珂，刘蔚东）

第八章
直肠脱垂手术相关并发症

ZHICHANG TUOCHUI SHOUSHU XIANGGUAN BINGFAZHENG

第一节　概述

直肠脱垂是指肛管、直肠甚至部分乙状结肠向下位移脱出或者不脱出肛门外的疾病。这种疾病较为罕见，不过早在公元前1500年Erbers纸草文献中就已经有所记载。该病各种年龄都有发病，以儿童和老年人常见，女性多因分娩产伤等因素，发病率高于男性，而50岁以上的女性直肠脱垂的可能性是男性的6倍。直肠脱垂分为两种类型：完全型直肠脱垂和不完全型直肠脱垂，前者是指直肠全层脱垂；后者指只有直肠黏膜脱垂。

一、病因学

直肠脱垂的确切病因并未完全明了，它的发生与一系列解剖异常有关，如肛提肌的松弛、直肠子宫陷凹或直肠膀胱陷凹、冗余的乙状结肠、扩张的肛门括约肌以及直肠与骶骨之间缺少固定等。

我们将可能的致病因素总结如下：①便秘，包括排便障碍。②慢性腹泻。③排尿困难。④慢性咳嗽。⑤女性。⑥分娩次数。⑦神经性疾病（如先天异常、马尾损伤、脊髓受伤及衰老）。⑧肛提肌缺陷。⑨直肠乙状结肠冗余。⑩Douglas陷凹过深。⑪直肠与骶骨之间缺少固定。

目前有两个主流的学说阐述了直肠脱垂的发生机制。

1. "滑动性疝"学说

腹部滑动性疝的概念是，疝形成的过程中，腹腔后位的脏器（如右侧的盲肠，左侧的乙状结肠、降结肠，前位的膀胱），随着后腹膜壁层下降滑经疝门，构成疝囊的一部分。1912年Moschwitz认为Douglas陷凹的加深，使直肠前壁在腹腔内容物重力作用下凸入直肠壶腹内，肛提肌裂隙扩大松弛，失去周围组织支撑的直肠与腹腔内容物一起从肛门"疝"出。

2. "肠套叠"学说

1968年Broden和Snellman根据排粪造影观察，认为直肠上段、乙状结肠交界处的大肠环状套叠，渐向下脱出肛门。有人认为这种慢性"肠套叠"为"滑动性疝"的后期表现。

在婴儿中，直肠脱垂可能是缺少骨骼支持及过大的腹腔内压力引起的。成人的直肠脱垂可能是骨骼发育不全引起先天性全结肠和直肠系膜的游离，逐渐破坏支撑系统；由于肛提肌有着复杂的发育过程以及对直肠的固定作用，肛提肌的异常和纤弱在直肠不稳固中的作用要比人们想象得更多。

二、辅助检查与临床特征

1.完整的病史和体格检查

仔细问诊和体格检查，体格检查与主诉不符时，可让患者以后蹲位模拟用力排粪，有助于发现阳性体征直肠脱垂与内痔脱垂。通常可通过临床体检鉴别，仔细观察脱出物皱襞的方向可发现，直肠全层脱垂呈同心圆形，痔脱出呈放射状。

2.肛管直肠评估

对于有肛门直肠不适，特别是直肠脱垂的患者，必须进行肛门指诊以及彻底的内镜检查，其目的是排除直肠或者乙状结肠上的息肉，因为部分患者直肠和乙状结肠上的占位性病变可能是引起肠套叠的始动因素。对于没有神经性疾病的男性直肠脱垂患者，更应该高度怀疑肿瘤的可能。内镜检查推荐电子结肠镜行全结肠的检查。

3.直肠肛门测压

对于了解肛门括约肌的紧张性和收缩性非常重要。如果肛门松弛、紧张性差，同时患者不能自主收缩外括约肌和耻骨直肠肌，那么直肠脱垂修复后的功能可能会不理想。相反，如果肛门的紧张性和收缩性比较好，可以预期最终会有较好的排便控制。无直肠肛门测压条件时，经验丰富的临床医生的肛门指诊也可以作为参考。

4.排粪造影（defecography，DFG）

该检查是通过向病人直肠注入造影剂，对病人"排便"时肛管直肠部位进行动、静态结合观察的检查方法。它能显示肛管直肠部位的功能性及器质性病变，为临床上直肠脱垂等疾病的诊断提供依据。

三、临床特征

直肠脱垂最常见的主诉是直肠脱垂本身。多数的患者主诉为会阴部肿物凸出，肿物引起的肛管扩张使肛门括约肌更加松弛，直肠脱垂会愈加严重。直肠脱垂刚开始需要在排便时才有可能看到，并可以自行还纳，但之后必须用手才能还纳，最后随着病情的进展，大部分时间里，直肠都会脱出于肛门外面。较少的患者还可能因直肠脱垂造成直肠嵌顿甚至发生绞窄等，需要外科急诊处理。

排便问题也是常见的临床表现。直肠脱垂伴随的大便失禁是比较常见的主诉，当直肠脱垂程度加重时，大便失禁也会越来越严重。部分患者诉有便秘史或排便困难，值得注意的是大便失禁和便秘可同时存在。有的患者则表现为排便次数增多和排便时间延长。

比较少见的是明显的出血症状，患者可能会描述自己的内裤上有少量血丝或者血性黏液样物，在直肠脱垂较严重或者出现直肠脱垂嵌顿时出血量会增多。

在直肠脱垂的症状中，盆腔或肛门直肠疼痛容易被忽略。一项研究指出，多达50%的患者曾出现过此类症状。部分患者发生尿失禁，考虑为在直肠脱垂的情况下，扰乱了括约肌机制，引起的括约肌的慢性创伤性拉伸，以及脱垂组织持续刺激直肠肛门抑制反射造成。

四、诊断

通过查体时视诊做出全层直肠脱垂的诊断通常并不困难。如果脱垂不明显，需要将患者带入厕所做排便动作，见到直肠脱出，即可做出诊断。需要注意的是，直肠脱垂可能伴有子宫下降、子宫脱垂及膀胱膨出。

五、鉴别诊断

痔脱垂是最易误诊为直肠脱垂的疾病。痔向外突出的团块像花瓣状或小叶状，脱出的内痔组织呈团块状，与肛周皮肤之间存在明显的沟槽，当痔出现水肿和血栓时，常常使人误判为全直肠壁的全层向外突出。然而，真正的直肠脱垂是一个由完整组织构成的、边缘清楚的同心环状结构，类似于一层层的宝塔状。

有些巨大的直肠息肉经肛门向外脱出也可能会误诊为直肠脱垂。医生可将肿物还纳后，行肛门直肠指检或内镜检查直肠。能够脱出来的直肠息肉状肿瘤往往是活动的，蹲踞位肛门指诊可有助于判断部分较高位置的直肠息肉，内镜检查可以明确这些鉴别诊断。

许多直肠脱垂的患者被误诊为痔而做过多次肛门手术，有的肛门手术后引起的肛门变形又可以引起部分患者直肠外翻或黏膜脱垂，但这些一般来说不容易被误诊。

另外，由于直肠全层脱垂和黏膜性脱垂两者的治疗方法有所差异，因而对两者的区分尤为重要。

（徐明）

第二节　主要术式及操作要点

手术是治疗直肠脱垂的主要治疗形式，既往文献中已经描述了许多手术方法，包括肛门紧缩术、黏膜切除术、经会阴直肠结肠切除术、经腹直肠乙状结肠前切除术、单纯直肠固定术，以及大量使用合成或生物网片固定在骶前筋膜上的手术。

不管哪种手术方式，矫正直肠脱垂的手术目标主要有三个方面：①通过切除或恢复正常解剖结构来消除脱垂。②纠正便秘或尿失禁的相关功能异常。③避免新的肠功能障碍的产生。为了实现这一复杂的目标，已经开发了多种手术，术式多达200种。原则上，手术方式越多，越没有占据优势的术式。

尽管术式很多，但实际上我们在临床当中只提倡少数手术方式。一般来说，这些手术采用了两种主要的方法中的一种，要么经会阴，要么经腹部。归纳起来遵循以下原则：①对脱垂直肠进行悬吊和固定。②闭合、抬高Douglas陷凹，重建盆底。③必要时切除脱垂的多余肠段。④缩窄、加强肛直环。几乎所有的术式都是采用4条原则中至少1条形成的。至于具体的手术方式，通常取决于患者的病情、年龄和肠道功能，以及外科医生的偏好和经验。在这里，我们只讨论在文献中报道较多的术式。

一、经会阴部手术

经会阴入路的手术方式较多，主流的手术方式有：选择性直肠黏膜切除术（TST）、选择性直肠切除术（TST 或 STARR）、Altemeier 手术、Delorme 手术、吻合器痔上直肠黏膜环切术（PPH 术）、Gant-Miwa、Thiersch 手术、硬化剂肛周及直肠黏膜注射粘连术等。在这里我们重点介绍前几个相对常用的手术。

1. STARR 手术

术野消毒铺巾，肛内消毒，扩肛后置肛门镜缝合固定，于直肠前壁距齿线约 4cm 手术层面处，自截石位 9 点到 3 点（顺时针）在黏膜下层做半荷包，同法在该缝线近端约 1cm 层面做另一半荷包，用挡板（压舌板）从肛门镜外侧紧贴直肠后壁插入直肠挡住直肠后壁，置入吻合器，将 2 根荷包线自吻合器侧孔引出，轻轻拉紧，关闭吻合器，打开保险，启动吻合器切断黏膜并同时吻合，取出吻合器，检查吻合口，有活动性出血点处用可吸收线"8"字缝扎止血；剪断吻合口末端黏膜连合处。同法使用另一把 PPH 吻合器切除直肠后壁。检查无出血后，肛门置入凡士林纱布引流。

2. Altemeier 手术

该术式的原则就是消除宽大且深在的盆腔窝、折叠缝合肛提肌和切除过长的肠管，但不包括直肠与骶骨固定。取截石位，于肛周左前位、左后位、右前位及右后位用丝线缝合肛缘皮肤牵拉显露齿状线。用卵圆钳和无损伤血管钳小心牵引，将脱垂肠管全部拖出，脱垂肠管呈宝塔状。在齿状线上方约 1.5cm 处用电刀标记环周切缘，建议用超声刀或 Ligasure 沿标记线依次从直肠前壁、侧壁及后壁切开脱垂直肠的外层肠壁全层。术中充分止血，打开腹膜返折，沿直肠壁向上游离裸化内层直肠，使用超声刀分离直肠后壁系膜并结扎离断肠系膜血管，拖出脱垂肠段。使用可吸收线将 Douglas 窝处腹膜与内层乙状结肠前壁间断缝合并抬高盆底，在直肠后方横行间断折叠缝合肛提肌，行肛提肌成形术。在齿状线上 1cm 处切开内层乙状结肠，边切断边间断缝合直肠与乙状结肠断端，行直肠乙状结肠端端吻合术，留置肛管 1 根（图 8-1）。

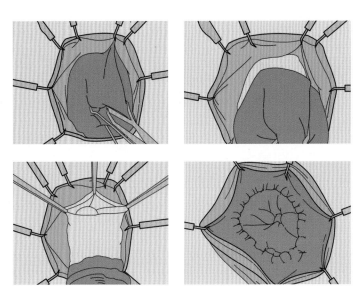

图 8-1　Altemeier 手术

3. Delorme 手术

可采用硬膜外麻醉、腰麻或全麻，但腰麻可能会因牵拉肠管引起腹部不适症状，一般采用俯卧折刀位。可采用四针法或者五针法缝合牵引肛缘皮肤以扩大术野。用无损伤器械将直肠逐步向外牵拉，尽可能拉出全部脱出的肠管，在脱垂的肠管反折顶端均匀缝合6针，作为牵引线。可以用电刀在距离齿状线1.5~2cm脱垂的肠黏膜处做环形标记，再沿标记位置切开脱垂肠管黏膜层，沿黏膜下层向术者方向锐性游离直肠黏膜，显露直肠肌层，环形分离1周。一般由肠管脱垂的程度决定游离直肠黏膜管的长度，将直肠黏膜层外翻形成类似的脱套样。然后切开截石位6、12点位直肠黏膜管，用3-0可吸收线垂直折叠缝合保留的直肠环肌，以此加强盆底肌功能。然后切断多余的直肠黏膜。最后用3-0可吸收线缝合关闭黏膜。这种术式的并发症比较常见，包括出血、血肿、缝线断裂、狭窄、大便失禁以及脱垂复发，操作详见图8-2。

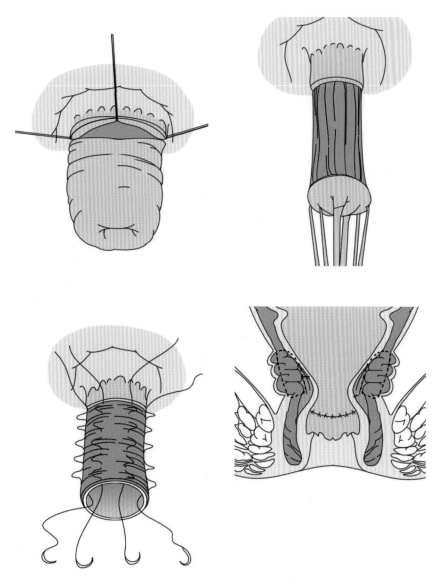

图8-2 Delorme手术

4. PPH手术

取截石位，腰麻或骶麻，充分扩肛，常规消毒，将透明肛镜固定于肛缘皮肤，置入燕翅肛门镜自3点位开始在齿线上2~3cm平面处进针，顺时针方向进行黏膜下荷包缝合，缝合1周后出针，在其对侧即9点位同平面处缝合一针打结，作为对抗牵引，置入PPH吻合器，收紧荷包缝线打结。两根牵引线自吻合器侧孔穿出，牵拉两牵引线向吻合器空腔内牵入脱垂的直肠黏膜层，同时将吻合器旋紧，女性确认阴道后壁无损伤后击发吻合器。静待约30s，将吻合器旋开取出。再用可吸收线缝扎止血吻合口出血点。

5. 肛门环缩术（Thiersch术）

1988年Thiersch首创，通过使用如涤纶、硅橡胶、聚四氟乙烯及阔筋膜等加强或替换肛门括约肌，缩紧松弛的肛门，起到固定直肠黏膜和肛管的作用。具有操作简便，可重复性高，且局麻下也可完成等优点。但肛门环缩术无法治愈疾病本身，只是防止其下垂，因此术后复发率高，目前临床较少应用，仅用于部分身体衰弱和高风险的患者，或作为直肠脱垂的辅助性姑息治疗的方法，若单独应用疗效差（图8-3）。

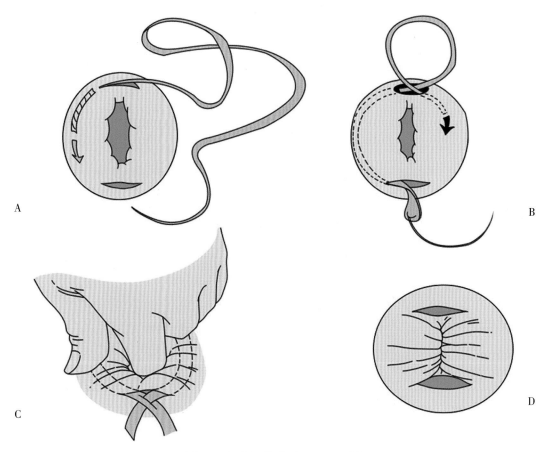

图8-3　肛门环缩术（Thiersch术）

注：用Mersilene带行Thiersch修补。（A，B）每一个带针臂都从前到后穿过；（C）在近端指间关节的水平处收紧带子后固定，首选18-F的Hegar扩张器作为测量装置；（D）将带子缝在其自身上而不要打结。

6.直肠黏膜多点缝扎术（Gant-Miwa）

此术式在日本使用较多，复发率较高。患者取截石位，硬膜外麻醉或腰麻。插尿管，常规消毒铺巾，使脱垂直肠最大限度地脱出肛外。自脱垂肠段上部开始，组织钳逐点提起黏膜、黏膜下组织，圆针7号线逐点缝扎其基底部，每周4~6针，左右针相距1.5~2cm，行距2~2.5cm，逐渐向远端缝扎，直至内痔区。缝扎点在直肠腔内呈满天星分布，深度达浅肌层。在由近端向远端缝扎过程中，脱垂肠管逐渐自行回缩至肛内（图8-4）。

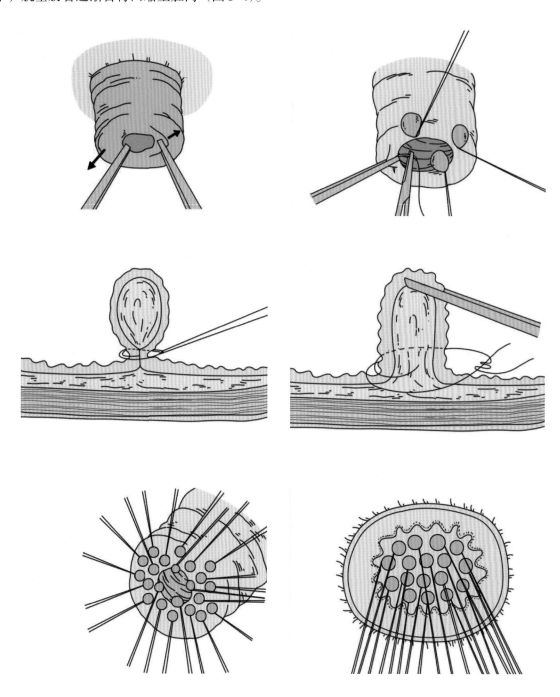

图8-4 直肠黏膜多点缝扎术

7.肛门外括约肌缩短成形术

该术式较少单独使用。做肛缘后正中纵向切口，长2~3cm，解剖出肛门外括约肌皮下部，血管钳钳夹并切断该肌束，分别提起两断端向前方潜行游离，游离范围环肛门2/3~3/4周径，将该肌两断端拉紧交叉重叠缝合，使肛门能容纳1~2横指。

二、经腹部手术

1.直肠前方悬吊固定术（Ripstein手术）

这一术式在1965年由Ripstein最先提出应用游离直肠后行直肠固定术，将由Teflon、Marlex和Gore-Tex组成的悬带放置于直肠前方并将其固定于骶骨两侧。固定Teflon（或Marlex、Gore-Tex）补片到骶骨上有两种方法。用针在骶骨中线右侧约1cm处的骨膜上用非吸收线缝合3~4针即可。将补片修剪成约4cm宽，沿骶骨右侧缝合。此时需特别注意，当网状补片固定在直肠的浆肌层时，助手要使直肠保持一定张力，这是很重要的一步。如果直肠于头侧方向无张力，或者在网状补片下留有过长的直肠，直肠脱垂会容易复发。用非吸收线将网状补片固定于直肠上，网状补片环绕直肠前2/3，适量修剪多余的网状补片，保证没有过大张力。将网状补片缝合固定于骶骨左侧骨膜上，直肠后留有1cm宽的间隙，直肠左侧加一排缝合，将网状补片与直肠肌层固定。另一种固定网状补片的方法是将网状补片的中线部缝合到骶骨骨膜的中线部，补片两侧放于直肠两边，在适度牵拉直肠的情况下，固定网状补片，在正前方保留1cm宽的间隙。这种方法较前简单，但存在着潜在的风险，因为只有单排缝合将直肠固定于骶骨上。如果止血效果好，可以不必放置引流管，引流管作为一种异物有潜在的感染可能。该术式操作简单，风险低，复发率和病死率低，是欧美最常用的手术方法。主要并发症包括感染、便秘、梗阻、直肠狭窄、骶前静脉丛出血及悬吊带滑脱等（图8-5）。

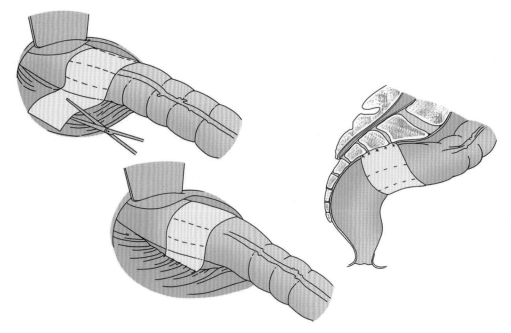

图8-5　直肠前方悬吊固定术示意图

2. Wells手术

用Ivalon海绵包裹直肠由Wells医生1959年提出，在充分游离直肠后将修剪好的Ivalon海绵固定在骶骨后中线，将海绵环绕直肠，在直肠前中线留一处间隙。该术式通过固定直肠与骶骨，切除部分直肠侧韧带，阻止肠套叠的发生。该术式术后疗效好，复发率及病死率低，复发率在1.2%左右，但易并发盆腔感染、肠腔狭窄、骶前出血及排便困难等（图8-6）。

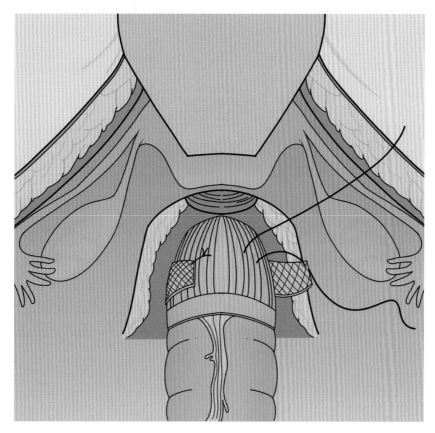

图8-6　Wells手术示意图

3. 耻骨直肠肌悬吊术（Nigro术）

这种固定直肠的方法最初是由Nigro提出的。他认为治疗直肠脱垂最有效的方法就是使其恢复正常的解剖结构。该方法最重要的因素是依靠盆底肌肉组织的固定和成角作用，通过肌肉收缩为直肠下段提供最大的支持作用，并使之向耻骨倾斜。因此，他设计了一种腹腔内的悬带结构用以将直肠固定于耻骨。游离直肠的方法同Ripstein术及Wells术，注意避免损伤肠系膜下动脉和静脉，从后侧仔细分离直达尾骨，将网状补片裁成4cm宽和20cm长，然后，在尽可能低的位置将补片中间部分缝合于直肠的后壁及侧壁。位于膀胱前方、靠近耻骨支的Retzius间隙是开放的。将一把长弯钳置于此间隙，沿此间隙向下、向后分离至骶前间隙。将网状补片向前牵拉并置于耻骨，缝合固定于耻骨支上。网状补片的长度既要保证可固定于耻骨后以提供足够的张力，又不能松弛。保持骶前间隙的开放状态，无需放置引流即可关腹，术后的治疗护理原则和传统手术相同（图8-7）。

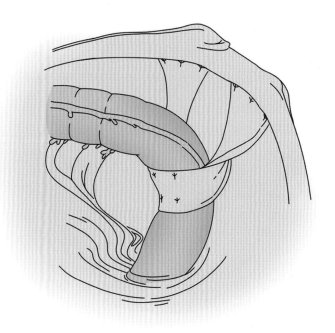

图8-7　Nigro手术示意图

注：Nigro手术：网状补片绕过直肠后壁固定于耻骨。

4.经腹腔滑疝修复术（Moschcowitz手术）

该手术是基于滑疝引起直肠脱垂的理论而设计的。这一技术需要经一系列荷包缝合封闭Doug-las陷凹。然而，这一术式的复发率非常高，接近50%。尽管笔者对此项技术并无体会，但是他人失败的经验似乎在暗示应当废弃这一术式（图8-8）。

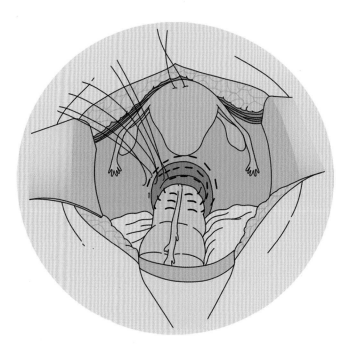

图8-8　经腹腔滑疝修复术示意图

5.腹腔镜下Orr-Loygue直肠固定术

1947年，Orr首先报道了一种用阔筋膜将直肠固定于骶骨上的悬吊术。Loygue和Orr等改进了这一术式，把对直肠的充分游离包括在内，他们报道140例接受这一手术的患者，其中2例手术死亡，直肠脱垂的复发率为3.6%。Christiansen和Kirkegaard报道了24例接受这一手术的患者中有2例（8%）出现复发。2003年，Douard等继Orr-Loygue之后，对31例完全性直肠脱垂做了功能学评估，平均随访28个月，没有一例复发，在25位术前大便失禁的患者中，24例有明显改善，然而便秘发生率却增加了10%。有学者曾报道用尼龙索条取代阔筋膜完成该术式。Loygue等报道了257例用这一技术施行的直肠固定术中有2例手术死亡。经过至少5年的随访，直肠脱垂的复发率为4.3%。这一术式对直肠前后进行彻底地游离而加重便秘，故该术式逐渐不被学者所选择（图8-9）。

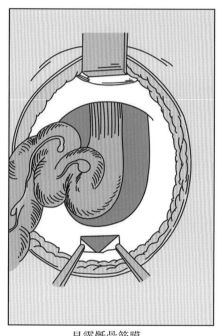 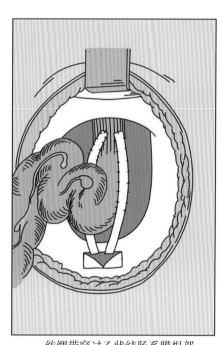

显露骶骨筋膜   纺绸带穿过乙状结肠系膜根部

图8-9 Orr-Loygue直肠固定术示意图

6.直肠固定术联合乙状结肠切除术（Frykman-Goldberg手术）

这种手术是由美国的Frykman和Goldberg首先提出。游离直肠后切除冗余的乙状结肠，然后吻合结直肠，这种方法已被证实可以改善便秘，但其增加了吻合并发症的风险。除了便秘缓解，术后功能也总体良好，并且吻合口瘘发生率与直肠癌手术相比也较低，此术式在腹腔镜下也容易进行。Laubert等报道了最多例数的腹腔镜切除-直肠固定术，开腹中转率为0.7%，平均手术时间204±65.3min，死亡率为0.7%，重度和轻度并发症发生率分别为4%和19%，平均住院时间为11d。随访48个月后，复发率为11%，分别有81%和67%的患者便秘和大便失禁得到改善或根治。联勤保障部队第940医院高峰等将此术式进行改良，将直肠从最小范围的TME层面充分游离，切除多余的乙状结肠和直肠，利用重建后的肠道自身牵拉防止脱垂复发，并且保留了直肠的生理活动范围，改善了患者排粪功能障碍（图8-10）。

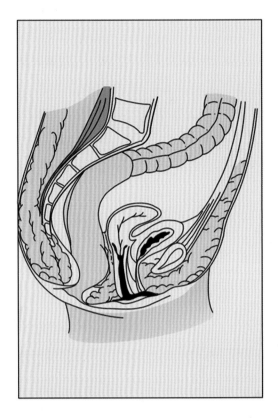

图8-10　直肠固定术联合乙状结肠切除手术示意图

注：图8-10将直肠游离并向上牵拉，缝合直肠侧韧带到骶骨骨膜上，缝合直肠前的骨盆内筋膜以消除盆底的凹陷，将多余的腹膜切除。

三、经骶手术

除了上述经会阴手术、经腹部手术治疗直肠脱垂之外，还有经骶手术的方法。此类方法国内外均应用较少，具体方法：在骶尾部做切口，切断肛尾韧带，切除下段尾骨和骶骨，切开盆壁外的筋膜，结扎、切断骶中动脉，钳夹、切断、结扎直肠侧韧带，游离直肠，在直肠前上方打开陷凹处的腹膜，结扎、切断肠系膜血管，游离陷凹处的腹膜，在直肠前缝合肛提肌，高位封闭 Douglas 陷凹，切除多余的直肠及部分乙状结肠，吻合肠管断端，关闭骶前筋膜。使用该手术治疗复发性完全性直肠脱垂的效果显著，但术中需要切除骨性组织，容易对骶神经造成损伤。因此，目前临床上很少使用经骶手术治疗直肠脱垂。

（徐明，高华）

第三节　并发症

一、出血

直肠脱垂手术最需要注意的出血部位主要包括术中及术后的骶前出血、直肠缝合处出血。随着微创理念及TME原则的普及，骶前出血如今并不常见，但因其出血发生后的后果往往较为严重，仍需要引起术者高度重视。另外直肠壁血供较为丰富，经会阴部手术时视野相对狭小，缝合处出血时有发生。

（一）发病机制

其解剖基础是骶前区静脉。骶前区静脉是指位于两侧骶前孔内侧的骶骨与直肠后壁之间的一个狭长区域内的静脉支，包括骶前静脉丛和骶椎锥体静脉丛两部分。骶前静脉丛是由骶正中静脉、两侧的骶外侧静脉以及二者之间的交通静脉共同组成的静脉网，位于骶前筋膜深面附着于骶椎的骨盆面上。骶椎锥体静脉丛以静脉窦的形式存在于远侧骶椎锥体，其口径多在2~5mm，向前自骶椎椎孔汇入骶前静脉丛属支。骶前静脉又经两侧的骶外侧静脉连接髂内静脉，骶中静脉连接左髂总静脉，并于下腔静脉连接。加之骶前区静脉具有静脉内压力大、血管壁薄弱、缺乏静脉瓣、交通支丰富等特点。一旦发生骶前区静脉损伤，其出血几乎来自于整个脊椎静脉系统，甚至来自于髂静脉及下腔静脉系统。手术当中游离层次过深、靠近骶骨，就会增加骶前静脉丛破裂出血的风险。除了骶前区静脉出血以外，直肠黏膜层血管丰富，特别是经会阴手术时，视野相对狭小，术中往往难以精确定位出血位置、发现活动性出血。而且此类患者术后出血大部分存积在肠腔内，经肛门流出较少，出血相对隐蔽，往往不易被发现，评估出血量困难，从而易对处理措施造成误判。

（二）预防措施

①游离直肠后壁时，必须在直肠固有筋膜与骶前筋膜之间进行锐性操作，注意保护后方的骶前筋膜。②游离过程中，避免撕扯、吸引器反复刮吸、使用器械向后方过度牵拉等操作。③同时，保证干净的手术视野十分必要，这样会减少层次不清造成的骶前静脉损伤的机会。④保证肠道清洁，减少肠内容物，可以更充分地显露肠道内视野。⑤充分的肌松与扩肛，保证经会阴操作时更好的手术视野。⑥可直肠黏膜下局部注射稀释的肾上腺素减少出血。⑦放置合理的肠内、肠外引流装置。

（三）治疗

1.骶前静脉丛出血

试图去解剖出血部位，看清出血点后止血，往往会加重出血，笔者在此不做推荐。由于骶前位于盆腔的最深处，暴露困难，且出血迅猛，血液在短时间内即灌满盆腔。因此，这一并发症的处理，不但要求外科医生有扎实的解剖基础知识，同时还要求外科医生具有娴熟的手术技巧和良好的心理素质。出血时首先保持镇静，不要盲目钳夹、缝扎或电凝。直接压迫出血部位常能止住出血，可以用手指或用长弯血管钳夹小纱布团（俗称"花生米"），也可以用腹腔镜下肠钳钳夹小纱布块对出血点进行压迫，压迫时间一般在10~15min。压迫期间立即告之麻醉医生和护士保持可靠的静脉通道，补充血容量，维持有效的循环血量，并做进一步输血准备。慢慢放松压迫的手指或小纱布团，同时用吸引器快速吸收血液，往往可以清晰暴露出血部位，同时也提供了止血操作空间。尽快鉴别出血静脉类型，根据情况选择相应的止血方法。

对于骶前静脉丛出血，如压迫后止血效果不理想，可以采用出血点缝扎止血法，静脉丛出血的缝扎止血，在选择对象时一定要注意以下几点：第一，必须确认是骶前静脉出血，而非椎间静脉或椎间静脉与骶前静脉交通支出血；第二，缝合时可采用细针1号线进行"8"字缝合，包括前静脉、骶前筋膜和深部及结缔组织，尽量避免将缝针直接穿过静脉。由于骶前静脉壁薄易撕，因此，必须原位打结，一旦首次缝合不成功往往会导致静脉破损越来越大，出血越来越汹涌。因此，缝扎止血应由有经验的结直肠外科医生进行。

骶前出血点周围环形缝扎止血法：Jiang等报道采用骶前环状缝扎止血法治疗骶前大出血患者8例，取得良好效果。但该方法缺点也较明显。首先，若出血部位发生在较低部位，特别是骨盆狭小、体形肥胖患者则不易止血；其次，由于骶前静脉丛走行分布存在差异，很难判断骶前静脉走行及分布，故而使用该方法止血效果可能不明显。此外，若损伤静脉回缩至骶骨内，则该方法往往无法止血，还需采取其他止血方法。

压迫联合止血材料止血法：该方法是目前文献报道较多的一种方法，但我们认为该方法的适应证应严格选择，如对于髓前静脉丛损伤细微、出血少或采用缝扎止血后创面还有少许渗血等情况下，可考虑采取该方法。

2.骶椎椎体静脉丛出血

高频电凝止血法：罗蒙等报道，使用高频电凝治疗8例骶前大出血患者均获成功，他们认为，除出血来自骶孔需用破坏骶孔周围骨膜的方法外，吸尽积血对准出血点周围筋膜或骨膜进行电凝，并使用一定的力度和一定的时间均可止血。

钢钉按压止血法：一种有效的方法就是在出血部位用图钉或者钢钉按压明胶海绵等止血材料钉入骶骨骨骼中。2004年van der Vurst等报道，使用钢钉将可吸收止血海绵钉入骶骨成功治疗5例骶前大出血患者。必要时，在置入钢钉后还可将周围筋膜或纤维组织缝合固定。笔者曾2次使用此法对骶前区静脉出血进行止血，明确此方法有效，但需要注意的是，骶骨为骨质结构，加之盆腔位置狭小，笔者的经验是在按压图钉时使用示指及中指前后固定图钉（或止血钳钳夹图钉针部，另一只手按压），准确判断好位置，务必垂直用力，避免图钉歪斜、滑动对周围组织造成不必要的损伤。另外需要注意的是，骶骨形态不规则且为松质骨，钢钉不易固定且术后存在脱落可能，导致其他并发症发生。

游离肌瓣电凝法：Xu等报道了11例骶前大出血患者采用长止血钳钳夹腹直肌肌片（1.5cm×

2.0cm）压住出血点，再用高频电流电灼止血钳，将肌肉片电灼加热并向下传导致其下的骶前组织"冒烟"发白，从而成功将出血点"焊住"。此法也可以使用肠脂垂替代。

填塞止血法：该方法虽然止血成功率较高，对于骶前静脉丛出血或骶椎椎体静脉丛出血均有效，但需二次取出纱布，而且纱布取出后有再次发生出血的可能，术后又容易发生骶前感染。因此，不到万不得已，不建议使用该方法。

3.肛门引流管连续性出血

对于经会阴手术的患者一旦发现肛门引流管连续性出血，局部及全身使用止血药物无效时，应及时安排急诊止血手术。床旁的止血操作往往效果不好并可能延误治疗时机。充分的麻醉与肌松、术中吸引装置的使用，是快速发现出血点并止血的必要条件。对于血压下降、心率加快的患者安排手术的同时应及时补充血容量及循环容量。

二、便秘

术后便秘是直肠脱垂手术后常见并发症之一，所有的与直肠固定有关的手术操作，无论是单纯的缝合固定还是补片固定术，或是腹腔镜手术、机器人手术抑或是开腹手术，因为都需要纠正解剖结构的异常，从而游离直肠后方，于是与便秘有关的问题常常随之而来。相当一部分直肠脱垂患者在术前就已经合并有便秘，有统计显示占比为50%~80%，这种术前存在的便秘通常认为是由直肠脱垂造成的神经牵拉损伤引起的，直肠脱垂纠正后，这一病变随之消失。直肠脱垂的手术治疗对部分患者的便秘有改善作用，然而有5.4%~12.5%的患者便秘反而加重，甚至其发生比直肠脱垂本身更加痛苦，而且对医生来讲更加难以治疗。

（一）发病机制

对于术后便秘的发生机制一直颇有争议。有学者认为一部分直肠悬吊固定手术的患者因为没有切除冗余的乙状结肠，造成乙状结肠发生扭转，从而导致机械性肠梗阻的发生。也有观点认为，在手术游离直肠后外侧间隙过程中损伤直肠自主交感神经，从而引起尾肠的"去神经惰性"和远端慢传输。还有学者认为直肠固定张力过大、范围过广造成直肠生理活动范围下降，也是造成出口梗阻型便秘的重要因素。

（二）预防措施

术前利用造影、MR或容积CT等形式对结肠形态进行充分评估，对于合并有慢传输型便秘且存在充分手术指征的患者可以术中一并处理。乙状结肠冗长的患者建议选择经腹手术切除冗余的乙状结肠。避免分离所谓的直肠外侧韧带，保留盆腔自主神经直肠支，可减少因去神经化导致的术后便秘。避免过度的直肠固定措施，保证直肠必要的生理活动范围。

（三）治疗

对于直肠脱垂手术后发生的便秘，重在预防，其治疗较为困难。部分明确为乙状结肠冗长导致肠扭转的患者可以通过再次手术切除乙状结肠的方式解决。使用生物反馈治疗可在一定程度上改善部分患者的便秘症状。顽固性便秘的患者需要通过长期服用便秘指南推荐的药物或者灌肠等方式帮助排便。

三、大便失禁

大部分的直肠脱垂患者经过手术治疗，大便失禁症状就会随之消失。其机理在于手术后肛门括约肌不会再因为直肠脱垂的牵拉而变薄，盆底下降得到改善，肛管直肠角也因此变小。Farouk等对32例直肠脱垂合并神经源性大便失禁的患者和33例正常对照患者进行了比较，通过分析动态肌电描记检查和肛管直肠测压检查结果，认为此类大便失禁的患者存在直肠高压波，如果能去除该高压波，患者的排便控制功能就会逐渐恢复。说明这些高压波在术前制约了括约肌的功能，造成大便失禁。

（一）发病机制

有一小部分直肠脱垂的患者，尽管实施了手术，大便失禁却没有得到纠正。Sainio等通过对手术前后生理功能的研究，认为术后大便失禁不恢复与括约肌静息状态的功能及自主功能的恢复不良有关，肛门测压法不能预测手术效果。

（二）预防措施

有学者建议对这类患者进行肛管后方盆底肌肉的修复，然而研究认为单纯的直肠固定术与直肠固定加Parks手术在恢复患者排便控制功能方面的效果是相似的，加行其他手术去恢复排便控制功能是不可取的。

（三）治疗

调节饮食，保持大便成形，避免腹泻与便秘，消除肛管直肠炎症。锻炼肛管括约肌，建议每天提肛500次左右。生物反馈治疗、电刺激法或针灸疗法。Shafik报道这种大便失禁与阴部神经管综合征（pudendal canal syndrome，PCS）有关，其通过阴部神经管减压（pudendal canal decompression，PCD）手术的方式治疗大便失禁，从坐骨棘开始向阴部管方向，对两侧神经进行游离，从而以达到减压的目的。在一项涉及13名患者的无对照研究中，其中7例从手术中获益。但是这种方法的效果仍然不十分令人满意。

四、肛门直肠痛

（一）发病机制

肛门直肠痛主要是由肛门直肠部的运动生理感觉及神经支配出现障碍而引起的一系列临床症状。临床表现为肛门直肠坠胀或刺痛，时而发作，时而停止，夜间常加重，有时会放射至下腹、整个会阴及骶尾部。直肠脱垂术后症状的产生可能与动力紊乱、内脏高敏感性、黏膜和免疫功能的改变、肠道菌群的改变以及中枢神经系统处理功能异常有关。

（二）治疗

1.手指按摩肛提肌并适当扩肛

按摩扩肛能改善盆底肌群的痉挛状态，使肛门括约肌得到松弛，从而降低疼痛，手法的轻重及频次可根据患者忍受程度决定。但对于不能忍受按摩的患者，该治疗无效。

2.热疗

包括温水坐浴、局部热敷、红光照射等，热疗可使患者肛管压力降低，从而改善疼痛不适症状。该法可以和肛门部按摩法联用，效果更好。

3.药物治疗

主要是通过松弛平滑肌、解痉、止痛等作用达到缓解疼痛的目的。比如肛门塞入吲哚美辛栓剂、双氯芬酸钠栓，口服钙离子拮抗剂硝苯地平、地尔硫卓等。

4.电刺激

通过电刺激可使肌肉自发收缩，使得肌肉疲劳从而达到松弛的状态。但该方法最初使用时可以引起局部疼痛加重，导致患者放弃治疗。而且长期应用电刺激会导致快反应易疲劳的I型纤维向慢反应抗疲劳的II型纤维转化，最终引起更为严重的盆地肌群功能障碍。

5.生物反馈疗法

生物反馈疗法目前在临床应用较为广泛。可缓解肛门直肠痉挛症状，降低肛管内压，对于多数的肛门直肠痛有效。但临床上因为个体差异大，患者对于该法的敏感度差异也较大。

6.肉毒梭菌毒素注射

肉毒梭菌毒素是一种肌肉松弛剂，其作用机制是肉毒素抑制病变胆碱能神经递质的过度释放，重新恢复肠道自主神经系统的功能平衡，缓解肠道痉挛，降低肛门内括约肌静息压，缓解功能性肛门直肠痛。但目前关于此法治疗的研究仍较少，缺少大样本的临床应用报告，故不能排除潜在不良反应的发生。

7.手术治疗

有学者提出后位内括约肌挑断术治疗肛门直肠痛，但该手术方式可能引起肛门松弛等问题，目前仍存异议，笔者不推荐应用。Bascom等报道应用部分阴部神经切断或阴部神经阻滞也具有一定疗效。

8.中医治疗

中国传统中医疗法，包括中药、针灸等也有一定疗效。

五、吻合口狭窄

目前缺少直肠脱垂肠吻合术后吻合口狭窄的数据，可以参照直肠癌关于吻合口狭窄发生率，目前也无确切数据，其发生率不尽相同，分布于0%~16%。

（一）发病机制

目前对于相关吻合口狭窄的定义及分级仍存在一定争议，原因尚未完全明确。可能与下列因素有关：①吻合口肠管的厚度：吻合口处肠壁附着过多的组织，闭合两端肠管后，使吻合口组织挤压过紧产生乏氧，甚至吻合钉会割裂部分过厚的肠管，这种乏氧和割裂伤会影响局部愈合，促使纤维组织及肉芽组织过度增生，形成局部狭窄。②各种原因造成的肠壁黏膜层回缩，使得黏膜下层直接暴露于肠腔，容易导致瘢痕愈合，形成狭窄。③吻合器选择过大或者过小，可能与部分患者的吻合口狭窄有关，笔者推荐选择29~32mm范围的吻合器，部分患者可根据肠管本身的粗细进行调整。

④吻合口瘘是狭窄的重要的因素。⑤盆腔感染。

（二）治疗

经会阴手术后发生的吻合口狭窄，最好的预防及治疗措施就是扩肛。其中手指扩张具有简单、安全、经济等优点。患者依从性较好，临床中该方法最为常用，必要时需多次手指扩张，及时的肛门指诊检查能够避免狭窄或者减轻狭窄的程度。笔者推荐术后1月内开始肛门指诊检查，如果没有发现问题则2~3个月检查1次，持续半年。发现吻合口狭窄后进行扩肛治疗可以使部分患者，特别是膜性狭窄的患者恢复正常排便。推荐每3~4d扩张1次，严重时可以每天1~3次，每次1~3min，直到吻合口松弛。当吻合口位置过高，手指扩张难以实施时，则可借助其他器械治疗，比如金属扩张器。

位置更高的吻合口狭窄，可以选择球囊扩张治疗，笔者更推荐肠镜及透视联合下进行，能够增加导丝通过率及安全性。扩张后行肠道对比剂造影能够及时发现因为球囊扩张造成的肠道裂伤。这种扩张一般进行1~4次，治愈率50%左右。

部分严重狭窄，无法通过扩张方式治疗，可以考虑经肛门手术或者TEM手术切开狭窄。建议操作时选择截石位的6点和9点位置做放射状切开，深达肌层即可，可以避免损伤12点位置的后尿道或阴道后壁。2点切开效果不满意的患者可以选择多点切开，术后可经肛门留置32~36号硅胶引流管支撑吻合口，预防吻合口周围组织牵拉引起再次闭合。另外需要注意的是，引流管拔除后应及时行扩肛治疗避免再狭窄的出现。

部分位置较高的吻合口狭窄，且球囊扩张失败，可以考虑经腹吻合口切除后肠管再吻合。该手术操作较为复杂，难度高，手术并发症较多，对术者能力要求较高，术前应详细与患者和家属沟通。

六、盆腔感染

直肠脱垂手术后盆腔感染，往往与吻合口瘘、伤口出血、抗感染不规范有关，其发生率会随着医生手术操作熟练度的提高、抗生素的规范预防使用及完善的围手术期管理而逐渐降低，所以此类并发症如今已相当少见了。出现感染后，及时调整抗生素以及足疗程使用是十分关键的，通过超声、CT、MR检查可以发现形成的脓肿，如果脓腔较大，应早期进行干预，包括各种路径的超声引导下穿刺引流，甚至外科手术引流。

七、吻合口瘘或伤口裂开

吻合口瘘或伤口裂开的原因很多，包括感染、缺血、器械使用不当、器械型号选择不当、术后便秘、腹泻及缝合问题等，一旦发生吻合口瘘或伤口裂开，对于这种功能性手术来讲是更为麻烦的事情，所以尽量采取预防吻合口瘘的措施尤为重要，包括良好的肠道准备、选择合适的器械、术中严格的无菌操作、术中冲洗符合要求、引流管的放置、组织血供的保证等。吻合口瘘发生后的措施采取，参见肠道手术并发症章节。

（徐明，高华）

第九章
肛门及肛周手术并发症

GANGMEN JI GANGZHOU SHOUSHU BINGFAZHENG

第一节　吻合器痔手术相关并发症

一、概述

痔是人类最常见的疾病之一，发病时可有便血、脱出、疼痛、瘙痒等多种临床表现，多数经保守治疗可以缓解，只有部分症状较重且反复发作的痔需要手术治疗；无症状的痔不建议治疗。痔区黏膜上皮大部分为移行上皮，具有感觉、免疫功能，以及复杂的神经—激素调节功能。肛管在左外侧、右前方和右后方有3个主垫（原发性肛垫）。肛垫在排便过程中保护着下方的肛门括约肌，并在区分直肠下端内容物（液体、固体和气体）以及随后的排便反射中发挥着重要作用。当肛垫组织充血时，肛垫有助于在咳嗽、紧张和打喷嚏等直肠内压力突然增加的状态下保持肛门的自制力。痔疮的确切病理生理学还不清楚，目前，最被广泛接受的理论是滑动肛管理论。这一理论认为痔疮的发生是由于肛垫组织的病理性增生、支撑组织的退化、肌肉组织被胶原纤维所取代，导致肛垫肥大、下移形成痔疮。首先下移的肛垫主要是原发性肛垫，当然痔疮患者也有继发性肛垫的存在。

痔上直肠黏膜环形切除钉合术（procedure for prolapse and hemorrhoids，PPH）首先由 longo 于1998年提出，后成为替代传统方法治疗脱垂性痔的主要方法。吻合器切除术通过使用环形吻合器切除齿状线上方2~4cm的黏膜环，该方法既可以减少痔的血管供应，又能使痔组织恢复到解剖位置。另外由于切口位于在齿状线以上，从而避免了在体神经支配区的伤口疼痛。针对以脱垂为主的内痔的 PPH，经过临床上不断地实践、改良，衍生出了选择性痔上黏膜切除吻合术（Tissue Selective Therapy，TST）、经肛直肠切除术（Stapled transanal rectal resection，STARR）等术式。

二、基本手术方式及操作要点

（一）术前准备

1.术前检查

查三大常规、肝肾功能、凝血、传染病四项、心电图、胸片等。

2.器械准备

痔环状切除吻合器、带线器、扩肛器、荷包缝合肛门镜、2-0和3-0可吸收缝线、石蜡油等。

3.患者准备

肠道准备充分、禁食4h、禁饮2h、术前30min预防性使用抗生素，多采用腰硬联合麻醉或骶麻方式，患者取俯卧折刀位或截石位（按主刀习惯）。

（二）手术操作

1.痔上直肠黏膜环切钉合术（Procedure for Prolapsed Hemorrhoids，PPH）

适用于环状脱垂的Ⅲ度Ⅳ度内痔，反复出血的Ⅱ度内痔，直肠前突，直肠黏膜内脱垂等。

麻醉成功后，患者取俯卧折刀位或截石位，常规消毒铺巾，用3~4把皮钳将肛缘轻轻提起，使肛管及痔黏膜处于轻度外翻状态，石蜡油润滑后，先用扩肛器内芯进行扩肛，将带有扩肛器内芯的环状肛门扩张器置入肛内，将扩肛器内芯取出，妥善固定扩肛器使其处于最合适位置。再次消毒术野，置入荷包缝合肛门镜，旋转至合适位置，用2-0缝线从3点位进针，在距离齿状线上2~4cm（具体高度根据不同患者黏膜脱垂程度决定）做荷包缝合，深度以达黏膜下层为宜，取出荷包缝合肛门镜，将吻合器旋松打开至最大位置，头端涂抹石蜡油，将吻合器"蘑菇头"放置于荷包缝合平面以上，紧线打结，在带线器的协助下将缝线的末端从吻合器左右侧窗勾出，末端用小弯钳固定，调整缝线的牵引张力，将直肠黏膜拉入吻合器钉腔，边牵引边旋紧吻合器，女性患者需常规检查阴道后壁，保持旋紧状态20s，然后打开保险，击发吻合器完成切割吻合，停留30s后退出吻合器，检查切除标本是否完整，检查吻合口情况，如有渗血，以3-0可吸收线"8"字缝扎止血。吻合后吻合口应在齿状线上1.5~3cm，具体详见（图9-1）。

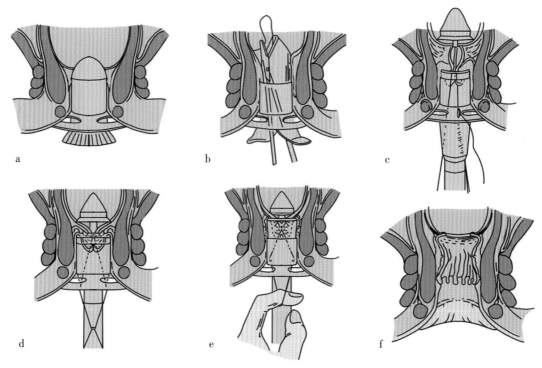

图9-1 痔上直肠黏膜环切钉合术示意图

注：a.插入肛门镜扩肛；b.使用配套肛门镜在齿线上方3~4cm处行单个荷包缝合（缝8针）；c.置入吻合器并超过荷包缝，收紧荷包线打结后将线尾端经吻合器侧孔引出；d.牵拉荷包线将肛管直肠黏膜拉入吻合器内；e.旋紧吻合器并击发；f.手术结束。

如果脱垂的痔组织较多，可于荷包缝合线的上方或下方再做一个荷包缝合，或对拟切除的黏膜组织做多点"8"字缝合，然后将缝合线一并用带线器牵出、拉入吻合器组织仓，这样可切除更多的痔上黏膜组织，有利于肛垫组织的上提作用。

2.选择性痔上黏膜切除吻合术（Tissue Selective Therapy，TST）

该术式是在PPH基础上发展的一种针对部分脱垂组织进行选择性切除术的治疗方法，适用于脱垂性痔、直肠黏膜脱垂、直肠前突、需局部定位对黏膜和黏膜下层的切除，和肛门直肠壁缺陷进行修复的外科手术。

准备同前，常规消毒铺巾、扩肛后，根据痔核脱垂严重程度评估需要处理几个点位，而决定选用大C环、双孔或三孔肛门扩张器。置入选用的肛门扩张器，使其开窗对应于拟切除区域，将扩肛器内芯取出，暴露术野满意后，妥善固定扩肛器。根据痔核分布设计荷包缝合平面，用2-0可吸收缝线距离齿状线上2~4cm，分别将相应位置的痔上黏膜行选择性荷包缝合（也可在拟切除痔核的上缘1~2cm直肠黏膜行降落伞式缝合），深度达黏膜下层，将吻合器旋松打开至最大位置，头端涂抹石蜡油，将吻合器吻合头放置于荷包缝合平面以上，收紧荷包线并打结，在带线器的协助下将缝线的末端从吻合器左右侧孔勾出，将脱垂黏膜拉入吻合器组织仓，旋紧吻合器，女性患者需常规检查阴道后壁以防被夹入，保持旋紧状态20s，然后打开保险，击发吻合器完成切除吻合。检查吻合口，有无黏膜隆起"猫耳朵"，有则用弯钳夹相邻吻合口的两侧"猫耳朵"底部，中间剪断，分别以4号丝线贯穿缝扎（或结扎）。再次检查吻合口有无无搏动性出血或渗血后，插入内芯，退出扩肛器。

三、手术并发症防治

（一）PPH后早期并发症

1.疼痛

PPH手术吻合层面一般位于齿线上2~4cm，从切口神经刺激角度，该类手术后更多表现为肛门坠胀性疼痛。临床上有很大一部分追加外痔切除术后患者表现出明显的肛周疼痛情况。慢性肛门疼痛的发生率在文献中为0%~31%。

（1）原因分析

①吻合口位置过低，太靠近齿状线。②缝合黏膜吻合时位置过深达肌层，手术、扩肛等刺激使括约肌持续痉挛。③追加外痔切口较多，疼痛刺激因素增加。④吻合口水肿、感染导致炎性刺激疼痛。⑤手术因素，暴力扩肛，损伤括约肌和肛管皮肤等。⑥术后纱布或止血材料的填塞刺激。

（2）预防措施

①手术过程中注意动作轻柔，避免副损伤。②术前预防性使用抗生素。③预防吻合口水肿。④术前充分肠道准备，减少吻合口感染的发生率。⑤吻合方式、吻合器大小把握准确。⑥术中止血彻底，减少术后吻合口压迫及填塞。

（3）治疗

①硝酸甘油软膏。相关研究表明术后疼痛会引起肛门内括约肌痉挛，导致肛管压力升高，加剧

疼痛。局部使用硝酸甘油可减少肛门内括约肌痉挛，降低肛管静息压，增加肛门血流量，从而改善伤口愈合，减轻疼痛。②亚甲蓝皮下注射。亚甲蓝可破坏真皮层神经末梢，引起局部皮肤神经末梢可逆性损伤，从而达到长效止痛。③多模式镇痛。使用镇痛泵、口服、肌注或静滴等多种给药途径按阶梯给药给予止痛药对症处理，如口服洛芬待因、氨酚曲马多片、双氯酚双钠塞肛、肌注酮洛酸氨丁三醇、曲马多针、氟比洛芬酯静滴等。④中医多模式镇痛。电针刺激八髎穴、长强穴、承山穴，穴位埋线、耳穴压豆及灸法，中药坐浴等方法均可有效缓解疼痛。

2.尿潴留

PPH术后尿潴留主要表现为手术后小便困难。一项大样本长期随访的研究中表明，痔吻合器术后的尿潴留发生率为5.6%。尿潴留是比较常见的并发症，临床上评估患者术后有无尿潴留，可根据患者主观症状有无小腹胀感（憋尿感）、无法排尿，通过叩诊、B超检查等可鉴别患者有无尿潴留。

（1）原因分析

患者常因术后肛门填塞异物刺激、术后疼痛刺激、麻醉药物影响以及术后体位改变导致排尿困难，精神心理紧张、患者既往有前列腺增生、尿路结石及尿路感染等泌尿系基础病等都可导致或加重排尿困难的发生。

（2）预防措施

①术前做好病人思想工作，缓解紧张情绪。②术中止血彻底，减少止血材料的填塞等导致局部坠胀不适，影响排尿。③围手术期避免过多补液，术前排空膀胱，可减少尿潴留的发生率。④术前三阴交穴位埋线，耳穴压豆。⑤骶管麻醉较腰麻尿潴留的发生率明显降低。

（3）治疗

①加强护理指导、条件反射诱导患者排尿。②中药热奄包热敷小腹膀胱区，针刺或隔姜灸气海、关元、中极、水道、三阴交等穴。③新斯的明于三阴交穴位注射或肌肉注射，兴奋膀胱逼尿肌，改善排尿。④缓解尿道平滑肌药物的使用：如哈乐。⑤以上处理无效时则留置导尿（通常24h内拔除）。

3.出血

PPH手术后两周内易发生肛门直肠出血，主要表现为敷料染血、大便时滴血或喷射状出血，伴头晕、心慌、乏力等，出血量较大时可导致休克。有文献报道，痔吻合器切除术后出血率高达13.3%。

（1）原因分析

①术中未仔细探查是否存在潜在出血点。②术后排便管理不当，大便太硬或腹泻都可能增加局部出血的风险。③行TST吻合器切除术时，痔基底部黏膜"猫耳朵"的处理不当致继发性出血。④术前未注重出血疾病的筛查，如血友病。⑤荷包缝合过浅，吻合组织较薄或漏吻合。⑥吻合器击发结束后退出"蘑菇头"时对吻合口有机械性撕拉伤。⑦荷包缝合过深、反复进出针等不当操作致吻

合口血肿，增加术后继发性出血风险。⑧不当生活习惯，例如暴力性交、肛交、肛门插入异物等。

（2）预防措施

①规范操作，术中彻底止血。②高膳食纤维饮食，保持粪便柔软并能顺畅排出，避免粪便干结或急性肠炎发生。③建议手术后一个月内避免性生活。

（3）治疗

①急性大出血。立即建立静脉通道，必要时输血；急诊手术探查、缝合止血，术后禁食2~3d。②少量渗血。将止血材料（如明胶海绵）在肛门镜直视下进行填塞、压迫止血。③大便时带鲜血。可先于局部用止血药，如复方角菜酸酯栓、云南白药栓、马应龙麝香痔疮/膏等黏膜保护剂、止血剂塞肛，口服卡络磺等止血药。④调理大便　软化大便或止泻。

4.术后复发性脱垂

PPH手术主要是切除痔区上方的黏膜、血管，从而达到将肛垫组织向上牵拉、并减少其供应血量、缩小其体积的目的；并未彻底切除痔组织（肛垫）。同所有的痔手术方式相同，PPH手术也有一定的复发率。

（1）原因分析

①吻合器切割吻合期间，黏膜切除量不足。②持续性便秘，使松弛的直肠黏膜再度脱垂。③对静脉曲张性外痔术前评估不足，术中未做预处理，术后由于静脉回流部分受阻则可能快速加重，表现为静脉团块突出。

（2）预防措施

①选择合适的吻合技术，如TST和PPH共同适应证时，选择PPH较TST具有更低复发率（能够切除更多体积的痔黏膜组织）。在一项高容量吻合器（CPH34 HV）来降低脱垂复发率的价值前瞻性研究中的430例III期和IV期痔疮患者，其中仅1.8%例出现复发性脱垂。②适当降低吻合口高度，如果吻合口过高则上提效果较差。③必要时追加外痔切除术。

（3）治疗

对于内痔再度脱出患者，如直肠下端原手术疤痕较小，可选择再次行PPH或TST手术；如复发表现为混合痔，特别是外痔部分较重时，可选择外剥内扎术进行治疗。

5.下前方黏膜切除综合征

主要表现为术后肛门坠胀感、里急后重、大便次数增多、尿排空不完全和尿急等。

（1）原因分析

吻合口过低、荷包缝合过深、吻合口炎症、吻合钉外露、盆底下降综合征等。

（2）预防措施

术前充分评估，包括精神、盆底电生理、妇科及泌尿系情况；规范操作，荷包缝合深度限于黏膜下层，吻合口高度位于齿状线上2~4cm；预防吻合口炎症发生。

（3）治疗

①治疗吻合口炎，必要时取钉。②辨证使用中药保留灌肠，针灸。③生物反馈治疗。

（二）痔吻合器术后晚期并发症

1.吻合口狭窄

吻合口除早期的吻合口出血、吻合口水肿等并发症外，术后2~3个月门诊随访复查时还需要注意吻合口狭窄的情况。患者常表现为大便排出不畅、便秘等，肛门指诊直肠腔内可扪及一环状狭窄。

（1）原因分析

手术时吻合器规格选择不当，吻合器选择太小，吻合口愈合后瘢痕组织纤维化；吻合口术后继发性出血，多次止血处理操作后出血吻合口狭窄；瘢痕体质，术后吻合口炎或吻合钉诱发局部瘢痕增生。

（2）预防措施

选择合适大小的吻合器；选择合适的术式，TST在预防环状狭窄方面比PPH更有优势；术中止血尽量纵行"8"字缝合，避免过多缝合；术后3个月定期复诊，以便早期发现并进行处理。

（3）治疗

早期轻度狭窄时，可行人工扩肛；中、重度狭窄时，应手术松解，手术可行多点纵向切开，配合手指扩肛处理。

2.直肠穿孔及直肠阴道瘘

直肠穿孔是痔吻合器切除术后较严重的并发症之一，甚至威胁患者生命。穿孔通向盆腔、骶前，临床表现为吻合口、骶前、盆腔继发性感染，发热、寒战、骶前脓肿、腹膜炎体征等。穿孔通向阴道，则形成直肠阴道瘘，临床表现为出现大便从阴道流出或粪水从阴道溢出。

（1）原因分析

荷包缝合时深达肠壁全层，吻合器击发吻合后吻合不均匀致肠壁穿孔。吻合环位置过高，缝合过深，使直肠前壁全层形成完全性切除吻合，发生吻合口漏，则形成直肠穿孔。女性荷包缝合时深度太深，吻合器击发前未常规探查阴道情况，吻合后致直肠阴道隔被全层夹入吻合器，造成阴道壁全层损伤。患者基础疾病不耐受手术，例如尿毒症、糖尿病、炎性肠病等，术后吻合口炎风险大，容易继发性穿孔。

（2）预防措施

术前做好风险评估，选择安全的术式；规范操作，避免缝合过深；已婚女性患者激发前做阴道指诊。

（3）治疗

术后加强抗感染、留置引流管冲洗；引发急腹症时，应及时外科干预行肠壁修补、粪便转流等；直肠阴道瘘瘘口较小、位置低时，发现早期可保守治疗；如保守治疗未达到愈合目的，则建议

3个月后行直肠阴道瘘修补术。

吻合器在治疗痔病方面有明显的优势，关键是要严格把握适应证、熟练掌握操作技巧以及科学的围手术期管理，是减少并发症发生的首要条件。

（张平，颜景颖）

第二节　痔手术相关并发症

一、概述

痔是人类特有的最常见的疾病之一，包括内痔、外痔和混合痔等。无症状的痔不需要治疗，有症状的痔多数可经局部用药、饮食调节、粪便管理等保守措施来治疗，只有因症状明显、反复发作、保守治疗效果不佳的患者才需要手术治疗；占所有痔的5%~10%，主要包括Ⅲ、Ⅳ度内痔、混合痔、血栓性外痔等。

治疗痔的手术方式较多，除PPH外，还有痔环切术（Whitehead痔切除术）、外剥内扎术（Milligan-Morgan）、闭合式痔切除术（Ferguson）、痔套扎术、痔切除术和痔动脉闭合术等。需要根据痔的不同症状、体征进行选择应用。合理的术式选择可以达到创伤小、疗效好、痛苦轻等"理想"目的。同时由于存在患者病情、手术操作、术后管理等综合因素，各种手术都会出现如疼痛、出血、水肿、便秘、复发等并发症，给患者带来痛苦的同时，影响其生活质量，甚至引发生命危险等严重后果。

二、基本手术方式及操作要点

（一）术前准备

1.术前检查

三大常规、肝肾功能、出凝血时间、传染病四项、心电图、胸片等。

2.器械准备

超声刀、电刀、痔疮套扎器、3-0可吸收缝线及常规肛肠器械包等。

3.患者准备

肠道充分准备、禁食4h、禁饮2h、术前30min预防性使用抗生素，可采用腰硬联合麻醉、骶麻（腰俞穴麻醉）、局部浸润麻醉等方式，患者取俯卧折刀位、截石位或侧卧位（按主刀习惯）。

（二）手术操作

1.痔套扎术

适合于Ⅱ、Ⅲ、Ⅳ期内痔和混合痔的内痔部分。痔套扎术是较早的手术方式之一，早期用血管钳协助套扎，需要一定的操作技巧；现在多采用自动套扎器进行，明显简化的手术操作难度。手术步骤：麻醉后患者取截石位、俯卧折刀位或侧卧位；扩肛、消毒，用开环式肛门镜显露痔核组织；将带负压的套扎器吸口对准痔核的顶端；启动负压吸引装置，将内痔痔核组织吸入套扎器组织仓内；依据痔核的大小，吸入适度的组织；击发扳机装置，释放胶圈使吸入的痔组织被套扎；解除负压，取出套扎器。旋转开环式肛门镜，同法套扎其他部位的内痔核。注意套扎的最低位置不低于距齿状线0.5cm的水平；为避免胶圈滑脱，可于吸起的黏膜球处注射少许硬化剂（图9-2）。

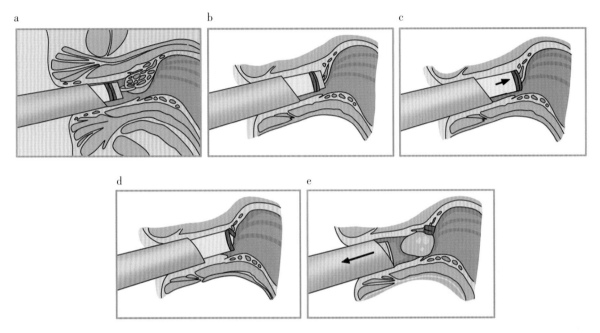

图9-2 痔套扎术示意图

2.混合痔外剥内扎术（Milligan-Morgan手术）

混合痔外剥内扎术适应于混合痔和嵌顿性内痔，部分Ⅲ、Ⅳ期内痔脱出较重时也可以采用此方式。手术步骤：麻醉满意后患者取截石位或俯卧折刀位；扩肛、消毒，显露脱垂增生的痔组织，设计好切除范围和保留的皮肤黏膜区域；用Allies钳分别钳夹提起外痔和内痔组织，沿拟切除的外痔组织外缘皮肤上做一"V"字形切口，切开肛周及肛管皮肤，于皮下、肛门括约肌表面钝性和锐性结合向肛门内侧剥离痔静脉丛组织，直至齿状线上1~2cm水平；提起内痔及已经剥离的外痔组织，基底部用2-0可吸收缝线缝扎；于缝扎线远侧1cm处切除痔组织；检查创面，出血点予以结扎或电凝止血，创面敞开、不予缝合（图9-3）。根据病情需要，可同法一次手术切除3~5个痔核，每个创面之间需要留至少0.5cm宽的肛管直肠皮肤黏膜组织，以防止术后因为疤痕愈合而致肛门狭窄。

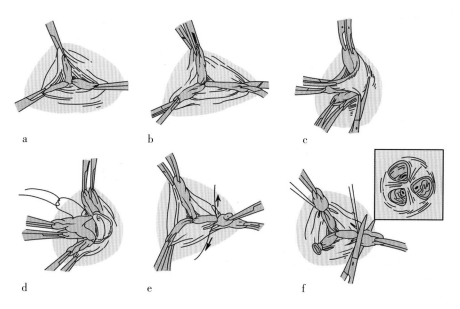

图9-3　混合痔外剥内扎术（Milligan-Morgan手术）

注：a.血管钳钳夹外痔并向外牵拉；b.再钳夹牵拉内痔；c.用剪刀或电刀分离切除外痔；d.在内痔基底部做贯穿缝扎；e.打结；f.切除结扎点远端的痔核组织并完成3个象限的痔切除术。

3.痔切除缝合术（Ferguson手术）

痔切除缝合术的适应证、麻醉、手术体位及切除方式同混合痔外剥内扎术，切除完成创面止血后，用2-0可吸收缝线间断或连续缝合。为避免创面缝合张力存在，在切除痔核组织时，尽量多地保留肛管处皮肤，痔组织切除后创面呈"哑铃状"（图9-4）。

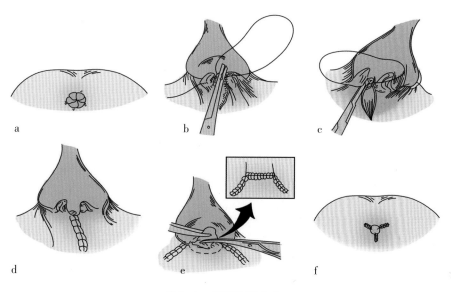

图9-4　痔切除缝合术

注：a.环状脱垂性痔；b.缝扎痔蒂部；c.在痔蒂部下0.5~1cm连续缝合肛管创缘；d.缝合完毕；e.切口间皮赘予弧形切除横向缝合；f.手术完毕。

4.血栓性外痔切除术

主要适应证为病史在24~72h，伴有剧烈疼痛的血栓性外痔患者，部分病史72h以上的患者如果症状仍较严重，亦可行切除手术。可采用局部浸润麻、骶管麻醉或腰麻。手术体位可为侧卧位、俯卧折刀位或截石位。消毒后沿水肿边缘切口，将血栓和其周围皮下组织一同从括约肌表面剔除。如仅行血栓摘除，则要特别注意在切口周围皮下组织内可能有小的血栓被遗漏。切口开放或部分缝合（图9-5）。

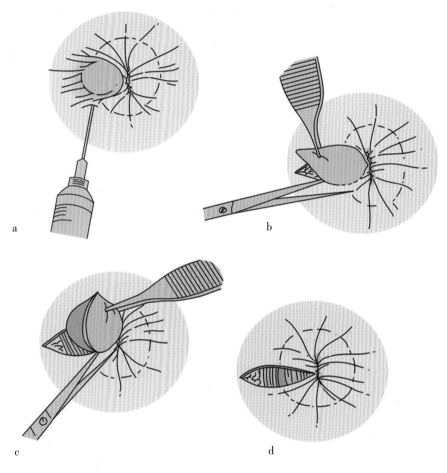

a b c d

图9-5　血栓性外痔切除术

注：a.以加入1：200 000肾上腺素的0.5%的丁哌卡因浸润手术区；b、c.将血栓及其下的静脉与其表面皮肤一并楔形切除；d.应充分开放切口，保证引流通畅，防止血栓块再次形成。

5.超声引导下痔动脉结扎术

适应证为Ⅱ、Ⅲ、Ⅳ期内痔，以Ⅱ、Ⅲ期更佳，Ⅳ期可能导致较高的复发率。手术步骤：麻醉后，取截石位或俯卧折刀位，扩肛、消毒，用开环式肛门镜显露内痔团块，特别是3个母痔区，将多普勒超声传感插入患者，探查痔上动脉终末支的位置，用2-0或3-0可吸收缝线缝扎痔上动脉，然后再用超声探查缝扎是否确切。超声引导具有操作简便、疼痛轻微、并发症少等优点，但如适应证选择不当，容易复发（图9-6）。

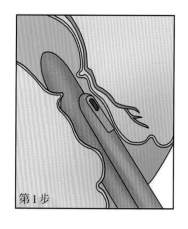
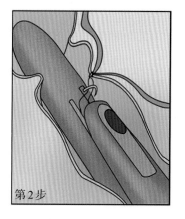
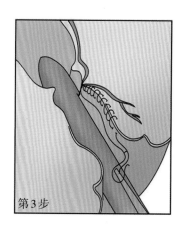

第1步　　　　　　　　　第2步　　　　　　　　　第3步

图9-6　超声引导下痔动脉结扎术

注：第1步：THD在超声多普勒引导下放进直肠，找到引发出血的动脉血管；第2步：当血管定位成功，由手术医生将一根或多根血管结扎，可以瞬间减轻肿胀和出血，这完全不需要切除任何组织；第3步：最后由手术医生用可吸收线将脱垂组织缝合固定到它们在肛管内的原生理位置。

6.痔环切术（Whitehead 痔切除术）

该术最早由 Whitehead 于1882年首先提出，改良后应用于治疗环状内痔和环状混合痔。该术式主要适应证为Ⅲ、Ⅳ度内痔伴外痔、混合痔、环状混合痔、嵌顿性内痔。操作要点是将齿线上0.3~1cm直肠下端黏膜层、黏膜下层沿内括约肌表面切开、分离，并切除宽2~3cm的环形"黏膜袖"，并将直肠黏膜与齿线上切口边缘黏膜进行缝合。由于术后并发症过多，此术式现在很少使用（图9-7）。

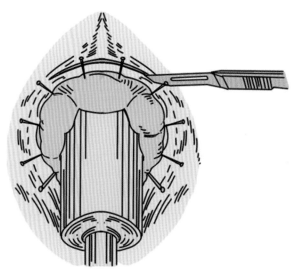

于正常直肠黏膜处环形切开

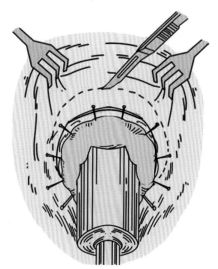

将痔连同黏膜一并切除

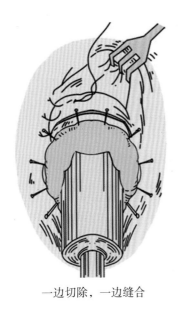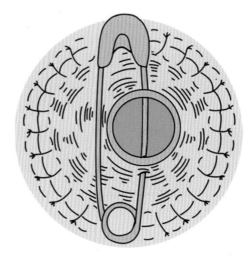

一边切除，一边缝合　　　　　　　　肛管内留置乳胶管压迫止血

图9-7　痔环切术（Whitehead 痔切除术）

三、手术并发症

（一）疼痛

肛门具有复杂而特殊的生理功能，皮肤黏膜处有着丰富的血管和神经，疼痛是肛肠病术后最常见的并发症之一。

1.原因分析

手术粗暴，创面过大，结扎组织过多；手术中结扎了肛门肌肉或皮肤组织，括约肌的痉挛；局部引流欠顺畅，局部炎性渗出、组织水肿；大便的刺激，术后大便控制欠佳，发生腹泻或便秘；术后久坐。

2.预防措施

制订个体化手术方式，科学的切口设计，精准的手术操作；适宜的麻醉方式保证术中完全无痛，开展超前镇痛；术前行承山穴埋线，手术结束前行肛门皮下组织美兰注射神经阻滞术或长强穴穴位注射；术后注意饮食，保持大便完全柔软顺畅；护理宣教和疏导。

3.治疗

（1）止痛剂的应用

一般止痛剂：口服布洛芬、塞来昔布胶囊、盐酸曲马多片、洛芬待因缓释片等，肌肉注射帕瑞昔布钠、盐酸曲马多、哌替啶等，静脉滴注氟比洛芬酯注射液。肛门局部用药，复方利多卡因乳膏、双氯芬酸钠栓、硫酸吗啡栓等。

超前镇痛：阿片受体激动剂及非甾体类药物。

多模式镇痛：可联合应用镇痛泵（包括静脉和椎管内镇痛泵），通常一个镇痛泵可持续给药48h。

（2）创口的处理

中药坐浴、局部换药、针灸（八髎、承山、长强等穴）、耳穴压豆、穴位埋线等。

（3）控制大便

鼓励患者大胆排便，予以少量通便药物以软化粪便，避免生冷食物防止诱发急性肠炎。

（4）处理肛门水肿

口服地奥司明片、草木犀流浸液片等改善微循环，肛门外敷硫酸镁、中药黄连膏等，红光照射。

（二）出血

痔疮术后出血较为常见，若是搏动性大出血未能及时处理，则可能危及生命，值得引起重视。

1. 原因分析

（1）早期出血

早期出血一般于术后24h内发生，与术中操作及止血不当有关。原因主要有以下几种：①术中止血不可靠。②结扎线过早滑脱，从而引起出血。③创面渗血。④出凝血机制障碍。

（2）继发性出血

术后5~10d发生，原因有以下几种：①术中电凝止血形成的焦痂脱落造成出血。②结扎或缝扎线脱落后，血管继发出血。③粪便干燥，排便过于用力及暴力损伤造成创面撕裂出血。④合并某些有出血倾向的疾病，比如血友病及再生障碍性贫血等。

2. 预防措施

术前特别关注凝血功能检查，排除手术禁忌证；术中严格遵守操作规程，仔细操作、彻底止血是预防原发性出血的关键；缝扎痔核及注射时不可伤及肌层，另外，在注射时于痔上动脉区注射硬化剂可防出血；手术完成时，肛门创面先放置凡士林纱布或黄连纱条等于局部适度压迫，有利于引流、观察，及时发现出血；术后应适度运动，尤其在内痔脱落期（术后5~10d）避免剧烈活动，大便时避免久蹲或过于用力。术后2周内，除特殊情况外，一般不做肛门镜检查；日常护理时注意防止暴力损伤正常组织，比如换药、检查时过早牵拉结扎线易撕裂组织；保持大便通畅、避免粪便干燥。

3. 治疗

（1）一般治疗

向患者讲解病情，缓解其紧张情绪，引导患者积极配合治疗；注意休息，尤其在内痔脱落期减少活动可以降低出血风险；调节饮食、保持大便通畅。

（2）局部治疗

少量渗血，可更换敷料后重新加压包扎，或局部使用止血药、止血材料等；严重渗血或者搏动性出血则需及时实施缝合止血术。

（3）全身治疗

对少量出血者无需特殊处理，但对出血量较多甚至有休克迹象者，应在局部止血的同时补液抗休克，必要时输血。应用止血药物，依据患者的病情可选用口服止血药物，如云南白药、卡络磺钠。肌注或静脉药物可选用酚磺乙胺（止血敏）、止血芳酸、白眉蛇毒血凝酶等。

（4）直肠内创面渗血

可予以冰盐水加去甲肾上腺素，或中药十灰散保留灌肠，是一种简单有效的止血方法。

（5）经保守治疗仍有出血或出血量较大者

应及时进行手术止血，手术时要麻醉完全、暴露充分、止血彻底可靠。

（三）肛门坠胀

术后出现的局部"里急后重""憋胀不适""便意感强烈"等，称为肛门坠胀。术后短期内可出现此症状，通常2周左右逐渐缓解。

1.原因分析

（1）机械刺激

术中结扎痔组织过多，术后伤口填塞太多，肌肉痉挛或粪便嵌塞。

（2）炎症刺激

伤口充血水肿、引流不畅、感染及假性愈合等。

（3）邻近器官刺激

前列腺炎、盆腔炎、宫颈糜烂、盆腔下降综合征、肛门直肠神经官能症等。

2.预防措施

术中缝合不宜过深，每个结扎点的组织尽量少，高低错位，以免术后局部组织的瘢痕过多。换药时填塞的引流条不宜过多，尽量不用刺激性较大的药物。大便后及时坐浴清理伤口，保持伤口干净干燥，减少粪便残渣对创面的刺激。术前充分评估，排除可引发肛门坠胀的其他疾病，谨慎安排手术。保持大便通畅，必要时在医生指导下进行提肛运动锻炼。

3.治疗

（1）外治法

可应用中药（苦参汤、黄连解毒汤或经验方）坐浴熏洗；术后早期可使用各种痔疮栓/膏，2周后可使用中药芍药汤去大黄加冰片、升麻保留灌肠。

（2）内治法

口服西药地奥司明片、羟苯磺酸钙分散片等，根据中医辨证论治予以中药内服。

（3）物理疗法

局部电针、红光、中频物理疗法等也有较好疗效。

（四）尿潴留

1.原因分析

（1）麻醉影响

肛门和尿道括约肌同时受骶2-4神经支配，腰骶麻后排尿反射可受到抑制（14.48%）。

（2）疼痛刺激

术后肛门疼痛是便尿障碍的主要因素之一。若手术操作粗暴、切除范围大、局部损伤过重，疼痛剧烈，可引起肛门括约肌的痉挛，压迫尿道而产生排尿障碍。局麻不完全，可引起肛门括约肌痉挛，反射性引起排尿障碍（0.61%）。

（3）心理及环境因素

因恐惧疼痛而思想过度紧张，在不熟悉的环境下，因条件反射而产生尿潴留。

（4）围手术期输入过多的液体

据统计，静脉输液量大于1000ml者发生尿潴留的占26.92%，小于500mL者占10.67%。

（5）其他疾病

前列腺肥大、尿道狭窄、慢性尿道炎、膀胱收缩无力等术后易发生排尿困难。

2.预防措施

实施超前镇痛、多模式镇痛方案，尽可能减轻术后疼痛。手术精细操作，尽量避免损伤过多的组织。其余参考前一节有关尿潴留的预防措施。

3.治疗

参考前一节有关尿潴留的治疗方法。

（五）水肿

可分为充血性水肿及炎性水肿，实际上二者多数是同时存在的。

1.原因分析

（1）术中操作不当

①反复钳夹肛缘皮肤，外痔切口设计不当、长度偏短，手术完成时皮瓣对合欠佳，甚至结扎到肛缘皮肤或肌肉等，导致肛门局部淋巴回流受阻。②术中创面止血不彻底、创缘皮下静脉丛未完全清除，术后形成小血肿，而诱发水肿。③术中直接结扎或套扎内痔位置过低，而同方位外痔未处理，血液回流受阻也可引起水肿。

（2）肛门痉挛

疼痛反射性引起肛门括约肌痉挛，血液回流障碍而发生水肿。

（3）排便不当

手术后大便不畅、蹲位过久、努挣，导致肛门静脉回流受阻；发生腹泻，短时间内频繁刺激伤口，引起疼痛、炎症等，加重水肿。

（4）炎性因素

术后伤口由于粪便污染，引流不畅，或是护理不当致肛门清洁欠佳等，可继发感染，导致炎性渗出增加，引起水肿。

2.预防措施

（1）选择最佳的手术方式

肛缘做放射状切口，切口外端应越过肛缘外皮肤线；皮瓣对合整齐，皮桥宽度≥0.5cm；避免结扎到肛门皮肤。

（2）彻底处理肛缘皮下静脉丛

肛缘"V"形切口内的皮下静脉丛要彻底清除，正确评估处理肛缘隐匿性皮下静脉丛（即术前站立位检查肛门无异常，下蹲后显露静脉团），外痔切口间做减压切口破坏局部皮下静脉丛。

（3）松弛肛门

对肛门括约肌张力较高或切口过多者，可考虑在手术中松解部分肛门内括约肌，避免因括约肌痉挛引起肛门部循环障碍导致水肿。

（4）保持大小便通畅

避免久蹲或过度用力，便后及时坐浴清洗、换药，防止因伤口污染而引起肛门部感染。

（5）其他

完善镇痛；若发现形成皮下血栓应及时清除。

3.治疗

中药坐浴、肛周湿敷硫酸镁，外敷痔疮膏，局部红外线、红光照射等可促进水肿消退。口服中药止痛如神汤，西药地奥司明片，静脉滴注地塞米松磷酸钠注射液或七叶皂苷钠注射液以改善组织循环，减轻水肿。镇痛、通便对症治疗，较大、不能消退的水肿组织可酌情切除。

（六）粪便嵌塞

排粪堆积过久、太硬，排出困难，导致粪便在直肠内积聚形成嵌塞。

1.原因分析

（1）疼痛

疼痛使患者产生恐惧排便，刻意少进食、卧床导致肠蠕动减弱，无法及时将大便排出，大便在肠道停留时间过长，水分被吸收，粪质干硬。

（2）便秘史或身体因素

既往有便秘史或年老体弱，排便无力，使粪便在肠内停留过久，肠燥便结，不易排出。

（3）手术损伤

手术中过多损伤齿线附近组织，使排便反射破坏或降低。

2.预防措施

下床适当活动，多食含纤维素多的食物，如蔬菜和水果；鼓励患者大胆排便，按摩腹部，增强肠道蠕动；术后第1d起，每天用适量痔疮膏，避免首次排便时排出困难。

3.治疗

轻度排便困难者可给予开塞露对症治疗，同时通过调整饮食结构即可缓解症状。若粪便太过干硬，医生可戴手套进入直肠将大便手法压碎掏出。通便药物、灌肠治疗。

（七）伤口愈合缓慢

1.原因分析

手术处理不当，电凝灼伤较深；术后伤口感染，异物存在；合并其他基础性疾病，如糖尿病、白塞氏病、长期应用糖皮质激素等。

2.预防措施

手术操作熟练，术后护理得当，换药操作规范，营养补充到位，并存疾病的治疗。

3.治疗

清除伤口异物、通畅引流、避免坐浴过度生成肉芽组织老化。后期伤口可涂抹生肌散、玉红膏等促进创面愈合。口服药物软化大便，必要时可在医生指导下进行人工扩肛；若伤口持久未愈，形成慢性肛裂，则需再次手术切除梭形溃疡面，令其重新愈合。治疗基础疾病，如控制血糖等。

（八）肛门直肠狭窄

1.原因分析

痔环切，内外痔切除皮肤过多，内痔结扎过多、缝合过深，形成瘢痕愈合。手术造成大面积瘢痕挛缩，且集中在一个平面上，肛门直肠狭窄变形。内痔注射坏死剂或硬化剂，注量过大，形成瘢痕狭窄。

2.预防措施

手术时一定要做放射状切口，尽可能保存肛管皮肤，保留足够宽皮桥。内痔注射、结扎或套扎等尽量避免在同一平面。混合痔切除后创面较大时，可半缝合或做皮瓣推移。强调术后定期复诊3个月，必要时手术3周后可指导患者自行以手指扩肛，预防瘢痕形成。

4.治疗

轻度肛门狭窄可经扩肛治愈，扩张可用手指或专用肛门探子。中、重度狭窄需采用手术治疗，手术可采用疤痕松解、疤痕切除缝合术、疤痕切除植皮术等。

（九）大便失禁

痔疮手术后部分患者术后早期有一过性大便失禁，失禁发生时由于伤口存在，疼痛刺激等造成短暂性控便功能障碍。极少部分患者可能在伤口愈合后仍有大便失禁发生。

1.原因分析

（1）广泛疤痕形成

因手术、损伤或感染造成。环状、半环状、管状疤痕、肌肉被疤痕包绕肛门不能闭合；或切除皮肤、组织过多，肛门畸形，形成较深的纵向疤痕沟，粪便由沟内向外流。

（2）肛管皮肤感觉功能受损

肛管和肛门周围皮肤内有许多神经末梢和感受器，可感觉气体或黏液的刺激，使括约肌收缩，防止其流出。若因痔环切除术，造成肛管皮肤缺损或肛门瘙痒症，经皮内注射治疗后破坏感受器，可引起感觉性失禁。

2.预防措施

规范手术操作，避免损失肛门肌肉，保护肛管皮肤。

3.治疗

生物反馈治疗、针灸按摩、理疗。

（张平，颜景颖，王雅楠）

第三节　肛瘘手术并发症

一、概述

肛瘘是肛肠科常见且多发的疾病之一，手术是唯一被推荐的治疗方法。肛瘘的病理变化是高度异质性的，多数肛瘘是单纯性瘘，可用肛瘘切除术等治愈；但部分复杂性肛瘘的治疗极具挑战性，需要联合应用多种手术技巧进行治疗，同时还具有较高的复发率和并发症发生率。

二、基本手术方式及操作要点

肛瘘的主要手术方式可分为两大类，即损伤括约肌的手术和保留括约肌的手术。临床上单纯性肛瘘居多，约占所有肛瘘的70%，可以采用肛瘘切开术或切除术进行治疗；较复杂的肛瘘占30%，需要采用肛瘘挂线或是保留括约肌的手术方式进行治疗。肛瘘切开、切除和挂线治疗是损伤括约肌手术的基本操作技术，对于复杂性肛瘘可采取有计划的分期手术治疗，并组合应用切开、切除、挂线或生物制剂等多种办法，以提高治愈率，降低并发症的发生。

（一）损伤括约肌的手术方法

1.肛瘘切开术

适用于括约肌间瘘、累及外括约肌小于1/3的经括约肌瘘，以及作为高位肛瘘管道位于肛管直肠环以下部分的辅助方法。此种术式具有恢复快、疗效可靠的特点，是治疗肛瘘最基本的术式之一。手术方式为用探针经瘘管外口伸入，仔细循腔进针至内口穿出，用电刀切开位于探针表面的皮下和部分括约肌组织，敞开瘘管腔（图9-8）。

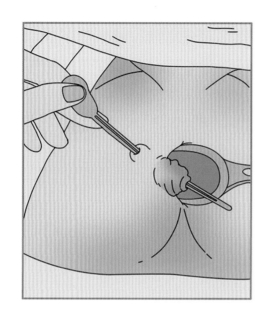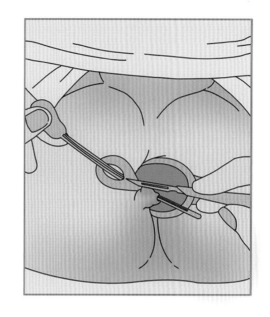

图9-8 肛瘘切开术

2.肛瘘切除术

适应证同肛瘘切开术,手术方法为用探针经瘘管外口伸入至内口穿出,完全剔除瘘管并切除其表面的皮肤、皮下组织。创面可以Ⅰ期缝合或开放(图9-9)。

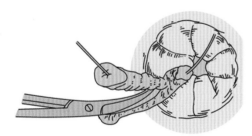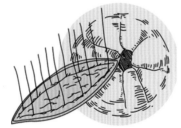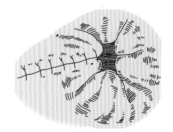

沿探针切除整个瘘管　　　　　　缝合皮下组织　　　　　　缝合皮肤

图9-9 肛瘘切除术

3.肛瘘挂线术

适用于累及外括约肌大于1/3的经括约肌瘘、括约肌上瘘和括约肌外瘘。操作方法为:将探针(橡皮筋或药线)经外口引入,并经瘘管最后由内口引出,扎紧橡皮筋或药线,使被扎入的组织缓慢坏死,达到引流、敞开瘘管的目的(图9-10)。其原理是利用药线的腐蚀作用或橡皮筋的弹力收缩作用,使被勒组织出现血运障碍,逐渐压迫坏死,通过橡皮筋的引流作用,防止发生急性感染。在割勒的过程中,通过炎症反应引起的纤维化而使括约肌断端与周围组织粘连固定,断端不会因切断而回缩,避免大便失禁的发生。

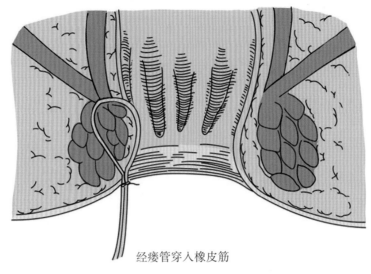

经瘘管穿入橡皮筋

图9-10 肛瘘挂线术

4.肛瘘切开联合挂线术

适用于高位复杂性肛瘘、骨盆直肠间隙肛瘘、直肠后间隙肛瘘等。是将切开与挂线联合应用，切开瘘管表面的皮肤、皮下组织和少部分肌肉组织，对深部的部分肌肉组织采取挂线的方法，使其缓慢被切割。切开联合挂线术具有切割、引流、标记、异物刺激等作用，对肛门功能影响小，可以缩短单纯挂线治疗的病程（图9-11）。

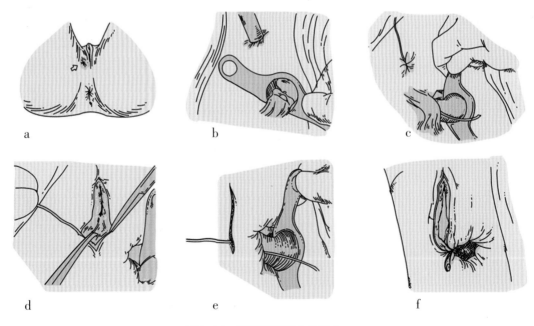

图9-11 肛瘘切开联合挂线术

注：a.外瘘口位于截石位11点距肛缘7cm；b.外瘘口注入双氧水显示内瘘口位于直肠后壁齿线附近；c.探针自外瘘口探查瘘道及内瘘口；d、e.距肛缘3cm以外的表浅瘘管处行瘘管切开术；f.距肛缘3cm以内瘘管处行挂线治疗。

5.肛瘘切开袋形缝合术

适应证同肛瘘切开术，操作方法是瘘管切开后，将剖开瘘管的边缘与皮肤缝合（图9-12）。该术式具有减轻疼痛、促进愈合、对肛门功能影响小等优点。

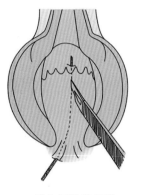 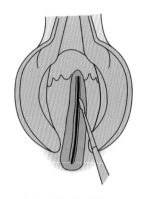 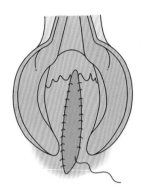

a.插入探针并切开 　　　　　b.搔刮肉芽组织 　　　　　b.创缘行袋形缝合

图9-12　肛瘘切开袋形缝合术

（二）保留括约肌的手术方法

1.括约肌间瘘管结扎术（LIFT）

泰国学者 Rojanasakul 等于2007年首次报道括约肌间瘘管结扎术（Ligation of the Intersphincteric Fistula Tract，LIFT）。操作方法是于括约肌间沟或肛缘处做切口，在肛管括约肌间找到、分离、结扎并切断瘘管，然后剔除远侧瘘管（图9-13）。该术式具有创伤小、操作相对简单、保留括约肌功能等优点，适用于简单和复杂型肛瘘，以瘘管较直的肛瘘疗效好。

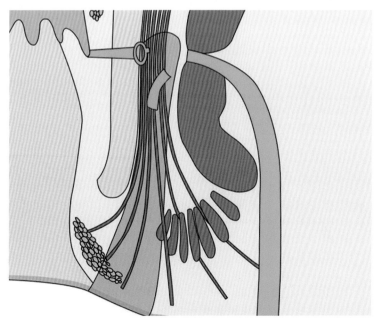

图9-13　括约肌间瘘管结扎术（LIFT手术）

2.直肠黏膜肌瓣推进修补术（Anorectal advancement flap，AAF）

主要操作步骤为首先搔刮、冲洗瘘道，缝合内口，然后于直肠内瘘管内口近心端游离一片正常的黏膜肌瓣（包括肛管直肠黏膜、黏膜下层和肌层），将黏膜肌瓣下拉覆盖于瘘管内口，最后缝合固定黏膜肌瓣（图9-14）。AAF可用于治疗简单、复杂和复发型肛瘘，该术式具有保护括约肌功能的优点。

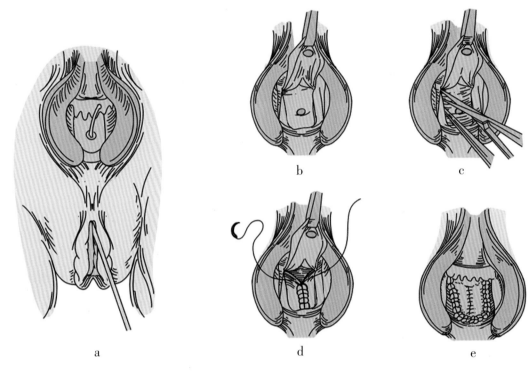

图9-14　直肠黏膜肌瓣推进修补术

注：a.直肠瘘管探查；b.U形切开直肠黏膜；c.充分游离黏膜、黏膜下层以及环形肌；d.用可吸收线逐层缝合瘘管两侧的肌肉；e.将黏膜瓣远端包含瘘管的部分切除后，其余部分原位缝合。

3.肛瘘激光闭合术

Wilhelm于2011年首次报道该手术方式，其原理是通过发射激光的探针破坏瘘管上皮，同时清除瘘管管壁组织。该术式具有保留括约肌功能的优点。

4.视频辅助肛瘘治疗术（Video-Assisted Anal Fistula Treatment，VAAFT）

VAAFT是用"肛瘘镜"从外口进入瘘管腔，在视频监视下识别瘘管解剖，包括主管、支管、脓腔及内口，用电灼法在腔内破坏瘘管内壁，清理感染组织后，关闭内口，引流管腔。该术式具有创伤小、直视下操作、不损伤括约肌等优点，对复杂性、复发性肛瘘显示了较好的疗效。

5.肛瘘栓（Anal fistula plug）

该术是源于猪小肠黏膜下层的脱细胞胶原基质蛋白，插入瘘管后可以起到封闭内口，并给宿主纤维母细胞生长提供天然支架的作用，可以促进组织修复愈合。多中心研究及Meta分析提示其成功率不足50%。

6.纤维蛋白胶（Fibrin glue）

治疗肛瘘的疗效报道相差较大，而且随着随访时间的延长，治愈率明显下降。

三、手术并发症

肛门直肠瘘术后并发症是一个复杂而无法回避的问题，其产生的主要原因是对肛门直肠的解剖生理不够了解，手术时候没有严格遵守治疗原则，术后换药不规范造成，因此认真对待上述问题，术后的并发症多可以避免和减少。

（一）大便失禁

大便失禁是排便功能紊乱的一种症状，患者失去控制排气、排便的能力，是肛瘘术后最严重的并发症，虽不直接威胁生命，但给患者造成身体和精神上的极大痛苦，严重地影响了患者正常生活和工作，轻者可在术后2~3周恢复，重者造成永久性失禁。大便失禁根据症状在临床上分为：完全性失禁、不完全性失禁和感觉性肛门失禁3种。

完全性大便失禁：肛门完全不能控制干便、稀便及气体的排出。

不完全性大便失禁：肛门不能控制气体和稀便的排出。

感觉性大便失禁：不流出大量粪便，当稀便时，在排便前不自觉有少量粪便溢出，污染衣裤，腹泻时更为严重，常有黏液刺激皮肤。

1.肛瘘手术后大便失禁的病因

高位肛瘘手术时切断或误伤肛管直肠环；复杂性肛瘘同时切断肛门左、右两侧的外括约肌深层，或者同时切断两处以上的部位；由于局部感染、挂线不当等导致瘢痕形成过大、括约肌粘连、肛门收缩无力，形成感觉性肛门失禁；年老体弱及多次肛门手术者更易发生失禁；严重的肛管、直肠、结肠疾病，多见于直肠肿瘤及炎症性疾病，如溃疡性结肠炎、克罗恩病等；切除肛门周围组织过多，特别是对肛管直肠移行上皮损伤过多，可造成感觉性大便失禁。

2.临床表现

肛瘘术后大便失禁可分为暂时性大便失禁和永久性大便失禁。暂时性大便失禁多数发生在术后1周以内，与术后疼痛、伤口较大、局部水肿和患者不敢用力夹闭肛门等有关，主要表现为感觉性大便失禁。肛门部手术创面已经完全愈合，患者仍有大便失禁的表现，则要考虑有肛门排便机制器质性损伤的可能。症状较轻者为不完全性大便失禁，表现为对气体、稀便完全或部分不能控制，肛周常有黏液和粪便沾染；部分仅表现为夜间溢便或腹泻时不能控制。症状严重者，可表现为对气体、稀便和干便增多不能控制的完全性大便失禁。肛瘘术后大便失禁症状的严重程度与肛门控便机制受损程度密切相关。

3.预防

可从以下多个方面预防术后大便失禁。①术前对瘘管走向、瘘管与肛门括约肌的关系、既往治疗对括约肌的损伤程度、括约肌的发育状况等进行准确地判断，建议应用核磁共振、CT瘘管成像、超声辅助检查和瘘管造影等手术进行判断，以此制订合理的治疗方案，可以在决策上最大限度地降低术后大便失禁的风险。②术前行肛门功能的评价，包括应用肛门直肠测压、盆底肌电图等手段，了解肛门控便功能状况，以利于进行术前治疗和与患者的沟通。③对于有术后大便失禁风险的患者，选择保留括约肌手术策略，可以降低术后大便失禁的发生率。④复杂性肛瘘的分期手术、多种手术方式联合应用可以使其复杂性逐渐降低，同时也降低了手术风险。⑤对于复杂性肛瘘，特别是已经进行了多次手术治疗的患者，术前多学科联合讨论，制订科学合理的综合治疗方案，亦有利于降低患者的安全风险。⑥外科医生的手术经验、手术技巧也可能对复杂性肛瘘手术的效果有一定的影响。盲目开刀、主观臆断和粗暴操作等都可能造成不必要的损害。⑦对于部分近乎不可避免发生的术后大便失禁，经局部对症处理后患者症状较轻，没有严重影响其生活和工作，尚没有癌变证据，或者是儿童瘘管等，进行保守治疗、瘘管旷置、避免手术的治疗策略亦不失为明智的选择。

4.肛瘘术后大便失禁的治疗

术后早期暂时性大便失禁多数在肛门部伤口完全愈合后消失。部分症状较轻或是感觉性大便失禁可经保守治疗痊愈。保守治疗措施包括饮食调节以避免腹泻的发生、肠道收敛剂的应用、收腹提肛锻炼、生物反馈治疗、骶神经电刺激等。

对于因肛管直肠环损伤或肛门、肛管组织缺损过多造成的肛门失禁则应做肛门括约肌修补术；如果括约肌完全破坏，又不能应用括约肌修补术，则需行括约肌成形术或肌肉移植手术（参见第九章第七节）。对于因肛管上皮缺损瘢痕过大的感觉性失禁有人建议行皮瓣移植术，但皮肤移植后能否达到替代原肛管直肠移行区皮肤的感觉功能，在理论上尚无支撑。

（二）创面延迟愈合

手术创面愈合缓慢是指手术后创口不能在相应的时间内顺利愈合而遗留未愈之创面，它是整个外科面临的棘手问题，肛肠科创口愈合迟缓亦较多见。肛门直肠手术后，创口受粪便污染，常有轻微感染，但由于肛周血管、淋巴、神经丰富，对感染有较强的免疫力，如果引流通畅，一般不影响创面愈合。但如果手术不当、术后伤口管理不妥善或患者自身机体因素等均可引起创口愈合缓慢。此外，复杂性肛瘘，创面大、深，愈合相对缓慢。

1.病因

创面延迟愈合的病因主要有以下几方面。①创口感染：感染是影响愈合的重要原因。感染所致的组织坏死、血管栓塞、低氧状态、胶原纤维沉积障碍和中性粒细胞所释放的蛋白酶氧基等都可影响愈合。②伤口管理不当：术中内口处理不当、瘘管残留、引流不畅或切除皮肤过多，导致组织损伤严重、创面恢复时间延长、肛缘皮赘遗留较多、术后水肿、引流不畅、伤口内残留异物、频繁更换敷料、伤口粘连、假道形成等。③肠腔内排出刺激性分泌物：如慢性溃疡性结肠、直肠炎或有蛔虫、滴虫等疾病造成肠腔内分泌物过多溢出肛外，均能影响创口愈合。④肉芽生长过度：组织肉芽水肿，影响皮肤生长。⑤全身疾病：如贫血、营养不良、结核病、糖尿病、免疫性疾病及维生素、微量元素缺乏症等。⑥肛瘘恶变：当长期慢性肛瘘患者的瘘口中流出较多的黏液，尤其黏液呈透明胶冻样或长期慢性肛瘘经正规治疗仍迁延不愈时，应警惕患者存在肛周黏液腺癌的可能。临床医师应提高警惕并及时行病理学检查以明确诊断。

2.临床表现

创口在1个半月以上未愈，创面分泌物较多，肉芽组织水肿或老化，创面发白、紫黑等，常规治疗效果则不明显。

3.预防

患有全身慢性消耗性疾、代谢性疾病、结缔组织病，或长期使用糖皮质激素的患者，围手术期应给予积极的治疗，待症状好转后再行手术治疗。手术需精益求精，事先对手术做方案设计，手术时不可切除过多的组织，也不能留有太多的皮赘，坏死组织清除彻底、残腔引流通畅。对于评估有营养风险的患者术后加强营养支持，并给予足够的维生素及蛋白质，多食富含胶原纤维的食物，促使创面愈合。术后处理方面，肛瘘患者的术后伤口管理非常重要，坐浴水温不宜过高，熏洗时间不宜过长，否则可影响创口愈合；换药时操作应轻柔；保证创口引流通畅；对肉芽组织高突者，应及时剪除处理；避免切口皮肤提前愈合，以防形成假性愈合，造成肛瘘复发；保持大便通畅，便秘或腹泻均可影响创口愈合。

4.治疗

（1）全身治疗

患有全身疾病的患者，应给予全身治疗。如结核病需进行抗结核治疗，血糖高需用降血糖的药物，贫血者给予口服补血药，严重贫血可给予输血。同时，可以发挥中西医结合的优势。

（2）局部处理

如果手术处理不当，可以再次手术，切开支管，处理内口。局部保持引流通畅，防止假性愈合。如创面肉芽较多或腐肉残留时，要及时搔刮清除，外用生肌散或新型创面敷料以促进肉芽组织生长。如为结核感染，局部需加用抗结核药物。如无特殊原因的愈合缓慢，可在局部应用外源性透明质酸或生长因子促进创口愈合。对水肿肉芽组织过度增生的给予10%高渗盐水湿敷或剪除过多肉芽组织，出现桥型愈合应及时剪开，皮缘内翻应及早修剪。

（三）复发

手术是目前治疗肛瘘最有效的方法。由于复杂性肛瘘病灶走行复杂、位置隐匿且累及较多括约肌，手术不当将影响肛门功能且容易复发，是公认的肛肠科疑难疾病之一。术后由于管壁上皮残留、组织纤维瘢痕增生和深部腔隙引流不畅，致瘘管不愈或假性愈合等导致复发。复发的肛瘘因局部解剖结构紊乱、瘢痕增生明显且可能伴肛门功能不良，都使再次手术难度增加。

1.病因

复发的原因主要有以下几个方面：①肛瘘复发的最常见原因是术中未找到原发内口或是对内口处置不当。由于内口闭合，术后探针探查时操作粗暴，造成假性内口，导致真实内口未被处理；或者是复杂肛瘘有2个甚至2个以上的内口存在，手术可能对部分内口处理遗漏。②部分肛瘘瘘管走向复杂，包括走向弯曲、分支、有残余感染腔隙存在等病理类型，术中未将整个瘘管全部切开或切除，可能将其侧支，甚至是主管遗漏而未予以切开或切除。③伤口表面过早愈合，基底部未被肉芽填满，发生桥型愈合再次形成瘘管。④瘘管切除后，采用一期缝合方法不当，或是瘘管切开袋形缝合术操作不当，留存无效死腔，继发感染，形成新的脓肿或瘘管。⑤合并有如结核、肠道炎性疾病、外伤、传染性疾病、糖尿病、血液系统疾病等，术前未明确诊断，盲目手术治疗会导致术后创面不愈合，术后复发肛瘘。

2.临床表现及诊断

肛瘘手术约45d后，手术疤痕出现局部间歇性疼痛、肿胀伴有脓血性分泌物，检查可见有炎症性管道通向皮下或更深处，有上述表现即可诊断为肛瘘术后复发。必要时可行MR检查，既可诊断，又可判断瘘管走向。

3.预防

可从以下几方面预防复发。①术中准确判断肛瘘内口：将探针从肛瘘外口伸入，仔细、轻柔循腔探查，再逐步从内口探出，严禁暴力，以免假道形成，并造成人工"内口"。如果探针从内口穿出时无损伤出血，则表示内口判断正确。有的患者内口在手术时已闭合，则可预判在探针头端伸向肛窦的最薄弱处。在处理内口时，如有怀疑，可能同时破坏相邻的2~3个肛窦。②术中应根据术中指检、探查，及术前影像学检查等提示，将整个瘘管全部（包括主管、支管及残腔）切开或切除，结束手术之前应仔细检查切开周围是否有硬条索状物存在，避免仅做分支切开。③若瘘管呈分支状不能一期全部切除或切开时，可做分期手术，先将主管切除或切开，待创面大部分愈合时再处理支管。④肛瘘切开宜行口宽底窄的"V"字形，一般需将切口边缘皮肤和皮下组织切除少许，使伤口敞开，引流通畅，以免分泌物积贮，并让伤口逐渐从基底部向外生长。⑤切除缝合时应做好肠道准备，术中仔细止血，彻底切除瘘管和残腔，缝合创面时应从底层开始，缝线应穿过底部健康组织，依次缝合皮下层及皮肤，避免遗留无效腔。⑥换药时放置的引流物应达底部，填塞纱布和敷料时达到松紧合适的状态，避免肉芽从两侧生长靠拢，产生桥型愈合而复发；发现桥型愈合时，要及时挑开愈合的皮肤。

4.治疗

一旦出现复发，应仔细检查局部伤口情况，找出复发的原因，应用MR、CT成像等检查可以帮助查找复发的原因、复发瘘管的走向，以及瘘管与括约肌的关系；括约肌痉挛，提示有肌间隙感染存在。肛瘘复发确认后需要进行手术治疗，若为内口处理不当，应重新仔细寻找内口，切开瘘管；若有瘘管残留，应重新寻找瘘管，予以彻底剖开或挂线治疗；若仅为桥型愈合所致者，需挑开愈合处，修剪搔扒创面，采用正确的换药方法；若是因为结核或克罗恩病肛瘘复发，多数是因为炎症没有完全被控制，需要在引流的基础上，继续全身治疗。

（四）疼痛

疼痛是肛肠病术后主要的反应之一，由于肛门部解剖生理学因素的影响，神经分布密集、感觉灵敏，术后往往出现较剧烈的疼痛，而且持续时间较长，其疼痛分两种：创伤性疼痛和炎症性疼痛。

1.病因

（1）解剖因素

齿线以下的肛管组织由脊神经支配，感觉十分敏锐，受到手术刺激后可产生剧烈疼痛，甚至可引起肛门括约肌的痉挛，导致肛门局部血液循环受阻，引起局部缺血进一步加重疼痛感觉。

（2）手术损伤

由于手术切除了病变组织，形成了创面，手术中对肛门皮肤损伤过重，肛瘘挂线、橡皮筋刺激，均可引起疼痛。

（3）排便刺激

患者由于恐惧心理和手术刺激，肛管处于收缩状态，长时间不敢排便、粪便干燥，使得排便刺激引发撕裂性的剧痛；而此种疼痛又可加剧患者的恐惧心理，造成肛门括约肌在排便后长时间处于收缩状态，形成恶性循环，从而导致排便后的剧烈疼痛。

（4）其他反应及并发症影响

手术后由于创面渗出增加，再加局部病菌的作用，可造成局部发生炎性水肿，引起疼痛。手术后创面愈合产生瘢痕挛缩也可引起疼痛。

2.临床表现

轻者仅觉局部微痛不适，对全身无明显影响；重者坐卧不安，呻吟不断，全身大汗，影响饮食及睡眠。疼痛的性质有胀痛、灼痛、坠痛、刺痛、跳痛等，可表现为持续性或间歇性。一般术后24~48h内较重，48h之后明显缓减；挂线治疗患者，在引流线去除或橡皮筋脱落之后逐渐缓解。受到刺激或损伤如排便、换药时，可使疼痛一过性加剧。

3.预防

术前做好患者宣教工作，使其消除顾虑，树立信心，并对疼痛有预期、有准备，使其术后能够与医护人员密切配合，尽量放松肛门括约肌。术中针对患者病情及体质，选择适当的长效麻醉方法；严格无菌操作，减轻术后感染症状；手术操作细心，减少组织创伤；挂线松紧适宜，橡皮筋避免扎到创缘皮肤等都是可以减轻术后疼痛的综合措施。术后预防便秘，换药时注意手法轻柔。

4.治疗

局部使用长效镇痛剂。中医适宜技术：针刺镇痛、穴位贴敷、热敷、理疗、辨证论治中药口服。西药镇痛：术后根据病情缓急给予口服镇痛药物、外用镇痛药，必要时可以给硝酸甘油软膏解痉治疗和镇痛泵治疗。其他：热敷、理疗、磁疗、激光照射等。

（五）其他并发症

1.出血

肛瘘手术切口多数不缝合，切口多较深，创面感染或橡皮筋脱落时肌肉断端容易出血。患者大便干结、活动量大、饮食辛辣也会刺激出血；反复出血应考虑患者凝血功能是否正常。预防和治疗方法包括：认真的术前宣教、掌握患者的基本情况，科学评估，术中彻底止血，术后控制感染，换药动作轻柔。少量创面渗血，则属于正常现象，常规创面换药、填塞止血敷料、加压包扎即可。大量急性出血伴随有全身症状则需要迅速止血处理。

2.水肿

术后肛门部因局部血液和淋巴回流障碍、血管通透性增高、水分在组织间隙滞留过多均可引起水肿。水肿可以增加患者的痛苦，影响创面的愈合。常见的原因包括：局麻、术后大便困难或腹泻刺激、肛瘘伴有严重的外痔、术后肛门局部敷料过早去除；包扎不对症，压迫不均匀；引流不畅、感染较重等也可以形成或加重水肿。水肿局部肿块色淡，如果皮下积液较多，可呈半透明状，触之柔软，有明显触痛。预防方法包括：手术切口设计合理、减少损伤、控制感染、预防便秘和腹泻，或预防性给予减少血管渗出的药物。处理方法：通畅引流、控制感染；选用利湿消肿的中药坐浴；高渗液湿敷；局部外用药物：如古墨膏、九华膏等；理疗：射频电疗、超短波等；必要时手术切除局部水肿的皮赘。

（张小元，王雅楠）

第四节　肛周脓肿手术并发症

一、概述

肛周脓肿即肛门直肠周围间隙的急、慢性化脓性感染，感染原多为肛腺，极少部分为肛门外或直肠壁感染导致。肛周脓肿多以被涉及的肛门直肠周围间隙分类，如肛门皮下脓肿、括约肌间脓肿、坐骨直肠间隙脓肿、肛管后深间隙脓肿、骨盆直肠间隙脓肿等。肛周脓肿为结直肠肛门外科急症，起病急，发展快，感染可沿肛门直肠周围间隙蔓延，范围非常广泛，可涉及多个间隙，甚至可达骨盆直肠间隙乃至腹腔，若不及时治疗，可危及生命。肛周脓肿手术并发症主要包括：疼痛、尿潴留、感染复发、出血、肛门功能受损及因控便能力下降而伴发的溢便、肛门潮湿、瘙痒、皮肤破损等，前两者是肛肠科常见并发症，处理原则可参见第九章第二、三节。本节着重阐述脓肿术后出血、感染复发和肛门功能受损（失禁）。

二、基本手术方式及操作要点

肛周脓肿的治疗以引流和清除感染原为主要原则，因此，手术是最为直接有效的治疗方式。手术治疗方式包括切开引流术和一次性根治术。近年来，临床上出现了肛周脓肿切开缝合术、微创材料封堵术、肛周脓肿负压引流术，但都仍处于探索阶段。肛周脓肿的手术操作要点在于：在保护肛门功能的前提下，做到通畅引流、打通脓腔全部纤维间隔，尽可能地减少损伤，降低复发率，或尽量使其后期形成的肛瘘简单化，为二期手术创造条件。治疗且对肛门功能的保护需大于对一次性根治的要求。肛周脓肿一次性根治术的概念：传统的肛周脓肿单纯性切开引流术后80%以上的患者会形成肛瘘，需要进行二期手术治疗；如果在行脓肿切开引流的同时能明确判断内口，则能同时处理内口，使其在痊愈后无形成肛瘘的手术策略（图9-15）。

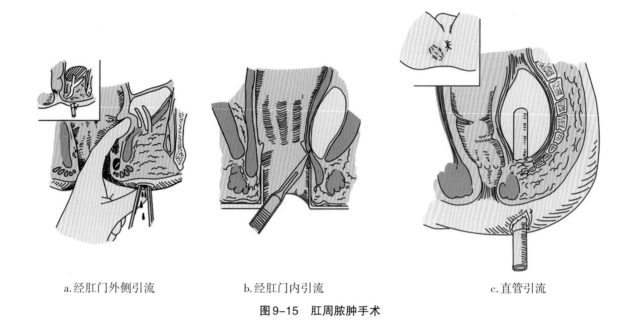

a.经肛门外侧引流　　　　b.经肛门内引流　　　　c.直管引流

图9-15　肛周脓肿手术

三、手术并发症

（一）出血

1.出血的原因

肛周脓肿术后出血多数为少量出血，主要原因包括：①术中活动性出血点未结扎。②结扎血管线脱落。③创面较大较深，压迫不紧而导致创面渗出。④创面继发感染局部组织坏死。⑤机体凝血障碍性疾病等。

2.出血的预防

围手术期处理措施对预防出血至关重要，主要措施包括：①术前、术后加强对原发疾病的治疗，如凝血功能障碍、高血压等。②术中加强电刀、超声刀的使用，减少出血，尽量达到无血化；减少结扎，特别是大块组织结扎，以减少术后线结脱落造成出血；对于深部出血的处理，在结扎、热止血处理的基础上，需进行创面压迫止血；确认无活动性出血后才能包扎，结束手术。③术后严密观察，如渗血较多可适当给予止血药物。

3.出血的治疗

对于术后出血，少量渗血可以更换敷料，压迫止血，亦可局部使用止血材料，必要时可局部或全身使用止血药；如局部处理无效则需要及时打开伤口，寻找出血点，给予缝扎、结扎或者压迫止血；如为机体凝血功能障碍，则需要给予相应的治疗。

（二）感染复发

1.感染复发的原因

感染复发的主要因素包括以下几个方面：①引流不畅，引流不彻底，手术时未将脓腔内纤维间隔完全打通，残留潜在腔隙等。②行一次性根治术时内口判断不准确，处理欠妥或处理不彻底。③创面脓腔内残留异物。④换药不当，假道形成或假愈合。⑤特异性感染，原发病未消除。

2.感染复发的预防

脓肿的感染原多为肛腺，内口位于齿线处的肛隐窝，位置不深，故而手术越早，损伤范围越小，内口的寻找相对容易，后期复发率相对降低。另外，手术过程中完全破坏脓腔的纤维间隔，完全清除坏死组织，适度清理感染组织，各切口之间安置引流物可减少复发概率。术后加强清洗、换药也是减少复发的有效手段，每次便后冲洗，将切口中的粪便残渣、坏死组织冲洗干净，切口放置引流条，深部脓肿可以使用负压吸引器。同时给予镇痛、减痛治疗，如给予止痛药物，局部使用止痛膏剂等，让患者能更好地配合清洁、换药，形成一个良性循环，可以有效地减少术后复发率。围手术期抗生素的应用可以减少肛瘘的形成比例，并可明显减少脓肿术后复发。术前加强对原发病和特异性感染的治疗，如长期腹泻、便秘、克罗恩病、结核等。

3.治疗

对于深部的感染，复发，根据临床症状、引流术后局部组织水肿消退缓慢或者加重等表现可以有倾向性诊断，通过肛门指检、核磁共振、肛门及直肠腔内彩超等可明确诊断。

诊断明确后，如果症状较重，需要立即再次手术治疗，术中需要特别注意将脓腔内的纤维间隔全部打通，清除坏死组织，冲洗脓腔，通畅引流。术中能够准确寻找到内口，则可以同时进行破坏清理，术后加强局部换药处理。如果未发现明显脓肿，则需要根据分泌物细菌培养结果进行抗感染治疗，密切观察。

（三）肛门功能受损（失禁）

1.主要原因

①脓肿位置高，范围大，术者单纯追求通畅的引流，切除组织过多，肛门括约肌功能受损。②感染时间长，坏死组织多，造成部分肌肉组织的坏死缺损。③切口过大，疤痕愈合，肌肉组织粘连，肛门弹性差，造成肛门关闭功能下降。④老年患者肛门括约肌功能下降；部分患者先天性肛门括约肌发育不全，加之手术损伤，造成肛门功能受损。

2.肛门功能受损（失禁）的预防

①在脓肿初期，感染范围相对局限时及时手术可有效减少手术创伤，避免感染组织过多、位置过深而造成肛门括约肌被破坏。②术者要对肛门局部及盆底解剖了然于胸，不断提高手术技巧，灵活的设计手术切口，对已感染但尚未出现坏死的组织，需适当的保留，避免大块的切除组织，甚至完全切断肛门括约肌。③对于位置高、内口多的肛周脓肿，可以使用橡皮筋挂线慢性切开破坏内口。④换药时切口引流条压迫不宜太紧，避免造成疤痕愈合，导致肛门弹性差，肛门关闭功能下降，从而出现肛门溢便、肛门潮湿、瘙痒等。

3.肛门功能受损的治疗

对于肛门功能受损（失禁），可做肛门直肠指检，排粪造影、肛门直肠测压及盆底肌电功能检查等进一步明确诊断。

非手术治疗：①对患者进行疾病指导，加强心理疏导，使患者建立信心。给予饮食指导，使用止泻药物、粪便膨胀剂及降低肠动力药物，减少大便次数。②恢复肛门括约肌功能训练，主要为提肛训练和生物反馈治疗。生物反馈治疗可以提高肛门静息压，延长收缩时间，降低直肠感觉阈值，早期锻炼可恢复肛门功能。对于肛门功能轻度受损者，早期、适当的提肛锻炼可以明显促进肛门功能的恢复。

手术治疗：对于肛门括约肌受损较重，非手术治疗无效或效果不佳者，可考虑手术治疗。主要包括肛门括约肌的直接修复或括约肌的加强、替代。直接修复适合于括约肌损伤不大，保留有足够括约肌的患者，包括原位修补、折叠缝合和紧缩缝合。对于肛门括约肌缺损严重的患者，可以选用股薄肌肛门成形术，适用于肛门括约肌严重受损无法修复或修复失败的患者，该手术操作难度较大，成功率与手术医生的外科技能和操作经验密切相关，手术操作参见第九章第七节。人工括约肌植入，将生物材料填充剂注入括约肌间，增强肌肉功能。对于括约肌严重受损或者手术修补失败，排便完全不可控导致生活质量严重下降或者年老体弱、心理精神严重受损者，可行结肠或者回肠造瘘。

（袁巧，高峰）

第五节　肛裂手术并发症

肛裂主要表现为发生在肛管后正中线齿线以下至肛门缘的梭形皮肤溃疡，可深达肌层；少数肛裂可位于肛管的前正中线或其他位置。临床上一般习惯将肛裂分为急性期肛裂和慢性肛裂。急性肛裂是指发生在1个月之内的肛裂，若能获得及时恰当的治疗，裂口往往能够自行愈合。若未得到及时治疗，随着病程的发展，伤口反复发生则逐渐发展为慢性肛裂，慢性肛裂很难自愈，且多合并有一种或数种并发症。局部的病理变化主要表现为肛裂"三联征"，即前哨痔、溃疡和肛乳头肥大。

一、肛裂的治疗

肛裂的治疗目标在于缓解疼痛和促进溃疡性裂口愈合并防止复发。保守疗法包括全身治疗和局部治疗，适用于所有的肛裂，特别是急性肛裂患者。临床经验显示，慢性肛裂保守治疗几乎很难自愈，多数需要采取适当的手术治疗措施。

在众多的手术治疗方式中，扩肛治疗方法、肛裂切除术（图9-16a）、内括约肌切断术（后位或侧位）（图9-16b）、肛裂纵切横缝术是较常见用的术式。扩肛疗法的优点是操作简单，可以在门诊完成治疗，患者的花费较低。单纯肛裂切除术是切除肛裂的溃疡性病变及其继发的病理变化（如前哨痔、肥大的肛乳头、潜行窦道等），此术式相对简单，但复发率较高，特别是对于合并内括约肌痉挛的患者，而不幸的是许多慢性肛裂患者合并有内括约肌痉挛。为此，多数医师建议在行肛裂切除的同时，需要进行内括约肌部分切断术。切断的部位可在后位或侧方，以侧方为首选，因为相比而言，后侧部分内括约肌切断似乎更容易引起大便失禁；内括约肌切断比例根据括约肌厚度及其张力判断，以1/3~1/2为宜。肛裂纵切横缝术，应视为肛裂切除术的改进术式，该术式利用横形缝合关闭肛裂创面，有皮瓣移植的理念，有利于缩短病程、预防术后瘢痕狭窄。

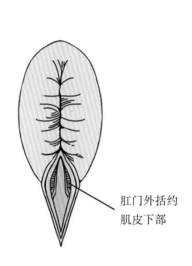

图9-16a　肛裂切除术

肛门外括约
肌皮下部

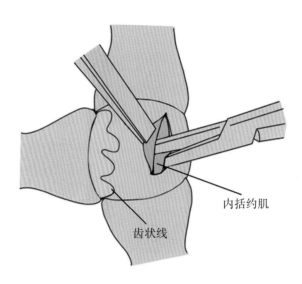

图9-16b　侧方内括约肌切断术

内括约肌

齿状线

二、手术并发症

肛裂的手术并发症与其采用的不同治疗方式密切相关，常见的手术并发症如下。

1.肛门漏气、渗液

肛门漏气和（或）渗液、内裤粪污是扩肛疗法最常见的术后并发症。这与术者强力扩肛有关。建议在扩肛时宜轻柔缓慢用力，切忌暴力扩肛，扩肛应该循序渐进，一般达到同时纳入4指即能获得满意的扩肛效果。当然，其他术式在松解、切除过多内括约肌时，也会造成肛门括约肌功能受损，引起不完全性肛门失禁。

2.肛管皮下血肿、水肿

强力、过度扩肛，会导致术后肛管皮肤撕裂、肛门括约肌不规则撕裂伤、皮下血肿、肛门水肿等并发症。侧位潜行内括约肌切断术，若术中止血不当，术后也容易形成皮下血肿。另外，若患者同时合并有较严重的静脉曲张性外痔或者内痔核明显充盈增大，则宜在行肛裂治疗时一并处理痔，否则术后极易引起肛缘水肿。

3.疼痛

肛周是人体感觉最灵敏的区域，无论何种肛肠手术，术后疼痛都是一个无法避免的并发症。做到完全无痛是不太现实的。但如果医师能在术前和患者进行良好的、有效的沟通，术中操作做到轻柔、精、准，术后采用个体化的多模式镇痛方案，一般来说，都能够把术后疼痛控制在患者可接受的程度。

4.排尿困难

引起肛裂术后排尿困难的原因是多方面的，不仅仅与手术相关。患者基础疾病（如前列腺增生）、麻醉、术后肛管敷料填塞过多、疼痛等因素都可引起排尿不畅。因此，避免和预防肛裂术后排尿困难需要围手术期手术医生、护士、麻醉师多方共同努力。

5.出血

肛裂术后有可能出现急性出血和继发性出血。一般而言，肛裂手术本身引起的出血都是少许渗血，容易处理，通过局部压迫或者麻醉下电凝即能有效止血。某些特殊基础疾病引起的出血，则需要详细了解患者病史和检查资料，准确分析，及时正确处理。

6.感染

术后切口感染，可发生在任何肛裂手术方式，然而，不同的术式，其术后感染的机理和临床表现或许不同。对于肛裂切除术、后方括约肌松解术等术式，引起术后感染的原因可能是切口长度不够，术后切口引流不畅所致，需要在术中适当延长切口外侧端，使引流通畅；术后换药时，应注意观察切口引流情况，避免切口外侧端肉芽生长过快，形成"堤坎"，从而影响引流。对于潜行括约肌切断术式或者纵切横缝等"闭合"切口，要注意观察有无皮下血肿或因缝合导致的切口感染、引流不畅等。一般来说，只要注意好术后换药，勤观察，是能够有效避免肛裂术后切口感染的。

7.复发

肛裂的病因学说很多，然而迄今为止，这些学说仍是停留在"假说"的层面。因此，肛裂的任何手术疗法，都存在术后复发的可能性。预防和避免术后复发，一方面要求手术医生在术中要恰如其分地切除肛裂组织或者松解内括约肌，另一方面，更需要教育患者在术后坚持"一般治疗"。合理的饮食习惯，规律、通畅的排便，肛周局部清洁卫生应被作为所有治疗方案的基础。中医中药辨证论治内服或熏洗坐浴，中药油膏局部应用都能有效地预防肛裂复发。

（袁学刚，邹敏）

第六节　藏毛窦手术并发症

藏毛窦和藏毛囊肿（Pilonidal sinus and Pilonidal cyst）统称为藏毛疾病（Pilonidal disese），是在骶尾部臀间裂软组织内的一种慢性窦道或囊肿，内藏毛发是其特征。可表现为骶尾部急性脓肿，穿破后形成慢性窦道或暂时愈合，终又穿破，如此可反复发作，很难自愈，手术是唯一治愈的方法。囊肿内伴肉芽组织，纤维增生，有时含一簇毛。虽在出生后可见此病，但多在20~30岁发生，随皮脂腺活动增加才出现症状，男性多于女性。其发病多与体毛过多、臀沟过深、肥胖、驾驶、久坐、卫生条件差或是家族史有关。发病机制包括：①先天原因：藏毛窦源于先天性上皮残留或先天性皮肤凹陷，其内部毛发被认为是内陷的上皮毛囊，因感染原因形成慢性窦道。②后天原因：有观点认为藏毛窦发病原因是臀部在活动时的扭动和摩擦，使臀中裂之间较硬的毛发刺入附近皮肤，进而形成一条微小的管道，而毛发根部仍未脱落，管道随即上皮化，而当毛发根部从原来的毛囊脱落后被之前上皮化的短管道产生的吸引力吸入，即形成刺性窦道的第一阶段和吸入性窦道的第二阶段。

一、基本手术方式及操作要点

切开引流：适用于急性藏毛窦囊肿合并感染，或手术伤口较大，切除后不能一期缝合，或手术后复发的病例。操作要点：切开脓肿或切除窦道和继发管道侵犯区域，深达骶骨筋膜，部分患者需要切除尾骨。不缝合伤口、敞开引流。优点是操作简单，手术时间短；缺点是后期换药时间较长，易形成疤痕愈合，有一定复发率。

病灶切除、一期缝合术：依据瘘口做梭形切口，切除瘘口、瘘管及全部炎症组织直达骶骨筋膜。皮下放置引流，一期间断缝合皮肤、皮下组织，尽量避免或缩小死腔存在（图9-17）。主要适用于病灶范围较小，炎症反应较轻的患者；优点是操作简单，缺点是缝合切口容易裂开，后期换药即可愈合。

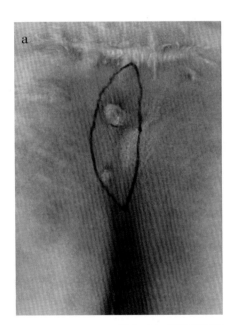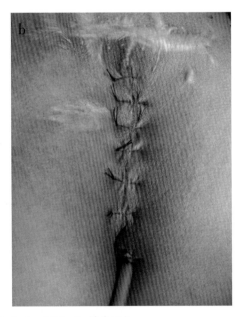

图9-17　藏毛窦切除、一期缝合术（a.切口，b.缝合后）

菱形皮瓣转移术（Limberg皮瓣转移术）：Limberg皮瓣是Limberg教授于1946年首次介绍，其操作要点是菱形标记好需要切除的藏毛窦病变和转移皮瓣；完整切除包括窦道在内的所有受累组织及中线小凹，直至骶骨筋膜；游离合适的菱形皮瓣，转移覆盖至缺损处（图9-18）。皮瓣下放置引流管，间断缝合皮下及皮肤，或做皮内缝合，再结合真空负压引流，促进愈合。Claude Dufourmentel教授于1962年对Limberg皮瓣进行了改良，延长了皮瓣基底的宽度，以期增加皮瓣的成活率（图

9-19）。

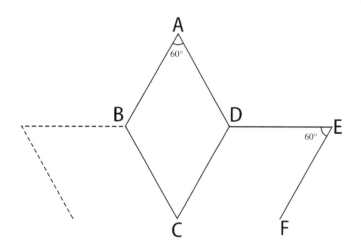

图 9-18　Limberg 皮瓣示意图

注：A 为头侧，C 为尾侧；ABCD 为切除区域；CDEF 为皮瓣区域；AB 和 AC 夹角、ED 和 EF 夹角为 60°；CD 与 EF 平行，AB、AD、DE、EF 等长。

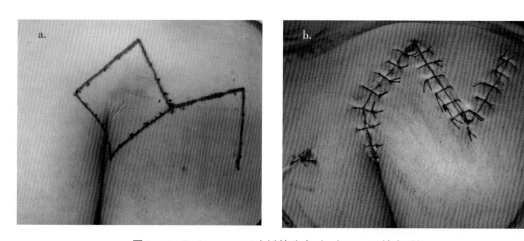

图 9-19　Dufourmentel 皮瓣转移术（a. 切口；b. 缝合后）

Karydakis 皮瓣移植术：由 Karydakis 于 1965 年首创，操作要点是在离开中线至少 1cm 处做一个梭形切口，切除病灶皮肤、皮下病变组织及脂肪至骶前筋膜，充分游离靠近中线侧皮瓣，移动皮瓣与对侧进行缝合（图 9-20）。

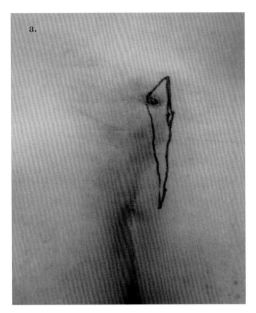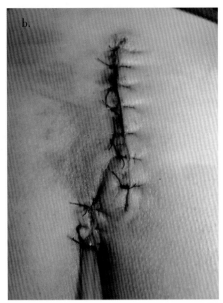

图9-20　Karydakis皮瓣移植术（a.切口；b.缝合后）

Bascom臀沟抬高术：操作要点是梭形切除中线病灶，游离对侧皮瓣，跨越臀沟，保留正常皮下组织，将邻近臀部ukib肌肉深部皮下组织缝合，将皮瓣无张力缝合于对侧，以拉平臀沟（图9-21）。其优点是术后愈合时间较短，疼痛相对较轻。

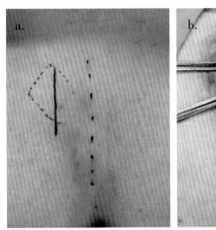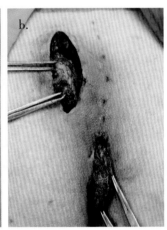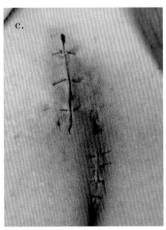

图9-21 Bascom臀沟抬高术（a.切口，b.切除标本；c.缝合后）

皮瓣转移手术术式多样，Limberg转移皮瓣、Karydakis皮瓣移植术、Bascom臀沟抬高术，以上3种为常用的偏中线缝合手术，手术效果之间没有显著差异；另外还有"V-Y"成形皮瓣、"Z"形皮瓣（图9-22）、"W"形皮瓣等均为偏中线缝合手术，在多次复发的患者中可以选择应用，亦可取得较好的效果，与以上3种效果相当。各种皮瓣手术皮瓣游离均要充分，不能有张力，防止切口裂开；病灶切除均要彻底，以达到骶骨筋膜为宜。

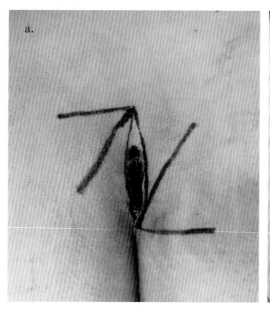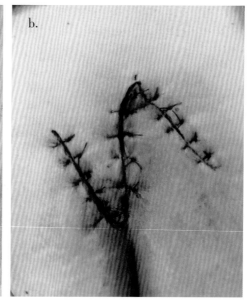

图9-22　Z形皮瓣（a.切口设计；b.缝合后）

二、手术并发症

藏毛窦或藏毛囊肿均需要手术治疗，常见的并发症有以下方面：①切口感染：藏毛窦为感染性疾病，切除不完整出现的切口感染；切口与肛门位置较近，排便容易形成切口感染；臀间沟较深，引流不通畅；切除创面大多容易形成积液或积血等均是造成术后感染的原因。②切口裂开、水肿：骶尾部因解剖因素，导致术后切口张力较大，容易形成切口裂开或组织水肿。③皮瓣缺血、坏死：皮瓣分离较大，皮瓣组织血供差，容易出现缺血、坏死等情况。④复发。

三、预防措施

术前备皮，全肠道灌洗；皮瓣游离要充分，减少缝合张力，防止切口裂开和张力性水泡；病灶切除要彻底，以达到骶骨筋膜为原则；切口下方放置负压引流，通过负压引流，再配合局部加压达到一期愈合；术后俯卧位休息，控便，肠外营养支持1周。

四、治疗

1.非手术治疗

如发生切口感染、裂开或皮瓣部分坏死，则先行保守治疗措施，可局部换药处理，分泌物较多时需要多次更换伤口敷料，亦可用新型创面敷料促进肉芽组织生长；如创面较深，可先清除坏死组织，再用负压封闭引流。

2.手术治疗

对于伤口无法愈合的患者，如深部肉芽组织生长良好，可以行游离皮片移植，以覆盖创面，促进愈合。缺损范围较大者，可以重新设计进行皮瓣移植手术，包括带蒂皮瓣移植等。手术是唯一能根治藏毛窦的有效方法，但有炎症时则不宜手术，应等炎症消退后再行手术。对于复杂性或多次复发的慢性藏毛窦及病变广泛者手术治疗均采用切除病灶结合皮瓣移植技术。

（安辉，张妍生，高峰）

第七节　大便失禁手术及并发症

一、概述

正常人体的生理控便能力依赖多种因素的协同过程，包括肛门直肠功能、结肠传输功能、肠内容物的性状和精神因素等，特别是肛门直肠功能的协调运动，需要直肠扩张、肛门直肠感觉、肛门直肠反射、肛门括约肌缩放等生理功能的正常作用。控便生理机制的任何环节发生结构和功能紊乱均可导致大便失禁。根据控便能力损害严重程度，Browning 和 Parks 将大便失禁分为 4 型：A 型，对固体、液体粪便和气体都能够正常控制，即为控便功能正常；B 型，对固体和液体粪便可以控制，而对气体不能控制；C 型，对固体粪便可以控制，而对液体粪便和气体不能控制；D 型，对固体、液体粪便和气体都不能控制。如患者完全不能控制固体粪便，称为完全大便失禁；如在无意识状态下出现粪便溢便则称为部分失禁。为了客观评估大便失禁，临床上制订了许多分级量表，如 Rockwood、Wexner 大便失禁评分（CCF-FISI）、Pescatori、Vaizey 等，这些量表繁简各异，各有特点，并不是判定大便失禁评估、分类和疗效的唯一标准。

大便失禁的发病率尚不明确，社区系统回顾性调查的文献报道大便失禁（含对气体失禁）的发病率为 2%~24%；如不包括对气体的失禁，发病率为 0.4%~18%。老年人、缺乏生活自理能力的患者、精神疾病患者、神经受损的患者和经产妇等是大便失禁的高危人群。引起大便失禁的原因可分为肌肉因素和神经因素，肌肉因素主要是各种原因导致的肛门括约肌结构和功能受损，如肛门部手术、经阴道分娩产伤、肛门外伤、放射线损伤和先天性异常等，而神经因素包括创伤，特别是脊神经损伤、阴部神经病变、脊膜膨出、糖尿病等；由于衰老、直肠脱垂等导致的大便失禁还同神经肌肉综合因素相关。

详细询问病史，仔细体格检查及必要的辅助检查对判断分析大便失禁的具体病因、明确病理变化的部位和程度、制订合理的治疗方案极其重要。保守治疗是大便失禁的一线治疗选择，如调整饮食结构、应用收敛肠道药物、生物反馈和盆底肌训练等措施对部分失禁通常有效，但对完全失禁患者往往需要手术治疗。

二、主要术式及操作要点

目前，大便失禁的手术策略可归纳为损伤修补、肌肉替代、增加阻力、神经刺激和粪便转流 5 个方向，代表性的术式和技术如下：

1.前方肛门括约肌修补术

常用于产后肛门括约肌损伤导致的大便失禁，外括约肌有明显缺损者，因为分娩所致括约肌损伤的部位常常位于肛门前方。患者取截石位或俯卧折刀位，经会阴体做横切口或向后的弧形切口，将肛管皮肤分离与深部括约肌和瘢痕组织分离，向头侧游离到肛门直肠环远端，充分游离括约肌组织，从疤痕组织中间前、后方向切断，游离出与疤痕组织相连的外括约肌，并分开肛门内外括约肌。用慢吸收缝线折叠缝合耻骨直肠肌及肛门内括约肌，然后将外括约肌断端行重叠缝合，缩小肛门至容一示指通过为宜。间断缝合皮下及皮肤，可留置引流。

2.肛管后方修补术

俯卧折刀位，肛管后侧做成角切口，切开皮肤皮下，从肛门内、外括约肌间向上分离达耻骨直肠肌，切开直肠骶骨筋膜进入盆腔，将直肠向前推并与肛提肌分离，用0号可吸收缝线逐层缝合拉拢坐骨尾骨肌、耻骨尾骨肌，然后用缝线拉拢对合耻骨直肠肌，目的是修复肛直肠角和增加肛管长度。骶前放置负压引流装置，慢可吸收缝线折叠缝合外括约肌至肛门能容一示指通过（图9-23）。

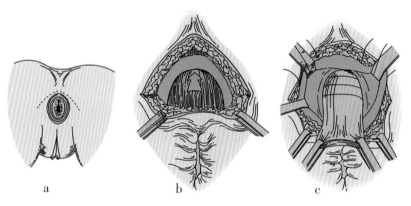

图9-23 肛管后方修补术

3.股薄肌成形术

主要用于小儿大便失禁和括约肌严重损伤的健康成人患者。患者先行粪便转流手术，游离一侧带血管蒂的股薄肌肌瓣，经肛门周围皮下隧道将其包绕于括约肌复合体周围，并缝合固定。会阴部伤口愈合后可还纳肠转流造口。手术后患者要学习主动收缩股薄肌，以加强主动控便功能（图9-24）。

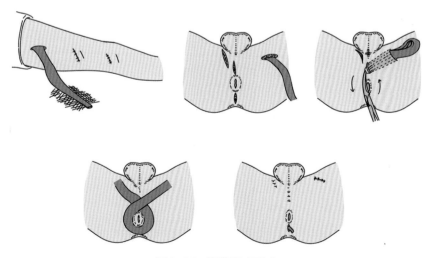

图9-24 股薄肌成形术

4.臀大肌成形术

主要用于外括约肌功能丧失、相对年轻、有活动能力、臀大肌功能未受损的患者。与股薄肌成形术相比，臀大肌具有力量较强和距离肛门较近等优点。需要行较严格的术前肠道准备，以减少术后伤口感染，取俯卧折刀位，于臀中线外侧左、右各做内上、向外下的斜切口，游离臀大肌下缘，明确显露其内侧骶尾骨附着点，将臀大肌下缘从骶尾骨连同深筋膜一起分离，将分离的肌束再分为两束，经肛周皮肤隧道包绕肛门括约肌复合体，将两侧分离的臀大肌在肛门的前方及后方交叉重叠并缝合固定，留置负压引流，缝合伤口。

5.骶神经调节

骶神经刺激（sacral nerve stimulation，SNS）适用于各类大便失禁患者，最初应用于尿失禁，临床发现它对大便失禁的效果更优于尿失禁。方法是将四极电极经皮肤穿刺，经骶孔植入于S_3神经根旁，经刺激测试有效后，再于髂后上脊下方皮下植入永久性刺激装置。多项临床试验证实SNS治疗大便失禁的成功率为70%~90%，作用机制可能有：①启动躯体内脏反射。②调节传入信息的感知。③增加肛门外括约肌的活动能力。2001年FDA已经批准SNS可用于经保守治疗失败的大便失禁患者。

6.结肠造口术

对于经饮食调节、药物干预、修复手术、灌肠等治疗均失败的患者，其生活质量有明显下降，可以选择行结肠造口治疗。尽管造口可能带来相应的不便，但患者的生活质量会得到显著提高，对患者重返社会、工作生活有明显的帮助。对于因肛肠肿瘤或复杂良性疾病造成的严重大便失禁患者，亦可较早选择肠造口治疗。

7.其他方法

胫后神经刺激、人工肛门括约肌（磁性、球囊）植入、射频疗法等在大便失禁治疗策略中均有尝试，效果多不稳定或是在进一步研究之中。

三、手术并发症的防治

大便失禁手术治疗的并发症多与手术本身有关，包括手术失败、手术部位感染、局部疼痛等。括约肌损伤修复或肌肉替代治疗手术的早期效果多较远期疗效明显，主要原因可能与疤痕粘连、缝线切割肌肉、或肌肉疲劳等有关。会阴部成形手术往往受到粪便污染、切口感染的影响，对此，可行肠造口转流粪便，待手术成功后再行造口还纳。随着SNS治疗大便失禁取得成功，许多患者可以避免修补或替代手术的痛苦，随之也避免了相应手术并发症的发生。价格昂贵可能是阻止SNS技术普及的重要原因之一。肛门周围装置植入性手术，由于手术局部污染及装置异常的特性，亦容易发生感染，导致手术失败，植入的装置必须取出，转流性肠造口、围手术期抗生素的应用和严格无菌损伤对这种操作有一定的帮助。

（杨增强，高峰）

第八节 直肠阴道瘘手术并发症

一、概述

直肠阴道瘘是阴道和直肠之间内覆盖上皮组织的病理性管道，可以分为先天性和继发性，严重影响患者的生活质量。直肠阴道瘘根据瘘口的位置可分为：①低位直肠阴道瘘，瘘口位于齿状线或稍上位置。②高位直肠阴道瘘，瘘口位于宫颈后方或其附近。③中位直肠阴道瘘，瘘口位于上述二者之间。依据瘘口的大小可将其分为大、中、小瘘，分别为：①小瘘，瘘口直径小于0.5cm。②中瘘，瘘口直径为0.5~2.5cm。③大瘘，瘘口直径大于2.5cm。也可以依据形成的因素进行分类，如先天性直肠阴道瘘、外伤性直肠阴道瘘、放射性直肠阴道瘘等。

引起直肠阴道瘘的病因包括先天因素和继发性损伤。先天因素主要是发育畸形，如先天性直肠阴道瘘、先天性肛门闭锁和先天性肛门异位等。继发性损伤可包括产伤、放射损伤、肿瘤侵犯、炎性肠病、创伤和感染等。直肠阴道瘘的诊断较容易，但明确诊断以后要注意评估瘘口位置、大小、局部感染状况、是否并存潜在的病理改变，以及肛门括约肌是否受损及其严重性等情况。不同病因、不同位置和不同大小的直肠阴道瘘处理难度相差甚远，继发于放射治疗、炎性肠病、恶性肿瘤、或是直肠吻合术后的高位瘘处理较复杂，要特别重视。部分瘘口较小，继发于外伤、手术，发生时间较短的直肠阴道瘘经局部坐浴、限制粪便通过，或行转流性肠造口治疗可以愈合。多数直肠阴道瘘需要择期行手术治疗。

对于拟行手术治疗的患者，首先，要准确评估病情，包括局部病理变化、周围正常组织状况、局部炎症是否消退、是否有自愈的可能性。其次，要确定手术时机，对于产伤、手术、外伤引起的瘘，一般建议在创伤后3~6个月时再行手术；对于局部感染较重的瘘，需要控制炎症，必要时行虚挂线引流，以促进炎症消退和纤维化。然后，要确定手术入路和手术方式，直肠阴道瘘的手术入路较多，包括经会阴入路、经直肠入路、经阴道入路、经腹入路、经骶尾入路、联合入路等。不同的入路各有利弊，要依据病情和术式选择，要便于游离直肠和阴道、便于伤口愈合，避免副损伤发生。对于直肠阴道瘘的手术治疗，要特别强调围手术期处理，它对保证手术成功至关重要。围手术期处理要重视机械性肠道准备、肠道清洁和抗生素应用等；术后6~12周禁止性生活。

二、手术方式

1.瘘管切除分层缝合术

即完全切除瘘管组织，再对直肠壁、提肛肌和阴道壁逐层缝合。该手术可经阴道、直肠或会阴入路进行，适用于单纯中低位、中小型瘘，也可用于伴轻度括约肌缺损的直肠阴道瘘。经肛缘、会阴或阴道切口，于直肠阴道间隙游离至瘘管及局部疤痕周围的正常组织，切除瘘管，用可吸收缝线缝合直肠壁、折叠缝合提肛肌及部分括约肌组织，再缝合阴道壁组织。阴部壁组织亦可部分开放以利于引流，并尽量避免各层缝线并排在一起（图9-25）。

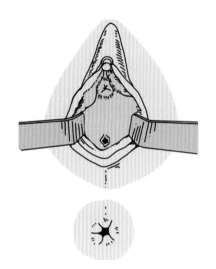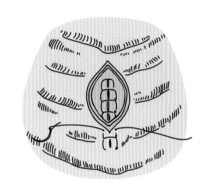

| 暴露阴道，切除瘘口
和周围部分组织 | 显露直肠的缺损和直
肠壁的边缘 | 缝合直肠和阴道的
缺损 |

图9-25 瘘管切除分层缝合术

2.瘘管切开或挂线术

部分低位直肠阴道瘘，如先天性瘘、继发于会阴体感染形成的瘘，如括约肌受累较少可直接行瘘管切开术或是瘘管挂线术进行治疗。对于累及括约肌超过1/5~1/4的患者不能选择以上2种术式，恐引起大便失禁。

3.黏膜肌瓣推移术

黏膜肌瓣推移术适用于多数直肠阴道瘘和复发性直肠阴道瘘，可以经直肠或经阴道进行。经直肠内黏膜肌瓣推移术具有组织瓣游离方便、推移瓣回缩率低、组织瓣粘贴较紧密等优点。术前进行充分的肠道清洁，患者取俯卧折刀位，充分暴露肛门，显露位于直肠前壁处的瘘口。先设计推移瓣，基底位于头侧，瘘管位于推移瓣的远端，基底宽远端窄（远端与基底宽度之比宜不大于1/2）；于直肠前壁黏膜下注射1:10 000的肾上腺素盐水，以减少游离时的出血；按设计切开推移瓣远侧及两侧缘，经黏膜膜层向上游离，包括黏膜、黏膜下层，和（或）部分环肌组织，游离长度达瘘管上方1~2cm，以下拉后无张力为宜；切除瘘管及部分直肠黏膜肌组织，并送病理检查；折叠缝合推移瓣深层的肠壁肌肉组织和部分括约肌组织，覆盖瘘口；下拉游离的黏膜肌瓣，覆盖创面、缝合固定。阴道壁缺损用可吸收缝线缝合，亦可开放用于引流，避免减轻直肠推移瓣下形成积液。经阴道推移瓣手术与经直肠损伤相似，患者取截石位，于阴道后壁设计推移瓣，推移瓣组织包括阴道壁全层。经阴道损伤特别适合于有直肠炎症、直肠手术所致的瘘，或是经直肠手术失败的患者，肠造口粪便转流可以提高手术的成功率（图9-26）。

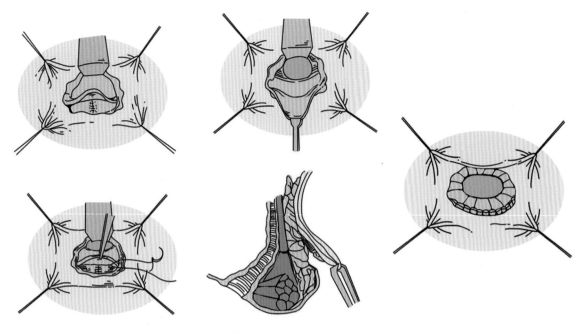

图9-26　阴道肌瓣推移术

4.会阴成形术

该手术适合于合并有会阴撕裂，特别是创伤性大便失禁的直肠阴道瘘患者。手术方法为切开会阴及部分直肠阴道隔，同时切除直肠阴道瘘管，分离会阴体、内外括约肌，并分开直肠阴道隔，暴露两侧肛提肌，逐层缝合直肠黏膜、内外括约肌，阴道黏膜，最后行会阴体重建。亦可在缝合括约肌前，缝合左右两侧提肛肌。结肠转流性造口对减少粪便污染、保障手术成功具有重要作用（图9-27）。

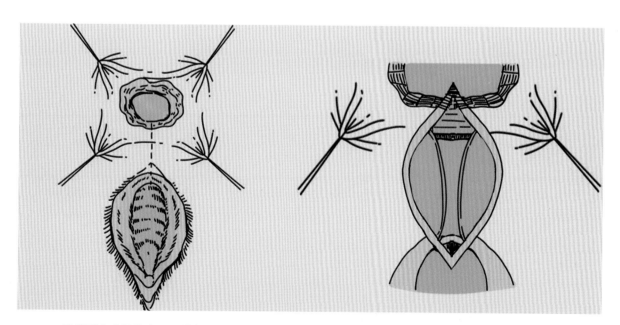

沿阴道和直肠的瘘口只剩为切口　　　　　　　　　切除瘘管和周围的肉式组织

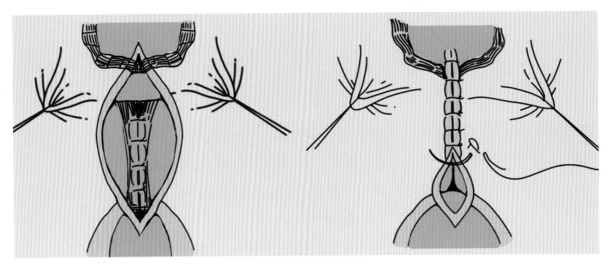

缝合会阴部肌肉和内外括约肌　　　　　　　　缝合会阴部皮下组织及皮肤

图9-27　会阴成形术

5.肌肉组织瓣转位术（Martius手术）

对于复发性或复杂难治性直肠阴道瘘可以选择肌肉组织瓣转位术治疗，患者取截石位，会阴单侧横切口，从直肠阴道隔向上游离，分离出瘘管并切除，可吸收缝线缝合关闭直肠壁瘘口；纵向切开对侧皮肤，游离大阴唇深部的脂肪垫及球海绵体肌，注意保留供应血管；皮肤造设潜行隧道使大阴唇处切口与直肠阴道隔相通；经隧道将球海绵体和脂肪瓣转位于直肠阴道隔直肠修补处；留置负压引流，缝合阴道壁瘘口及会阴、阴唇切口。转移瓣组织不宜太大，单纯肌瓣亦可达到类似效果（图9-28）。

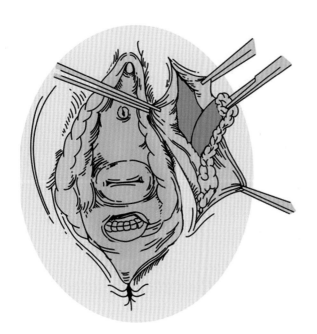
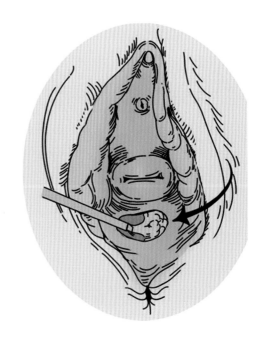

图9-28　肌肉组织瓣转位术（Martius手术）

6.直肠切除吻合术

对于瘘口及疤痕组织累及超过直肠1/3周长的，高位直肠阴道瘘经肛门、阴道或会阴修补困难者，或合并有腹盆腔病变（如肿瘤、炎症）者可行直肠切除吻合术。手术切除瘘管近侧及远侧直肠肠壁，将直肠乙状结肠向下与瘘口远侧直肠或肛管进行吻合。手术可经腹操作或经骶尾部（没有腹盆腔病变）进行操作（图9-29）。

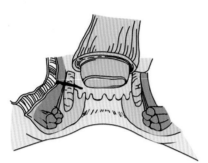 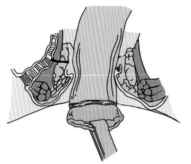 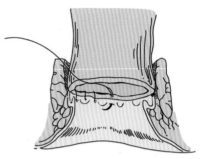

| 齿状线处环形游离直肠黏膜至内括约肌 | 将游离的皮瓣向下牵拉 | 把病变的黏膜切除后，将剩余健康的黏膜缝合固定在齿状线上 |

图9-29　直肠切除吻合术

三、手术并发症的防治

手术并发症是导致手术失败的主要原因，直肠阴道瘘手术最主要的并发症是复发，不同的手术方式复发的原因可能不同，但是，准确的术前评估，判断瘘口部位、大小、受损组织范围、受损程度、健康组织范围及可及程度；严格细致的围手术期处理、控制局部炎症、机械性肠道准备、应用肠道清洁剂、静脉注射抗生素、并存疾病的治疗及制订合理的手术方案，包括手术时机和手术方式等都是手术成功的保障。转流性肠造口对保证修复的成功具有重要意义。其他手术并发还包括组织瓣缺血坏死、血肿形成、局部感染、性交困难、性交痛、会阴阴唇感觉减退、会阴部畸形等。直肠黏膜肌推移瓣或阴道推移瓣首先要保证其血供，推移瓣基底部要足够宽，原则上要大于等于远端的2倍。其次要有一定的厚度，直肠瓣要包括黏膜、黏膜下层和（或）部分直肠环肌层；阴道瓣要达到阴道壁全层，另外，推移瓣亦不能过大，避免血供不足。Martius脂肪肌瓣要注意保留血管蒂，并在转位时避免扭转等。手术及术后保持局部清洁无菌，手术操作准确细致，止血可靠，避免组织坏死液化等是可以降低局部感染、避免血肿形成的重要措施。避免经阴道操作可以降低部分术后性交困难、性交痛的发生，另外，耐心细致地解释沟通，避免紧张情绪，亦可降低性交困难的发生。修补手术时各层组织的组合要做到没有张力，这样可以减少缝线切割导致的组织、推移瓣或肌瓣回缩，组织回缩亦是手术失败的重要原因。在修补前要在正确判断周围正常组织的可及性基础上进行充分游离，以达到无引力修补的效果。

（张妍生，高峰）

第十章
顽固性便秘手术并发症
WANGUXING BIANMI SHOUSHU BINGFAZHENG

第一节 概述

便秘是临床上最常见的消化道症状之一，系肠道运输、吸收及排便功能障碍的表现，部分便秘症状可能找不到具体原因。多数便秘经内科治疗后可缓解，少部分慢性顽固性便秘在综合保守治疗无效的前提下，手术可以作为最终的治疗选择。正确掌握手术指征、制订科学合理的手术方案是取得良好治疗效果、预防并发症发生的关键。

一、慢性便秘的发病情况与分类

慢性便秘（Chronic constipation，CC）在临床非常常见，不仅仅是排便次数减少（每周<3次）、大便结燥，还包括有肛门坠胀、便意频繁、排便梗阻感、排便不尽感等盆底功能障碍的表现。美国的慢性便秘总体发病率在16%左右，60岁以上老人更是高达33.5%，便秘人口超过4000万，每年的医疗费用高达69亿美元，仅泻剂的花费就达5亿美元。中国缺乏权威的慢性便秘发病率相关数据，零散的报道从3%~28%不等，平均约7%，粗略估算中国的慢性便秘患者近8000万。随着生活水平的提高、饮食结构的改变、工作及生活压力的增加、社会老龄化等，慢性便秘的发病率更呈显著上升趋势。慢性便秘与慢阻肺、糖尿病、抑郁症被认为是影响现代人健康的四大慢性病。慢性便秘是许多临床疾病的始动因素，可增加大肠癌、老年痴呆的发生率，激发帕金森病恶性综合征的发生，使心脑血管病的发生危险增加23%，由排便困难引发的猝死临床也不少见。慢性便秘严重影响患者的身心健康，是医学健康领域值得关注的重点问题之一。

慢性便秘的临床表现差别很大，绝不仅仅是大便干结、排出困难，更常见的反而是大便并不干燥，而排出困难或者有排便不尽感。由此产生了不同的便秘分类（图10-1），每一种便秘类型的病理生理机制不同，治疗方案各异。

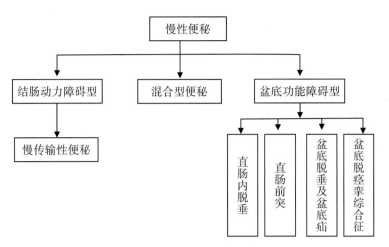

图10-1　慢性便秘分类示意图

各种泻剂是患者最常使用的治疗手段，但治标不治本。研究证明长期服用泻剂如大黄、番泻叶等可损伤肠神经系统，加重便秘症状，形成恶性循环，导致顽固性便秘。通过一些专科检查手段，将慢性便秘进行精准的分类诊断是选择合理治疗方案的基础。

二、慢性便秘的诊断

按照中华医学会1991年制订的便秘诊断标准：①大便量太少、太硬、排出困难。②排便困难伴肛门坠胀或排便不净感等。③每周排便次数少于2~3次。

2005年，Sarnelli统计了42例慢性便秘的症状分布情况（图10-2），可见排便困难、排便不尽感、费时费力以及下腹痛是较常见的症状。

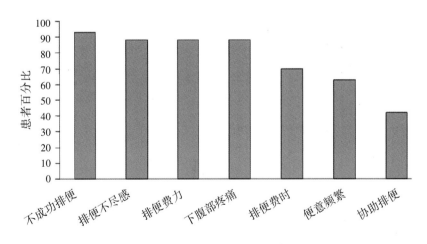

图10-2　Sarnelli报道的42例患者的便秘症状分布

1999年，便秘诊断的罗马Ⅱ标准正式发表，将便秘的分类诊断达成共识。目前临床应用的已经是罗马Ⅳ标准（表10-1）。

表 10-1 功能性便秘与排便紊乱的罗马 IV 标准。

功能性便秘诊断标准*	功能性排便紊乱诊断标准*
1.必须包括以下2条以上：	
a.至少25%的排便需要用力挣便	1.病人必须符合功能性便秘的诊断标准
b.至少25%的排便是干硬粪便	2.在反复试图排便期间至少包含以下2条以上
c.至少25%的排便有不尽感	a.气球排出试验或成像证明排便功能损害
d.至少25%的排便有肛门直肠梗阻感	b.盆底肌肉反常收缩（如肛门括约肌或耻骨
e.至少25%的排便需要手协助（如手助排便或盆底支撑）	直肠肌），或测压、成像、肌电表明肛门括
f.每周排便少于3次	约肌压力放松时<20%
2.不用泻剂时极少有软便	c.测压或成像表明排便推进力不足
3.不够IBS的诊断标准	

*有症状满足标准至少3个月，发病至诊断前至少6个月。

在罗马 IV 标准的基础上，还需要对功能性、顽固性便秘进行进一步的分类诊断，以选择相应的治疗策略。这就需要一系列特殊的检查手段，如肠道传输功能检测、肛肠压力和肌电检测等。电子结肠镜在临床的普遍应用，对排除器质性疾病起到了决定性的作用；排粪造影、盆腔造影技术、肠道传输试验对便秘的精确分类提供了可信的依据。简单来说，肠道传输试验用于确诊结肠慢传输性便秘；排粪造影与盆腔造影用于诊断盆底功能障碍型便秘，也被称为出口梗阻性便秘；肛肠测压与肌电图检测对排除巨结肠症、辅助诊断有益；肠镜与钡灌肠检查更多地用于排除器质性疾病并对巨结肠的诊断有一定帮助。

三、慢性便秘的治疗

（一）保守治疗

保守治疗不但是所有功能性便秘的首选治疗方法，也是这类患者无论手术与否都必须长期坚持的一种生活习惯。主要的内容包括：

1.饮食疗法

饮食疗法是治疗和预防各种便秘的基础方法，包括多饮水、多进食富含粗纤维素的食品。一般要求每天的饮水量在2000ml以上。食物纤维素在各种植物性食物中的含量高低不同，以菌藻类、芝麻、豆类等含量最高，例如：按每500g食物中的纤维素含量来计算，海带46g，芝麻31g，蚕豆33.5g，黄豆24g，葡萄11.3g，韭菜5.2g，苹果4.9g，大米3.5g，芹菜2.2g，西红柿1.4g。

2.养成良好的排便习惯

首先应放弃已有的不良习惯，如人为抑制便意、排便时间过长、过度用力排便等。在此基础上，利用正常的排便条件反射排便，如在早晨起床后结肠产生集团运动，可将粪便推入直肠引起便意（称为起立结肠反射），故每天晨起后排便1次最好。但每人的排便习惯不一，也有人在餐后排便（利用胃结肠反射）。

3.运动疗法

排便需提高腹内压，主要依靠膈肌、腹肌的力量，所以经常进行深呼吸运动，增强腹肌的力量，有利于粪便的排出，特别对于某些老年人，这一点非常关键。另外，体力活动可刺激结肠蠕动，加快肠内容物的推进，有利于排便。对于某些出口梗阻性便秘病人，长期坚持做胸膝位提肛锻炼有利于加强盆底肌肉的力量，增强其协调运动性，可以大大减轻症状，甚至治愈，特别是直肠内脱垂等。

4.药物治疗

对于便秘较严重的病人，可酌情应用泻剂。但必须明确各类泻剂的特点，切忌滥用。常用的泻剂包括以下几类：

（1）高渗性泻剂

高渗性泻剂又被称为容积性泻剂，常见的有硫酸镁、硫酸钠、甘露醇等，其共同的特点是口服后难以吸收，在肠内形成很高的渗透压，使水分滞留于肠腔内，使肠内容物容积增大，机械性刺激肠道蠕动而促进排便。该类泻剂主要应用于急性便秘、手术前、肠镜检查前的肠道准备，服用后需多饮水以防脱水。严禁应用于肠道有器质性狭窄的病人，以防诱发急性肠梗阻。

（2）刺激性泻剂

也被称为接触性泻剂。常见的有番泻叶、大黄、酚酞（果导片）、蓖麻油、便塞停、芦荟等。主要机理是刺激肠壁内神经元导致肠蠕动增加，使肠内容物迅速向远端推进。这类泻剂长期应用可损伤肠神经系统、降低肠壁的敏感性，所以不宜久用。

（3）润滑性泻剂

这类油剂口服后不被吸收，而且会妨碍水分的吸收，对肠壁和粪便起单纯润滑作用，服用后可随大便排出体外。常见的润滑性泻剂包括石蜡油、香油、甘油等。这类泻剂对顽固性便秘、粪便干结、排出无力的老年体弱者最为适宜，可长期服用。如果每晚睡前服香油20ml，第2天起床可排便，且有利于养成定时排便的条件反射。但长期应用可使脂溶性维生素如A、D、E、K的吸收减少，造成脂溶性维生素缺乏，必须及时补充。

（4）促肠动力药物

促肠动力药物种类繁多，但应用最广泛的是5-HT4受体激动剂类药物。从初期的西沙必利（Cisapride）到目前临床应用更多的莫沙比利（Mosapride）类药物都属于5-HT4受体激动剂，对肠动力有较好的促进作用。由于西沙必利的心脏不良反应，自2000年9月1日起，全国各零售药店停止销售。莫沙比利（Mosapride）为高选择性5-HT4受体激动剂，通过激活胃肠道的胆碱能中间神经元及肌间神经丛的5-HT4受体，使之释放乙酰胆碱，产生消化道促动力作用。但这类药物对顽固性便秘的治疗效果仍然有限，临床上可根据情况试用。最近几年的新型促肠动力药物普卢卡必利（卡洛）有更好的疗效，研究表明短期疗效肯定，总有效率明显高于安慰剂对照。

5.灌肠及其他通便方法

灌肠是将一定量的溶液直接注入直肠、结肠，刺激结肠直肠蠕动引起排便的方法。主要应用于急性便秘和重症病人的对症处理。一般用生理盐水或1%肥皂水灌肠导泻，温度控制在39C°~40C°为宜；对于大便嵌塞者可用"一二三"灌肠液，即：50%硫酸镁30ml、甘油60ml、水90ml，有时也可用中药大承气汤灌肠。目前有市售的甘油灌肠剂110ml，相当于5支开塞露的剂量，适用于顽固性便秘患者应用，比传统肥皂水灌肠更方便。除灌肠外，开塞露法、肥皂条通便法也是简便易行的方法。

（二）手术治疗

通过非手术治疗，大多数便秘病人可以得到治愈或改善，但小部分顽固性便秘病人最终需手术治疗。随着近年来对肛肠解剖的研究以及对便秘发生的病理生理和组织学研究的不断深入，为部分顽固性便秘的手术治疗找到了理论基础。过去的观点认为慢传输性便秘是一种功能性疾病，但近年来的研究越来越表明慢传输性便秘实际上存在肠壁内神经丛的病理改变，如神经元变性、相关的肠神经递质含量减少等，因此全或次全结肠切除术逐渐被认可为治疗顽固性慢传输性便秘的最终手段。同样，对排便生理的更深入研究，促使了对直肠内脱垂和直肠前突，甚至耻骨直肠肌综合征的手术治疗的不断改进。目前临床常用的便秘外科手术方式大约有十余种，总体疗效满意。但是，我们必须清楚，便秘往往是两种甚至多种疾病或症状混杂在一起的综合征，必须严格把握手术指征，应以解除病人的症状为目的，而不单纯是为了纠正某种解剖异常。

四、顽固性便秘手术并发症的特殊性

与结直肠肿瘤手术的并发症相比较，便秘手术的并发症主要有以下特点：

1.病人对手术并发症的理解与思想准备相对较差

顽固性便秘患者在决定手术治疗时，往往已经经历了长期的病痛折磨，各种保守治疗措施无效后，终于下定了决心做手术，患者普遍有一定程度的焦虑与抑郁表现。病人往往把手术当作是最终的一个挽救手段，认为自己终于下了决心手术，一定会有好结果，期望值较高。尽管有术前告知与沟通，但一旦出现并发症，患者往往难以接受。

2.二次手术的依从性差

结直肠手术后常见的感染、吻合口漏、肠梗阻、出血等并发症，一部分需要二次手术处理。与结直肠肿瘤手术相比，便秘患者对非计划二次手术的理解与接受度相对较差。肿瘤患者为了挽救生命，他们觉得付出的代价是值得的，而便秘患者是为了改善生活质量，并无付出更大代价的思想准备，他们往往认为并发症毕竟是少数，一般不会降临到自己头上。因此术前的反复沟通、知情同意签字非常重要。

3.便秘复发或治疗无效

这是便秘外科手术最大的困惑之一。根据文献报道，目前慢传输型便秘的手术疗效总体在90%以上；出口梗阻性便秘，特别是直肠脱垂与直肠前突的总体有效率在80%左右。因此，始终有10%~20%的患者因为疗效不好而长期在门诊就诊。术后疗效不好，患者会更加焦虑，也会给医生增加更多的心理压力。这也是便秘外科与肿瘤外科的不同之处。因此，术前需要对患者充分地告知与沟通，对于期望值过高、沟通困难、焦虑抑郁情绪明显的患者需要谨慎决定手术。笔者建议：对于便秘患者，术前常规进行睡眠与心理评估；要求患者书写一份病情陈述书，详细说明病情变化发展过程，并写明最终决定手术的决心与目的。便秘作为一种良性疾病，手术不是必须的选择。笔者不建议医生动员患者手术，而应该告诉患者是否有手术指征以及手术的利弊，让患者根据症状严重程度，对生活及工作的影响程度自己作出决定。

（童卫东）

第二节　慢传输型便秘

一、主要术式简介及操作要点

慢传输型便秘（slow transit constipation，STC）是一类常见的慢性便秘，主要特点是结肠传输功能迟缓。临床常常表现为便意减少或无便意，大便次数显著减少，伴大便干结、腹胀、腹痛、恶心、排便困难。大部分患者从青年时期开始发病，女性居多，没有明确诱因，部分患者与子宫切除史或分娩相关。综合保守治疗是STC患者首选的治疗方法，但部分长期顽固性STC患者保守治疗失败，生活质量受到严重影响，外科手术是值得考虑的选择。自从100年前Lane首次报道了手术治疗STC以来，有关STC的术式有了很大的改进。目前，主要包括全结肠切除术、次全结肠切除术、结肠旷置术、回肠造口术、顺行结肠灌洗术等。本节就目前的主流术式及相关并发症简要介绍。

（一）全结肠切除、回肠直肠吻合术（total colectomy with ileorectal anastomosis，TC-IRA）

TC-IRA是治疗STC的主要术式之一，适用于全结肠无力的患者，术后疗效持久，术后复发率低。手术方式为切除全部结肠，行回肠与直肠端端或端侧吻合。TC-IRA切除了患者的全部传输减慢的结肠，缩短了患者肠腔内容物的传输时间，可明显改善排便次数减少、大便干燥和排便困难等症状。文献报道的患者满意度较高（表10-2）。刘宝华等总结了近十年国内外文献报道TC-IRA的有效率，国内平均为92.5%（75%~100%），国外平均为84.9%（65%~100%）。但是TC-IRA的术后并发症也影响术后生活质量，主要包括小肠梗阻、腹泻和慢性腹痛等。主要原因是TC-IRA手术切除了全部结肠，创伤大，手术切除了盲肠及回盲瓣，导致术后回盲瓣的限制和防逆功能丧失。Knowles等对1981~1998年的32篇结肠切除术治疗STC的英文文献进行了回顾性分析，中位成功率在86%（39%~100%）；20篇文献报道了术后每天排便次数，术后平均每天排便次数2.9次（1.3~5次）；16篇文献报道了术后腹泻发生率，中位腹泻率14%（0%~46%）；16篇文献报道了术后大便失禁率，中位失禁率14%（0%~52%）；14篇文献报道了持续性腹痛，中位腹痛率41%（0%~90%）；15篇文献报道了术后便秘复发率，中位复发率9%（0%~33%）；22篇文献报道了小肠梗阻，中位发生率18%（2%~71%），中位再手术率为14%（0%~50%）。尽管TC-IRA手术尚有不尽如人意的地方，单从便秘复发率低的角度来看，TC-IRA仍然是治疗STC首选的术式。

表10-2 TC-IRA治疗STC相关文献

作者（年）	患者数量	结 果
Ghosh等（1996）	21	71%的患者术后出现过小肠梗阻
Platell等（1996）	96	TC-IRA*或次全结肠切除、盲肠-直肠吻合术，平均随访5年，症状缓解率81.6%，再手术率35.6%，55%患者出现不同程度的腹痛
Lubowski等（1996）	59	中位随访时间42个月，90%患者对结果满意，52%患者出现不同程度的腹痛
Nyam等（1997）	74	中位随访时间56个月，97%患者对结果满意，90%患者表示治疗后生活改善，STC患者与合并盆底功能障碍、术前行生物反馈治疗的患者，术后结果没有差异
Ho等（1997）	17	腹腔镜辅助的TC-IRA患者，术后满意度96%
You等（1998）	40	TC-IRA或基于传输研究的节段性结肠切除术，平均随访2年，所有患者表示症状"戏剧性"改善，92%患者对排便满意
Pikarsky等（2001）	30	平均随访8.9年，100%患者表示结果"极好"，平均每天排便2.5次，20%术后出现小肠梗阻，6%术后出现持续便秘，6%术后出现腹泻
Athanasakis等（2001）	4	腹腔镜TC-IRA，术后随访9个月，每天排便2~4次
Verne等（2002）	13	TC-IRA（6例）与次全结肠切除、回肠-乙状结肠吻合术（7例）对比研究，两组没有显著差异，每周排便次数在0.5~15次
FitzHarris等（2003）	75	平均随访3.9年，81%患者对结果满意，术后41%出现一定程度腹痛，21%出现大便失禁，93%表示如果有机会，会再次选择行结肠切除术
Thaler等（2005）	17	平均随访58.3个月，所有患者在便秘方面均有一定程度的缓解，41%存在持续腹痛，47%偶尔存在气体或液体大便失禁
Zutshi等（2007）	35	平均随访10.8年，77%患者表示手术治疗便秘有益处，术后9%仍存在便秘
Hsiao等（2008）	44	手助腹腔镜TC-IRA，88.6%的患者表示效果"极好"或"好"
Jiang等（2008）	20	平均随访4年，胃肠道生活质量量表平均得分111分，65%成功率，术后每天排便3~4次
Riss等（2009）	12	平均随访84个月，术后胃肠道生活质量量表平均得分80分，50%仍存在便秘
O'Brien等（2009）	13	平均随访97个月，100%患者表示"很满意"
Pinedo等（2009）	20	平均随访25个月，满意度80%，95%患者表示愿意为其他患者推荐手术治疗，35%患者术后存在并发症
Sohn等（2011）	37	平均随访3~4年，81.4%的患者对手术结果满意，术后肠梗阻发生率10.8%
Sheng等（2014）	68	手助腹腔镜TC-IRA（32例）对比开腹TC-IRA（36例），两组术后并发症发生率相似，腹腔镜组疼痛得分更低，肛门排气更早，住院时间更短
Li等（2014）	72	TC-IRA组（40例）平均随访63.9个月，SC-CRA组（32例）平均随访33.2个月，术后3个月满意度87.5%，术后1年达90%。并发症发生率TC-IRA组13人（32.5%），SC-CRA组9人（28.1%），其中肠梗阻分别为6人（15%）与4人（12.5%）
Tian等（2020）	30	随访2年，"满意度"93.1%，术后近期和远期并发症发生率分别为2人（6.7%）与6人（20%），肠梗阻6人（20%）

*注：TC-IRA：全结肠切除、回肠直肠吻合术；SC-CRA：次全结肠切除、盲肠直肠吻合术。

（二）次全结肠切除术

依据切除范围、吻合方式的不同，次全结肠切除术又可以分为以下几种具体术式：

1.次全结肠切除、回肠乙状结肠吻合术（subtotal coletomy ileosigmoidal anastomosis，SC-ISA）

为了减少TC-IRA术后的腹泻和大便失禁的发生，保留部分乙状结肠的SC-ISA应运而生。手术方式为切除包括回盲部在内的大部分结肠，保留部分乙状结肠，然后行回肠乙状结肠吻合。2008年Feng等报道了SC-ISA（45例）与次全结肠切除、盲肠直肠吻合术（SC-CRA）（34例）的对比研究，术后1年随访，平均每周排便次数分别为15.5次与10.2次，便秘复发率分别为7%与27%，泻剂使用率分别为6.7%与26.8%，灌肠率分别为2.2%与11.8%，腹泻率4.5%与2.9%，大便失禁率2.2%与0%，肠梗阻发生率分别为11.1%与8.8%，满意度分别为93.3%与73.5%，作者认为SC-ISA可能优于SC-CRA。但由于患者之间乙状结肠长度差异较大，所保留的乙状结肠长度没有客观标准，故对术后疗效有较大影响，且SC-ISA术后便秘复发概率较TC-IRA增高，因此该术式在临床工作应用不多，国内外文献中少有报道。

2.次全结肠切除、盲肠或升结肠直肠吻合术（subtotal colectomy with cecorectal anastomosis，SC-CRA）

手术方式为切除包括乙状结肠在内的大部分结肠，保留回盲部及部分升结肠，行盲肠或升结肠与直肠吻合。按照肠管吻合方式，SC-CRA可以分为顺蠕动盲（升结肠）直吻合术和逆蠕动盲（升结肠）直吻合术。顺蠕动盲（升结肠）直吻合术为结肠次全切除后，将升结肠旋转与直肠行端端吻合术；而逆蠕动盲直吻合术为结肠次全切除后，将盲肠末端与直肠行端端吻合术。顺蠕动盲（升结肠）直吻合术最早于1955年由Lillehei与Wangensteen等提出，它保留了回盲部，从右向左进行180°旋转，将盲肠或升结肠与直肠断端行顺蠕动端端吻合术，但这样的手术方式可能造成系膜血管扭转。2001年意大利学者Sarli等首先报道了逆蠕动盲直吻合术用于治疗STC，它无需扭转回盲部，而是将盲肠底部与直肠断端直接吻合，该术式由于术后保留的盲肠与直肠的生理蠕动方向相反，有造成盲肠扩张之虞。为了减少上述两种吻合方式的弊端，高峰等改良报道了应用结肠次全切除90°转位盲肠直肠端侧吻合术治疗慢传输型便秘，亦取得了较理想的疗效。Marchesi等报道了22例STC行次全结肠切除、盲肠直肠逆蠕动手术，术后满意度88.2%，平均每天排便2.8次（0~10次），1例（5.8%）患者偶尔使用泻剂辅助排便，术后并发症2例（9.1%），1例为早期吻合口瘘，经保守治疗治愈出院，1例为盲肠扩张伴闭塞，再次手术行盲肠切除、回肠-直肠吻合术，治愈出院。Li等报道了TC-IRA（40例）与SC-CRA（32例）的对比研究，术后随访时间2年，满意率分别为95.0%与96.9%，每日排便在5次以上分别为5人（12.5%）与2人（6.3%），大便失禁分别为2人（5%）与0人（0%），并发症分别为13人（32.5%）与9人（28.1%），肠梗阻分别为6人（15.0%）与4人（12.5%）。相比TC-IRA，SC-CRA减少了术后并发症和失禁的发生率，提高了患者生活质量。然而SC-CRA术后腹痛和腹胀发生率较高。Marchesi等报道了术后腹痛发生率为64.7%，11.8%出现频繁腹痛；Li等报道了术后腹痛发生率分别为12.5%与3.1%，腹胀发生率分别为7.5%与3.1%；Jiang等报道了术后腹痛与腹胀发生率分别为17.1%与23.5%。目前，国内学者比较倾向于SC-CRA，主要原因在于术后失禁及腹泻发生率较低，理论上不仅控制了食糜进入结肠，保留的盲肠起到类似储袋的缓冲作用，降低了术后腹泻发生率，而且可吸收粪便中的水分、电解质、胆盐以及维生素B_{12}。但是，与TC-IRA相比，SC-CRA有一定的便秘复发率，所以术前选择手术方式时，应谨慎选择合适的STC患者。

3.金陵术（改良Duhamel手术）

Bassotti研究发现许多STC患者合并有出口梗阻型便秘，STC患者由于结肠运输功能缓慢，水分在结肠内被过多吸收，而使粪便干结变硬，需长期用力排便，导致和加重盆底解剖结构异常，出现诸如直肠前突、直肠内脱垂等出口梗阻的症状；而出口梗阻患者也因食物残渣在肠道内停留时间增加，粪便不能顺利排出，引起的粪便长期积存，导致结肠运动功能减弱或结肠代偿性变长，从而出现结肠传输减慢的症状。这两种便秘类型可互为因果、恶性循环，这种恶性循环往往因治疗不当（特别是滥用泻剂）而最终形成顽固性混合型便秘。姜军和梁逸超等先后报道了改良Duhamel手术治疗慢性顽固性便秘。改良的Duhamel手术目的在于治疗STC的同时治疗出口梗阻型便秘。手术先行次全结肠切除、升结肠-直肠后壁端侧吻合、直肠后壁全长与升结肠大口径侧侧吻合术（图10-3），2007年改名为"金陵术"，以简化冗长的手术名称。姜军报道了1100例慢性顽固性便秘患者金

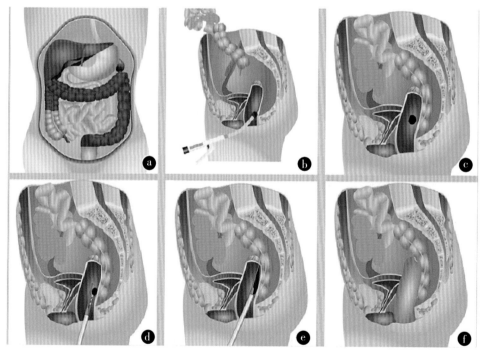

图10-3 金陵术手术示意图

注：a.黑色肠段为手术切除范围（阑尾、远端升结肠、横结肠、降结肠、乙状结肠和直肠上段）；b.沿骶前间隙游离直肠至尾骨尖，经肛门置弯形管状吻合器头在直肠后壁齿状线上2cm处戳出；c.升结肠-直肠侧侧吻合完毕；d.经肛门置入100mm切割闭合器或60mm切割闭合器，一臂置入直肠残腔，另一臂经吻合口置入升结肠；e.切割闭合器顶端至直肠残端的顶部；f.直肠-升结肠大口径侧侧吻合完毕。

陵术手术后的长期随访结果，术后早期可出现高达48.78%的腹泻发生率，但随着时间推移，排便次数逐渐减少，腹泻症状经口服蒙脱石散或洛哌丁胺等止泻剂均能得到控制，术后3个月排便次数基本控制在2~3次/d；术后12个月随访率93.2%，排便满意率为92.7%，24个月为94.4%，48个月随访率88.0%，排便满意率保持在93.2%；总的并发症发生281例，发生率为25.54%，其中，手术部位感染4.36%，吻合口出血5.45%，吻合口瘘6.00%，尿潴留0.64%，性功能障碍0.45%，便秘复发8.82%，吻合口狭窄4.00%，病死率0.27%；1例死于吻合口瘘导致的严重腹腔感染，2例死于术后早期难治性金黄色葡萄球菌肠炎。

（三）结肠旷置术

20世纪90年代，中国开展了结肠旷置术治疗STC这一术式。手术方式包括升结肠离断的盲肠-直肠端侧吻合术（不旷置回盲瓣）和末段回肠离断的回肠-直肠端侧吻合术（旷置回盲瓣）。2003年代全武等报道了14例STC患者行结肠旷置术，平均切口长度8.7cm，平均手术时间87min，平均出血量85ml，术后随访4~125个月（平均32个月），1例患者术后1月出现粘连性小肠梗阻，经保守治疗治愈出院，无切口感染或盲袢综合征发生，2例术后仍间歇性口服泻剂。同年刘勇敢等报道了12例STC患者行结肠旷置术，平均切口长度10cm，平均手术时间85min，平均失血量72ml，术后随访1年，术后无肠梗阻、切口感染等并发症。结肠旷置术不仅具有手术创伤小、手术时间短、术后恢复快、围手术期并发症少、最大限度保留部分结肠功能等优点，而且术后便秘症状缓解明显，生活质量显著提高。2010年江滨等报道了腹腔镜回肠直肠侧侧吻合分流术治疗STC，不仅使得手术打击更小，时间更快，而且还有望解决盲袢综合征和结肠废用性萎缩的问题。2013年刘宝华等总结了国内近十年的13篇186例文献报道结肠旷置术，治愈率高达93.5%（76.9%~100%），而且并发症少。但因旷置结肠为盲袢，术后腹胀、腹痛症状持续存在，影响患者术后生活质量，部分患者甚至需要再次手术。杨向东等报道行结肠旷置术的28例患者，4例（14.3%）出现术后结肠综合征，认为结肠瘫痪症患者的结肠蠕动和排空功能障碍，需要再次手术。结肠旷置术后结肠盲袢综合征是制约该手术广泛开展的主要原因。因此，结肠旷置术治疗STC可能更适合于年老体弱不能耐受更大手术的患者。

（四）回肠造口术

因便秘而行回肠造口术进行粪便转流往往针对年老体弱不能耐受结肠切除术，或者多次手术失败的无奈之举。Scarpa等回顾性分析了24例行回肠造口术治疗便秘患者的长期随访结果，其中，造口回缩6例，造口周围脓肿3例，造口旁疝2例，并发症率高达46%，且造口后，腹痛、腹胀症状仍会存在，但他仍推荐回肠造口术适用于严重便秘患者的治疗。虽然回肠造口术比较极端，但当全结肠切除术等其他治疗失败后，或无法耐受其他治疗方式的年老多病和有严重精神症状患者，肠造口仍是唯一的选择。

（五）顺行结肠灌洗术

顺行结肠灌洗术最早由Malone等于1990年提出用于治疗慢性顽固性便秘。该方法是经腹壁建立结肠与外界的通路，可经此通路间断、快速地灌洗结肠。2001年Ronge等和Christensen等先后报道了两种手术方式，一种是通过腹腔镜阑尾腹壁造口，另一种是将末段回肠切断、近端与升结肠吻合、远端与腹壁造口；通过阑尾和远端回肠插入灌洗管至盲肠，进行顺行结肠灌洗（图10-4）。Ronge等报道12例顽固性便秘患者行顺行结肠灌洗术，创伤小，临床效果好，但是8例患者存在盲肠内容物倒流，其中4例再行全结肠切除手术治疗，再手术顺利，没有受到前期手术影响。Meurette等报道了25例便秘患者行顺行结肠灌洗术，平均随访时间55±36个月，其中12例患者终止了顺行结肠灌洗术（术后2~100个月），其中2例患者造口自行闭合，10例行手术闭合，这10例中有8例行进一步手术治疗（2例全结肠切除、末端回肠造口术，3例全结肠切除、回肠-直肠吻合术，3例部分结肠切除术）；另外13例患者继续使用结肠灌洗术，平均随访时间69±31个月，平均每周灌肠次数4.6次（1~7次），平均每次灌肠用水800ml（500~1500ml），平均耗时20min（5~30min）；Meurette认为一半患者因成功长期使用顺行结肠灌洗术，避免了更大的手术创伤，而另一半患者即使失败了，也不影响再行其他手术治疗。国内未见该术式的临床应用报道。

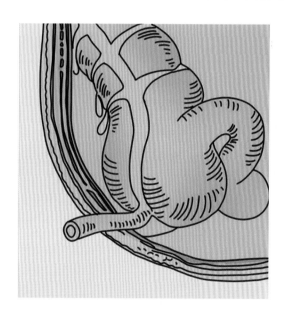

图10-4　顺行结肠灌洗术（回肠盲肠造口术）

二、手术并发症

（一）吻合口漏

Arebi等回顾了48篇文献，24篇文献对术后并发症进行了记录，吻合口漏发生率在0%~22%，其中1篇文献报道了2例（22%）吻合口漏，7篇文献报道了分别报道了1例（2%~15%）吻合口漏。无论是结直肠吻合口还是回肠直肠吻合口漏，都是严重的手术并发症。尤其对于便秘患者，其对治疗结果的预期以及对可能二次手术临时性肠造口的思想准备都是远远不能与肿瘤患者相比的，因此术前的评估与医患沟通非常重要。术中的关键在于保证吻合口血供以及吻合技术的可靠。因为加速康复外科理念的广泛普及，加之抗生素应用的严格管控，不少单位放弃了曾经作为常规的肠道准备以及术前口服抗生素准备。然而，最近几年的研究愈来愈多地证明术前口服抗生素可显著降低吻合口漏与手术部位感染。因此，我们强烈建议便秘患者手术前常规进行口服抗生素预防感染，临床上一旦考虑吻合口漏，应结合临床表现与患者情况个体化处理。症状体征轻，无全身表现的患者，可考虑通过腹腔引流、持续生长抑素泵入、肠外营养及广谱抗生素等方式尝试保守治疗；如果症状体征明显，特别是有发热、心率加快等全身感染表现，甚至脓毒症休克时，必须一边稳定循环和组织灌注，一边尽快进行腹腔镜或剖腹探查、腹腔冲洗引流术，并行近端肠造口。

（二）肠梗阻

由于全结肠或次全结肠切除术手术范围大，后腹膜创面大，小肠梗阻是近期和远期最常见的并发症。早期炎性肠梗阻发生率在0%~16%，通常予以禁食水、持续胃肠减压、补液、维持电解质平衡、营养支持等保守治疗手段。远期粘连性肠梗阻发生率在4.5%~71%（中位数18%），多数通过禁食水、胃肠减压、补液、维持电解质平衡、营养支持等保守治疗治愈；特别是近年来肠梗阻导管的应用，大部分患者可以使导管随肠蠕动到达接近梗阻点的部位，极大地增加了保守治愈的成功率，而且有效减轻了小肠的积气积液情况，使得保守治疗更加安全，延长了保守治疗的时间。尽管如此，仍然有大约14%的患者经保守治疗无效或多次保守治疗后仍反复发作，而行肠粘连松解术、开腹或腹腔镜探查都可作为其治疗方式。

（三）出血

术后出血是常见的并发症，但腹腔镜手术普及的年代，无论从视野清晰度、显露以及血管的处理上都非常成熟，术后腹腔内出血较罕见。Sample等报道了14例患者行腹腔镜下次全结肠切除、回肠-乙状结肠吻合术治疗STC，术后1例患者出现严重的腹腔出血，但未行再手术治疗，予以保守治疗治愈出院。但胃肠道吻合后的吻合口出血有一定发生率。特别是圆形吻合器完成高位直肠与回肠或者盲肠的吻合后，当时不一定能够检查到吻合口出血的情况。术后吻合口出血主要表现为便血，一般经过止血药物、生长抑素、去甲肾上腺素冰盐水灌肠等保守治疗手段可以控制便血，量大时也可以考虑肠镜下止血。

（四）吻合口狭窄

发生率较低，可通过肠镜下气囊扩张或电切解除狭窄。部分吻合口狭窄如果反复发作肠梗阻，可能与局部肠管扭曲有关，可考虑腹腔镜或剖腹探查手术处理。姜军等报道了1100例顽固性便秘患者行金陵术治疗STC后，造影剂显示44例（4%）术后1年出现吻合口狭窄，其中29例出现不同程度的症状，均在腰麻下行经肛门吻合口扩大成形术，术后症状改善明显。

（五）便秘复发

对于慢传输型（STC）便秘，术后短、中期内发生腹泻患者往往能够接受，但便秘复发却容易令患者产生治疗失败的恐惧，应当尽力避免。国外文献报道术后便秘复发率在2%~51%，可能与直肠无力、保留了的回盲部、升结肠等也存在传输减慢有关，患者术后通常需间断或长期使用甘油灌肠，或口服泻剂辅助排便，特别严重者可行末端回肠造口术。大坪医院术后2年30例随访，有1例

（3.3%）在术后1个月出现便秘复发，该患者术后每日需使用甘油灌肠剂辅助排便，全消化道碘水造影检查发现小肠通畅，数小时后造影剂止于吻合口处，同时，肠镜检查提示回肠-直肠吻合口通畅、无狭窄，表明便秘复发可能与直肠无力相关。对于术后便秘的预防，其实更多的在于术前评估以及选择合适的手术方式。尽管针对STC临床上有几种常用的术式，但TC-IRA仍然是最受推崇的术式，其原因在于便秘复发率低。

（六）大便部分失禁

国外文献报道术后有1.3%~53%的患者出现一定程度的大便失禁，严重影响患者术后生活质量，但国内文献关于失禁的报道较少。笔者认为术后出现大便部分性失禁其实与腹泻、大便次数增多有关。通常在术后1个月内比较频繁，严重者会每日穿戴纸尿裤或护垫。但随着时间的推移，大便失禁发生频率会逐渐降低，患者控便能力也会逐渐加强。

（童卫东，田跃）

第三节　出口梗阻型便秘

出口梗阻型便秘的手术主要是针对以直肠内脱垂为代表的松弛型便秘，手术入路主要分为经肛门及经腹腔（腹腔镜/机器人）手术两大类。其目的均是为了纠正和恢复盆底及直肠的解剖结构异常，改善排便功能，并避免术后产生新的症状。目前尚无一种方法成为金标准，如何个体化选择更为适合患者的手术方法，就显得尤为重要。一般来说，经肛门手术适用于年龄大、身体状况较差、无法耐受经腹手术者。而经腹手术则功能改善更好，复发率更低，主要手术方式为各种直肠悬吊固定术及盆底修复术等。对于是否联合行结肠切除术目前尚存在争议。

一、经腹直肠固定术

【术式简介】

经腹直肠固定术是将松弛脱垂的直肠向上提拉缝合悬吊固定于坚韧组织上，恢复直肠正常的解剖学关系。与传统的开腹直肠固定术相比，腹腔镜及机器人手术更具有微创、视野清晰、手术时间短、出血少、疼痛轻、住院时间短等优势，目前已广泛开展。比较经典的术式为单纯缝线直肠固定术和补片直肠固定术。经腹腔镜腹侧补片直肠固定术（laparoscopic ventral mesh rectopexy，LVMR）成为近年来治疗出口梗阻型便秘较为推崇的手术方式，已逐渐被结直肠外科医生所接受。这里，我们以LVMR为代表简要介绍，并对手术并发症进行阐述。

【操作要点】

1.直肠游离

腹侧补片直肠固定术（LVMR）仅需要进行直肠右前方的游离，打开盆底腹膜后沿直肠阴道隔

（直肠尿道膈）向下游离至会阴体最低点（图10-5）。在盆筋膜脏层与壁层之间游离，避免损伤直肠壁、阴道及尿道。

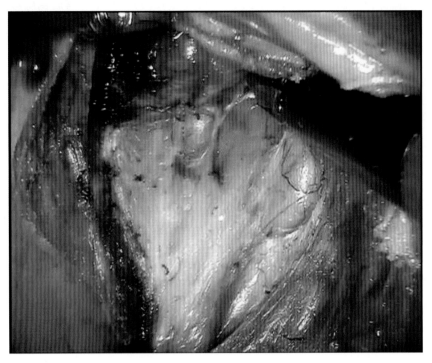

图10-5　直肠阴道膈游离

2.骶骨岬游离

打开后腹膜，显露骶骨岬，分离出骶骨岬前筋膜，注意避免损伤两侧髂静脉、骶正中静脉及腹下神经。

3.直肠固定

一般将补片剪裁为3cm×15cm左右的长条形，用不可吸收缝线（如2-0 Prolene等）将补片一端与直肠前壁低点缝合固定6针，向上提拉直肠后将补片另一端无张力固定于骶骨岬前筋膜上，可采用缝合固定或疝修补器钉枪固定（图10-6），具体可参照Laubert.T等人的方法。

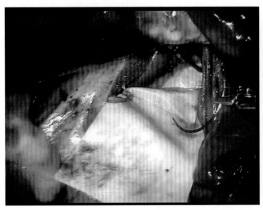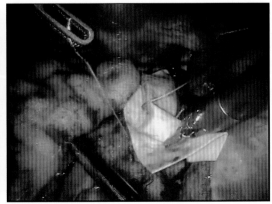

图10-6　直肠固定

4.盆底修复

使用倒刺线或其他缝线将深陷的直肠子宫陷凹（或直肠膀胱陷凹）折叠缝合，抬高盆底，消除死腔，同时缝合关闭右侧后腹膜将补片覆盖于腹膜后（图10-7）。对于子宫后倒患者，可同时行子宫双侧韧带矫正术，使子宫处于前倾位置。

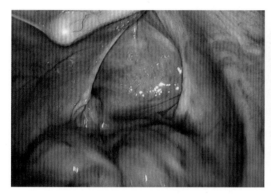

a.盆底修复前　　　　　　　　　　　b.盆底修复后

图10-7　盆底修复

5.结肠切除术

是否联合行结肠切除手术，目前尚无定论，存在争议，一般不常规推荐。

【手术并发症】

1.出血

主要为术中分离骶骨岬时损伤邻近的骶正中静脉或分支静脉出血，或缝合固定时系膜血管出血，以及术中止血不彻底导致术后出血。

预防方法及治疗：解剖操作仔细，游离骶骨岬时不要太靠近深筋膜，防止损伤邻近血管，缝合固定时防止损伤系膜血管，术中止血牢靠。

2.补片腐蚀与感染

尽管补片并发症发生率较低，但是由于补片本身的材质及缝合固定的技术等原因，可能造成补片腐蚀局部组织，进一步造成感染等并发症。尽管补片是造成腐蚀、感染的原因之一，但到底选择生物网片还是合成网片仍存在争议。

预防及治疗：不常规联合结肠切除术，肠切除肠吻合术有可能会增加补片感染的潜在风险。尽量选择生物补片进行固定，补片与直肠缝合固定时注意缝合深度，防止直肠全层缝合后形成针孔渗漏导致感染。尽量关闭盆底腹膜将补片覆盖于腹膜后，避免补片与腹腔肠管粘连。一旦出现补片腐蚀或感染，甚至出现直肠瘘或阴道瘘者，则需要行手术治疗取出补片。

3.盆腔慢性疼痛

可能与手术引起的盆腔慢性炎症反应、补片与组织间的相容性反应、神经损伤、补片卷曲、盆腔积液及微脓肿形成等有关。

预防方法及治疗：术前与患者进行详细沟通，交代手术原理、过程及可能出现的不适；手术中选择可靠的补片材料，或选择生物补片进行固定；术中解剖层次正确，防止损伤泌尿生殖神经；缝合固定时补片务必展平，防止卷曲；术中止血彻底，防止术后盆腔积液脓肿形成。治疗上主要采取各种非手术治疗。

4.性功能障碍

可能与手术中生殖神经损伤、补片炎症反应等有关。

预防方法及治疗：术前与患者详细进行沟通交代。术中解剖层次正确，防止损伤泌尿生殖神经。缝合固定时补片务必展平，防止卷曲。主要采取各种非手术治疗。

直肠缝合固定时出现张力牵拉，导致术后排便功能障碍。另外目前便秘手术治疗的难点也存在于即使纠正了解剖结构，也不能完全保证便秘症状的消除。

预防方法及治疗：出口梗阻型便秘的手术选择需要慎重，术前需要全面的评估，个体化的选择患者，并与患者进行详细地沟通，同时做好精神心理评估。手术中防止直肠缝合固定时出现过大的直肠张力。术后多学科的综合治疗保障。必要时联合行经肛门PPH术。

二、吻合器痔环切除术（PPH术）

【术式简介】

PPH（Procedure for Prolapse and Hemorrhoids）术主要适用于重度环状痔及部分直肠内脱垂患者。近年来，由于STARR手术和Delorme手术操作的复杂性以及并无良好的远期疗效。目前PPH手术在治疗轻中度直肠内脱垂上得到很好的应用，尤其在国内，大量的研究结果显示其疗效满意。

【操作要点】

1.荷包缝合

需要根据脱垂的程度决定缝合进针的位置高度及深度，通常在齿线上3~4cm处。

2.吻合器吻合位置

根据脱垂的程度可调整吻合器置入后的方向，保证重点脱垂部位的有效切割。

3.术前行阴道检查

完成吻合前，女性患者应常规检查阴道情况，避免将阴道后壁牵入吻合器切割造成直肠阴道瘘。

4.术后检查

完成吻合后，应仔细检查吻合口，如有吻合口不全或吻合口裂开应补充缝合，如有搏动性出血，一定要缝扎止血。

【手术并发症】

1.术后吻合口出血

术后吻合口出血比较常见，发生率较高，主要原因为术中止血不彻底，或术后用力排便后血管撕裂出血。出血部位主要为吻合口、肛门缘切口或针孔。

预防方法及治疗：术中吻合口及所有创面止血彻底，对于可疑出血处予以仔细缝扎止血。必要时可油纱布填塞止血。对于少量出血可予以止血药应用、冰盐水加去甲肾上腺素保留灌肠、纱布填塞等方式治疗，亦可行肠镜下检查及治疗术。对于保守治疗无效者，需要行再次手术缝扎止血。

2.尿潴留

可能与腰部麻醉以及术后直肠肛门疼痛引起膀胱逼尿肌松弛和膀胱颈括约肌痉挛相关。

预防方法及治疗：术中留置尿管，术后早期下床活动，规律夹闭尿管训练膀胱收缩功能。老年患者加用药物治疗。

3.直肠肛门坠胀疼痛

可能与术中扩肛引起的肛门皮肤损伤、直肠部分切除后黏膜敏感性异常有关。

预防方法及治疗：手术时操作动作轻柔，扩肛适当。术后采用坐浴、局部用药、应用止痛药物等综合治疗。

4.直肠阴道瘘或前列腺尿道损伤

主要为荷包缝合直肠前壁过深，或吻合器闭合时前方组织嵌入过多。

预防方法及治疗：直肠前壁荷包缝合时注意进针深度，吻合器置入后注意吻合杆方向，防止前方组织嵌入过多，女性患者用手指触摸阴道后壁引导。若出现直肠阴道瘘或前列腺尿道损伤，保守治疗无效者，需要手术治疗。

5.直肠吻合口狭窄

主要为荷包缝合太深、切除直肠组织太多或选用吻合器直径较小。

预防方法及治疗：注意荷包缝合的进针深度及高度，防止环形组织切除过多，选用合适大小的吻合器。若出现直肠狭窄，首先应选择进行扩肛治疗；无效者则需要再次手术治疗，可采用吻合口纵向切开成形术。

6.术后肛门失禁

原因有荷包缝合太靠近齿线、术前吻合器未涂抹润滑剂，荷包线收得过紧并打结，荷包下方直肠壁切除过多、旋紧吻合器时荷包缝线牵引力量过大，使过多黏膜、肌层组织进入吻合器套管，部分切除或损伤括约肌、损伤黏膜下神经，引发感觉性失禁。

预防方法及治疗：手术扩肛及操作时防止使用暴力，防止肛门括约肌损伤。严格操作规程。当保守治疗无效者，需要再次行手术治疗，主要为肛门括约肌成形术。

7.术后吻合口周围感染、脓肿形成

预防及治疗方法：吻合牢靠，防止裂开及出血，以免细菌通过吻合口进入周围间隙。轻者可行抗感染、坐浴等对症治疗，脓肿形成患者需要行手术穿刺引流或切开引流术。

8.术后直肠感觉异常

主要为直肠部分切除术后黏膜感受器异常，包括肛门坠胀/疼痛、排便困难、异物感等。

预防及治疗方法：术前告知患者PPH手术存在此种并发症可能。缝合时尽量使用可吸收线，减少异物排斥反应。术后主要行多方式综合治疗，可配合提肛训练、生物反馈治疗等。

9.持续便秘状态或便秘复发

直肠脱垂切除不彻底或解剖结构异常纠正不全，这亦可能为经肛手术治疗出口梗阻型便秘的局限性。

预防及治疗方法：术前科学全面的评估非常重要，并与患者进行详细的沟通，同时做好精神心理评估。术后需要药物调节及多学科协助治疗。便秘复发者可再次行经腹或经肛手术治疗。

三、直肠前突修补术

【术式简介】

直肠前突主要发生在女性，直肠前突修补术包括经肛门、经阴道、经会阴和经腹修补或切除向前方凸出的直肠薄弱区域。手术原则是修补缺损，消灭薄弱区。经肛门直肠前突修补术主要分为吻合器切割闭合修补术和单纯缝合修补术。前者常使用PPH吻合器或腔镜直线型切割吻合器将向前凸起的直肠黏膜及黏膜下组织闭合切除，以达到消除缺损，加强薄弱区域的目的。后者可主要分为切开修补（Sehapayak法、Khabcandani法）和闭式修补（Sulivan法、Black法、荷包缝合法）。其适应证主要根据排便造影后直肠向前膨出的直径大小评估选择。经阴道直肠前突修补术则是切开阴道后壁，分离直肠阴道隔，折叠缝合直肠前壁薄弱囊袋，逐层缝合加固直肠前方各层组织。经腹直肠前突修补术，主要经盆底直肠子宫陷凹打开盆底腹膜，分离直肠阴道隔至会阴体，然后使用或不使用补片加强直肠前壁组织，以达到修补直肠前突的目的。前面所述的LVMR近年来应用较多，疗效满意。在此主要讲述经肛门吻合器修补和经阴道直肠前突修补的方法及并发症。

【操作要点】

1.手术体位选择

经肛门手术者尽量采取折刀位进行，经阴道修补术则采用截石位进行。

2.经肛门圆形吻合器修补

经肛门圆形吻合器修补时直肠前壁薄弱区荷包缝合半圈，注意进针深度。线型吻合器修补时直肠前壁薄弱区纵向间断缝合牵引。吻合器吻合时防止损伤阴道后壁。

3.吻合后加固缝合

吻合器吻合后应常规将吻合口上下或左右方向肠壁进行加固缝合，避免吻合区域组织薄弱导致复发。

4.经阴道修补

经阴道修补时阴道后壁尽量采用倒"T"形切口，注意直肠阴道隔及直肠壁的各层次游离，勿穿透直肠壁。

【手术并发症】

手术并发症主要包括：术后吻合口出血、尿潴留、直肠肛门坠胀疼痛、直肠阴道瘘、直肠吻合口狭窄、术后肛门失禁、术后吻合口周围感染、术后直肠感觉异常等，处理与前述PPH手术相关并发症相似。部分患者可出现直肠前突复发，发生的原因与直肠前突组织切除太少或修补不彻底有关。要注意对吻合器切割吻合组织较少者，加用缝合修补加固。对于经肛门修补术失败者可考虑行再次手术治疗或经腹手术治疗。

（王李　童卫东）

第四节　巨结肠症

一、先天性巨结肠（Hirschsprung's disease，HD 或 HSCR）

HSCR 由 Harald HSCR 于 1886 年首先报道，是一种患儿出生时部分肠管肠神经节细胞缺失引起的以顽固性便秘或肠梗阻为特征的先天性疾病，大约每 5000 名新生儿中发生 1 例，不同种族与地区之间的发病率有差异。临床上突出表现为顽固性便秘与排便困难，也可伴随其他症状包括呕吐、腹痛、腹胀、喂养不良、营养不良和生长缓慢。同时有发生如结肠梗阻穿孔等并发症的风险，感染严重甚至危及生命。大部分患儿出生两个月症状即明显出现，但部分症状较轻的病例可能在儿童期以后才被诊断。

HSCR 根据肠神经节细胞缺乏的肠管长度分为短段型和长段型。短段型病变最常见，HSCR 患者中约占 80%，病变仅限于直肠乙状结肠，男性发病率是女性的 4 倍，原因未知。长段型病变则向近段乙状结肠延伸，病情更为严重，大约占 HSCR 患者 15%~20%，男女发病比例相当。更少见的是，整个大肠和部分小肠肠神经节细胞缺乏（全结肠型无神经节细胞症）。

1.病因

HSCR 的遗传背景很复杂，大约 20% 的发生在同一家庭的多个成员中，提示遗传在其发病中发挥主要作用，也意味着每个细胞中单基因拷贝的改变可能足以引起此疾病。这种遗传被认为具有不完全的外显率，因为并非每个从父母那里继承了这种基因改变的人都会患上 HSCR。孤立的 HSCR 可能是由多个基因之一（包括 RET，EDNRB 和 EDN3 基因）的突变导致的，但某些情况下可能需要多个基因共同突变。

RET 基因突变是已知的 HSCR 遗传因素。RET 基因调控一种参与细胞内信号传导的蛋白质的产生，此蛋白质似乎对几种神经细胞（包括肠神经）的正常发育至关重要。据研究，RET 基因突变在男性中的外显率为 72%，女性中为 51%。

EDNRB 基因调控一种称为内皮素受体 B 型蛋白的产生。当这种蛋白与其他内皮素蛋白质相互作用时，它从细胞外向细胞内传递信息，关系着许多重要的细胞信号通路。EDN3 基因产生一种称为内皮素 3 蛋白，与内皮素受体 B 型一起相互作用。内皮素 3 蛋白和内皮素受体 B 型蛋白在肠神经的正常形成中发挥重要作用。

HSCR 患者中 12% 具有染色体异常，最常见是 21-三体征（唐氏综合征），2%~10% 的 HSCR 患者合并唐氏综合征；相反的，唐氏综合征患者中约0.6%~3%患有HSCR。

HSCR可以单独发生，也能与其他先天性综合征合并发生，例如Waardenburg综合征（IV型）、Mowat-Wilson综合征或先天性中枢通气不足综合征。综合征特征的HSCR显示孟德尔遗传，而非综合征特征的HSCR则显示非孟德尔遗传，并表现为性别依赖的低外显率和表达量的差异。这支持HSCR是一种多基因疾病的假说，并可能涉及一个或多个低外显率的基因。

2.症状体征

HSCR大多数症状是由于肠道缺乏排便运动（蠕动、高振幅快速收缩或复合运动）和肠道强直收缩使粪便和气体难以排出引起。这个问题导致严重的慢性便秘、腹胀、生长衰竭（部分原因是减少食物摄入）和胆汁性呕吐，偶尔腹泻。患病婴儿在出生后的两个月内经常出现肠蠕动受损的症状，例如在出生后的前48h内不能自行排出胎粪（50%~90%的HSCR新生儿），但胎粪排出延迟在健康早产儿中非常常见，不应简单被解释为HSCR的症状。HSCR主要是在妊娠头3个月发育异常，但HSCR在早产儿和足月婴儿中发病率相似。有些患儿在刚出生即病情严重，出现肠穿孔或肠梗阻。而有些患儿出生时似乎很健康，仅表现为胎粪的排出延迟（婴儿第1次排便）。患儿也可能存在喂养困难、胆汁性呕吐、严重便秘、生长延缓、腹胀，或者便血、发烧和腹泻等表现。对于出生表现健康的HSCR患儿，典型症状一般在出生后6个月开始出现，但有时直到长大后才会明显。部分HSCR患者在儿童期或成年后才被诊断，如果一个患者自出生以来即患有严重便秘，则应考虑HSCR诊断。因为许多健康的儿童也有便秘、呕吐和其他与HSCR相似的症状，所以对诊断提出了挑战。只有大约一半的HSCR儿童在1岁之前被诊断，80%的在7岁之前才被诊断。

严重的便秘是HSCR患儿的常见症状，但并不普遍。便秘在健康儿童中很常见（大约20%），健康的母乳喂养时更明显。大于6个月的顽固性便秘的儿童中只有5%患有HSCR疾病（较普通人群，患HSCR的风险增加了250倍），出生后12个月开始的便秘极少可能是由HSCR引起的。相比之下，"功能性便秘"在幼儿中很常见，而当患儿过渡到固体食物并获得对排便的自主控制时，其情况通常会加重。

患有HSCR的患儿有小肠结肠炎和可能致命的肠道穿孔的风险。约5%的HSCR新生儿可能发生肠穿孔，而HSCR是导致约10%新生儿发生肠穿孔的潜在原因，肠穿孔很少见于小于2个月的HSCR新生儿。症状包括呕吐、便秘、嗜睡、进食不良、腹胀和腹泻。与HSCR相关的穿孔最常发生在盲肠、升结肠或阑尾，应警惕长段型HSCR的可能，大约35%患有肠穿孔的HSCR患儿存在全结肠神经节细胞缺乏症。

肠梗阻的症状包括腹胀和胆汁性呕吐。HSCR病可导致功能性远端肠梗阻，必须与机械性肠梗阻区分开。57%~93%的HSCR患儿会出现明显的腹胀，19%~37%的患儿出现过至少1次胆汁性呕吐。

小肠结肠炎的特征是爆发性腹泻（常伴有便血）、腹胀、嗜睡和发热；发病迅速，症状在数小时内突然改变，可导致血液细菌感染（败血症），甚至致命。直肠检查通常会导致粪便和气体的爆发性释放。治疗应及时直肠减压和应用抗生素。

3. 诊断

HSCR诊断依靠组织病理学证实肠壁组织中不存在肠神经节细胞，首选直肠黏膜和黏膜下层抽吸活检，此方法安全且无需全身麻醉。组织活检发现50~75个黏膜下层的连续切片中不存在神经节细胞，即可以进行诊断，同时可发现肥厚性黏膜下神经和（或）乙酰胆碱酯酶酶染色异常。

临床检查手段包括肛门直肠测压、腹部X线平片和钡剂灌肠。肛门直肠测压法可测量肛门括约肌在直肠扩张时的压力。正常情况下，肛门内括约肌因直肠扩张而松弛，而直肠肛管抑制反射的缺失提示HSCR。腹部X线平片显示直肠空虚和近端结肠扩张。钡剂灌肠提示肠内容物排空时间延迟、近端扩张肠管和远端狭窄肠管之间的漏斗状过渡区。但是，钡剂灌肠在20%的HSCR婴儿中被描述正常，而假阳性结果也经常发生，因此不能仅靠钡剂灌肠的结果排除或诊断HSCR。需要注意的是，放射学检查提示的病变过渡区与病理活检结果不一致，术中需要再次活检用于确定手术切除的精确边界。

4. 鉴别诊断

根据临床表现、特殊的辅助检查以及组织活检，可以较容易轻松地诊断和鉴别HSCR。在患有肠梗阻的新生儿中，其他可能的原因包括：胃肠道畸形，例如闭锁，旋转不良或重复；继发于囊性纤维化的胎粪肠梗阻；引起神经节瘤病的疾病，例如MEN-2B型；与肠神经系统或肌肉系统异常有关的疾病，称为慢性肠道假性阻塞（包括肠道神经元发育不良）。继发性严重便秘或梗阻可能是由产妇感染、酒精摄入或先天性甲状腺功能低下等因素引起。

5. 治疗

（1）外科手术治疗

无神经节细胞的肠管切除和近端肠管-肛管吻合（"拖出"）手术是HSCR的标准治疗方法，可以单次或分阶段施行。目前已改良多种外科手术方式，其目的在于保留控便能力的同时消除梗阻。广泛性无肠神经节细胞的HSCR患者发生不可逆肠衰竭时可以进行肠移植。

手术的首要目标是消除由无神经节细胞的肠管引起的功能性肠梗阻。术中需采用连续组织活检和冰冻组织切片来鉴别肠管有无神经节细胞。组织病理活检可以依据无肠神经节细胞的狭窄肠管与近端扩张的含肠神经节细胞的肠管之间的过渡区域来实施，仅行大体组织检查不可靠。解剖学上，此过渡区域的肠肌丛神经节细胞是缺乏的，连续组织切片和定量分析证实在无神经节细胞肠管近段1~4cm处神经元密度增加。这一发现提示，外科医生应在活检显示的含有神经节细胞的最远端肠管的近端至少4cm处进行造口或"拖出"手术，以避免过渡区域肠肌丛神经节细胞缺乏。手术治疗的最终目的是重建肠道连续性，将正常的肠管拖出吻合到肛管。最初的Swenson手术去除所有肠管组织，将正常肠管连接到肛管上缘，保留肛门括约肌。Soave手术是为了减少对盆腔神经和血管的损伤风险而改良的术式，其方法是将近端正常肠管经已剥离黏膜的直肠肌肉袖状拖出，吻合在肛门括约肌上方。相比之下，Duhamel手术是将近端正常肠管与无神经节细胞的直肠背侧吻合。几十年前，所有HSCR疾病患儿先接受造口术，二期进行"拖出"式手术。现在，部分患儿直接实施"拖出"

式手术，新的手术方法包括腹腔镜或经肛门入路。如果患儿患有严重的小肠结肠炎、营养不良，或者冰冻切片无法可靠地识别神经节细胞，当近端肠管明显扩张时，仍可实施造口术。

2%~5%的HSCR患儿到年轻时会死亡，尽管其大多在出生后1年内已经诊断。另外，在年龄较大的儿童和成人（最大到73岁）中偶尔诊断出该病，这是由于患者在新生儿期无症状或者由于医疗条件所限。手术治疗和针对小肠结肠炎的治疗能明显延长患者生命和改善其生活质量。许多患者术后主要症状消失，但小肠结肠炎仍时常发生（约35%）。术后并发症包括粪漏、吻合口狭窄、吻合口漏伴脓肿和慢性便秘。

（2）干细胞疗法

干细胞治疗在再生医学的应用给HSCR疾病治疗提供了希望。研究人员试图用干细胞技术在HSCR患者病变的肠管上重新生长神经节细胞，但基于细胞的治疗涉及发生肿瘤的风险，长期安全性仍待解决。

（3）药物疗法

药物治疗可能是HSCR患者的潜在治疗途径。霉酚酸酯、他汀类药物、青蒿素、大剂量异丙酚和维生素A缺乏症可减少肠神经系统前体在肠管的定殖。通过补充维生素A来降低HSCR风险的人体研究是建立在通过补充叶酸来预防神经管缺陷（NTDs）的研究基础上，现尚处于尝试阶段。

6.主要并发症

HSCR患者术后常见并发症包括肛周皮炎、小肠结肠炎、粪染、吻合口狭窄、便秘、肠梗阻、肛门脱垂和腹部切口感染。

至少1/3的HSCR患者术后会出现肛周皮炎，多见于结肠广泛切除后，特别是全结肠切除后更常见，也更难治疗。使用皮肤防护霜具有较好效果。通常此类肛周皮炎是自限性疾病，随着肠道逐步适应和吸收的液体越来越多，大便黏稠度增加，症状会逐渐恢复正常。

小肠结肠炎的发病机理仍知之甚少，可能是肠神经功能失调、异常黏蛋白产生、选择性免疫球蛋白缺乏症、肠道菌群失衡、细菌移位和部分机械性梗等因素综合影响的结果。根治性结肠切除术后全面的饮食控制计划可以减少小肠结肠炎的发生，改善肛门直肠功能的恢复。

经肛门"拖出"手术后大便失禁是一种严重并发症，主要是两种原因导致。首先，肛门括约肌复合体的损伤可能在最初扩肛准备时导致间接或直接肛门括约肌损伤。如果切口未在黏膜和肌肉之间的自然平面，则可能损伤肛门括约肌，使用含肾上腺素或不含肾上腺素的生理盐水黏膜下注射对于区分黏膜和下层肌肉结构非常有帮助，但是如果之前已行全层组织活检并形成瘢痕，此种注射剥离方法则非常困难。其次，在肛门齿状线远侧的吻合术容易导致大便失禁，吻合口应在齿状线以上，幼儿应在0.5cm以上，大龄儿童应在1.0cm以上。

HSCR手术后的便秘可能是由于内部肛门括约肌反射不足或手术重建后残留的神经节性结肠段所致。生物反馈训练对非HSCR便秘有积极作用。

二、成人先天性巨结肠症（Hirschsprung病，HD）

成人HD是一种罕见的肠道运动障碍，经常被误诊为难治性便秘。94%HD患者在5岁之前被诊断，偶有少数轻度HD患者在成年后才被发现，特别是那些在十岁以后被诊断的患者，称之为"成年HD"。成年HD在男性中普遍，男女之比为133：42。成人HD的主要致病性缺陷与婴儿期或儿童期的相同，其特征是病变肠管黏膜下层（Meissner）和肌层（Auerbach）的神经丛完全缺少壁内神经节细胞，病变从肛门向近端延伸不同距离的一段肠管，可能涉及整个结肠，甚至整个肠道，一般不会发生跳跃病变。球囊运动试验研究表明，神经节病变肠管缺乏松弛和蠕动导致了功能性肠梗阻。目前认为，近端正常肠管的代偿性肥大可以克服远端梗阻，特别是在短节型巨结肠中，这使一些HD患者在接受手术治疗之前可以存活到成年。青春期和成年巨结肠患者的特点是难治性便秘，许多患者依赖泻药和灌肠，多次因腹痛、腹胀和部分肠梗阻而住院治疗。严重时，病情迅速恶化甚至发生急性结肠梗阻。任何自幼便秘且无粪便污染的成年人都应考虑巨结肠病可能。腹部X线片、钡灌肠、肛肠测压及直肠活检均可用于确诊HD。腹部平片常显示结肠近端节段明显扩张。钡灌肠提示扩张-狭窄过渡区，而且不会被肠道机械准备改变，钡灌肠显示的狭窄直肠代表肠管神经节病变，而近端结肠明显扩张，表现为典型的锥形过渡区，但是一次正常的钡灌肠检查结果并不能完全排除HD的诊断，据报道大约有20%的假阴性率。直肠肛管测压诊断准确率大于90%，可用于区分特发性巨结肠和成人巨结肠，正常人进行短暂的直肠扩张会引起肛门内括约肌松弛，而在巨结肠中肛门内括约肌表现为收缩而不是松弛。直肠活检目前被认为是任何年龄的巨结肠的标准诊断检查，肠管壁内无神经节细胞即确定诊断。由于成人直肠黏膜较厚，婴儿常用的直肠抽吸活检通常不足，需要全层活检；神经节病变肠管中乙酰胆碱酯酶活性的增加也可用于确认诊断。

目前成人HD外科手术有两种方案：第一种方案分为两个阶段，即首先进行结肠造口术，然后去除粪便、清洁肠道，几个月后再行经肛门"拖出"手术。目前研究多认为此种方案更为安全，因为长期粪便潴留会导致近端结肠过度扩张、肠壁肥厚，而远端肠腔过细，从而造成吻合困难。此方案使结肠在两次手术之间逐渐恢复到正常状态，并降低术后并发症的风险。第二种方案为单次手术，即在同一次手术中切除病变肠管，并行结肠吻合术恢复肠道连续性。根据大肠受累程度进行了大肠切除术与结直肠吻合术（Rehbein手术）或全结肠切除、回肠直肠吻合术（改良的Martin-Duhamel手术）。是否进行临时保护性结肠造口术，依据术中具体情况决定。

目前有6种不同手术方式用于治疗成人HD。Soave、Swenson和Duhamel手术方式也用于婴儿期经典HD的手术治疗，另外有3种以上的外科手术方法用于治疗成人HD，即Myectomy（肌肉切除）、LAR/Myectomy和LAR/结肠切除术。Soave手术、Swenson手术和Duhamel手术涉及切除经组织学确认的神经节病变的肠管，但重建方式不同。Soave手术包括切除直肠黏膜，同时保留肌肉袖套，并将正常结肠穿过肌肉袖套吻合至肛管的黏膜。在Swenson手术切除神经节病变直肠，然后将正常结肠吻合至肛管。Duhamel手术通过肛门在直肠后上形成的窗口拖出与有神经节病变的直肠进行结肠直肠吻合，手术并发症低于Soave和Swenson手术，这是因为Duhamel手术仅需进行有限的盆腔解剖即可完成，从而减少盆腔神经损伤的风险。

综合各种文献报道，HD手术并发症较严重的包括：吻合口漏、脓肿、性功能障碍和需要再次手术的狭窄。如果进行结肠肛管吻合，建议做保护性造口，以减少吻合口渗漏和脓毒症的风险，原则上采用回肠造口术或近端结肠造口术。HD手术并发症较轻的包括：伤口感染、需要扩张的狭窄、暂时性尿潴留和直肠血肿。长期结果分为：良好，包括完全的大便控制，很少使用泻药或灌肠；一般，包括偶尔大便失禁或常规使用泻药或灌肠；较差，持续依赖机械灌肠，与术前情况相比没有改善。

（童卫东，王祥峰）

第十一章
炎性肠病手术相关并发症

YANXING CHANGBING SHOUSHU XIANGGUAN BINGFAZHENG

第一节　概　述

炎性肠病（inflammatory bowel disease，IBD）是一组累及肠道的慢性持续性非特异性炎症性疾病，主要包括克罗恩病（Crohn's disease，CD）和溃疡性结肠炎（ulcerative colitis，UC）。多中心研究显示，诊断后1年、5年和10年的CD患者的累积手术率分别为16.3%、33.3%和46.6%，而UC患者在确诊后1年、5年和10年的累积手术率分别为4.9%、11.6%和15.6%。因此，很大一部分IBD患者在疾病的自然过程中需要进行手术治疗。由于IBD疾病本质和手术方式的特殊性，手术相关并发症的发生率通常高于常规手术。

IBD术后早期并发症包括切口感染、吻合口漏、出血、盆腔脓肿和肠梗阻等，远期并发症包括吻合口漏合并腹腔脓肿或瘘管形成、吻合口狭窄及储袋相关并发症等，这些术后并发症与手术密切相关。其中CD术后常见手术相关并发症包括术后出血、切口感染、腹腔脓肿/感染、吻合口漏、肠梗阻、短肠综合征和造口相关并发症（造口坏死、梗阻、旁瘘、出血、脱垂以及肠扭转）等。而吻合口漏及腹腔脓肿/感染是临床最为关注的问题，二者统称为腹腔内感染性并发症（intra-abdominal septic complication，IASC）。根据国外新近研究并结合本中心的一项回顾性分析发现，IASC在CD手术患者中发生率约为10%。并且一旦发生IASC，大约30%的患者需要再次手术。国外的一项大型研究表明，2638例CD患者术后90d内并发症发生率为23.8%，其中，63.2%为肠道相关并发症，感染性并发症和切口相关并发症的发生率分别为33.9%和19.9%。

UC的主流根治性手术方式为全结肠直肠切除加回肠储袋肛管吻合术（ileal pouch-anal anastomosis，IPAA），其早期并发症主要包括切口感染、腹腔脓肿/感染、肠梗阻、腹泻、吻合口漏和吻合口狭窄，远期并发症主要包括不孕不育、骨盆神经损伤（排便失禁、性功能障碍）和储袋相关并发症（储袋CD、储袋炎、封套炎）等，这些术后并发症也都或多或少与手术相关。与CD类似的是UC最为关注的近期并发症也是吻合口漏和腹腔脓肿/感染，其发生率约为7.5%。一项国外大型研究整理了559例UC手术患者信息，结果表明，UC术后90d内出现并发症的概率为33.3%。其中，肠道相关并发症为59.7%，感染性并发症和切口相关并发症的发生率分别为34.4%和24.7%。

（练磊）

第二节　主要术式及操作要点

一、溃疡性结肠炎的手术方式选择

（一）紧急情况下的术式选择

发生急性暴发性结肠炎（伴、不伴中毒性巨结肠）时的首选术式为全结肠切除术。Hartmann 术式一期不切除直肠，暂时性的行回肠造口，也可作为急诊或者限期手术的首选方式，然后择期行直肠切除回肠储袋肛管吻合（IPAA）术。一项包含了 50 例急性暴发性结肠炎患者的研究表明，一期行腹腔镜下结肠次全切除术，而后择期行腹腔镜下直肠切除+IPAA 术是安全、可行及合理的手术治疗策略。

（二）非紧急情况下的术式选择

对于有择期手术指征的 UC 患者而言，目前约有 5 种手术方式可供选择：①全结肠直肠切除+IPAA 术。②全结肠直肠切除术+永久性回肠造口（Brooke 回肠造口）。③全结肠直肠切除术+Kock 储袋。④全结肠切除+回肠直肠吻合术。⑤全结肠直肠切除+直肠黏膜切除+IPAA 术。虽然这五种术式均能显著的改善患者的生存质量、降低癌变的风险，但其也存在不足之处。手术方式的选择应根据外科医生对术式的熟练度、病程急缓及个体差异情况而定，如年龄、职业、BMI 指数、既往是否存在肠道或肛管手术史以及肛门失禁病史，对于女性患者还应询问既往有无经阴道生育史，此外，肝脏疾病和癌变危险程度等其他因素在选择术式时也应充分考虑。

目前 IBD 患者外科手术中的一些具体性问题仍存在争议，例如开展预防性回肠造口手术是否必要，传统开腹与微创腔镜手术的选择等。一项研究表明，腹腔镜下全结肠直肠切除+IPAA 术与开放性手术相比，可减少手术部位粘连。并且手术创伤小，术后恢复快，又因其切口疤痕小，故女性患者更加认可。而且在大多数情况下，腹腔镜手术是安全有效的，并且短期优势明显。另一项包含 9 项配对研究的荟萃分析，共纳入了 966 例行全结肠切除+末端回肠造口术的患者。结果表明，腹腔镜手术组患者（n=421）的切口感染率、中转开腹率及腹腔内脓肿形成率均较低，并且患者的平均住院时间更短。随着设备和技术的不断进步，以及单孔腹腔镜和机器人辅助下全结肠直肠切除+IPAA 术的开展，微创手术在减少手术切口、降低腹腔内及盆腔内的粘连程度等方面将会更有优势。

全结肠切除+回肠造口+直肠残端封闭术是急诊手术，是中毒性巨结肠等突发情况的首选术式。其特点为一期手术时不对直肠进行处理，暂保留在原位，然后二期行直肠切除+IPAA 术。而需急诊行全结肠直肠切除术的情况，多发生在合并难以控制大出血的患者身上，针对这种情形采取直接缝扎出血的直肠溃疡或者将 Hartmann 储袋留短一些是不错的选择。由于中毒性结肠炎的并发症发生率较高，因此不推荐一期行 IPAA 手术。而对于采取免疫抑制剂类药物（包括 infliximab）治疗的患者，应行三期 IPAA 手术。此外，手术切除可以安全、有效地解除 UC 患者伴有难治梭状芽孢杆菌（C. diff）感染且药物治疗无效个体的症状。

目前可以彻底根治UC的外科手术为全结肠直肠切除+永久性回肠造口术，由于应用腹腔镜技术，患者术后疤痕会更小甚至无疤痕。但应明确告知患者手术风险，当未能成功施行保留肛门括约肌功能的术式（如IPAA术）或者生理状态（如患者肛门括约肌功能欠佳）或技术限制不满足进行保留肛门括约肌功能的手术时，则需要行永久性回肠造口。此外，如术中发现吻合口张力过大或者有CD征象时，不宜行IPAA手术。根据梅奥医学中心的一项包含1800例IPAA患者的研究显示，约4.1%的患者由于上述因素导致术中被迫放弃IPAA手术。即使成功施行保留肛门括约肌功能的手术后，也有一定概率出现性功能或排尿功能障碍，同时，既往有盆腔手术史的患者出现术后并发症的概率更大。另一项研究发现，IPAA术后男性患者出现阳痿或者逆行性射精的比率约为1.5%~4%，而女性患者术后出现性交障碍的比率约为7%，并对受孕过程产生影响。从技术层面上看，相较于传统手工吻合，吻合器在IPAA手术（不进行直肠黏膜切除）中使用的优势在于其保留了肛管移行区的黏膜，从而最大程度的避免对肛管的损伤及对排便功能的影响。但缺点同样明显，由于没有完全切除病变的直肠黏膜，因此，不推荐有癌变、重度不典型增生及严重肠外表现的患者在术中使用吻合器吻合。相反，对于老年患者伴有直肠黏膜切除后吻合口张力过大时，应用吻合器吻合，手术效果较好。全结肠切除+回肠直肠吻合术并未切除所有病变的肠段，患者术后往往仍有症状并且残留的肠段有癌变的风险。因此，即使UC患者不符合行IPAA手术的条件，也不建议行全结肠切除+回肠直肠吻合术。一项回顾性研究对86例行全结肠切除+回肠直肠吻合术的患者进行了分析，结果显示，术后出现不典型增生、癌变或者难治性直肠炎导致直肠切除的患者为46例，同时研究发现，直肠黏膜不典型增生累积的概率在术后5年、10年、15年及20年分别为7%、9%、20%和25%；直肠癌在术后5年、10年、15年和20年的累积发生率分别为0%、2%、5%和14%；而仍具备功能的回肠直肠吻合保留率在术后10年为74%，术后20年却仅为46%。全结肠切除+回肠直肠吻合术主要用于不符合IPAA手术指征且因其他疾病（如门静脉高压、腹水）不能行回肠造口者或患者拒绝行回肠造口而没有直肠受累的情况。也有学者认为育龄期女性患者可行此手术，从而免除了行IPAA术对受孕的损害。同时，对于晚期肿瘤患者或不能排除CD者也可考虑此手术。

二、溃疡性结肠炎手术的操作要点

（一）全结肠直肠切除、回肠造口术

该术式在1931年首次用于UC的治疗，但限于当时的技术水平，患者手术死亡率较高，而回肠造口术后的死亡率更高。随着回肠造口技术的不断提高，全结肠直肠切除术已被广泛用于UC的治疗。到目前为止，该手术仍然是UC的标准手术之一。其优点是：①手术并不复杂，大多数外科医生都能熟练掌握。②术后并发症少。③切除了病变侵犯的结直肠，消除了病变结直肠发生癌变的可能。④一期完成手术，避免二期手术给患者带来的痛苦。缺点是永久性回肠造口会给患者的生活带来不便，并伴随着心理和身体的变化，但是大多数患者在短期的心理调整后就能够适应造口带来的困难。除了小部分人群（机体营养不良、长期处在慢性消耗性状态、中毒性巨结肠及长期使用大剂量肾上腺皮质激素的患者）需要先行回肠造口，二期行全结直肠切除术以外，大多数情况下，全结直肠切除和回肠造口是可以同期完成的。

（二）结肠切除、回肠直肠吻合术

在20世纪60年代，Stanley率先施行了结肠切除、回肠直肠吻合术，并进行了推广。从那以后，围绕该术式治疗UC的争议就不曾停歇。从理论上讲，该术式的优势在于手术难度小，并发症发生概率小，无需永久性回肠造口的同时还可避免损伤盆腔自主神经且不会造成阴部切口。但也有学者认为直肠本身可能具有炎症性病变和癌变的可能性，而保留直肠的手术是不妥当的。此外，关于回肠的暂时性造口也存在争议，大多数学者认为，暂时性回肠造口可用在某些特殊情况下，如极度虚弱且严重营养不良的患者，或使用大剂量免疫抑制剂以及中毒性巨结肠的病人；另外，回肠造口术只能用作减少术后并发症的临时措施，而不是常规手术。

手术要点：在结肠切除术中，通常有必要在临近回盲瓣的部位游离出一部分回肠。直肠侧的残端应尽可能保持在12~15cm，这样就不会留下太多病变的肠管，并且不会影响直肠的功能。吻合口一般大致平行于骶骨岬，吻合方式可以选择端侧吻合或端端吻合。人工吻合操作难度不大，但使用吻合器则可更方便、更可靠地完成肠管吻合。

需要注意的是，该术式一个不可避免的问题在于残留的直肠可能会发生癌变。Baker对374例接受结肠切除和回肠直肠吻合术的患者随访了22年。结果表明，有22例（6%）发生癌变。据数据显示，发病30年后约有15%的患者会患上癌症。因此，有必要对术后患者进行较长时间的密切随访并定期进行乙状结肠镜检查。

（三）全结直肠切除、Kock回肠造口术

1960年，Nil Kock改进了传统的回肠造口术，并发明了节制性回肠造口术（continent ileostomy）。9年后，Kock报告了5例行全结直肠切除术患者接受了回肠限制性造口术，并且人工瓣膜成功地避免了粪便和气体的溢出。

手术要点和需要注意的问题：该术式是在回肠末端做一个粪便储存囊，远端有一个由肠管折叠形成的乳头状皮瓣，可以将粪便储存在该囊中，并且该阀门可防止粪便溢出和污染皮肤，因此，尽管患者有造口，但无需任何辅助造口用具。当患者需要排空囊中的粪便时，可用一导管插入囊中，即可一天完成几次排便过程。但是，也有部分学者认为该术式效果不佳，许多患者术后会出现瓣膜滑脱。这种情况通常发生在手术后的前几个月。

（四）结直肠切除、回肠储袋-肛管吻合术

近年来，该术式在世界范围内得到了广泛的认可和开展。避免破坏肛门括约肌是该手术成功的关键。术中通常需要剥离肛管的全部黏膜，目的是防止癌变发生在UC患者的直肠肛管组织，虽然这会导致肛管内括约肌的损伤，但尚未造成外括约肌的结构破坏，因此，患者排便功能可以得到最大限度的保留。

手术要点和需要注意的问题：大多数回肠储袋通过将回肠末端折叠成不同形式，从而形成粪便存储袋，以增加粪便在肠腔中的停留时间。通常在术中使用吻合器进行回肠储袋-肛管的吻合，常见储袋形式分为W形、H形、J形和S形。手术往往需要分成两个阶段完成，因此需要进行回肠保护性粪便转流术，以确保回肠储袋和肛管之间的吻合口可一期愈合。这种保护性造口可以在手术后几周或几个月内还纳。一些学者发现行结直肠切除、回肠储袋–肛管吻合术后的患者中有91%可以控制白天的排便，但只有76%的患者可以控制夜间的排便次数。许多患者在手术后出现轻度大便失禁，但随着时间的推移这种症状会得到缓解甚至消失。

三、克罗恩病的手术方式选择及操作要点

CD的术后复发率很高，据国外文献报道称，CD术后一年复发率为28%~93%。值得一提的是复发率根据相应文献中的诊断依据（内窥镜检查、临床症状、再次手术，影像学检查）而有所不同。肠段切除吻合后症状复发率在5年内介于18%~55%，在10年内介于52%~76%。CD患儿的术后复发也很常见。一项针对100名CD患者术后的研究表明，临床症状的复发率在术后1年为17%，在术后3年为38%，在术后5年为60%。在术后10年内进行二次手术的患者约为30%。因此，术中需要尽可能多的保留肠管以避免短肠综合征的发生。保留肠管需遵循以下几个原则：①术后用药，以防复发。②须在手术记录中对肠管切除前后长度进行描述。③缩小切缘。④尽量使用狭窄成形术。⑤保留有功能的肠管。

（一）肠段切除

随着现代医学的发展和对旁路手术并发症（如黏液囊肿、癌变、疾病复发等）的了解，旁路手术已基本被放弃。这是因为单纯施行转流术式并不能缓解患者症状，最终仍然需要通过切除病变部位来达到治疗的目的。

当前，肠段切除术通常是CD患者需要外科干预的首选方法。但是，复发和肠管保留是CD手术治疗中不可避免的两个问题。两者存在紧密的关联，并且与最终的治疗效果和患者的生活质量密切相关。总体上讲，由于CD本身的疾病特征，外科手术往往趋于保守。尽管大多数患者只需肠管的长度达到1m就可以满足生理需求，但随着时间的推移，复发率通常也会增加。这部分患者将因频繁的复发而经历多次的肠段切除术。而每次切除都会增加发生短肠综合征和相关代谢并发症的风险。因此，对于已有肠段切除史的患者，应谨慎进行第二次肠段切除。肠段切除需要考虑以下问题。

1.肠段切除切缘的问题

大多数需要手术的CD患者往往存在结肠或小肠的节段性病变，因而最常见的手术方式是对病变肠段的切除和吻合。已有不少学者开展了对复发与切缘的研究。Krause等对186例CD手术按切缘大小（小于10cm或大于10cm即根治性切除）分组进行比较，研究发现，长切缘组的复发率为31.0%，而短切缘组的复发率为83.0%，并且长切缘组患者的生活质量更好。Hamilton等对术中冰冻切片在检查切缘方面的作用进行了研究，结果表明，肉眼切缘与组织学切缘对手术后的复发率或再手术率没有影响。目前，关于这方面较好的证据来自Fazio等进行的一项前瞻性随机对照研究，该研究将131例患者按肉眼下切缘距离分为短切缘组（2cm）和长切缘组（12cm）。结果显示，与短切缘组相比，尽管长切缘组的复发率较低（25.0%：18.0%），但两组之间的差异无统计学意义。部分病变局限于回盲部导致肠梗阻症状出现的CD患者可通过局限性切除病变肠段达到治疗的目的。因而可以认为目前已有足够的证据支持局限性切除，而扩大切除是没有必要的。与以往相比，虽然短肠综合征的发生率已明显降低，但是肠段切除术后，仍有50%的患者出现复发。

2. 吻合方式的选择

先前的研究发现，肠段切除术采用不同的吻合方式也会影响术后复发的概率。众所周知，CD患者肠梗阻通常是由肠壁纤维增厚导致肠腔狭窄所致，因此，采用侧侧吻合方式后可使肠腔增大，从而降低了阻塞的可能性，也相应地降低了再次手术的概率。有文献报道称，术中使用吻合器吻合的患者术后出现并发症和发生复发的概率均较低。Simillis等完成了对2项随机试验和6项非随机试验的712例CD患者手术采取不同吻合方式的荟萃分析，其中采用手工端端吻合方式的患者为53.8%，还有46.2%的患者使用的是其他吻合方式（端侧吻合、吻合器侧侧吻合、吻合器端端吻合及侧端吻合）。结果表明，吻合口漏发生率较高的吻合方式为端端吻合，与之相反的是，侧侧吻合术后患者的并发症相对较少。加拿大McLeod等在2009年发起的共纳入139名患者的一项多中心随机对照研究，比较了不同吻合方式的复发率，结果发现，端端吻合和侧侧吻合无论是在内镜下还是临床症状方面，均具有相近的复发率。本中心的经验认为采取端端吻合是安全的，并且吻合口漏的发生率不会增加，使用吻合器或手工进行端端吻合宽大肠腔（至少5cm）的效果可能更好，但需要进一步的随机对照试验去验证。

（二）狭窄成形术

尽管肠段切除是CD合并肠梗阻患者的首选治疗方式，但CD的复发趋势明显，多次进行肠管切除术必须要承担短肠综合征的风险。于是在1982年，Lee等吸取了结核性狭窄的治疗经验，在CD患者中首次开展了狭窄成形术。但在梗阻性CD中使用狭窄成形术需要注意以下问题：①可能遗漏癌变，应考虑对病变肠段进行活检以排除癌变。②吻合口漏及复发的风险均较高。③狭窄成形术保留的病变肠管的吸收功能是否符合生理需求。④远期有无癌变的风险。尽管已经进行了多项研究来证明其安全性，但仍需谨慎开展。对于CD患者出现肠梗阻症状能否施行狭窄成形术仍具有较多争议，只有少数梗阻性CD的患者适用于狭窄成形术。目前狭窄成形术的适应征有：①单一的回结肠吻合口狭窄。②伴有单发或多发短纤维性狭窄的广泛性空肠回肠炎。③有短肠综合征风险的患者，如既往已行多次肠段切除或肠段大范围切除患者。④肠段切除术后1年内复发性狭窄。⑤部分十二指肠狭窄。当出现以下情况时不推荐施行狭窄成形术：腹腔感染（合并脓肿、瘘管）及疑似肿瘤和营养不良的患者。当较短的肠段有多个狭窄时，狭窄成形术通常难以达到解除梗阻的目的。梅奥医学中心的Spencer等开展了一项回顾性分析，共纳入244例由于并发症而进行剖腹探查的CD患者，其中有35例患者共接受了71次狭窄成形术，67%患者同时进行了肠段切除术，且术后没有发生肠外瘘、吻合口漏或腹腔脓肿等并发症；35例患者中的33例在手术后恢复了肠内营养并且不再需要内科药物治疗；CD患者在围手术期总的并发症发生率为14%，3年症状复发率为20%，有6例患者因为复发而需要二次手术。

对于较短肠段形成的狭窄（≤10cm）需使用Heineke-Mikulicz方式，即纵切横缝法解除狭窄。首先，需要术者沿系膜侧直线切开超过狭窄远端及近端各2cm。然后对黏膜活检以排除肿瘤的可能，最后完成纵切横缝。当狭窄段在10~20cm时，推荐使用侧侧狭窄成形术（Finney）。该术式适用于十分柔软的肠段，即使弯曲成U形也能实现无张力的吻合。首先，沿对系膜缘切开肠管，随后将小肠折成U形，最后采用黏膜内翻连续缝合封闭前后肠段。考虑到术后从肠管突出的憩室样囊腔可能会导致细菌过度繁殖，并造成输入段近憩室部分再发狭窄，Michelassi等对术式进行了一些改进，采用侧侧同向蠕动成形术使其同样适用于20cm以上的狭窄。

（三）结肠克罗恩病

结肠CD的手术适应证与回盲部病变不同，采取手术治疗多是由于顽固性、暴发性疾病或肛门直肠疾病所致。根据结肠CD炎症累及肠段的范围不同（局限性或弥漫性），可采取的手术方式也有所不同，例如：全结肠切除加回直肠吻合、单纯回肠造口、次全结肠切除加回肠造口、结肠区段切除和结直肠切除加回肠造口。结肠CD行全结直肠切除术后的复发率最低，而行结肠区段切除术后的复发率最高。而结肠区段切除术主要用于结肠孤立病变的治疗，约30%~50%的患者在术后5年内复发，再手术率为45%。另外，当患者出现中毒性结肠炎需要急诊手术或不能耐受直肠切除的中毒性巨结肠时，此时首选的术式为次全结肠切除加回肠造口加Hartmann远段缝闭。对于没有直肠病变的结直肠CD患者，可考虑保留直肠的结肠切除术和二期回肠直肠吻合术。结直肠切除术适用于广泛、弥漫的结直肠疾病。尽管根据病变情况可采用许多不同的手术方式，但与小肠病变一样，CD结肠炎的手术治疗总体趋势应保守。

（四）肛周克罗恩病

据国外文献报道肛周CD发病率为8%~90%。在人多数情况下，可以于同一患者身上看到几种肛门直肠疾病。而与小肠CD相比，结肠CD发生肛管疾病的概率要更高。前者的发生率占一半以上，而后者则少于20%。肛周CD最常见的临床表现是肛裂和水肿的皮赘。有时还可以看到肛管狭窄和溃疡、排便失禁、复杂肛瘘和脓肿。以往的外科医生不愿对肛周CD患者进行手术，因为手术可能会导致局部伤口的长期不愈合和括约肌的损伤。直至20世纪80年代后期，越来越多的学者认为可以开展一些较为保守的外科治疗，但要求遵循两项原则，一是明确化脓征是外科处理的指征，二是强调保护括约肌功能。

单纯的肛周脓肿一般只需简单的引流即可治愈。Halme等报道，约有50%的CD患者其肛瘘可以自愈。对于一些不易愈合的复杂性肛瘘（肛瘘合并肛周脓肿或直肠疾病）而言，若瘘管病变侵及括约肌，可采用非切割性的挂线疗法。

直肠阴道瘘占女性CD患者的3%~10%。无症状的表浅瘘管可不予处理；对有症状的表浅瘘管，若未侵及括约肌，可安全开放。对于经括约肌或括约肌以上的瘘管，如果直肠未受到累及，则可行黏膜瓣前徙术。如果肛管狭窄加重了直肠阴道瘘，则需行"全袖状前徙瓣术"。多数疼痛性肛裂是由括约肌间脓肿引起的。当合并脓肿时，行内括约肌切断引流可促进症状缓解。未形成脓肿的患者可以采取内科治疗手段，具体包括局部应用硝酸甘油或麻醉药物。并且当肠道病变缓解后，约25%的肛周皮赘会自行消退。只有出现严重肛周合并症（肛管狭窄、排便不节制、严重复发脓肿和瘘）且在局部治疗无效的情况下可能才需行直肠切除术。该术式存在永久造口的可能，但它又确实是肛周CD有效的治疗手段。

（练磊）

第三节 溃疡性结肠炎手术并发症

一、切口愈合不良或切口感染

UC患者由于长期处于慢性消耗状态，加上经常使用大剂量激素或免疫抑制剂，导致机体营养不良，因而术后伤口愈合不良或伤口感染的可能性会更高。Morowitz对1803例行结直肠切除和回肠造口术后患者的会阴切口愈合情况进行了回顾性分析，结果表明，其会阴切口的平均愈合期为6个月，有8%的病人会阴部切口长期不愈合。

术前肠道清洁准备，术中严格无菌操作以及注意保护腹壁和会阴切口是预防切口感染的有效方法。此外，术前控制血糖、纠正低蛋白血症和减少免疫制剂的使用同样可以减少切口不愈合的可能。根据笔者所在临床中心的经验，术前单纯使用抗生素即可达到预防切口感染的目的，并且不会增加术后感染风险。抗生素的选择应该涵盖抗需氧菌和厌氧菌药物的组合使用，同时需要考虑到它们的副作用和效价比等。

术后一旦发生切口感染，应该及时敞开切口、充分引流，同时应确认感染部位是否与腹腔相通。并尽快完善腹部超声、CT或窦道造影等影像学检查，辅助判断是否存在肠瘘的可能。单纯的腹壁或会阴切口感染可以通过换药等处理而痊愈。

二、骨盆神经损伤

手术中损伤骨盆神经的概率为1%~4%，而保留直肠的手术将减少骨盆神经损伤的发生。由于该病患者多为年轻人，对于术后能够尽快恢复正常工作和生活的愿望强烈，因此，外科医生应对骨盆神经损伤导致的中青年患者性功能和排尿功能障碍愈发重视，并在术中尽力避免这类手术并发症的发生。

三、回肠造口相关并发症

造口术后并发症主要包括梗阻、脱垂、造口回缩、造口旁疝和造口周围炎等。在回肠造口术的并发症中，有21%的患者需要再次手术，尤其是那些出现急性肠梗阻的病人。Morowitz等报道称，由于回肠造口术后并发症的发生，有23%的患者需要再次接受外科手术治疗，其中一例患者至多进行了9次修复手术。近年来，随着手术技术的进步和各种针对造口的人工生物材料器具的相继出现，造口患者的生活质量得到了极大的提高。（具体处理方法，请参阅第四节的相关部分）。

四、吻合口漏

结肠切除、回肠-直肠吻合的手术死亡率在20世纪50—60年代约为5%。近年来，随着手术技术的不断改进和完善，该术式的死亡率已大大降低，吻合口漏的发生率也与其他消化道吻合手术相近，约为1%~15%。

发生吻合口漏后，应根据具体情况进行进一步治疗。如果不伴有发热、腹腔脓肿等情况，通过肠外营养、禁食、保持引流通畅等措施，多数可以治愈漏口。相反，一旦出现腹膜炎、全身中毒症状，则需要外科手术治疗，包括腹腔脓肿引流、近端肠道转流性造口或行Hartmann术等，一般不主张对吻合口进行解剖游离甚至重新吻合。对于长期未愈，或者形成唇状瘘的患者亦需要手术治疗。

五、储袋漏

J形储袋顶端和储袋肛管吻合处是储袋漏最常发生的部位。术后早期的渗漏通常表现为盆腔感染迹象。通过盆腔磁共振成像和可溶性对比剂储袋造影可以帮助确定储袋漏的位置、特征以及深度。术后早期储袋漏的发生率约为5%~20%，其中约30%的患者最终导致储袋失效。此外，一旦发生盆腔感染，通常需要外科手术治疗。

六、储袋窦道和瘘管

储袋漏长期不愈便形成了储袋窦道。储袋窦道多位于骶前间隙的储袋肛管吻合口。储袋窦道患者可以出现难治性封套炎、盆腔感染、储袋炎、储袋克罗恩病等症状，但也可以无症状。常见的症状包括肛周痛、骶尾部疼痛、盆腔压迫感及不适等。复杂窦道还可能引起贫血、体重下降、间歇性发热等，更甚者可能出现储袋阴道瘘、储袋精囊腺瘘或骨膜炎。因此，对怀疑有储袋窦道的患者，应进行仔细的肠镜储袋检查，特别需要注意吻合口以及J形储袋顶端；另外，还需进行储袋造影、盆腔核磁共振成像，以了解其复杂程度、深度，以及有无伴发脓肿。表浅的感染性窦道的治疗可采取纤维胶注射或定期切开引流的方式使窦道愈合，但后者的时间较长，一般为9~12个月。如果经转流造口后仍不能愈合，则可考虑储袋重造。此外，无论患者是否施行转流造口术，均可以通过内窥镜小针刀对简单、浅表（深度在5cm以内）的骶前窦道进行治疗。此外，手术治疗是女性患者发生储袋阴道瘘的唯一选择。

七、储袋狭窄

储袋狭窄发生率约为11%。且多为自限性网状狭窄，一般在造口还纳时发现并处理。其常见发生部位包括吻合口和储袋入口处。病因包括CD、外科导致的缺血、NSAIDs类药物的使用等。治疗上可采取储袋转流、储袋切除、切除再吻合、狭窄成形术、停用NSAIDs类药物及内镜下扩张。

八、封套炎

封套炎是直肠残端发生的炎症，多见于使用吻合器吻合并保留直肠黏膜的患者。常见临床表现为少量便血，目前认为便血的原因不单是UC残余病灶引起，或与手术造成的缺血有关。治疗上可使用激素、美沙拉嗪栓剂或局部注射利多卡因。也可采用内镜下注射长效激素，但极少使用全身性药物。如局部用药效果不佳，则应考虑其他疾病的可能性，如吻合口漏。

（练磊）

第四节　克罗恩病手术并发症

一、术后出血

术后出血多发生在手术切口、空腔脏器及体腔内。造成术后出血的原因包括结扎线脱落、痉挛的小动脉断端舒张、创面渗血未完全控制及术中止血不确切等。当覆盖切口的敷料被血浸湿时，就应警惕手术切口出血。由于体腔术后出血位置隐蔽（如腹腔内出血），因而早期临床表现通常不明显，只有通过密切的临床观察和腹腔穿刺才能明确诊断。当术后短期内患者就有失血性休克的表现时：①每小时尿量少于25ml。②心跳加快（通常在血压下降之前）。③中心静脉压低于0.49kPa（5cm H_2O）。④烦躁不安。则提示有术后出血。术后出血应以预防为主。术中务必做到确切止血，血管结扎规范牢固，关腹之前须仔细检查创面以确保止血彻底。一旦发生术后出血，应积极治疗，经止血、补液等保守治疗后循环仍不稳定、血红蛋白持续下降的患者应及时手术探查。

二、切口感染

除细菌侵入外，切口感染的原因还受到诸如血肿、异物、局部组织血液供应不足以及机体抵抗力减弱等因素的影响。典型临床表现：手术后3~4d，切口疼痛加剧，局部有红、肿、热和压痛，触之有波动感并伴有体温升高、脉率加快和白细胞计数增多。如有必要，进行局部穿刺或去除部分切口缝线以明确诊断。此外，须对感染切口分泌物做细菌学检查和药敏实验，为抗生素的选择提供依据。

切口感染的预防应着重于：①手术时严格遵守无菌原则，操作要轻柔，止血要确切。②加强手术前、后护理，提高患者抗感染能力。如切口已有早期炎症表现，应通过加强换药和局部理疗等方法，避免炎症继续发展为脓肿。若切口脓肿已形成，则可敞开切口充分引流。当引流条无效时，可以使用双套管对感染切口进行冲洗和引流并适当应用抗生素。此外，若创面过大，待创面清洁后，可考虑行二期缝合，以缩短愈合时间。

三、吻合口漏

CD患者术后发生吻合口漏的风险明显高于普通病人，是因为CD患者长期应用激素或免疫抑制剂药物，导致机体营养不良，并且由于病变可累及全层肠壁造成腹腔感染，不利于吻合口愈合。

当发生吻合口漏时，患者通常表现为腹膜炎体征和体温升高。实验室检查可见炎症相关指标显著升高，腹部CT等影像学检查可见腹腔脓肿。此时，患者往往需要紧急手术。吻合口漏的预防重点在于：处于CD炎症活动期合并营养不良的患者，应在术前给予营养支持；对于有穿透性病变的患者，应积极控制感染，局部充分引流，待炎症活动期得到缓解，择期行手术治疗；并且在术前就应停止使用激素或免疫抑制类药物。另外，术中将引流管或双套管放置在合适的位置也是一种预防、检测和治疗吻合口漏的有效手段。

四、腹腔积液或脓肿

由于CD患者肠道炎症病变严重，常伴出血、渗出，并可累及肠壁全层导致腹腔感染，术中使用大量生理盐水冲洗腹腔后会残留积液，若加上引流管未能充分发挥引流的作用，最终将导致腹腔积液或积脓。对于术后出现反复发热，怀疑腹腔积液或积脓的患者，在排除切口及导管感染的情况下，可行腹部B超或CT检查明确诊断。治疗上首选B超或CT定位下腹腔穿刺引流术，引流后需对引流液进行细菌培养+药敏实验，药敏结果回报前，可依经验用药抗菌治疗，之后再根据药敏结果调整治疗方案。预防腹腔积液或积脓应注重以下几点：①多次冲洗感染腹腔。②冲洗后吸净残留积液。③引流管摆放位置要适合。④术中严格遵循无菌原则。

五、术后早期炎性肠梗阻

既往有多次肠切除手术史的CD患者，一旦因炎症穿透性病变导致肠穿孔再次行手术治疗时，由于腹腔内肠管粘连程度重，分离过程中必然会损伤肠管浆膜面，引起术后早期炎性肠梗阻。具体表现为患者术后1~2周肠蠕动恢复，但进食后再次出现梗阻症状。治疗上应采取内科保守治疗，禁食、肠外营养支持、胃肠减压及维持体内稳态等治疗方法。早期可使用质子泵抑制剂、生长抑素和糖皮质激素来缓解腹膜和肠道炎症。并抑制和减少胃肠消化液分泌，减少消化道中气体和液体的积聚，降低肠道压力，有利于缓解腹胀症状和促进肠壁血液循环的恢复。需注意早期炎性肠梗阻无需常规使用抗生素，即可获得满意的治疗效果。

六、腹泻

腹泻既可发生在小肠切除术后早期或饮食初步恢复之时，又可发生在手术后一段时间之后。术后早期进食后发生的腹泻，首先考虑多由手术切除使小肠吸收面积减少，运输功能严重受损引起，尤其是末端回肠、回盲部和右半结肠的切除最易发生腹泻。由于这些部位具有吸收钠离子的功能，一旦切除，肠壁内无法维持正常的离子浓度，加上切除回盲瓣，导致结肠充盈程度机械性调控功能丧失，最终引起腹泻。此外，手术之后，低位结肠充满了液体和电解质，超过了其吸收能力，亦可导致腹泻的发生。术中保留部分升结肠可减少腹泻的发生。胆汁酸重吸收障碍是回肠切除术后引起腹泻的另一重要原因，当回肠切除过多时，水分吸收不足，进入结肠的胆汁酸的浓度就被稀释，导致胆汁酸的重吸收障碍，最后因胆汁酸分泌不足而引起脂肪泻。

一旦明确腹泻的病因，即可通过病因治疗达到治愈的目的。当病因未知时，非特异性治疗也可以起到治疗的作用。术后腹泻最主要的治疗方法是饮食调节，例如，脂肪泻的患者在减少脂肪摄入的同时需加强碳水化合物的摄取或通过补充外源性脂肪酸以帮助脂肪吸收。此外，进食频率的增加将提高残余肠黏膜的利用率，并改善电解质、水和营养物质的吸收。对于重症患者，应采取肠外营养支持治疗。另外，因止泻药可以减慢肠道运动，增加水和电解质的重吸收，所以对肠道吸收面积减少引起的腹泻非常有效。常见药物有洛哌丁胺、地芬诺酯和蒙脱石散等。在服用止泻药物的同时加用抗胆碱能药物，其能抑制肠蠕动和分泌达到促进药物吸收的目的。需注意的是，补充纤维素虽然能改善排便的可控性，但也会加重排泄物和水分的丧失。

七、短肠综合征

CD患者在经历多次肠切除术后可能发展为短肠综合征。一般而言，当回盲部和整个结肠未被切除时，只需不少于60cm的健康小肠就可满足日常营养物质吸收的要求，一旦切除范围涉及到回盲瓣和部分结肠，则需要至少100cm的健康小肠。由于空肠不能吸收胆汁酸和维生素B_{12}等营养物质且吸收功能可以被回肠替代，因此切除空肠对机体的影响不大。当术后剩余的健康小肠短于上述长度，患者就会出现吸收障碍和营养不良，需要静脉补液、肠内营养甚至肠外营养治疗。

术后不同时期的短肠综合征应采取不同的治疗方法。在术后早期，大量胃肠液的丧失导致内环境稳态失衡，此时治疗上首选H_2受体拮抗剂、质子泵阻断剂、肠蠕动抑制剂、生长抑素等，通过减少胃肠道的分泌及对胆汁的刺激来避免腹泻症状的出现。此外，补充水、电解质、维生素和微量元素等肠外营养物质对于维持酸碱平衡和内环境稳态至关重要。后期治疗上主要是继续保持内环境稳态并改善肠道的吸收和消化，保证患者生命所需能量物质的供给。另外，为了促进肠功能代偿，需早期进行肠康复治疗，即在营养支持的基础上增用生长激素（重组人生长激素）、谷氨酰胺与膳食纤维。目前尚无可以成功解决短肠综合征的术式。一旦营养治疗不能满足机体的生理需求，或因各种原因患者无法耐受营养治疗，小肠移植可能是唯一的治疗选择。

八、造口并发症

1.造口坏死

术后早期是造口处肠壁全层和肠管浅表黏膜坏死的高发阶段。但是只要造口没有明显的内陷，通常只需要仔细观察即可。如果坏死仅局限于腹壁深筋膜之上，通常会好转并自行修复，一旦累及深筋膜以下，就应立即进行手术以重建吻合口。

2.造口梗阻

造口梗阻发生位置不固定，最常见于腹壁深筋膜平面，多由深筋膜切口过小所致。可以凭借对造口部位的体格检查及腹部平片明确诊断，X线平片表现为梗阻部位以上的回肠充气扩张。治疗上可通过手指扩张或将手指作为引导深入造口内，以防损伤肠管，然后经皮切开深筋膜的狭窄部位就可迅速解除梗阻。

3.肠扭转

造口周围的小肠最易发生肠扭转。手术是解决扭转的唯一方法，术中待肠管复位后，可以通过闭合后腹膜、侧腹膜、造口肠管和小肠系膜之间的空隙防止复发。

4.造口旁瘘

术中操作不当可致患者术后短期内出现造口旁瘘，但手术一段时间后才发生的造口旁瘘则表明CD已复发。免疫抑制剂只适用于瘘口位于皮肤造口之内且不伴有梗阻患者的治疗。其他瘘口如分支状瘘则需要手术重建造瘘口。需注意，造口远端梗阻的造口旁瘘通常应在原造口部位对侧重建瘘口。

5.出血

造口出血多由局部外伤、门静脉高压或造口位置不当所致。当皮肤造口周围出现"水母头"样扩张血管，多提示存在门静脉高压症，治疗上可采取局部注射硬化剂。由于回肠黏膜自我修复能力强，对于轻微外伤导致造口处增生肉芽组织的出血，可用硝酸银烧灼或激光刀切除。

6.造口脱垂

造口脱垂可通过门诊手术进行修复。操作要点：在局麻下仔细游离回肠造口部位和皮肤，然后将脱垂的肠管切除，最后将剩余肠管拖至皮肤外2~3cm重建造口。手术应注意避免术后短肠综合征的发生。

（练磊）

参考文献

[1]Kaminski MF, Thomas-Gibson S, Bugajski M, et al. Performance measures for lower gastrointestinal endoscopy: a European Society of Gastrointestinal Endoscopy (ESGE) Quality Improvement Initiative[J]. Endoscopy, 2017, 49(4): 378-397.

[2]Calderwood AH, Jacobson BC. Comprehensive validation of the Boston Bowel Preparation Scale[J]. Gastrointest Endosc, 2010, 72(4): 686-692.

[3]Rostom A, Jolicoeur E. Validation of a new scale for the assessment of bowel preparation quality[J]. Gastrointest Endosc, 2004, 59(4): 482-486.

[4]Nam SJ, Kim YJ, Keum B, et al. Impact of diet restriction on bowel preparation for colonoscopy[J]. Medicine (Baltimore), 2018, 97(41): e12645.

[5]Hassan C, Bretthauer M, Kaminski MF, et al. Bowel preparation for colonoscopy: European Society of Gastrointestinal Endoscopy (ESGE) guideline[J]. Endoscopy, 2013, 45(2): 142-150.

[6]Lee YY, Erdogan A, Rao SS. High resolution and high definition anorectal manometry and pressure topography: diagnostic advance or a new kid on the block?[J]. Curr Gastroenterol Rep, 2013, 15(12): 360.

[7]Lee BE, Kim GH. How to perform and interpret balloon expulsion test[J]. J Neurogastroenterol Motil, 2014, 20(3): 407-409.

[8]Shah ED, Farida JD, Menees S, et al. Examining Balloon Expulsion Testing as an Office-Based, Screening Test for Dyssynergic Defecation: A Systematic Review and Meta-Analysis[J]. Am J Gastroenterol, 2018, 113(11): 1613-1620.

[9]Minguez M, Herreros B, Sanchiz V, et al. Predictive value of the balloon expulsion test for excluding the diagnosis of pelvic floor dyssynergia in constipation[J]. Gastroenterology, 2004, 126(1): 57-62.

[10]Chiarioni G, Kim SM, Vantini I, et al. Validation of the balloon evacuation test: reproducibility and agreement with findings from anorectal manometry and electromyography[J]. Clin Gastroenterol Hepatol, 2014, 12(12): 2049-2054.

[11]Bingöl-Koloğlu M, Senocak ME, Talim B, et al. A comparative histopathologic evaluation of the effects of three different solutions used for whole bowel irrigation: an experimental study[J]. J Pediatr Surg, 2000, 35(4): 564-568.

[12]Lohsiriwat V. Colonoscopic perforation: incidence, risk factors, management and outcome[J]. World J Gastroenterol, 2010, 16(4): 425-430.

[13]Anderson ML, Pasha TM, Leighton JA. Endoscopic perforation of the colon: lessons from a 10-year study[J]. Am J Gastroenterol, 2000, 95(12): 3418-3422.

[14]Tran DQ, Rosen L, Kim R, et al. Actual colonoscopy: what are the risks of perforation?[J]Am Surg, 2001, 67(9): 845-848.

[15]Young-Fadok TM, Nelson H. Laparoscopic right colectomy: five-step procedure[J]. Dis Colon Rectum, 2000, 43(2): 267-273.

[16]Amin-Tai H, Elnaim ALK, Wong MPK, et al. Acquiring Advanced Laparoscopic Colectomy Skills - The Issues[J] Malays J Med Sci, 2020, 27(5): 24-35.

[17]MacRae HM. Technical skills assessment: time to take it seriously[J]. Dis Colon Rectum, 2014, 57 (2): 141-142.

[18]Koh FH, Tan KK. Complete mesocolic excision for colon cancer: is it worth it?[J] J Gastrointest Oncol, 2019, 10(6): 1215-1221.

[19]Stewart RM, Page CP, Brender J, et al. The incidence and risk of early postoperative small bowel obstruction[J]. A cohort study, Am J Surg, 1987, 154(6): 643-647.

[20]Artinyan A, Nunoo-Mensah JW, Balasubramaniam S, et al. Prolonged postoperative ileus-definition, risk factors, and predictors after surgery[J]. World J Surg, 2008, 32(7): 1495-1500.

[21]Shum NF, Choi HK, Mak JC, et al. Randomized clinical trial of chewing gum after laparoscopic colorectal resection[J]. Br J Surg, 2016, 103(11): 1447-1452.

[22]Roslan F, Kushairi A, Cappuyns L, et al. The Impact of Sham Feeding with Chewing Gum on Postoperative Ileus Following Colorectal Surgery: a Meta-Analysis of Randomised Controlled Trials[J]. J Gastrointest Surg, 2020, 24(11): 2643-2653.

[23]Rencuzogullari A, Benlice C, Valente M, et al. Predictors of Anastomotic Leak in Elderly Patients After Colectomy: Nomogram-Based Assessment From the American College of Surgeons National Surgical Quality Program Procedure-Targeted Cohort[J]. Dis Colon Rectum, 2017, 60(5): 527-536.

[24]Hinoi T, Okajima M, Shimomura M, et al. Effect of left colonic artery preservation on anastomotic leakage in laparoscopic anterior resection for middle and low rectal cancer[J]. World J Surg, 2013, 37(12): 2935-2943.

[25]Qu H, Liu Y, Bi DS. Clinical risk factors for anastomotic leakage after laparoscopic anterior resection for rectal cancer: a systematic review and meta-analysis[J]. Surg Endosc, 2015, 29(12): 3608-3617.

[26]Garfinkle R, Abou-Khalil J, Morin N, et al. Is There a Role for Oral Antibiotic Preparation Alone Before Colorectal Surgery? ACS-NSQIP Analysis by Coarsened Exact Matching[J]. Dis Colon Rectum, 2017,

60(7): 729-737.

[27]Sirois-Giguère E, Boulanger-Gobeil C, Bouchard A, et al. Transanal drainage to treat anastomotic leaks after low anterior resection for rectal cancer: a valuable option[J]. Dis Colon Rectum, 2013, 56(5): 586-592.

[28]Fraccalvieri D, Biondo S, Saez J, et al. Management of colorectal anastomotic leakage: differences between salvage and anastomotic takedown[J]. Am J Surg, 2012, 204(5): 671-676.

[29]Lee CM, Huh JW, Yun SH, et al. Laparoscopic versus open reintervention for anastomotic leakage following minimally invasive colorectal surgery[J]. Surg Endosc, 2015, 29(4): 931-936.

[30]Kim Y, Bagante F, Gani F, et al. Nomogram to predict perioperative blood transfusion for hepatopancreaticobiliary and colorectal surgery[J]. Br J Surg, 2016, 103(9): 1173-1183.

[31]Chen D, Afzal N, Sohn S, et al. Postoperative bleeding risk prediction for patients undergoing colorectal surgery[J]. Surgery, 2018, 164(6): 1209-1216.

[32]Garner BH, Anderson DJ. Surgical Site Infections: An Update[J]. Infect Dis Clin North Am, 2016, 30(4): 909-929.

[33]Stavrou G, Kotzampassi K. Gut microbiome, surgical complications and probiotics[J]. Ann Gastroenterol, 2017, 30(1): 45-53.

[34]Kurz A, Sessler DI, Lenhardt R. Perioperative normothermia to reduce the incidence of surgical-wound infection and shorten hospitalization. Study of Wound Infection and Temperature Group[J]. N Engl J Med, 1996, 334(19): 1209-1215.

[35]Ferrara M, Kann BR. Urological Injuries during Colorectal Surgery[J]. Clin Colon Rectal Surg, 2019, 32(3): 196-203.

[36]Oderich GS, Panneton JM, Hofer J, et al. Iatrogenic operative injuries of abdominal and pelvic veins: a potentially lethal complication[J]. J Vasc Surg, 2004, 39(5): 931-936.

[37]Mechchat A, Bagan P. Management of major vascular complications of laparoscopic surgery[J]. J Visc Surg, 2010, 147(3): e145-e153.

[38]Portale G, Popescu GO, Parotto M, et al. Internal hernia after laparoscopic colorectal surgery: an under-reported potentially severe complication[J]. A systematic review and meta-analysis, 2019, 33(4): 1066-1074.

[39]Oshiro KI, Koinuma K, Matsumiya M, et al. Mesocolic hernia after laparoscopic transverse colectomy: A case report[J]. Int J Surg Case Rep, 2020, 66: 136-138.

[40]Sprenger T, Beißbarth T, Sauer R, et al. Long-term prognostic impact of surgical complications in the German Rectal Cancer Trial CAO/ARO/AIO-94[J]. Br J Surg, 2018, 105(11): 1510-1518.

[41]Kanjanasilp P, Ng JL, Kajohnwongsatit K, et al. Anatomical Variations of Iliac Vein Tributaries and

Their Clinical Implications During Complex Pelvic Surgeries[J]. Dis Colon Rectum, 2019, 62(7): 809-814.

[42]Ozsoy M, Ozsoy Z, Sahin S, et al. An Alternative Technique in the Control of Massive Presacral Rectal Bleeding: Fixation of GORE-TEX® Aortic Patch[J]. Niger J Surg, 2018, 24(1): 60-62.

[43]Casal Núñez JE, Vigorita V, Ruano Poblador A, et al. Presacral venous bleeding during mobilization in rectal cancer[J]. World J Gastroenterol, 2017, 23(9): 1712-1719.

[44]Ormston T, Devonshire D, Croagh D. Anastomotic stricture: a complication of endoscopic choledochoduodenostomy[J]. ANZ J Surg, 2019, 89(5): e202-e203.

[45]Penna M, Hompes R, Arnold S, et al. Incidence and Risk Factors for Anastomotic Failure in 1594 Patients Treated by Transanal Total Mesorectal Excision: Results From the International TaTME Registry[J]. Ann Surg, 2019, 269(4): 700-711.

[46]Hosoi T, Abe T, Uemura N, et al. The Impact of Circular Stapler Size on the Incidence of Cervical Anastomotic Stricture After Esophagectomy[J]. World J Surg, 2019, 43(7): 1746-1755.

[47]George R, Prasoona TS, Kandasamy R, et al. Regular Low-Dose Oral Metronidazole Is Associated With Fewer Vesicovaginal and Rectovaginal Fistulae in Recurrent Cervical Cancer: Results From a 10-Year Retrospective Cohort[J]. J Glob Oncol, 2019, 5: 1-10.

[48]PelvEx Collaborative. Changing outcomes following pelvic exenteration for locally advanced and recurrent rectal cancer[J]. BJS Open, 2019, 3(4): 516-520.

[49]Liccardo F, Baird DLH, Pellino G, et al. Predictors of short-term readmission after beyond total mesorectal excision for primary locally advanced and recurrent rectal cancer[J]. Updates Surg, 2019, 71(3): 477-484.

[50]Komori K, Kinoshita T, Oshiro T, et al. Surgical Strategy for Rectovaginal Fistula After Colorectal Anastomosis at a High-volume Cancer Center According to Image Type and Colonoscopy Findings[J]. Anticancer Res, 2019, 39(9): 5097-5103.

[51]Ryoo SB, Oh HK, Ha HK, et al. Outcomes of surgical treatments for rectovaginal fistula and prognostic factors for successful closure: a single-center tertiary hospital experiences[J]. Ann Surg Treat Res, 2019, 97(3):149-156.

[52]Woo IT, Park JS, Choi GS, et al. Optimal strategies of rectovaginal fistula after rectal cancer surgery [J]. Ann Surg Treat Res, 2019, 97(3): 142-148.

[53]Sotelo R, Medina LG, Husain FZ, et al. Robotic-assisted laparoscopic repair of rectovesical fistula after Hartmann's reversal procedure[J]. J Robot Surg, 2019, 13(2): 339-343.

[54]Mao Q, Luo J, Fang J, et al. Management of radiation-induced rectovesical fistula in a woman using ileum: A case report and review of the literature[J]. Medicine (Baltimore), 2017, 96(46): e8553.

[55]Ramasundaram M, Sundaram J, Agarwal P, et al. Institutional experience with laparoscopic-assist-

ed anorectal pull-through in a series of 17 cases: A retrospective analysis[J]. J Minim Access Surg, 2017, 13 (4): 265-268.

[56]Scheer AS, Boushey RP, Liang S, et al. The long-term gastrointestinal functional outcomes following curative anterior resection in adults with rectal cancer: a systematic review and meta-analysis[J]. Dis Colon Rectum, 2011, 54(12): 1589-1597.

[57]Maris A, Penninckx F, Devreese AM, et al. Persisting anorectal dysfunction after rectal cancer surgery[J]. Colorectal Dis, 2013, 15(11): e672-e679.

[58]Loos M, Quentmeier P, Schuster T, et al. Effect of preoperative radio(chemo)therapy on long-term functional outcome in rectal cancer patients: a systematic review and meta-analysis[J]. Ann Surg Oncol, 2013, 20(6): 1816-1828.

[59]Ziv Y, Gimelfarb Y, Igov I. Post anterior rectal resection syndrome--a retrospective multicentre study[J]. Colorectal Dis, 2013, 15(6): e317-e322.

[60]Tokoro T, Okuno K, Hida J, et al. Analysis of the clinical factors associated with anal function after intersphincteric resection for very low rectal cancer[J]. World J Surg Oncol, 2013, 11:24.

[61]Baek SK, Carmichael JC, Pigazzi A. Robotic surgery: colon and rectum[J]. Cancer J, 2013, 19(2): 140-146.

[62]Jayne DG, Brown JM, Thorpe H, et al. Bladder and sexual function following resection for rectal cancer in a randomized clinical trial of laparoscopic versus open technique[J]. Br J Surg, 2005, 92(9): 1124-1132.

[63]Francis N, Penna M, Mackenzie H, et al. International TaTME Educational Collaborative Group, Consensus on structured training curriculum for transanal total mesorectal excision (TaTME)[J]. Surg Endosc, 2017, 31(7): 2711-2719.

[64]Autorino R, Yakoubi R, White WM, et al. Natural orifice transluminal endoscopic surgery (NOTES): where are we going? A bibliometric assessment[J]. BJU Int, 2013, 111(1): 11-16.

[65]Carne PW, Robertson GM, Frizelle FA. Parastomal hernia[J]. Br J Surg, 2003, 90(7): 784-793.

[66]Śmietański M, Szczepkowski M, Alexandre JA, et al. European Hernia Society classification of parastomal hernias[J]. Hernia, 2014, 18(1): 1-6.

[67]Gourgiotis S, Baratsis S. Rectal prolapse[J]. Int J Colorectal Dis, 2007, 22(3): 231-243.

[68]Kim DS, Tsang CB, Wong WD, et al. Complete rectal prolapse: evolution of management and results [J]. Dis Colon Rectum, 1999, 42(4): 460-469.

[69]Bordeianou L, Hicks CW, Kaiser AM, et al. Rectal prolapse: an overview of clinical features, diagnosis, and patient-specific management strategies[J]. J Gastrointest Surg, 2014, 18(5): 1059-1069.

[70]Jiang J, Li X, Wang Y, et al. Circular suture ligation of presacral venous plexus to control presacral

venous bleeding during rectal mobilization[J]. J Gastrointest Surg, 2013, 17(2): 416-420.

[71]Cadeddu F, Sileri P, Grande M, et al. Focus on abdominal rectopexy for full-thickness rectal prolapse: meta-analysis of literature[J]. Tech Coloproctol, 2012, 16(1): 37-53.

[72]Marchal F, Bresler L, Ayav A, et al. Long-term results of Delorme's procedure and Orr-Loygue rectopexy to treat complete rectal prolapse[J]. Dis Colon Rectum, 2005, 48(9): 1785-1790.

[73]Portier G, Iovino F, Lazorthes F. Surgery for rectal prolapse: Orr-Loygue ventral rectopexy with limited dissection prevents postoperative-induced constipation without increasing recurrence[J]. Dis Colon Rectum, 2006, 49(8): 1136-1140.

[74]Drossman DA, Hasler WL. Rome IV-Functional GI Disorders: Disorders of Gut-Brain Interaction [J]. Gastroenterology, 2016, 150(6): 1257-1261.

[75]Zhang X, Wu Q, Hu T, et al. Laparoscopic Versus Conventional Open Surgery in Intersphincteric Resection for Low Rectal Cancer: A Systematic Review and Meta-Analysis[J]. J Laparoendosc Adv Surg Tech A, 2018, 28(2): 189-200.

[76]Sneider EB, Maykel JA. Diagnosis and management of symptomatic hemorrhoids[J]. Surg Clin North Am, 2010, 90(1): 17-32.

[77]Lohsiriwat V. Hemorrhoids: from basic pathophysiology to clinical management[J]. World J Gastroenterol, 2012, 18(17): 2009-2017.

[78]Boccasanta P, Venturi M, Roviaro G. Stapled transanal rectal resection versus stapled anopexy in the cure of hemorrhoids associated with rectal prolapse. A randomized controlled trial[J]. Int J Colorectal Dis, 2007, 22(3): 245-251.

[79]Jongen J, Eberstein A, Bock JU, et al. Complications, recurrences, early and late reoperations after stapled haemorrhoidopexy: lessons learned from 1 233 cases[J]. Langenbecks Arch Surg, 2010, 395(8): 1049-1054.

[80]Sugrue J, Nordenstam J, Abcarian H, et al. Pathogenesis and persistence of cryptoglandular anal fistula: a systematic review[J]. Tech Coloproctol, 2017, 21(6): 425-432.

[81]Hall JF, Bordeianou L, Hyman N, et al. Outcomes after operations for anal fistula: results of a prospective, multicenter, regional study[J]. Dis Colon Rectum, 2014, 57(11): 1304-1308.

[82]Wang Q, He Y, Shen J. The best surgical strategy for anal fistula based on a network meta-analysis [J]. Oncotarget, 2017, 8(58): 99075-99084.

[83]Patton V, Chen CM, Lubowski D. Long-term results of the cutting seton for high anal fistula[J]. ANZ J Surg, 2015, 85(10): 720-727.

[84]Vogel JD, Johnson EK, Morris AM, et al. Clinical Practice Guideline for the Management of Anorectal Abscess, Fistula-in-Ano, and Rectovaginal Fistula[J]. Dis Colon Rectum, 2016, 59(12): 1117-1133.

[85]Ommer A, Herold A, Berg E, et al. German S₃ guideline: anal abscess[J]. Int J Colorectal Dis, 2012, 27(6): 831-837.

[86]Whiteford MH. Perianal abscess/fistula disease[J]. Clin Colon Rectal Surg, 2007, 20(2): 102-109.

[87]Boland PA, Kelly ME, Donlon NE, et al. Management options for chronic anal fissure: a systematic review of randomised controlled trials[J]. Int J Colorectal Dis, 2020, 35(10): 1807-1815.

[88]Luppa M, Luck T, Weyerer S, et al. Prediction of institutionalization in the elderly. A systematic review[J]. Age Ageing, 2010, 39(1): 31-38.

[89]Limura E, Giordano P. Modern management of anal fistula[J]. World J Gastroenterol, 2015, 21(1): 12-20.

[90]Kontovounisios C, Tekkis P, Tan E, et al. Adoption and success rates of perineal procedures for fistula-in-ano: a systematic review[J]. Colorectal Dis, 2016, 18(5): 441-458.

[91]Paquette IM, Varma MG, Kaiser AM, et al. The American Society of Colon and Rectal Surgeons' Clinical Practice Guideline for the Treatment of Fecal Incontinence[J]. Dis Colon Rectum, 2015, 58(7): 623-636.

[92]Frascio M, Mandolfino F, Imperatore M, et al. The SECCA procedure for faecal incontinence: a review[J]. Colorectal Dis, 2014, 16(3): 167-172.

[93]Saclarides TJ. Rectovaginal fistula[J]. Surg Clin North Am, 2002, 82(6): 1261-1272.

[94]D'Ambrosio G, Paganini AM, Guerrieri M, et al. Minimally invasive treatment of rectovaginal fistula [J]. Surg Endosc, 2012, 26(2): 546-550.

[95]Sonoda T, Hull T, Piedmonte MR, et al. Outcomes of primary repair of anorectal and rectovaginal fistulas using the endorectal advancement flap[J]. Dis Colon Rectum, 2002, 45(12): 1622-1628.

[96]Arebi N, Kalli T, Howson W, et al. Systematic review of abdominal surgery for chronic idiopathic constipation[J]. Colorectal Dis, 2011, 13(12): 1335-1343.

[97]Knowles CH, Scott M, Lunniss PJ. Outcome of colectomy for slow transit constipation[J]. Ann Surg, 1999, 230(5): 627-638.

[98]Ghosh S, Papachrysostomou M, Batool M, et al. Long-term results of subtotal colectomy and evidence of noncolonic involvement in patients with idiopathic slow-transit constipation[J]. Scand J Gastroenterol, 1996, 31(11): 1083-1091.

[99]FitzHarris GP, Garcia-Aguilar J, Parker SC, et al. Quality of life after subtotal colectomy for slow-transit constipation: both quality and quantity count[J]. Dis Colon Rectum, 2003, 46(4): 433-440.

[100]Thaler K, Dinnewitzer A, Oberwalder M, et al. Quality of life after colectomy for colonic inertia[J]. Tech Coloproctol, 2005, 9(2): 133-137.

[101]Pinedo G, Zarate AJ, Garcia E, et al. Laparoscopic total colectomy for colonic inertia: surgical and

functional results[J]. Surg Endosc, 2009, 23(1): 62-65.

[102]Li F, Fu T, Tong W, et al. Effect of different surgical options on curative effect, nutrition, and health status of patients with slow transit constipation[J]. Int J Colorectal Dis, 2014, 29(12): 1551-1556.

[103]Feng Y, Jianjiang L. Functional outcomes of two types of subtotal colectomy for slow-transit constipation: ileosigmoidal anastomosis and cecorectal anastomosis[J]. Am J Surg, 2008, 195(1): 73-77.

[104]Li N, Jiang J, Feng X, et al. Long-term follow-up of the Jinling procedure for combined slow-transit constipation and obstructive defecation[J]. Dis Colon Rectum, 2013, 56(1): 103-112.

[105]Joubert K, Laryea JA. Abdominal Approaches to Rectal Prolapse[J]. Clin Colon Rectal Surg, 2017, 30(1): 57-62.

[106]Bordeianou L, Paquette I, Johnson E, et al. Clinical Practice Guidelines for the Treatment of Rectal Prolapse[J]. Dis Colon Rectum, 2017, 60(11): 1121-1131.

[107]van Iersel JJ, Paulides TJ, Verheijen PM, et al. Current status of laparoscopic and robotic ventral mesh rectopexy for external and internal rectal prolapse[J]. World J Gastroenterol. 2016, 22(21): 4977-4987.

[108]Burkardt DD, Graham JM Jr, Short SS, et al. Advances in Hirschsprung disease genetics and treatment strategies: an update for the primary care pediatrician[J]. Clin Pediatr (Phila), 2014, 53(1): 71-81.

[109]Lake JI, Heuckeroth RO. Enteric nervous system development: migration, differentiation, and disease[J]. Am J Physiol Gastrointest Liver Physiol, 2013, 305(1): G1-G24.

[110]Frykman PK, Short SS. Hirschsprung-associated enterocolitis: prevention and therapy[J]. Semin Pediatr Surg, 2012, 21(4): 328-335.

[111]Kapur RP. Hirschsprung disease and other enteric dysganglionoses[J]. Crit Rev Clin Lab Sci, 1999, 36(3): 225-273.

[112]Zimmer J, Tomuschat C, Puri P. Long-term results of transanal pull-through for Hirschsprung's disease: a meta-analysis[J]. Pediatr Surg Int, 2016, 32(8): 743-749.

[113]Langer JC. Hirschsprung disease[J]. Curr Opin Pediatr, 2013, 25(3): 368-374.

[114]Grano C, Aminoff D, Lucidi F, et al. Long-term disease-specific quality of life in adult anorectal malformation patients[J]. J Pediatr Surg, 2011, 46(4): 691-698.

[115]Amiel J, Sproat-Emison E, Garcia-Barcelo M, et al. Hirschsprung disease, associated syndromes and genetics: a review[J]. J Med Genet, 2008, 45(1): 1-14.

[116]Costa J, Magro F, Caldeira D, et al. Infliximab reduces hospitalizations and surgery interventions in patients with inflammatory bowel disease: a systematic review and meta-analysis[J]. Inflamm Bowel Dis, 2013, 19(10): 2098-2110.

[117]Morar PS, Hodgkinson JD, Thalayasingam S, et al. Determining Predictors for Intra-abdominal Septic Complications Following Ileocolonic Resection for Crohn's Disease-Considerations in Pre-operative

and Peri-operative Optimisation Techniques to Improve Outcome[J]. J Crohns Colitis, 2015, 9(6): 483-491.

[118]Zhang M, Gao X, Chen Y, et al. Body Mass Index Is a Marker of Nutrition Preparation Sufficiency Before Surgery for Crohn's Disease From the Perspective of Intra-Abdominal Septic Complications: A Retrospective Cohort Study[J]. Medicine (Baltimore), 2015, 94(35): 1.

[119]Frolkis A, Kaplan GG, Patel AB, et al. Postoperative complications and emergent readmission in children and adults with inflammatory bowel disease who undergo intestinal resection: a population-based study[J]. Inflamm Bowel Dis, 2014, 20(8): 1316-1323.

[120]de Zeeuw S, Ahmed Ali U, Donders RA, et al. Update of complications and functional outcome of the ileo-pouch anal anastomosis: overview of evidence and meta-analysis of 96 observational studies[J]. Int J Colorectal Dis, 2012, 27(7): 843-853.

[121]Bartels SA, Gardenbroek TJ, Ubbink DT, et al. Systematic review and meta-analysis of laparoscopic versus open colectomy with end ileostomy for non-toxic colitis[J]. Br J Surg, 2013, 100(6): 726-733.

[122]Browning SM, Nivatvongs S. Intraoperative abandonment of ileal pouch to anal anastomosis-the Mayo Clinic experience[J]. J Am Coll Surg, 1998, 186(4): 441-446.

[123]da Luz Moreira A, Kiran RP, Lavery I. Clinical outcomes of ileorectal anastomosis for ulcerative colitis[J]. Br J Surg, 2010, 97(1): 65-69.

[124]Baldassano RN, Han PD, Jeshion WC, et al. Pediatric Crohn's disease: risk factors for postoperative recurrence[J]. Am J Gastroenterol, 2001, 96(7): 2169-2176.

[125]Krause U, Ejerblad S, Bergman L. Crohn's disease. A long-term study of the clinical course in 186 patients[J]. Scand J Gastroenterol, 1985, 20(4): 516-524.

[126]Hamilton SR, Reese J, Pennington L, et al. The role of resection margin frozen section in the surgical management of Crohn's disease[J]. Surg Gynecol Obstet, 1985, 160(1): 57-62.

[127]Fazio VW, Marchetti F, Church M, et al. Effect of resection margins on the recurrence of Crohn's disease in the small bowel. A randomized controlled trial[J]. Ann Surg, 1996, 224(4): 563-573.

[128]Simillis C, Purkayastha S, Yamamoto T, et al. A meta-analysis comparing conventional end-to-end anastomosis vs. other anastomotic configurations after resection in Crohn's disease[J]. Dis Colon Rectum, 2007, 50(10): 1674-1687.

[129]Spencer MP, Nelson H, Wolff BG, et al. Strictureplasty for obstructive Crohn's disease: the Mayo experience[J]. Mayo Clin Proc, 1994, 69(1): 33-36.

[130]Halme L, Turunen U, Heliö T, et al. Familial and sporadic inflammatory bowel disease: comparison of clinical features and serological markers in a genetically homogeneous population[J]. Scand J Gastroenterol, 2002, 37(6): 692-698.

[131]Morowitz DA, Kirsner JB. Ileostomy in ulcerative colitis. A questionnaire study of 1 803 patients

[J]. Am J Surg, 1981, 141(3): 370-375.

[132]中华医学会消化内镜学分会.中国消化内镜诊疗相关肠道准备指南[J].中华内科杂志, 2019, 58(7): 485-495.

[133]Michael RB Keighley, Norman S Williams.结直肠与肛门外科学(第3版)[M], 郑伟, 李荣, 译.北京: 北京大学医学出版社, 2013.

[134]孟小芬, 陈熹, 杨屹, 等.服药时间对结肠镜检查肠道准备效果的影响[J].中国内镜杂志, 2016, 22(11): 21-23.

[135]刘宝华, 张胜本, 王亚旭, 等.肛肠测压在人工肛门重建术后的应用[J].中国肛肠病杂志, 1998, 18(10): 6.

[136]骆杰, 李光华, 吴允明.肛肠测压在内括约肌重建术中的应用[J].蚌埠医学院学报, 2000, 25 (1): 21-23.

[137]马木提江·阿巴拜克热, 温浩, 黄宏国, 等.肛瘘手术前后肛肠测压的改变[J].中国现代医学杂志, 2010, 20(11): 1729-1733.

[138]李曙光, 李洪涛, 胡世荣, 等.纤维结肠镜检查并发肠穿孔2例报告[J].张家口医学院学报, 2001(04): 93-94.

[139]凌冬兰, 张巧珍, 郭慧玲, 等.硫酸镁不同服用方法对静脉肾盂造影检查前肠道准备的效果评价[J].中国实用护理杂志, 2011, 27(19): 11-13.

[140]古彩喆, 赵玉红.老年人结肠镜检查前清洁肠道致急性水中毒3例[J].中国社区医师(医学专业), 2010, 12(30): 176.

[141]吴彦茹.肠镜前口服甘露醇清洁肠道诱发肠梗阻11例分析[J].中国误诊学杂志, 2009, 9(6): 1477-1478.

[142]张轶群, 姚礼庆, 徐美东, 等.结直肠大息肉的内镜下治疗[J].中华消化内镜杂志, 2005, 22(1): 60-62.

[143]郭燕.内镜下黏膜切除术治疗结肠息肉的围手术期综合护理[J].中国肛肠病杂志, 2020, 40 (6): 68-69.

[144]伍百贺, 陈美竹, 黄雪平, 等.老年患者结肠镜检查后罕见并发症——缺血性结肠炎[J].中国老年学杂志, 2016, 36(16): 4094-4095.

[145]尚晓滨, 吴咸中.术后早期炎症性肠梗阻的诊断和治疗[J].中国中西医结合外科杂志, 2003, 9 (6): 467-469.

[146]夏建福, 周宏, 李霄阳, 等.腹腔镜结直肠癌术后早期炎性肠梗阻[J].中国中西医结合外科杂志, 2013(4): 430-431.

[147]李幼生, 黎介寿.再论术后早期炎性肠梗阻[J].中国实用外科杂志, 2006, 26(1): 38-39.

[148]李俊, 安勇博, 吴国聪, 等.直肠癌前切除术后吻合口漏的发生率以及影响因素分析[J].中华

胃肠外科杂志, 2018, 21(4): 413-418.

[149]池畔, 陈致奋. 直肠癌术后吻合口漏的诊断与治疗进展[J]. 中华消化外科杂志, 2014, 13(7): 584-590.

[150]顾晋, 高庆坤. 直肠癌手术相关并发症发生原因及对策分析[J]. 中华胃肠外科杂志, 2017, 20 (7): 740-743.

[151]赵玉洲, 韩广森, 霍明科, 等. 直肠癌患者术后尿瘘分型及早期治愈性手术的疗效[J]. 中华普通外科杂志, 2017, 32(5): 386-388.

[152]魏东, 高春芳. 现代结直肠肛门病学[M]. 西安: 西安交通大学出版社, 2016.

[153]David EB, Patricia LR, Theodore JS, et al. 美国结直肠外科医师学会结直肠外科学[M]. 马东旺, 等. 译. 北京: 北京大学医学出版社, 2013.

[154]中华医学会消化内镜学分会, 中国抗癌协会肿瘤内镜学专业委员会. 中国早期结直肠癌筛查及内镜诊治指南(2014,北京)[J]. 中华医学杂志, 2015, 95(28): 2235-2252.

[155]王猛, 王贵玉. 2016年版美国结直肠外科医师学会《肛周脓肿、肛瘘和直肠阴道瘘治疗指南》解读[J]. 中国实用外科杂志, 2017, 37(2): 162-165.

[156]周春根, 朱勇, 倪敏, 等. 低位直肠癌局部切除术的临床应用现状[J]. 结直肠肛门外科, 2019, 25(1): 118-122.

[157]聂攀, 荆鹏飞, 王存. 早期直肠癌的局部切除治疗[J]. 中华结直肠疾病电子杂志, 2018, 7(3): 281-284.

[158]梁天伟, 易青群. 骶生殖襞作为解剖标志在全直肠系膜切除术中预防盆段输尿管损伤的研究[J]. 现代医学, 2018, 46(11): 1227-1231.

[159]顾晋, 潘宏达. 直肠前切除综合征的防范与处理[J]. 中华胃肠外科杂志, 2016, 19(4): 366-369.

[160]毕冬松, 李善军, 冯国栋, 等. 支配左半结肠副交感神经肠壁外支的解剖学研究及在直肠癌手术中的应用[J]. 中华普通外科杂志, 2006, 21(8): 605-606.

[161]王锡山, 耿长辉. 保留盆腔神经在直肠癌根治术中的意义[J]. 武警医学, 2007, 18(5): 325-328.

[162]刘雨燕. 肛肠疾病术后尿潴留的处理[J]. 河南中医, 2006, 26(12): 87-87.

[163]王绪麟, 黄桂林. 直肠癌全系膜切除结合盆腔自主神经保护对性功能及排尿功能影响的研究现状[J]. 新疆医学, 2007, 37(5): 256-259.

[164]顾晋, 祝学光, 冷希圣. 保留盆腔神经的直肠癌根治术[J]. 中华普通外科杂志, 2000, 15 (7): 436.

[165]杜如昱, 等. 译. 结肠与直肠外科学第5版[M]. 北京:人民卫生出版社, 2009.

[166]刘艳良. 男性直肠癌术后性功能障碍预防探讨[J]. 中国医药导报, 2006, 3(23): 111.

[167]单吉贤, 王舒宝, 陈峻青, 等. 直肠癌MILES术后会阴切口缝合并发症处理体会[J]. 实用外科杂志, 1993, (1): 39-40.

[168]杨勇,王振军.MILES手术后会阴部切口愈合的影响因素及防治[J].结直肠肛门外科,2006,12(4):207-209.

[169]王振军,梁小波,杨新庆,等.经肛门内外括约肌间切除直肠的直肠癌根治术疗效评价[J].中华胃肠外科杂志,2006,9(2):111-113.

[170]徐昶,宋华羽,左志贵,等.根治性经括约肌间切除术治疗低位直肠癌的远期疗效观察[J].浙江医学,2015,37(2):87-90,97.

[171]韦传毅,黄家豪,李辉,等.结直肠肿瘤NOSES术的应用现状与思考[J].结直肠肛门外科,2019,25(3):358-362.

[172]姜洪池.经自然孔道内镜外科技术带来的迷惑与启迪[J].中华外科杂志,2010,48(8):563.

[173]王锡山.结直肠肿瘤类-NOTES手术实践与关键技术[J].中华普外科手术学杂志(电子版),2016,10(2):94-96.

[174]中国NOSES联盟,中国医师协会结直肠肿瘤专业委员会NOSES专委会.结直肠肿瘤经自然腔道取标本手术专家共识(2019版)[J].中华结直肠疾病电子杂志,2019,8(4):336-342.

[175]何凯,姚琪远,陈浩,等.腹腔镜造口重做造口旁疝补片修补术的手术效果及安全性评估[J].外科理论与实践,2010,15(6):616-619.

[176]张宏宇,张才全,王子卫,等.移行皮瓣成形术治疗结肠造口狭窄[J].腹部外科,2005,18(3):167-168.

[177]刘莺歌,曹秋君,吴燕.肠造口周围皮肤并发症发生影响因素的系统评价[J].循证护理,2020,6(9):894-904.

[178]陈静文.肠造口粪水性皮炎的护理进展[J].西南医科大学学报,2019,42(6):575-579.

[179]高峰,徐明,宋枫,等.改良Frykman-Goldberg手术治疗成人直肠脱垂的临床观察[J].结直肠肛门外科,2021,27(4):348-351.

[180]李永奇.后位内括约肌挑断术治疗神经性肛痛症18例[J].中国肛肠病杂志,2002,22(9):39.

[181]丁康,丁曙晴,张苏闽.功能性肛门直肠痛的诊治[J].结直肠肛门外科,2008,14(3):147-150.

[182]任东林,张恒.复杂性肛瘘诊治中需要注意的几个关键问题[J].中华胃肠外科杂志,2015,18(12):1186-1192.

[183]王玉成.新编肛门直肠和结肠外科学[M].天津科学技术出版社,2010.

[184]张林,许明月,顾立强,等.骶尾部藏毛窦的外科治疗进展[J].现代中西医结合杂志,2020,29(16):1817-1819.

[185]黄乃健.中国肛肠病学[M].济南:山东科技出版社,1996.

[186]张东铭,王玉成.盆底与肛门学[M].贵阳:贵州科技出版社,2001.

[187]邵万金,侯孝涛,孙桂东,等.Limberg转移菱形皮瓣治疗骶尾部藏毛窦[J].临床外科杂志,2014(9):699-700,702.

[188]刘宝华,付涛.慢传输型便秘外科治疗进展[J].第三军医大学学报,2013,35(21):2255-2258.

[189]代全武,喻家菊,兰明银,等.结肠旷置术治疗顽固性慢传输型便秘[J].中华胃肠外科杂志,2003,6(6):394-396.

[190]刘勇敢,臧军现,高春芳,等.保留结肠的盲直肠端侧吻合术治疗结肠慢传输型便秘[J].中国综合临床,2003,19(2):159-160.

[191]江滨,丁曙晴,丁义江,等.腹腔镜回肠直肠侧侧吻合分流术治疗顽固性结肠慢传输型便秘的临床研究[J].临床外科杂志,2010,18(12):822-825.

[192]杨向东,曹暂剑,张琦,等.选择性结肠切断旷置术治疗重度结肠慢传输性便秘的探讨[J].大肠肛门病外科杂志,2005,11(1):16-17.

[193]姜军,冯啸波,丁威威,等.金陵术治疗混合型顽固性便秘的疗效与长期随访结果[J].中华胃肠外科杂志,2011,14(12):925-929.

[194]高峰,杨增强,徐明,等.慢传输型便秘结肠次全切除术后盲肠直肠吻合方式的探讨[J].中华结直肠疾病电子杂志,2015,4(2):157-160.

[195]高峰,徐明,杨增强,等.结肠次全切除90度转位盲肠直肠端侧吻合术治疗慢传输型便秘的疗效[J].中华普通外科杂志,2017,32(10):855-857.

[196]张秋雷,江从庆,钱群.直肠脱垂的手术方式及特点[J].临床外科杂志,2015(4):262-263.

[197]任东林,林宏城.梗阻性排便综合征的外科治疗[J].中华结直肠疾病电子杂志,2015(4):36-39.

[198]鞠曼,夏超锋,刘文慧,等.选择性痔上黏膜环切术对直肠内套叠的临床疗效观察[J].中华结直肠疾病电子杂志,2019,8(6):602-605.

[199]刘宝华.慢性便秘外科手术治疗原则[J].中华结直肠疾病电子杂志,2013,2(1):10-13.

[200]童卫东.成人便秘的外科治疗[J].中华结直肠疾病电子杂志,2015,4(2):122-124.

[201]练磊,吴小剑,谢明颢,等.炎性肠病外科百年发展历程[J].中华胃肠外科杂志,2016,19(1):31-36.

[202]覃华波,黄群生,练磊.溃疡性结肠炎手术时机、策略与技巧[J].中国实用外科杂志,2017,37(3):221-228.

[203]兰平,练磊.溃疡性结肠炎的手术治疗[J].中华胃肠外科杂志,2011,14(3):159-161.

[204]罗蒙,孙勇伟,徐庆,等.高频电凝治疗骶前大出血[J].中华消化外科杂志,2008,7(5):354-355.